W0255159

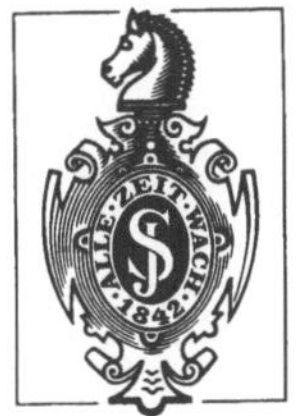
ALLE ZEIT WACH
1842

M. Reiser A. Steudel
A. Hirner U. Kania (Hrsg.)

Lebertumoren und portale Hypertension

Radiologische und chirurgische Aspekte

Mit deutschen und englischen Beiträgen

Mit 165 Abbildungen und 69 Tabellen

Springer-Verlag
Berlin Heidelberg New York
London Paris Tokyo
Hong Kong Barcelona
Budapest

Prof. Dr. Maximilian Reiser
Priv.-Doz. Dr. Andreas Steudel
Radiologische Klinik der Universität
Sigmund-Freud-Str. 25
W-5300 Bonn 1, Bundesrepublik Deutschland

Prof. Dr. Andreas Hirner
Priv.-Doz. Dr. Ulrich Kania
Chirurgische Klinik und Poliklinik der Universität
Sigmund-Freud-Str. 25
W-5300 Bonn 1, Bundesrepublik Deutschland

ISBN-13: 978-3-642-77835-3 e-ISBN-13: 978-3-642-77834-6
DOI:10.1007/978-3-642-77834-6

Die Deutsche Bibliothek – CIP-Einheitsaufnahme
Lebertumoren und portale Hypertension: radiologische und chirurgische Aspekte; mit deutschen und englischen Beiträgen; mit 69 Tabellen/M. Reiser ... (Hrsg.). – Berlin; Heidelberg; New York; London; Paris; Tokyo; Hong Kong; Barcelona; Budapest: Springer, 1993

NE: Reiser, Maximilian [Hrsg.]

Softcover reprint of the hardcover 1st edition 1993

21/3130-5 4 3 2 1 0 –

Inhaltsverzeichnis

1 **Lebertumoren**

1.1 **Bildgebende Diagnostik: Tumornachweis und Gewebecharakterisierung**

1.1.1 Pathologie der Tumoren und tumorartigen Läsionen der Leber
U. Pfeifer ... 3

1.1.2 Stellenwert der feingeweblichen Untersuchung in der Diagnostik benigner und maligner Lebertumoren
A. Woltmann, P.H. Wünsch, R. Broll und H.-P. Bruch ... 8

1.1.3 Contribution of Diagnostic Imaging to Pathological Characterization of Focal Liver Lesions
R. Lencioni, P. Bagnolesi, A. Cilotti, D. Caramella, and C. Bartolozzi ... 14

1.1.4 Beurteilung der lokalen Operabilität von Lebertumoren
M. Prokop, C. Schaefer, S.A.A. Qaiyumi und R. Pichlmayr .. 22

1.1.5 Diagnosis of Liver Tumors by Color Doppler Imaging
N. Elmas, R. Killi, N. Maden, Ö. Özütemiz, E. Sevinç, and H. Özer ... 29

1.1.6 Diagnosis and Differential Diagnosis of Benign Liver Tumors
H. Rigauts, A.L. Baert, and G. Marchal ... 35

1.1.7 Gewebecharakterisierung mittels Bildgebung: Vergleich von benignen und malignen Lebertumoren
M. Lüning, St. Paris, S. Mutze und B. Wenig ... 46

1.1.8 Detection of Malignant Liver Lesions Using Different Imaging Modalities
B. Hamm ... 53

1.1.9 Differentiation of Malignant Liver Tumors Using Dynamic Computed Tomography
C. Zwicker, M. Langer, U. Keske, and R. Felix 57

1.1.10 Resezierbarkeit maligner Lebertumoren – Bedeutung der präoperativen Bildgebung
C. Schaefer, M. Prokop, P. Reimer und R. Pichlmayr 61

1.1.11 Tumor Detection in the Presence of Diffuse Liver Disease by Magnetic Resonance Imaging
B. Kreft and D.D. Stark 69

1.1.12 Physiological Principles for the Design of Hepatic Contrast Agents
D.D. Stark 75

1.1.13 Manganese Dipyridoxyl Diphosphatate: A New Paramagnetic Hepatobiliary Contrast Agent for Magnetic Resonance Imaging of the Liver – Clinical Results in 20 Patients
T.J. Vogl, B. Schnell, C. McMahon, S. Steiner, B. Hamm, and J. Lissner 80

1.1.14 Hepatobiliary Magnetic Resonance Imaging: First Experiences with Gadolinium Benzyloxy-proprionic-tetraacetic Acid
T.J. Vogl, W. Pegios, C. McMahon, J. Balzer, J. Waitzinger, G. Pirovano, and J. Lissner 86

1.1.15 Fast Imaging Protocol for Magnetic Resonance Imaging in the Evaluation of Focal Liver Diseases
G. Layer, A. Steudel, B. Kraft, F. Träber, V. Kunze, and J. Gieseke 92

1.1.16 Regneration nach Leberresektionen unterschiedlichen Ausmaßes
U. Kania und A. Steudel 99

1.1.17 Die Regeneration der menschlichen Leber nach Leberteilresektion bei benignen und malignen Tumoren: eine prospektive CT-Studie
R. Maas, G. Krupski, U. Meyer-Pannwitt, B. Kremer und D. Henne-Bruns 104

1.1.18 Magnetic Resonance Imaging of the Liver at Low Field Strength
R. Passariello, P. Pavone, M. Di Girolami, C. Catalano, G.P. Cardone, S. Cisternino, G.A. Petroni, and E. Aytan 108

1.2 Chirurgie der Lebertumoren

1.2.1 Intraarterial Hepatic Chemotherapy with Fluoropyrimidines for Metastases from Colorectal Carcinomas: Influence of Mode of Application on Toxicity and Response
M. Lorenz and A. Encke 117

1.2.2 The Resection of Liver Metastases of Colorectal Cancer: Results and Prognostic Factors
B. Rieck, P. Quoika, and K. Schwemmle 123

1.2.3 Das primäre Leberkarzinom – eine Bestandsaufnahme
A. Woltmann, P.H. Wünsch, R. Broll und H.-P. Bruch 126

1.2.4 Indications and Results of Hepatic Resection
J. Kalff, K.-J. Walgenbach, B. Theilig, and U. Kania 131

1.2.5 Treatment of Klatskin's Tumors
S. Arens, T. Riemenschneider, J. Worbes, and A. Hirner 138

1.2.6 Surgical Treatment of Klatskin's Tumors
B. Launois and G. Maddern 145

1.2.7 Das Zystadenom der Leber – eine seltene Neoplasie
A. Woltmann, P.H. Wünsch, C. Gebhardt, R. Broll und H.-P. Bruch 152

1.2.8 Leberoperationen im Säuglingsalter
J. Jakschik, U. Kania, T. Harder und G. Knöpfle 158

1.2.9 Technical Aspects of Various Port Systems for Regional Chemotherapy
P. Decker, U. Kania, and A. Hirner 165

1.2.10 Die spontane Leberruptur
J. Sturm, M. Raute, H. Massoun und M. Trede 170

1.2.11 Chirurgische Behandlung des Lebertraumas
T. Riemenschneider, J. Kalff und T. Harder 178

1.3 Therapeutische Interventionen

1.3.1 Pathologie primärer maligner Lebertumoren nach Chemoembolisation
H.-P. Fischer 185

1.3.2 Ultrasound-Guided Ablation of Liver Tumors by Cryosurgery
G. Onik 191

1.3.3 Percutaneous Alcoholization
of Adenomatous Hyperplastic Nodules in Cirrhosis
R. Lencioni, D. Caramella, P. Bagnolesi, A. Cilotti,
G. Di Coscio, and C. Bartolozzi 195

1.3.4 Percutaneous Ethanol Injection for Hepatocellular Carcinoma
T. Livraghi 203

1.3.5 Lokoregionäre Chemotherapie und Chemoembolisation
aus chirurgischer Sicht
K. Schwemmle, K.-H. Schultheis, C. Kelm, T. Zimmermann,
J. Binder und B. Rieck 206

1.3.6 Der Stellenwert der lokoregionären Chemotherapie
in der Behandlung kolorektaler Lebermetastasen:
Analyse von 322 Patienten
C. Kelm, K. Henneking, T. Zimmermann und W. Padberg ... 213

1.3.7 New Techniques for Tumor Embolization of the Liver
R.M. Walter 218

1.3.8 Chemoembolization of the Liver:
Results of More than 300 Embolization Procedures
D. Liermann, M. Lorenz, J. Kollath, D.C. Hottenrott,
and A. Encke 221

1.3.9 Periodische Chemoembolisation hepatozellulärer Karzinome
P.E. Huppert, S.H. Duda, W. Lauchart and C.D. Claussen .. 231

1.3.10 Sonographic Patterns of Liver Metastasis During Treatment
with Systemic Chemotherapy and
Selective Intraarterial Chemoembolization/Chemoperfusion
M. Steinhoff, R. Goldschmidt, R. Wickenhöfer, I. Hassan,
J. Görich, and M. Reiser 236

1.3.11 Sonomorphologische Veränderungen
von nichtoperablen Lebermetastasen kolorektaler Karzinome
nach kombinierter Chemoembolisation/Perfusion
und systemischer Chemotherapie
M. Steinhoff, I. Hassan, H. Schüller, R. Wickenhöfer,
J. Görich, T. Harder und M. Reiser 238

1 Lebertumoren

1.1 Bildgebende Diagnostik: Tumornachweis und Gewebecharakterisierung

1.1.1 Pathologie der Tumoren und tumorartigen Läsionen der Leber

U. Pfeifer

Da die Leber generell und so auch als tumortragendes Organ über eine prinzipiell nahezu unbegrenzte Regenerationsreserve – und damit auch Funktionsreserve – verfügt, führt ein Befall dieses Organs durch primäre oder durch (im folgenden nicht weiter berücksichtigt) metastatische Tumoren vergleichsweise nur selten zu krankmachenden Funktionsstörungen. Früher waren deshalb Lebertumoren zu Lebzeiten der Betroffenen oft gar nicht erkennbar und damit auch keiner bioptischen oder operativen Gewebsentnahme zugänglich. Erst der in den letzten 20 Jahren stattgehabten Entwicklung moderner bildgebender Verfahren und operativer Resektionstechniken ist es zu verdanken, daß pathologisch-anatomische und histopathologische Befunde an intravital entnommenem Untersuchungsmaterial und an genügend großen Fallzahlen erhoben worden sind. Ergebnis ist eine Tumorklassifikation, die Aussagen über die Histogenese und die Einschätzung des biologischen Tumorverhaltens beinhaltet. Unter den etwa 30 heute definierten Tumorentitäten der Leber können hier nur einige ausgewählte Beispiele genannt und erörtert werden.

Tumorartige hepatozelluläre Hyperplasien

Die erwähnte Wachstums- und Regenerationsbereitschaft des Leberparenchyms ist die Grundlage für lokal überschießendes Wachstum, auch in Fällen, in denen das Resultat des abnormen Wachstums einer strengen Tumordefinition nicht standhält. Ein rein hepatozelluläres hyperplastisches Wachstum liegt bei der *nodulären regenerativen Hyperplasie* vor, bei der sich multiple bis etwa 1,5 cm große, aus Parenchym bestehende Knoten im Lebergewebe entwickeln, manchmal in Assoziation mit chronisch-entzündlichen Erkrankungen oder mit Neoplasien des Knochenmarks.

Vergleichbare Parenchymproliferate liegen den sog. *makroregenerativen Knoten* zugrunde, die als solitäre Läsion bis 5 cm Durchmesser erreichen können. Im Unterschied zur nodulären regenerativen Hyperplasie ist dabei auch das portale Bindegewebe am Wachstumsprozeß beteiligt, so daß innerhalb der Knoten stets auch regelhaft strukturierte Portalfelder gefunden werden.

Weniger normgerecht ist die Bindegewebsneubildung bei der meist solitär auftretenden, bis zu 8 cm große Knoten bildenden *fokalen nodulären Hyper-*

plasie, bei der im Verlaufe eines überschießenden hepatozellulären Wachstums im Randbereich der sich bildenden zirrhoseähnlichen Knoten eine metaplastische Umwandlung in duktuläre Strukturen und gleichzeitig eine Stimulation des Mesenchyms zur Bildung kollagenen Bindegewebes erfolgt. Ungeklärt ist die Bedeutung des dabei oft sehr ausgeprägten entzündlichen Infiltrats. Es kann in Nadelbiopsien die Unterscheidung von einer Cholangiolitis schwierig machen. Ein Produkt dieser Entwicklung ist die Narbe, die mit ihren Ausläufern im zentralen Bereich der Läsion eine charakteristische sternförmige Struktur bildet. Konkrete Belege für die tradierte Vorstellung einer vaskulären Mißbildung als Primum movens der fokalen nodulären Hyperplasie gibt es nicht.

Hamartome

Eine fehlerhafte Anhäufung und Vermischung von Gewebsstrukturen ohne den Charakter des überschießenden Wachstums ist nach gängiger Vorstellung die Grundlage für die Entstehung sog. Hamartome. An ihrer Bildung beteiligt sind die verschiedenen, in der Leber vorkommenden Gewebe: Bindegewebe mit überschießender Produktion einer myxoiden Matrix beim *mesenchymalen Hamartom*, Gallengangsformationen bei den *biliären Mikrohamartomen* (v. Meyenburg-Komplex) sowie bei der die gesamte Leber betreffenden Fehlbildung der *kongenitalen hepatischen Fibrose.*

Vom Gallenwegsepithel abgeleitet werden auch die als Hamartome anzusprechenden Läsionen bei der *polyzystischen Lebererkrankung.*

Alle drei Komponenten: Bindegewebe, Gallengänge und Leberparenchym sind beim *gemischten Hamartom* beteiligt. Mit Ausnahme der v. Meyenburg-Komplexe sind Hamartome sehr selten, was auch für die Gruppe der mesenchymalen Tumoren gilt.

Mesenchymale Tumoren

Diese unterscheiden sich in ihrer Struktur und in ihren Dignitätsunterschieden nicht grundsätzlich von Weichgewebstumoren in anderer Lokalisation. Gewisse strukturelle Eigenarten weisen Gefäßtumoren der Leber auf, beim Kind das nicht ganz seltene infantile *Hämangioendotheliom* und im Erwachsenenalter das Hämangiom, welches fast immer einem kavernösen Bautyp entspricht. Durch Thrombosierung und sekundäre bindegewebige Sklerosierung kann der Blutgehalt solcher Tumoren erheblich herabgesetzt sein, was zu einer Änderung der sonst charakteristischen Kontrastverhältnisse führt.

Prinzipiell bösartig, wenn auch nur langsam wachsend, ist das *epitheloide Hämangioendotheliom*, welches durch eine eigentümliche Mischung restierender epithelialer Leberzellen, neugebildeten sklerotischen Bindegewebes und den voluminösen, oft vakuolisierten Tumorzellen imponiert. Der Tumor erreicht Größen bis zu 12 cm Durchmesser und bildet nicht selten multiple Satellitenknoten, die auch lappenüberschreitend verteilt sein können.

Ein viel höheres Malignitätspotential hat das *Hämangiosarkom*. Der Tatsache, daß dieser Tumor spontan nur sehr selten auftritt, verdankt man recht genaue Kenntnisse über kausalpathogenetisch relevante exogene Noxen. Als Spätfolge der Vinylchloridtoxizität wird es im Angiosarkom der Leber auch heute noch gelegentlich gesehen, meist zusammen mit präneoplastischen Atypien der sinusoidalen Endothelien. Der zweite wichtige exogene Risikofaktor für die Entstehung des Hämangiosarkoms ist das früher als Röntgenkontrastmittel benutzte Thorotrast. Es wird langfristig unter anderem in den Makrophagen der Leber gespeichert und stellt im Gewebe eine lange wirksame Strahlenquelle dar. Auch die Entstehung von Gallengangskarzinomen kann durch Thorotrast induziert werden.

Tumoren des Gallengangsepithels

Gallengangsadenome sind Tumoren, in denen die proliferierten Gallengänge nur geringe Abweichungen vom normalen Vorbild aufweisen. Es handelt sich um kleine Tumoren, die meist nicht mehr als 1 cm Durchmesser erreichen. Sie können maligne entarten.

Dies gilt auch für das *hepatobiliäre Zystadenom*, welches relativ große, bis 25 cm messende, zystische Tumoren bildet. Die Differentialdiagnose zu einfachen Gallengangszysten kann in Probebiopsien schwierig sein. In einem Teil der Fälle bildet der Tumor ein dichtzelliges, „ovarähnliches" Stroma, welches diagnostisch wegweisend sein kann.

Beim *Gallengangskarzinom* ist die topographische Lokalisation des Tumors für die Frage der Symptomatik von großer Bedeutung. Sie können in der Peripherie des Gallenwegsystems entstehen und sind dann lange Zeit symptomlos. Gehen sie dagegen von großen intrahepatischen Gallengängen aus, so entsteht, vor allem bei hilusnahem Sitz, oft frühzeitig ein Verschlußikterus. Die Stenosierung der Gänge resultiert entweder durch eine stenosierende Schrumpfung des durch den Tumor induzierten Bindegewebes oder durch intramurales Tumorwachstum. In seltenen Fällen werden auch papillomatöse, intraluminal obstruierende Strukturen gebildet. Die Abgrenzung eines cholangiolozellulären Karzinoms erscheint problematisch, da die dort auftretenden mikroduktulären Strukturen auch zum Spektrum hepatozellulärer Karzinome gehören. Gallengangskarzinome sind bei Männern etwa doppelt so häufig wie bei Frauen.

Hepatozelluläre Tumoren

Hepatozelluläre Adenome sind bei Frauen weit häufiger als bei Männern. Oft ist ihre Entstehung und ihr Wachstum von exogen zugeführten Östrogenen oder anabolen Steroiden abhängig. Komplikationsträchtig ist ihre Tendenz zur spontanen Blutung. Die Diagose kann oft erst am Operationspräparat mit Sicherheit gestellt werden, u. a. weil die diagnostisch wichtige Grenzregion zwischen Tumor und angrenzendem normalem Lebergewebe in Biopsien oft nicht enthalten ist. Die Zellen eines Adenoms sind entsprechend ihrer hohen Differenzierung in der Lage, Veränderungen zu bilden, wie sie auch im normalen Lebergewebe auftreten, beispielsweise Verfettung, Bildung von Pigmenten, Bildung von Mallory-Hyalin.

Dies gilt auch für *hepatozelluläre Karzinome*, sofern es sich um die gut differenzierten Formen handelt. Sie entstehen ganz überwiegend in einer vorher zirrhotisch umgebauten Leber und können sich bei diffusem Wachstum der bildgebenden Diagnostik oft lange Zeit entziehen. Charakteristisch ist das knotenbildende Wachstum in präformierten Zirrhoseknoten und die Tendenz, intrahepatische Metastasen zu bilden, was durch „Pendelblut" in der zirrhotischen Leber erklärt wird. Charakteristisch ist auch der Einbruch in Blutgefäße, sei es in die Pfortader (mit nachfolgender Pfortaderthrombose) oder in die Lebervenen (häufig mit der Konsequenz von Tumorembolien in die Lunge). Eine partielle cholangiozelluläre Differenzierung ist nicht selten. Sie kann als Analogon der Bildung neoduktulärer Strukturen aus Hepatozyten bei chronischen, nicht neoplastischen Lebererkrankungen und bei der fokalen nodulären Hyperplasie angesehen werden. Bei der Unterscheidung der hepatozellulären und cholangiozellulären Differenzierung ist der immunhistochemische Nachweis verschiedener Zytokeratine und kanalikulärer Oberflächenstrukturen von Bedeutung.

Einen besonderen Tumortyp stellt das sog. *fibrolamelläre Karzinom* dar. Es entsteht überwiegend in einer nichtzirrhotischen Leber und ist auffallend häufig im linken Leberlappen lokalisiert. Die Tumorzellen enthalten im Zytoplasma große Mengen von pathologisch veränderten Mitochondrien, welche für die Azidophilie des Zytoplasmas und den „onkozytären" Aspekt dieser Zellen verantwortlich sind. Der Tumor wächst vorzugsweise expansiv und hat eine bessere Prognose als die gewöhnlichen hepatozellulären Karzinome. – Mit fast 80% aller Lebertumoren und fast 90% aller malignen Lebertumoren ist das hepatozelluläre Karzinom der bei weitem häufigste Lebertumor, und wegen seiner hohen Inzidenz in Ostasien und Afrika das weltweit häufigste Karzinom überhaupt.

Grundsätzliche Anmerkungen zur intravitalen Diagnostik von Lebertumoren

Durch die heute routinemäßig zur Verfügung stehende Möglichkeit, Tumoren und tumorartige Läsionen gezielt zu punktieren, hat sich die Diagnostik generell erheblich verbessert. Grundsätzlich sollte in jedem Fall versucht werden, zusammenhängendes Gewebe zu gewinnen, wobei ein Feinnadelpunktat manchmal bereits ausreichende Gewebsmengen liefert. Die Diagnostik an suspendierten Einzelzellen führt aber nur selten zu einem brauchbaren Resultat. Anzustreben ist in jedem Falle eine Stanzbiopsie. Nur sie ergibt genügend Material, um auch aufwendigere diagnostische Verfahren (beispielsweise Immunhistochemie) einsetzen zu können.

Die Forderung des Pathologen, über klinische und radiologische Befunde möglichst umfassend informiert zu werden, resultiert aus der Erfahrung, daß die Biopsie immer nur eine Stichprobe, oft von nur ungenügender Repräsentanz ist, daß aber das daraus resultierende Informationsdefizit durch Kenntnis bereits verfügbarer Information partiell ausgeglichen werden kann. So wird beispielsweise der differentialdiagnostische Entscheidungsprozeß durch eine pauschale Aussage „Rundherd in der Leber" nur ungenügend unterstützt, wogegen bereits Angaben über Größe und Zahl solcher Rundherde, vielleicht auch über ihre Verteilung in der Leber und über Veränderungen des den Tumor umgebenden Lebergewebes, eine für die Diagnostik wichtige Zusatzinformation darstellen können.

Literatur

1. Craig JG, Peters RL, Edmondson HA (1988) Tumors of the liver and intrahepatic bile ducts. Armed Forces Institute of Pathology, Washington DC
2. Okuda K, Ishak KG (1987) Neoplasms of the liver. Springer, Berlin Heidelberg New York

1.1.2 Stellenwert der feingeweblichen Untersuchung in der Diagnostik benigner und maligner Lebertumoren

A. Woltmann, P.H. Wünsch, R. Broll und H.-P. Bruch

Die Sonographie kann heute zur Entdeckung schon sehr kleiner lokalisierter Leberveränderungen beitragen [3] und diese damit, wenn nötig, einer erfolgversprechenden chirurgischen Therapie zuführen. Das Problem ist hierbei nicht so sehr die Erkennung von hepatischen Raumforderungen, sondern die frühzeitige Diagnosestellung [7]. Welchen Stellenwert hat aber die feingewebliche Untersuchung in der Diagnostik benigner und maligner Lebertumoren?

Methoden

Zur Beantwortung dieser Frage wurden am Institut für Pathologie des Klinikums Nürnberg alle Leberbiopsate, die vom 1. 1. 88 – 8. 8. 90 eingegangen waren, retrospektiv nachuntersucht und die histologischen Ergebnisse mit den klinischen Arbeitsdiagnosen korreliert. Die Proben wurden teils nichtoperativ, z. B. durch sonographisch gesteuerte Feinnadelpunktion, teils operativ bei einer Laparotomie oder einer Laparoskopie als Probepunktion, Probeexzision oder Resektat gewonnen. Sensitivität, Spezifität und Fehleinschätzungsraten sowohl der nichtoperativ als auch der operativ gestützten klinischen Arbeitsdiagnose wurden bei Lebermetastasen und Leberkarzinomen nach folgenden Formeln errechnet:

$$\text{Sensitivität} = \frac{\text{richtig positiv}}{\text{richtig positiv} + \text{falsch negativ}}$$

$$\text{Spezifität} = \frac{\text{richtig negativ}}{\text{richtig negativ} + \text{falsch positiv}}$$

$$\text{Fehleinschätzungsrate} = \frac{\text{falsch positiv} + \text{falsch negativ} \cdot 100}{\text{richtig positiv} + \text{richtig negativ} + \text{falsch positiv} + \text{falsch negativ}}$$

Ergebnisse

Insgesamt wurden über den genannten Zeitraum von gut 2,5 Jahren 1523 Leberbiopsate untersucht. Davon wurden 1145 Proben (75%) durch nichtoperative und 378 (25%) durch operative Maßnahmen gewonnen. Zunächst konnte festgestellt werden, daß 397, also 26%, der diagnostizierten Leberveränderungen lokalisiert waren. Dreiviertel (78% oder 1189) der untersuchten Leberveränderungen waren diffuser Natur, wobei Mehrfachnennungen möglich waren. Mit 79% (312) waren die bösartigen Lebertumoren weit häufiger als die gutartigen Läsionen, die nur 21% (85) der gefundenen lokalisierten Leberveränderungen ausmachten.

Bei den benignen lokalisierten Leberveränderungen stehen den benignen Neoplasien die lokalisierten entzündlich/infektiösen Leberveränderungen gegenüber. Interessanterweise konnten wir sogar ein multilokuläres Zystadenom der Leber diagnostizieren (Abb. 1). Bei den malignen Lebertumoren betrug der Anteil der Metastasen 82%, wobei 141mal die Diagnose durch nichtoperative und 115mal durch operative Maßnahmen gestellt wurde. Primäre Leberkarzinome waren in unserer Untersuchung mit 17% aller diagnostizierten malignen Lebertumoren besonders häufig (Abb. 2).

Bei den Lebermetastasen erreichte die nichtoperativ bzw. operativ gestützte Arbeitsdiagnose mit 79% bzw. 92% die höchste Sensitivität. Das heißt, daß in Relation zu den richtig positiven Ergebnissen nur wenige Fälle auftraten, in denen die klinische Arbeitsdiagnose keinen Verdacht auf eine Metastase sah, und die Histologie doch eine Metastase in der Leber erbrachte. Anders beim Leberkarzinom: Hier wurde häufig nicht der Verdacht auf diese Läsion geäußert oder gar andere Verdachtsdiagnosen gestellt. Die Sensitivität betrug nur 61% für die nichtoperativ gestützte und 43% für die operativ gestützte Arbeitsdiagnose. Die Spezifität betrug dagegen bei Lebermetastasen 93% bzw. 85%. Beim Leberkarzinom erreichte sie sogar bis 99%. Das heißt, daß in Relation zu den richtig negativen Ergebnissen nur in sehr wenigen Fällen klinisch die Diagnose Lebermetastase oder Leberkarzinom irrtümlich gestellt wurde. Die sich hieraus

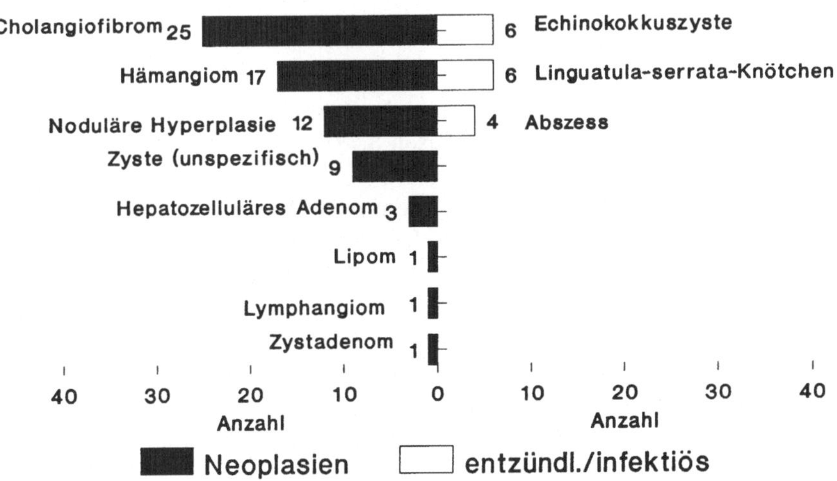

Abb. 1. Häufigkeit der diagnostizierten benignen neoplastischen und entzündlich/infektiösen lokalisierten Leberveränderungen

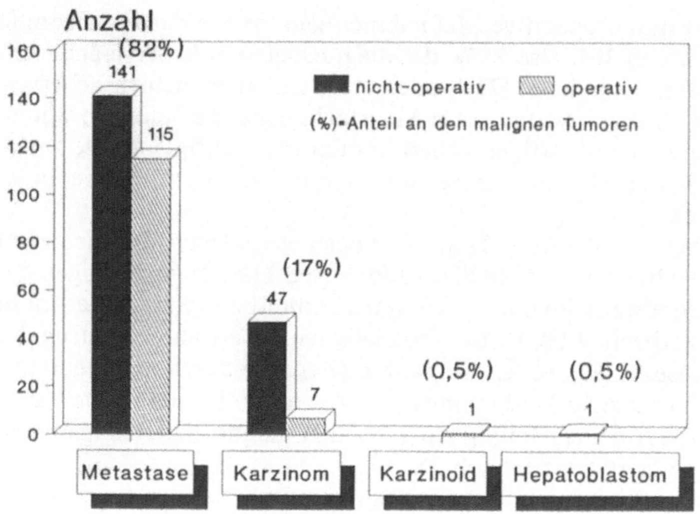

Abb. 2. Häufigkeit der diagnostizierten malignen Lebertumoren

Tabelle 1. Sensitivität, Spezifität und Fehleinschätzungsrate der nichtoperativ und operativ gestützten Arbeitsdiagnose bei Lebermetastasen und Leberkarzinomen

	Lebermetastasen		Leberkarzinome	
	Nichtoperativ %	Operativ %	Nichtoperativ %	Operativ %
Sensitivität	79	92	61	43
Spezifität	93	85	99	99
Fehleinschätzungsrate	8,7	12,5	2,1	2,1

ergebenden Fehleinschätzungsraten der nichtoperativen bzw. operativen Arbeitsdiagnose betrugen bei Lebermetastasen 8,7% bzw. 12,5% und bei Leberkarzinomen jeweils 2,1% (Tabelle 1).

Lebermetastasen wurden in der nichtoperativen Diagnostik z.B. für Karzinome oder Hämangiome, im operativen Befund für Zysten, Karzinome oder nicht näher bezeichnete Tumoren gehalten. Umgekehrt entpuppten sich klinisch metastasenverdächtige Herde histologisch z.B. als Karzinome, Adenome, Cholangiofibrome oder auch als Hämangiome. Leberkarzinome wurden vor allem als Metastasen fehlgedeutet, ohne daß der Verdacht auf einen primär malignen Lebertumor geäußert wurde (Tabelle 2).

Tabelle 2. Häufigkeit der falsch negativen und falsch positiven Ergebnisse bei Lebermetastasen und Leberkarzinomen der nichtoperativ und operativ gestützten Arbeitsdiagnose im einzelnen (*NHL* Non-Hodgkin-Lymphom)

Falsch positiv	Falsch negativ
Lebermetastasen – Nichtoperativ	
14mal Normalbefund	24mal Raumforderung
11mal Fibrose	2mal Karzinom
9mal Cholangitis	1mal Hämangiom und Hepatitis
8mal Zirrhose und Verfettung	
4mal Karzinom und Alkoholischer Schaden	
2mal Cholangiofibrom, Siderose, Cholestase und Diabetes	
1mal Abszess, Adenom, Hämangiom und NHL	
Lebermetastasen – Operativ	
16mal Cholangiofibrom	4mal Tumor
5mal Hämangiom	3mal Karzinom
4mal Linguatula serrata Knötchen	1mal Zyste
3mal Abszess	
2mal Karzinom, Adenom und Narbe	
1mal NHL, Nekrose, unspezifische und Echinokokkuszyste	
Leberkarzinome – Nichtoperativ	
4mal Zirrhose	8mal Raumforderung
2mal Metastase	6mal Metastase
	3mal Zirrhose
	1mal Ruptur
Leberkarzinome – Operativ	
3mal Metastase	4mal Tumor
1mal Karzinoid	

Diskussion

Die vorliegenden Ergebnisse machen deutlich, wie vielfältig die Differentialdiagnose der lokalisierten Leberveränderungen ist. Raritäten wie das multilokuläre Zystadenom müssen bei der hochentwickelten Diagnostik ebenso berücksichtigt werden [2] wie die Häufigkeitszunahme primärer Leberkarzinome [1].

Die klinischen Angaben Raumforderung und Tumor wurden in unserer Untersuchung als falsch negativ gewertet, da sie nur eine Befundung der Leberläsion darstellten und keine Verdachtsdiagnose gestellt wurde. Wurden keine Angaben gemacht, fielen diese aus der Bewertung heraus. Insofern erklärt sich die überraschend niedrige Sensitivität der operativ gestützten Arbeitsdiagnose bei Leberkarzinomen (43%), da nur 7 Leberkarzinome durch Operation diagnostiziert wurden und dabei 4mal die klinische Angabe lediglich Tumor lautete (s. Tabelle 2). Alle Befunde, bei denen die klinische Arbeitsdiagnose Lebermetastase oder Leberkarzinom lautete, was durch die Biopsie nicht bestätigt werden konnte, wurden als falsch positiv gewertet. Die so erreichten Werte für Sensitivität (79% bzw. 61% für Lebermetastasen bzw. Leberkarzinome) und Spezifität (93% bzw. 99%) der nichtoperativ gestützten Arbeitsdiagnose waren mit früheren Mitteilungen vergleichbar [5, 9]. So konnte auch nach anderen Untersuchungen [4] bei 17% der sonographisch metastasenverdächtigen Leberherde dies histologisch nicht bestätigt werden. Die Fehleinschätzungsraten für die nichtoperativ und operativ gestützte Arbeitsdiagnose betrugen in unserer Untersuchung 8,7% bzw. 12,5% bei Lebermetastasen und jeweils 2,1% bei Leberkarzinomen.

So beweisen unsere Ergebnisse, daß nicht nur nach einer exakten radiologischen Diagnostik, sondern sogar nach Erhebung eines intraoperativen Befundes eine Restunsicherheit bestehen bleibt. Daher muß bei therapeutischen Konsequenzen nach Möglichkeit immer eine feingewebliche Untersuchung zur Diagnosestellung benigner und maligner Lebertomoren angestrebt werden [5–8].

Zusammenfassung

Um die Frage nach dem Stellenwert der feingeweblichen Untersuchung in der Diagnostik benigner und maligner Lebertumoren zu beantworten, wurden alle vom 1. 1. 88–8. 8. 90 am Institut für Pathologie des Klinikums Nürnberg eingegangenen Leberbiopsate, die teils nichtoperativ (z. B. durch Feinnadelpunktion), teils operativ (z. B. durch Probeexzision) gewonnen wurden, retrospektiv nachuntersucht. In 26% (397/1523) wurden lokalisierte Leberveränderungen festgestellt. Davon waren 21% (85) benigner und 79% (312) maligner Dignität. Auffallend waren bei den gefundenen Tumoren insbesondere das multilokuläre Zystadenom der Leber als absolute Rarität und die große Anzahl (54) von primären Leberkarzinomen, die bei uns zuzunehmen scheinen. Die Sensitivität/Spezifität/Fehleinschätzungsrate der klinischen Arbeitsdiagnose konnten bei Lebermetastasen (nichtoperativ 79%/93%/8,7%; operativ 92%/85%/12,5%) und Leberkarzinomen (nichtoperativ 61%/99%/2,1%; operativ 43%/99%/2,1%) berechnet werden. Da also fast immer eine Restunsicherheit auch nach einer exakten radiologischen Diagnostik und Erhebung eines intraoperativen Befundes bestehen bleibt, muß bei therapeutischen Konsequenzen nach Möglichkeit eine feingewebliche Untersuchung zur Diagnosestellung benigner und maligner Lebertumoren angestrebt werden.

Literatur

1. Altmann H-W (1984) Neubildungen der Leber. Verh Dtsch KrebsGes 5:423–435
2. Edmondson HA, Peters RL (1983) Tumors of the liver: Pathologic features. Semin Roentgenol 18:75–83
3. Frank N (1990) Benigne herdförmige Leberveränderungen im Ultraschallbild. In: Zimmermann W, Frank N (Hrsg.) Diffuse und lokalisierte Veränderungen der Leber. Endosonographie. Zimmermanns Seminare bildgebender Verfahren, Bd. 5. Dustri-Verlag, München-Deisenhofen, S 29–52
4. Snow JH, Goldstein HM, Wallace S (1979) Comparison of scintigraphy, sonography, and computed tomography in the evaluation of hepatic neoplasms. AJR 132:915–918
5. Wernecke K, Heckemann R, Rehwald U (1984) Ultraschallgeführte Feinnadelbiopsie herdförmiger Lebererkrankungen. Teil I: Maligne Lebertumoren. Ultraschall 5:298–302
6. Wernecke K, Heckemann R, Rehwald U (1984) Ultraschallgeführte Feinnadelbiopsie herdförmiger Lebererkrankungen. Teil II: Benigne herdförmige Lebererkrankungen. Ultraschall 5:303–311
7. Wünsch PH (1990) Lokalisierte benigne und maligne Leberveränderungen. In: Zimmermann W, Frank N (Hrsg.) Diffuse und lokalisierte Veränderungen der Leber. Endosonographie. Zimmermanns Seminare bildgebender Verfahren, Bd. 5. Dustri-Verlag, München-Deisenhofen, S 20–28
8. Zimmermann W (1990) Diagnostik lokalisierter maligner Leberveränderungen im Ultraschallbild. In: Zimmermann W, Frank N (Hrsg.) Diffuse und lokalisierte Veränderungen der Leber. Endosonographie. Zimmermanns Seminare bildgebender Verfahren, Bd. 5. Dustri-Verlag, München-Deisenhofen, S 62–87
9. Zocholl G, Kuhn FP, Augustin N, Thelen M (1988) Diagnostische Aussagekraft von Sonographie und Computertomographie bei Lebermetastasen. RÖFO 148:8–14

1.1.3 Contribution of Diagnostic Imaging to Pathological Characterization of Focal Liver Lesions

R. Lencioni, P. Bagnolesi, A. Cilotti, D. Caramella, and C. Bartolozzi

At the present time, fine-needle biopsy (FNB) is used routinely in the diagnostic management of focal liver lesions (Bret et al. 1986; Smith 1991). This technique has indeed proved to have a high diagnostic accuracy in the detection of malignancy (Buscarini et al. 1990). Sometimes, however, the definite pathological type of the lesion is hard to determine due to the extremely thin bioptic specimens obtained by means of fine needles. The purpose of this study was to establish whether diagnostic imaging can effectively aid the pathologist in characterizing liver tumors through FNB.

Materials and Methods

Among 541 liver masses submitted to FNB during a 5-year period, 53 were chosen for pathological reevaluation. The choice of lesions was performed on grounds of the availability of: a histological sample (obtained through fine cutting needles, 20–22 G), a final pathological diagnosis (either surgical or autoptical), and several radiological examinations. Our case population was made up of 15 benign lesions – 5 hepatocellular adenomas (HCA), 5 cases

Table 1. Imaging examinations performed

	US	CT	MRI	AngioX	Lip-CT	Total
HCA	5	4	3	2	0	5
FNH	5	5	4	1	0	5
HEM	2	2	1	2	0	2
AHN	3	2	1	3	2	3
HCC	19	12	10	9	7	19
ICC	4	3	3	1	1	4
MTS	13	11	7	3	1	13
LYM	2	2	1	0	0	2
Total	53	41	30	21	11	53

US, Ultrasound; CT, computed tomography; MRI, magnetic resonance imaging; AngioX, angiography; Lip-CT, lipiodol CT.

of focal nodular hyperplasia (FNH), 2 hemangiomas (HEM), 3 adenomatous hyperplastic nodules in cirrhosis (AHN) – and 38 malignant lesions – 19 hepatocellular carcinomas (HCC), 4 intrahepatic cholangiocarcinomas (ICC), 13 metastases (MTS), 2 non-Hodgkin lymphomas (LYM).

The imaging procedures performed in these patients included: ultrasound (53/53), computed tomography (CT; 43/53), magnetic resonance imaging (MRI; 31/53), angiography (22/53), and lipiodol CT (11/53; Table 1). All examinations were blindly reviewed by four radiologists who always reached a consensus on the diagnosis. The smears of the FNB were submitted to pathological reevaluation, mixed with those obtained in routine diagnostic work. In each case the smears were sent for pathological reading twice: the first time together with clinical and sonographic information only; the second time with the additional availability of the diagnosis reached on the basis of all other imaging examinations.

Results

No difference was found in the broad differential diagnosis of benign versus malignant lesions between the two readings. However, the knowledge of imaging data made it possible at the second look to reach a correct identification of the tumor lineage in 92.1% of malignant lesions and 86.7% of benign ones, compared with 81.6% and 73.3% at the first judgement (Table 2).

Table 2. First and second pathological readings versus final diagnosis in benign liver lesions

	Pathologist A				Pathologist B			
	Final diagnosis				Final diagnosis			
	HCA	FNH	HEM	AHN	HCA	FNH	HEM	AHN
First reading								
HCA	2	–	–	–	3	–	–	–
FNH	–	3	–	–	–	4	–	–
HEM	–	–	2	–	–	–	2	–
AHN	–	–	–	3	–	–	–	3
Benign	3	2	–	–	2	1	–	–
Second reading								
HCA	3	–	–	–	4	–	–	–
FNH	–	5	–	–	–	4	–	–
HEM	–	–	2	–	–	–	2	–
AHN	–	–	–	3	–	–	–	3
Benign	2	–	–	–	1	1	–	–

Correct identifications: at first reading 10/15 (A) and 12/15 (B), at second reading 13/15 (A) and 13/15 (B).

Among the benign lesions, no difficulty was found by the two pathologists in diagnosis of the two HEMs and the three AHNs. In the first reading, however, a correct differential diagnosis between HCA and FNH was made in only 5/10 cases by pathologist A and in 7/10 cases by pathologist B; in 5/10 and 3/10 cases, respectively, the judgement was that of "benign lesion not other-

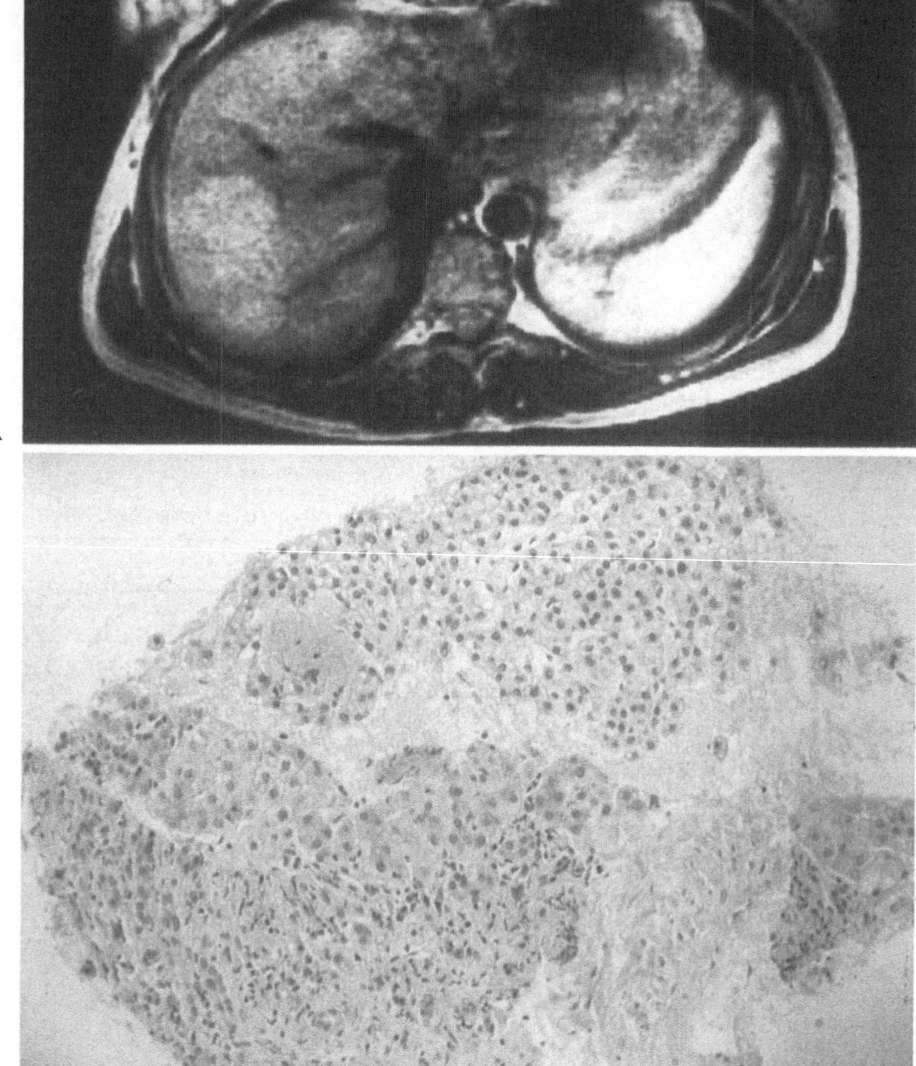

Fig. 1A, B. Hepatic adenoma. **A** Transaxial proton-density MRI image showing a large hyperintense lesion in the right hepatic lobe. **B** Histological FNB specimen

Table 3. First and second pathological readings versus final diagnosis in malignant liver lesions

	Pathologist A				Pathologist B			
	Final diagnosis				Final diagnosis			
	HCC	ICC	MTS	LYM	HCC	ICC	MTS	LYM
First reading								
HCC	17	–	–	–	18	–	–	–
ICC	–	1	1	–	–	–	–	–
MTS	–	2	11	–	–	3	12	–
LYM	–	–	–	1	–	–	–	2
Malignant	2	1	1	1	1	1	1	–
Second reading								
HCC	18	–	–	–	18	–	–	–
ICC	–	3	–	–	–	3	–	–
MTS	–	1	11	–	–	–	13	–
LYM	–	–	–	2	–	–	–	2
Malignant	1	–	2	–	1	1	–	–

Correct identifications: at first reading 30/38 (A) and 32/38 (B), at second reading 34/38 (A) and 36/38 (B).

wise specified." With the additional knowledge of the diagnostic imaging results, the two pathologists reached the correct diagnosis in, respectively, 3/5 and 1/3 of the cases previously classified as generic benign lesions (Fig. 1). In one case a wrong imaging diagnosis did not change the first correct pathological reading.

Among malignant tumors, minor improvement in pathological characterization was found in the cases of HCCs, MTS, or LYM after the second look (Table 3). However, the two pathologists correctly identified, respectively, 2/4 and 3/4 ICC which at the first judgement were classified as "metastasis from adenocarcinoma" and "malignant lesion not otherwise specified" (Fig. 2).

Discussion

In the past few years, percutaneous FNB of hepatic lesions has become a routine diagnostic procedure in most hospitals. Refinement in guidance by means of imaging modalities has allowed precise placement of the biopsy needle even in very small targets (Reading et al. 1988; Charboneau et al. 1990). Moreover, the introduction of fine cutting needles has offered the possibility of withdrawing microthreads of tissue which allow a histological examination to be performed, increasing the diagnostic accuracy of the FNB (Spamer et al. 1986; Limberg et al. 1987; Sangalli et al. 1989; Kondo et al. 1989).

However, while an accurate differential diagnosis between benign and malignant lesions can be expected in more than 95% of cases, correct identification

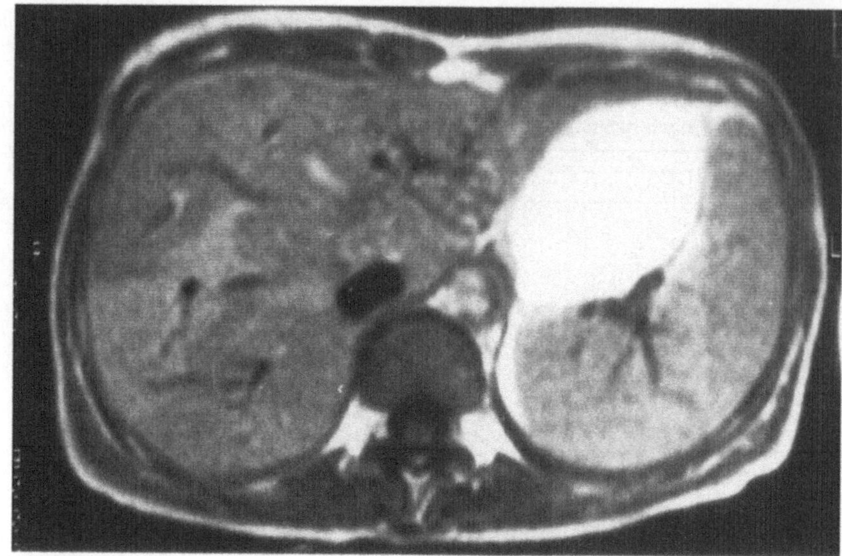

A

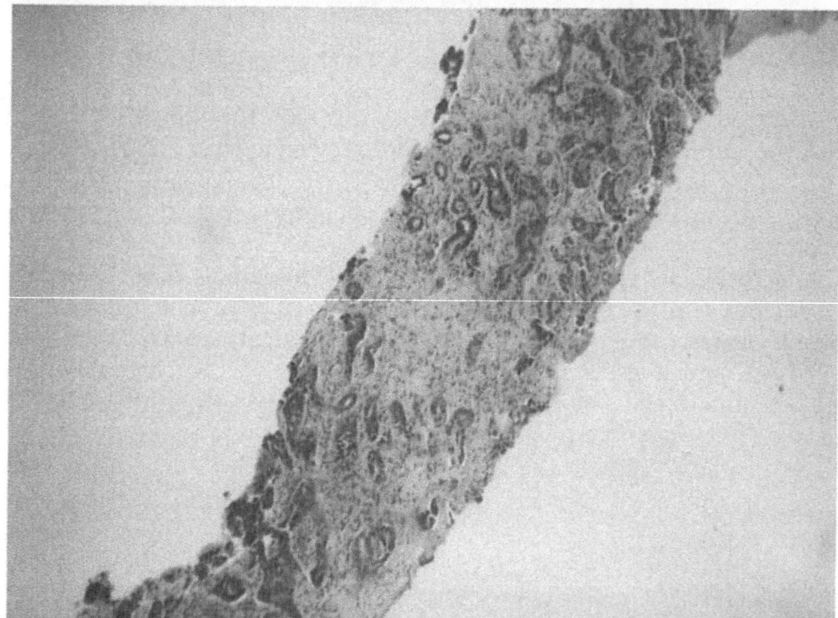

B

Fig. 2 A, B. Intrahepatic cholangiocarcinoma. **A** T1-weighted MRI after Gd-DTPA injection, showing an enhanced lesion with infiltrating pattern in the right hepatic lobe. **B** Histological FNB specimen

of the tumor lineage can be a difficult problem (Scott Gazelle and Haaga 1989). Our study demonstrates that in some instances radiological findings furnish a definite guideline about the nature of the lesions, which proves useful in increasing the typing accuracy of FNB and the confidence of pathologists in making a definitive as opposed to a doubtful diagnosis. The contribution of diagnostic imaging was particularly significant in the characterization of HCA, FNH, and ICC.

Among benign tumors of the liver the distinction between HCA and FNH is important because of the different therapeutic approach. While HCA can be resected, if technically feasible, in view of the considerable risk of bleeding and the possible malignant transformation, long-term observation is appropriate for FNH, the innocuous nature of which is recognized (Kerlin et al. 1983). On histological examination, HCA is characterized by monotonous, regular proliferation of hepatocytes devoid of bile ducts and lobulation. The hepatocytes are often slightly smaller than normal, and pleiomorphism is sometimes seen. A few cases show typical cords of hepatocytes separated by normal or dilated sinusoids, but in general hepatocytes grow without obvious arrangement in cords. FNH is formed by normal hepatocytes arranged in cords separated by sinusoids; fibrous bands containing numerous bile ducts are a constant feature, though a solid central stellate scar is not always present. However, in the thin bioptic specimens obtained by means of fine needles, correct diagnosis is sometimes difficult (Ishak and Rabin 1975; Kerlin et al. 1983). In our series the two pathologists found the histological samples insufficient to make a clear-cut diagnosis in 5/10 and 3/10 cases, respectively.

Experience with the various imaging modalities in characterizing benign tumors of the liver is increasing since they are often discovered accidentally due to the extensive use of ultrasonography in abdominal pathology (Welch et al. 1985; Mathieu et al. 1986; Mattison et al. 1987; Rummeny et al. 1989; O'Neil and Ros 1989). While sonograpthic findings are nonspecific both in HCA and FNH, CT and MRI findings can often strongly suggest the correct diagnosis. In HCA, unenhanced CT may demonstrate areas of increased density within a hypodense lesion corresponding to recent intratumoral hemorrhage, which is a characteristic finding. On T1-weighted and proton-density MRI images, HCA has an increased signal intensity, due to the glycoprotein content of the cells; areas of internal hemorrhage are easily recognizable. In FNH, a central hypodense and irregular zone can be seen by CT, corresponding to the central fibrotic scar. On T1- and T2-weighted MRI images, FNH appears isointense with respect to the normal liver parenchyma; the central scar is also recognizable.

After having read the diagnostic imaging results, our two pathologists correctly changed 4/8 judgements of "benign lesion not otherwise specified" to "pattern consistent with HCA" or "pattern consistent with FNH."

Histologically, ICC is a well-differentiated adenocarcinoma with mucous but no bile production (Dooms et al. 1986; Ros et al. 1988). This causes a frequent misinterpretation of this tumor with metastatic lesions from adenocarcinoma, as confirmed by our series, in which the correct diagnosis was reached in only 1/4 (pathologist A) and 0/4 (pathologist B) cases of ICC at the first reading. In the other cases the diagnosis was that of "metastasis from adenocarcinoma" or "malignant lesion not otherwise specified." These results can lead to unnecessary additional examinations (particularly in the case of erroneous diagnosis of metastatic disease). Radiological findings proved able to suggest the correct diagnosis, especially thanks to MRI, which was performed in 3/4 of these patients, demonstrating the peculiar infiltrating pattern of the lesions, which enhanced after gadolinium diethylene triamine pentaacetate (Gd-DTPA).

Minor improvement in the pathological characterization was found in the other benign and malignant hepatic lesions. In most of these cases, the bioptic specimen left no doubt about the diagnosis. Furthermore, in many instances, such as those of the HCCs in the cirrhotic patients, it was the clinical and sonographic information which pointed directly to the correct diagnosis.

In conclusion, our study demonstrates that the integration of diagnostic imaging results with FNB permits a more reliable preoperative identification of tumor lineage both in benign and malignant tumors of the liver, therefore helping to reach correct therapeutic decisions.

Acknowledgements. We thank the pathologists Giancarlo Di Coscio and Guiditta Scuotri (University of Pisa) for their contribution to the study.

References

Bret PM, Fond A, Casola G et al. (1986) Abdominal lesions: a prospective study of clinical efficacy of percutaneous fine-needle biopsy. Radiology 159:345–346

Buscarini L, Fornari F, Bolondi L et al. (1990) Ultrasound-guided fine-needle biopsy of focal liver lesions: techniques, diagnostic accuracy and complications. A retrospective study on 2091 biopsies. J Hepatol 11:344–348

Charboneau JW, Reading CC, Welch TJ (1990) CT and sonographically-guided needle biopsy: current techniques and new innovations. Am J Roentgenol 154:1–10

Dooms GC, Kerlan RK, Hricak H et al. (1986) Cholangiocarcinoma: imaging by MR. Radiology 159:89–94

Kerlin P, Davis GL, McGill DB et al. (1983) Hepatic adenoma and focal nodular hyperplasia: clinical, pathologic and radiologic features. Gastroenterology 84:994–1002

Ishak KG, Rabin L (1975) Benign tumors of the liver. Med Clin North Am 59:995–1013

Limberg B, Hopker WW, Kommerel B (1987) Histologic differential diagnosis of focal liver lesions by ultrasonically-guided fine-needle biopsy. Gut 28:237–241

Mathieu D, Bruneton JN, Drouillard J et al. (1986) Hepatic adenomas and focal nodular hyperplasia: dynamic CT study. Radiology 160:53–58

Mattison GR, Glazer GM, Quint LE et al. (1987) MR imaging of hepatic focal nodular hyperplasia: characterization and distinction from primary malignant hepatic tumors. Am J Roentgenol 148:711–715

O'Neil J, Ros PR (1989) Knowing hepatic pathologic aids MRI of liver tumors. Diagn Imaging 11,12:58–65

Reading CC, Charboneau JW, James EM et al. (1988) Sonographically-guided percutaneous biopsy of small (3 cm or less) masses. Am J Roentgenol 151:189–192

Ros PR, Buck JL, Goodman ZD et al. (1988) Intrahepatic cholangiocarcinoma: radiologic-pathologic correlation. Radiology 167:689–693

Rummeny E, Weissleder R, Stark DD et al. (1989) Primary liver tumors: diagnosis by MR imaging. Am J Roentgenol 152:63–72

Sangalli G, Livraghi T, Giordano F (1989) Fine-needle biopsy of hepatocellular carcinoma: improvement in diagnosis by microhistology. Gastroenterology 96:524–526

Scott Gazelle G, Haaga J (1989) Guided percutaneous biopsy of intraabdominal lesions. Am J Roentgenol 153:929–935

Smith EH (1991) Complications of percutaneous abdominal fine-needle biopsy. Radiology 178:253–258

Spamer C, Brambs HJ, Kock HK et al. (1986) Benign circumscribed lesions of the liver diagnosed by ultrasonically guided fine-needle biopsy. JCU 14:83–88

Welch TJ, Sheedy PP, Johnson CM et al. (1985) Focal nodular hyperplasia and hepatic adenoma: comparison of angiography, CT, US and scintigraphy. Radiology 156:593–595

1.1.4 Beurteilung der lokalen Operabilität von Lebertumoren

M. Prokop, C. Schaefer, S. A. A. Qaiyumi und R. Pichlmayr

Neue technische Entwicklungen in der Leberchirurgie erlauben es heute, selbst fortgeschrittene Tumorstadien zu resezieren. Die Indikationsstellung zum operativen Vorgehen ist zwar primär von bildgebenden Verfahren abhängig, wird jedoch auch von Alter und Allgemeinzustand der Patienten, von Leberfunktionsparametern sowie prognostischen Faktoren beeinflußt. In den Fällen, in denen die Resektabilität präoperativ nicht eindeutig zu beurteilen ist, wird eine intraoperative Klärung (Inspektion, Palpation, intraoperativer Ultraschall, Histologie) angestrebt.

Für die Entscheidung der Operabilität und des zu wählenden Resektionsverfahrens sind die folgenden 5 wichtigsten Fragestellungen zu klären (Tabelle 1): die Artdiagnose eines Herds, die Bestimmung von Tumorausdehnung und Lokalisation (betroffene Lebersegmente), die Abschätzung der Funktion des Restorgans, die Ermittlung komplizierender Faktoren und die Erfassung prognostischer Kriterien. Zur Klärung sämtlicher Fragestellungen trägt die Bildgebung maßgeblich bei.

Resektionsverfahren

Bei den Resektionsverfahren der Leber sind anatomische von atypischen Resektionen zu unterscheiden. Anatomische Resektionen orientieren sich an der Einteilung der Leber in portale Segmente, wobei die derzeit geläufigste Klassifikation durch Couinaud 1957 [1] eingeführt wurde. Die Grenzen zwischen den Segmenten werden durch die Ebenen der rechten, intermediären und der linken Lebervene, sowie die Pfortaderebene bestimmt. Der Lobus caudatus (Segment I) nimmt eine Sonderstellung ein.

Bei anatomischen Resektionen können Mono- und Plurisegmentektomien unterschieden werden, wobei letztere mono- oder bilobär durchgeführt werden können. Die Zusammenfassung einzelner Segmente zu größeren Einheiten (Sektoren, Leberlappen) ist derzeit international noch nicht standardisiert. Hemihepatektomien im deutschen Sprachgebrauch entsprechen Lobektomien im amerikanischen Sprachraum und umfassen die Segmente II–IV für linksseitige und V–VIII für rechtsseitige Resektionen, wobei der Lobus caudatus

Tabelle 1

Wichtigste Fragestellungen vor Leberresektion
1. Artdiagnose ● Ausschluß benigner Läsionen ● Hinweis für cholangiozelluläres Karzinom
2. Tumorausdehnung ● Nachweis aller Läsionen ● Segmentlokalisation ● Größenbestimmung
3. Abschätzung der Funktion des Restparenchyms ● Laborchemische Leberfunktionsparameter ● Volumen des Restparenchyms ● Zirrhosezeichen ● Aszites ● Cholestase
4. Komplizierende Faktoren ● Zentrale Tumorlage ● Ummauerung, Thrombosierung oder Infiltration von VCI, Lebervenen, Pfortader oder Leberarterien ● Gallenwegsobstruktion ● Organüberschreitendes Wachstum
5. Prognostische Kriterien ● Fernmetastasen ● Regionale Lymphknotenmetastasen ● Anzahl der intrahepatischen Läsionen ● Komplizierende Faktoren (s. Punkt 4)

(Segment I) jeweils wahlweise mitreseziert werden kann. Eine erweiterte Hemihepatektomie ist identisch mit einer „Trisegmentektomie" (amerikanischer Sprachgebrauch, nach Starzl [14]) und umfaßt die Segmente I–V und VIII für eine linksseitige bzw. IV–VIII für eine rechtsseitige Resektion, wahlweise mit oder ohne Segment I.

Anatomische Resektionen werden vorwiegend bei malignen Lebertumoren oder größeren Metastasen durchgeführt, wobei auf einen ausreichenden Sicherheitsabstand zum Resektionsrand zu achten ist. Das maximal mögliche Ausmaß der Resektion ist aufgrund der Gefahr des postoperativen Leberversagens eng mit der Funktion des Restparenchyms verknüpft. Maximal können 7 der 9 Lebersegmente reseziert werden (erweiterte Hemihepatektomie inkl. Segment I). In der Literatur sind Resektionen von mehr als 80% [14] bzw. Tumorvolumina bis 75% [10] beschrieben. Bei nachgewiesenen Leberparenchymerkrankungen, insbesondere Fibrosen oder Zirrhosen muß das Ausmaß der Resektion auf wenige (häufig nur 2) Segmente reduziert werden.

Atypische Resektionen orientieren sich nicht an den Segmentgrenzen. Bei Tumorausschälungen erfolgt die Resektion nahe der Tumorgrenzen. Wegen des geringen Sicherheitsabstands wird diese Resektionsform vorwiegend bei benignen Prozessen eingesetzt. Keilresektionen entfernen den Tumor und einen keilförmigen Leberanteil bis zur Kapsel. Da hier größere Sicherheitsabstände möglich sind, wird diese Resektionsform sowohl bei kleinen benignen Tumoren als auch bei Metastasen eingesetzt und häufig mit anatomischen Segmentresektionen kombiniert.

Bei präoperativem Verdacht auf das Vorliegen komplizierender Faktoren, wie technisch ungünstig gelegener Tumoren (oft nahe dem portalen oder dem venösen Leberhilus oder zentral intrahepatisch gelegen) oder Infiltration vitaler Strukturen, die früher als Kontraindikation angesehen wurden, ist heute vielfach eine Resektion möglich. Zu den technischen Weiterentwicklungen zählen verbesserte Möglichkeiten der Gefäßrekonstruktion, wobei die A. hepatica weiterhin kritisch ist, sowie neue Resektionsverfahren wie die Ex-situ-Resektion oder die In-situ- (bzw. Ante-situ-) Operation mit vaskulärer Isolierung [10, 11].

Aufgaben der Bildgebung

Die Aufgaben an die präoperative Bildgebung sind in Tabelle 1 zusammengefaßt. Die Artdiagnose ist nur insofern wichtig, als daß nicht operationswürdige benigne Herde wie Zysten, Hämangiome, fokale noduläre Hyperplasien (FNH) ausgeschlossen werden. Ein Adenom wird wegen des Entartungsrisikos in der Regel wie ein maligner Tumor behandelt. Hinweise auf ein cholangiozelluläres Karzinom mit makroskopisch nachweisbarem Tumor bedeuten häufig Irresektabilität aufgrund des diffus entlang der bilären und vaskulären Strukturen verlaufenden Tumorwachstums. Die Rolle von Ultraschall- oder CT-gesteuerten Punktionen ist gegenüber den bildgebenden Verfahren relativ gering, da ein negatives Ergebnis nicht beweisend und die zytologische und histologische Differenzierung von FNH und normalem Parenchym sowie von Adenomen oder Regeneratknoten und einem hochdifferenzierten HCC schwierig ist.

Die Bestimmung von Tumorausdehnung und Segmentzuordnung erfordert die möglichst vollständige Erfassung aller Läsionen, ihre größengerechte Darstellung und die Abgrenzbarkeit der für die Segmentbestimmung wichtigen Portalgefäße und Lebervenen. Keines der derzeitigen bildgebenden Verfahren ist hierfür ideal, obgleich portale CT (CTAP, CTP) [5], gefolgt von modernen MR-Verfahren [3, 7, 15] die gegenwärtig sensitivsten Methoden für kleine Läsionen darstellen. Für kleine, hypervaskularisierte HCCs ist die Lipiodol-CT das günstigste Verfahren [6, 8, 16]. CTAP, MRT und Sonographie [4] stellen Portalgefäße und Lebervenen deutlich besser dar als die native oder die dynamische (Bolus-) CT. Während die Tumorgröße im dynamischen CT aufgrund von Diffusionsphänomenen unterschätzt werden kann, ist die CTAP anfällig für Artefakte durch Perfusionsinhomogenitäten [2] und kann zu Tumorüberschätzung führen. Derartige Artefakte können die Aussagekraft des CTAP bei Zirrhotikern stark einschränken [9].

Die Leberleistung wird weitgehend über laborchemische Funktionsparameter beurteilt. Für den Nachweis einer Zirrhose ist die Bildgebung lediglich in

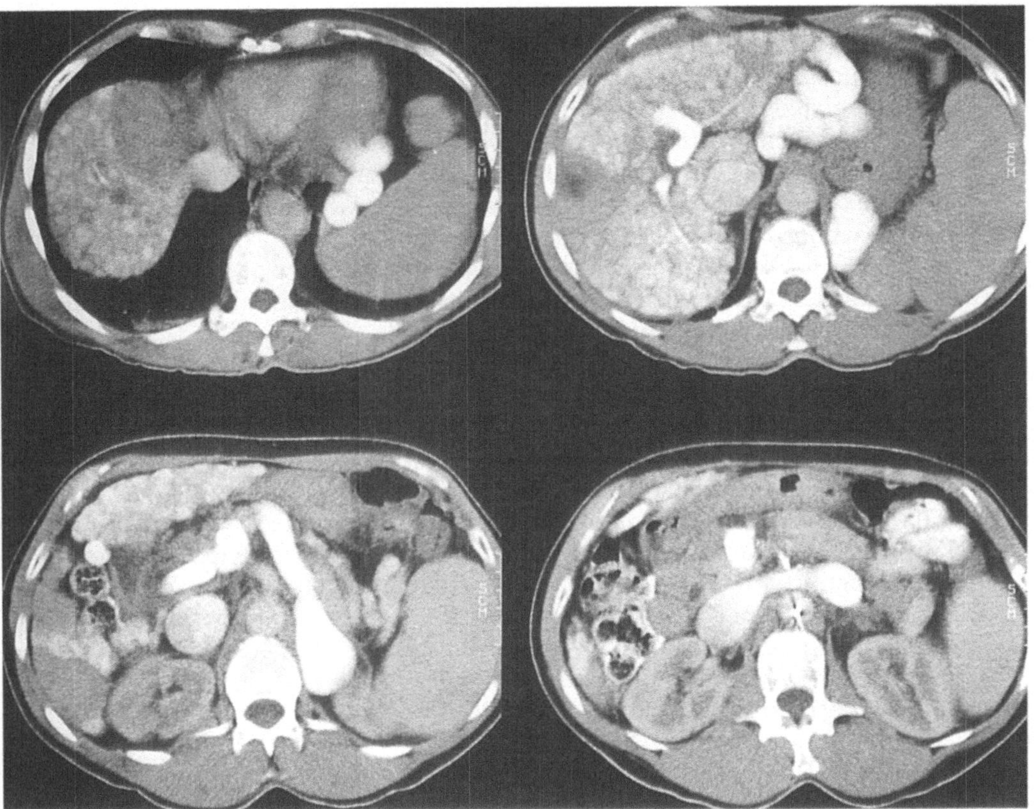

Abb. 1. CTAP bei ausgeprägter feinnodulärer Zirrhose. Nachweis eines spontanen portorenalen Shunts. Die nichtkontrastierten Areale in der zirrhotischen Leber entsprechen Herden eines multifokalen und damit nichtresektablen HCCs

fortgeschrittenen Stadien mit makromorphologischen Veränderungen hilfreich (Abb. 1). Zur Abschätzung der Leistung des Restorgans ist die Bestimmung des erwarteten Volumens der Restleber, sowie des PHR-Werts („percent hepatic replacement") besonders bei großen Prozessen oder vorbestehender Organschädigung erforderlich. Aus dem funktionell möglichen und dem nach der Tumorausdehnung nötigen Ausmaß der Resektion ergeben sich absolute Kriterien der Irresektabilität.

Zu den Faktoren, die eine Resektion komplizieren, jedoch nicht notwendigerweise unmöglich machen, gehören eine zentrale Tumorlage, die Ummauerung, Thrombosierung oder Infiltration von V. cava inferior, Lebervenen, Portalvenen oder Leberarterien. Durch eine Ex-situ- oder Ante-situ-Operation und Gefäßrekonstruktion lassen sich einige dieser Tumoren technisch resezieren. Rekonstruktionen werden fast ausschließlich für portalvenöse und venöse Gefäßstrukturen durchgeführt, so daß eine Infiltration der A. hepatica oder beider Hauptäste meist Irresektabilität bedeutet. Das gleiche gilt bei einem Budd-

Chiari-Syndrom. Während die Beurteilung portaler und venöser Gefäße mit CTAP, MRT und (Farbdoppler-)Ultraschall meist ausreichend möglich ist, kann eine arterielle Beteiligung mit diesen Verfahren nur selten und auch mit der Angiographie vielfach nur unzureichend eingeschätzt werden. Gallenwegsobstruktionen mit Cholestase im Bereich des nicht zu resezierenden Parenchyms erhöhen das postoperative Risiko bei komplizierten Resektionen, so daß bei entsprechendem Nachweis (in Sonogramm, CT oder MRT) eine präoperative Drainage [z. B. perkutane transhepatische Cholangiodrainage (PTCD)] angestrebt werden sollte. Organüberschreitendes Wachstum per se führt nur bei ausgedehnter Infiltration zur Irresektabilität des Tumors und ist mit CT und MRT am sichersten erfaßbar.

Die Beschreibung der vaskulären Versorgung der Leber ist zwar hilfreich, wird jedoch nicht als zwingend erforderlich angesehen. Die präoperative Kenntnis von Gefäßvarianten ist lediglich bei fraglich resektablen Befunden notwendig, wenn intraoperativ gegen eine Resektion und für die palliative Implantation eines arteriellen Portkatheters entschieden wird.

Zu den wichtigsten prognostischen Kriterien zählen zunächst Fernmetastasen (pulmonal, ossär, zerebral etc.) und in zweiter Linie die regionäre lymphatische Ausbreitung, die Anzahl der intrahepatischen Läsionen, eine Vorschädigung des Leberparenchyms sowie die oben angeführten komplizierenden Faktoren [12, 13]. Sie werden im Rahmen des Tumorstagings bestimmt und tragen zusammen mit Alter und Allgemeinzustand des Patienten wesentlich zur endgültigen Operationsentscheidung bei.

Diagnostisches Vorgehen

Bei neu erkannten Leberläsionen steht zunächst der Ausschluß benigner Veränderungen im Vordergrund. Hierfür können die Sonographie, nuklearmedizinische Verfahren (HBSS für FNH und „Bloodpool-Szintigraphie" für Hämangiom), die Angio-CT und die MRT eingesetzt werden. Benigne Läsionen gelten als hinreichend sicher nachgewiesen, wenn in 2 geeigneten Verfahren typische und übereinstimmende Ergebnisse erzielt wurden.

Bildgebendes Verfahren der 1. Wahl ist die Sonographie, da einerseits bei fehlenden Hinweisen auf die Gutartigkeit der Läsion (d. h. insbesondere bei Raumforderungen mit echoarmem Randsaum oder zentraler Nekrose) auf eine weiterführende Artdiagnostik verzichtet werden kann und zum weiteren viele der oben diskutierten Aussagen zur Resektabilität bereits getroffen werden können. Finden sich keine Kriterien der Irresektabilität, so müssen als nächstes Zweitläsionen ausgeschlossen und die Tumorausdehnung und Segmentlokalisation bestimmt werden. Sofern keine Leberzirrhose vorliegt, sind hierfür die CTAP und in zweiter Linie die MRT die günstigsten Verfahren. Bei Zirrhotikern mit inhomogener Leberperfusion ist der MRT bzw. bei Verdacht auf ein HCC auch der Lipiodol-CT der Vorzug zu geben. Eine optimal durchgeführte dynamische CT-Untersuchung [15] liefert etwas ungünstigere, jedoch i. allg. ausreichende diagnostische Aussagen (Abb. 2).

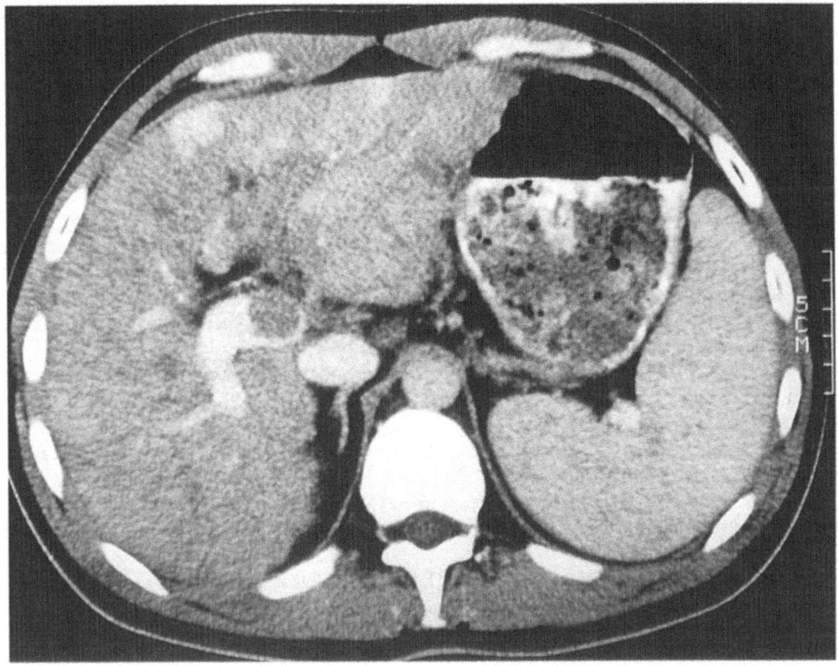

Abb. 2. Dynamisches CT bei HCC. Während der linksseitige Tumor bei partiell umflossenem Thrombus nahe der Pfortadergabel technisch noch operabel wäre, erscheint die Resektion aufgrund des gleichzeitig vorhandenen präkavalen Lymphknotens nicht mehr sinnvoll

Eine Angiographie erscheint lediglich in Ausnahmefällen indiziert, wenn bei einem unklaren Befund intraoperativ zwischen Resektion und Porteinlage entschieden werden muß, wenn eine Ex-situ-Resektion geplant ist oder wenn der Verdacht auf eine zentrale Gefäßinvasion weiter erhärtet werden soll.

Literatur

1. Couinaud C (1957) Le foie. Etudes anatomiques et chirurgicales. Masson, Paris
2. Fernandez MP, Bernardino ME (1991) Pseudolesions versus neoplasms on CT arterial portography: aids in diagnosis. Radiology (P) Suppl 181:167
3. Heiken JP, Weyman PJ, Lee JK et al. (1989) Detection of focal hepatic masses: prospective evaluation with CT, delayed CT, CT during arterial portography, and MR imaging. Radiology 171:47–51
4. Lafortune M, Madore F, Patriquin H, Breton G (1991) Segmental anatomy of the liver: a sonographic approach to the Couinaud nomenclature. Radiology 181:443–448
5. Matsui OM, Takashima T, Kadoya M et al. (1987) Liver metastases from colorectal cancers: detection with CT during arterial portography. Radiology 165:65–69
6. Merine D, Takayasu K, Wakao F (1990) Detection of hepatocellular carcinoma: comparison of CT during arterial portography with CT after intraarterial injection of iodized oil. Radiology 175:707–710

7. Nelson RC, Chezmar JL, Sugarbaker PH, Bernardino ME (1989) Hepatic tumors: comparison of CT during arterial portography, delayed CT, and MR imaging for preoperative evaluation. Radiology 172:27–34
8. Okuda K (1986) Early recognition of hepatocellular carcinoma. Hepatology 6:729–738
9. Oliver JH, Baron RL, Dodd GD, Carr BI, van Thiel D (1991) Efficacy of CT portography in the evaluation of cirrhotic patients for hepatocellular carcinoma. Radiology (P) Suppl 181:167
10. Pichlmayr R, Bretschneider HJ, Kirchner E et al. (1988) Ex situ Operation an der Leber – Eine neue Möglichkeit in der Leberchirurgie. Langenbecks Arch Chir 373:122–126
11. Pichlmayr R, Gubernatis G, Lamesch P, Raygrotzki S, Haas J (1989) Europäisches Thema Leberchirurgie – Neuentwicklungen in der Leberchirurgie (in situ-Protektion und ex situ-Operation). Langenbecks Arch Chir [Suppl II]:257–261
12. Ringe B, Bechstein WO, Raab R, Mayer HJ, Pichlmayr R (1990) Leberresektion bei 157 Patienten mit colorektalen Metastasen. Chirurg 61:272–279
13. Ringe B, Pichlmayr R, Wittekind C, Tusch G (1991) Surgical treatment of hepatocellular carcinoma: experience with liver resection and transplantation in 198 patients. World J Surg 15(2):270–285
14. Starzl TE, Koep LJ, Weil R III, Lilly JR, Putnam CW (1980) Right trisegmentektomy for hepatic neoplasms. Surg Gynecol Obstet 150:280–314
15. Wernecke K, Rummeny E, Bongartz G et al. (1991) Detection of hepatic masses in patients with carcinoma: comparative sensitivities of sonography, CT and MR imaging. AJR 157:731–739
16. Yoshimatsu S, Inoue Y, Ibukuro K, Suzuki S (1989) Hypovascular hepatocellular carcinoma undetected at angiography and CT with iodized oil. Radiology 171:343–347

1.1.5 Diagnosis of Liver Tumors by Color Doppler Imaging

N. Elmas, M.R. Killi, N. Maden, Ö. Özütemiz,
E. Sevinç, and H. Özer

Focal liver lesions present a common diagnostic problem, especially in the presence of diffuse hepatocellular disease and cirrhosis [2]. The differential diagnosis includes focal fatty infiltration, liver metastases, incidental hemangiomas and hepatocellular cirrhosis [3]. Ultrasound (US) and computed tomography (CT) have not always been able to detect small hepatocellular carcinomas (HCCs) measuring less than 2 cm, especially in patients with atrophic livers due to advanced cirrhosis [1].

CT may be helpful in identifying large hemangiomas or focal masses. However, confusion is common in differential diagnosis, and angiography may be required to clarify the nature of a focal mass [3]. Doppler ultrasound allows recognition of characteristic tumor signals [4].

We report here an investigation on the use of duplex Doppler ultrasound to characterize focal liver tumors and to compare with CT techniques.

Materials and Methods

Twenty-five patients with liver tumors were studied by color Doppler US and CT techniques over 3 months. There were 15 women and 10 men, with an age range of 1.5 – 70 years. Five cases were HCC, one hepatoblastoma, four metastases, 11 hemangiomas, three hydatic cysts, and one liver abscess. All were confirmed by operation or biopsy. Doppler examination was performed with a 3.75-MHz sector and convex scanner combined with a pulsed-wave Doppler system (SSA-270A, Toshiba). Studies were carried out after at least 12 h of fasting. Angiographic CT (angio-CT) examination was performed with conventional CT and dynamic sequential CT with table incrementation during arteriography (TCT-600S, Toshiba). Doppler findings were studied in comparison with CT and angio-CT findings, such as the presence of vascularization, tumor vessels, and tumor stain.

Table 1. Color Doppler imaging (CDI) and computed tomography (CT) findings

Pathology	CDI: vascularization		CT: contrast enhancement	
	+	–	+	–
Primary neoplastic				
Benign ($n = 11$)	–	11	11	–
Malignant ($n = 6$)	6	–	6	–
Secondary neoplastic ($n = 4$)	1	3	4	–
Others ($n = 4$)	–	4	–	4
Total ($n = 25$)	7	18	21	4

Results

The color flow pattern within the tumor indicates the characteristic hypervascularity seen in primary malignant liver lesions, but not seen in metastatic liver cancer (except one case) or in benign conditions (Table 1). All cases except one liver abscess and three hydatic cysts demonstrated contrast enhancement in CT studies (Table 1). CT appearances of contrast enhancement in hemangiomas and metastases were seen in different patterns. Contrast enhancement was nonuniform in primary and secondary malignant tumors, although the enhancement pattern was from periphery to center of the tumor in hemangiomas. The Doppler signals of seven liver tumors were compared with angiographic and angio-CT findings. Five HCCs and one hepatoblastoma with signals had angiographic findings as follows: five tumor vessels, five tumor stain, and one arterioportal shunting. These patients showed a pulsatile wave pattern with tumor vascularization and tumor stain in color Doppler imaging. One patient with HCC had pulsatile and continuous wave with arterioportal shunting. One of HCC was observed in a cirrhotic liver.

Discussion

Diagnostic imaging systems using the Doppler effect to visualize blood flow have recently been developed [4]. Pulsed Doppler US has been used to evaluate hemodynamics by detecting blood flow [5].

HCC contains many tumor vessels, and the dominant vessels are arteries. The tumor vessels are relatively large, and blood flow in these vessels is rapid [4]. The relationships between arterial, portal, and venous flow characteristics and the tumor can be clarified by color Doppler imaging [4]. In our cases with HCC, angio-CT findings demonstrated nonhomogeneous and rapid contrast enhancement. These patients showed the hypervascularity and tumor stain in duplex Doppler imaging. These findings were caused by a large arterial neovas-

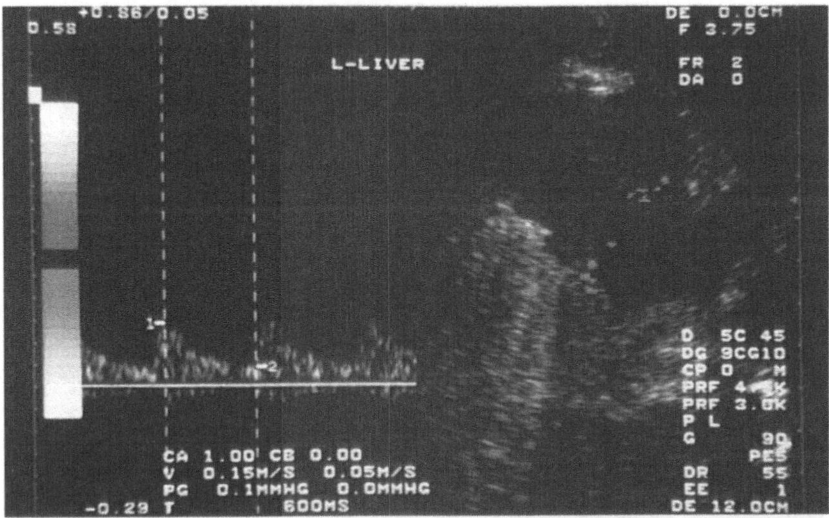

A

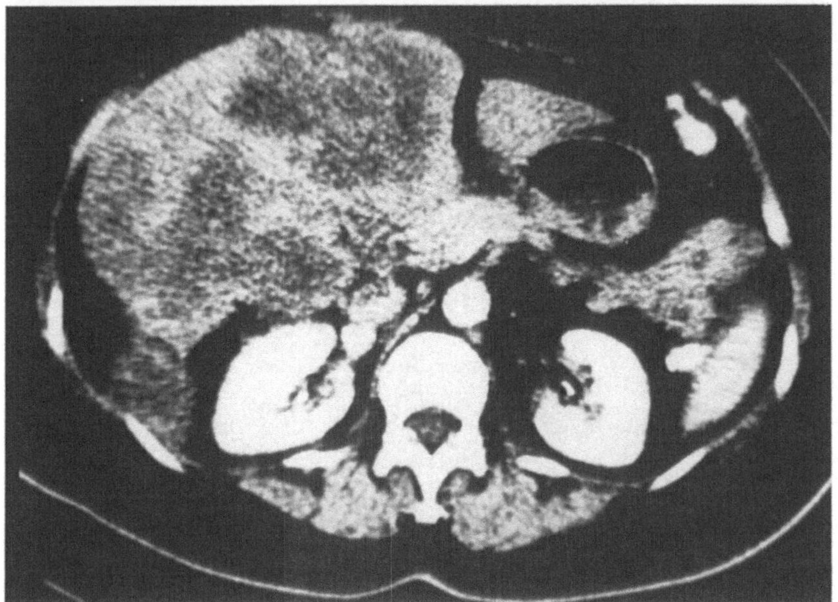

B

Fig. 1 A, B. Metastatic liver disease. **A** Color Doppler sonography in the liver shows a vascular mass with pulsatile flow pattern. **B** Angio-CT demonstrates multiple masses with inhomogeneous contrast enhancement

cular vessel system. Except for one metastatic liver disease, metastatic lesions and hemangiomas did not have a vascular pattern within the tumor upon Doppler US. These patients showed contrast enhancement using angio-CT. However, this contrast enhancement was slower than that in HCC findings. Metastatic liver tumors, hemangiomas, and focal nodular hyperplasia are

A

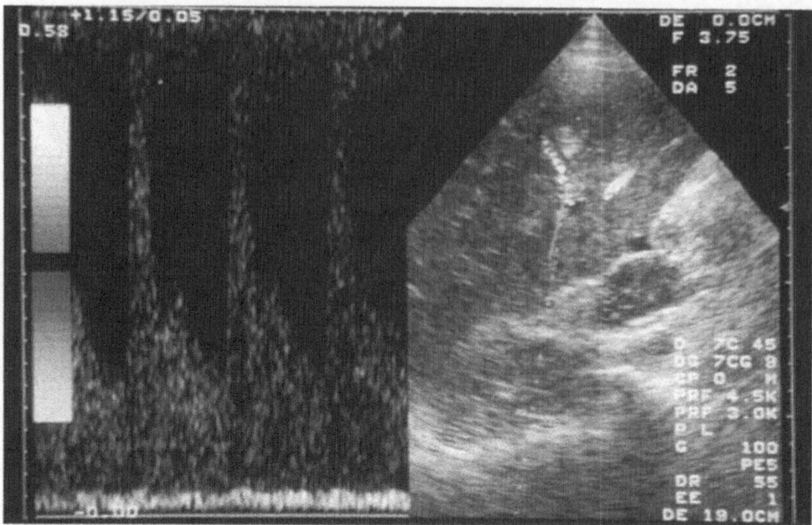

B

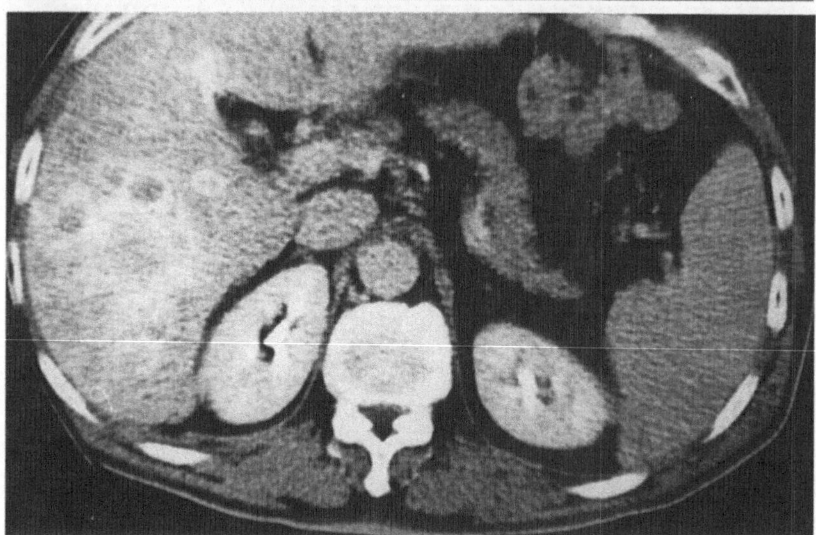

Fig. 2 A, B. Hepatocellular carcinoma. **A** During color Doppler examination, highly vascular mass which shows pulsatile flow pattern, is seen in the liver. **B** Angio-CT shows inhomogeneous, hypervascular tumor with irregular contours

other types of hypervascular tumors. The absence of comparable flow in most hemangiomas is not surprising [3]. However, tumor vessels are generally not clearly displayed in color because blood flow within the tumor is extremely slow due to the retention of blood in the sinuses of the tumor [4]. Blood flow signals in the periphery of a tumor may be detected in some metastatic diseases [4]. One metastatic liver disease of our patients showed a hypervascular flow pattern in the peripheral zone of the lesion (Fig. 1). Color flow signals ob-

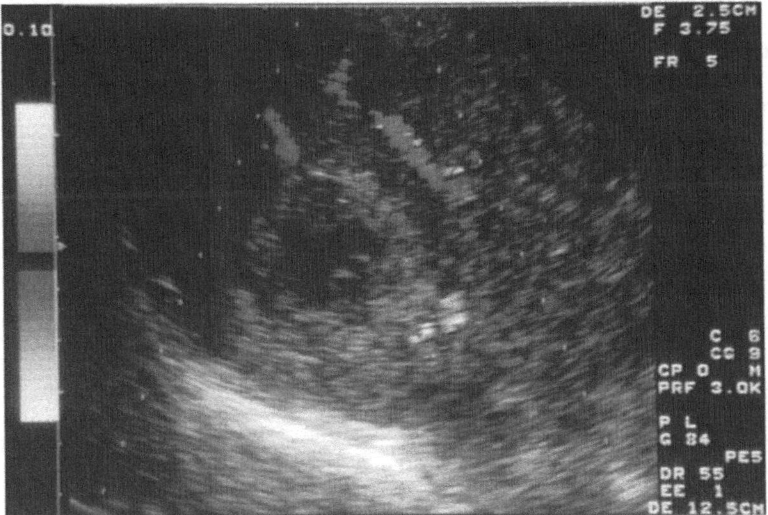

Fig. 3. Hemangioma of the liver. Nonvascular, mixed echoic mass is demonstrated in the right lobe of liver using color Doppler ultrasonography

served in HCC are either pulsatile or continuous (Fig. 2). In Yasuhara's report, Doppler signals were seen in 13.3% of hemangiomas and in 28% of metastatic liver diseases [5]. In these series the waveform was pulsatile in the metastatic group and continuous in hemangiomas.

In our cases 11 hemangiomas showed no Doppler signals within the tumor (Fig. 3). One of four patients with metastatic liver disease demonstrated only a pulsatile waveform. All of the primary malignant tumors had a pulsatile flow pattern. One of these had a pulsatile and a continuous waveform. As a result, pulsatile signals originated from the rapid arterial blood flow, with high velocity within tumors.

In conclusion, the correlation with CT findings suggests that high-velocity Doppler signals are diagnostic for primary malignant tumors. This method is useful in evaluating the blood flow of liver masses. However, to differentiate hypovascular liver metastases and hemangiomas an angio-CT is necessary.

References

1. Matsui O, Takashima T, Kadoya M, Ida M et al. (1985) Dynamic computed tomography during arterial portography: the most sensitive examination for small hepatocellular carcinomas. J Comput Assist Tomogr 1:19–24
2. Scatarige JC, Scott WW, Donovan PJ, Siegelman SS, Sanders RC (1984) Fatty infiltration of the liver: ultrasonographic and computed tomographic correlation. J Ultrasound Med 3:9–14

3. Taylor KJW, Ramos I, Morse SS, Fortune K et al. (1987) Focal liver masses: differential diagnosis with pulsed Doppler US. Radiology 164:643–647
4. Tomita S (1991) Color Doppler imaging in hepatic disease. Med Rev 37:32–38
5. Yasuhara K, Kimura K, Ohto M, Matsutani S et al. (1988) Pulsed Doppler in the diagnosis of small liver tumours. Br J Radiol 61:898–902

1.1.6 Diagnosis and Differential Diagnosis of Benign Liver Tumors

H. Rigauts, A.L. Baert, and G. Marchal

This discussion considers the typical features found upon ultrasound, computed tomography, and magnetic resonance imaging examinations in the following benign liver tumors: cavernous hemangioma, liver cysts, and adenoma and focal nodular hyperplasia (FNH).

Cavernous Hemangioma

This is the most common benign tumor of the liver, with a frequency at autopsy ranging from 7.3% to 19%, according to the literature. These tumors can be found at any age, and it is estimated that 70%–95% occur in women [1]. Hemangiomas are usually solitary, but they are multiple in 10% of cases. They are typically located in the subcapsular region of the liver or near the liver fissure [2]. Their size is generally less than 3 cm, but they may become very large. Most liver hemangiomas do not change in size over a period of several years. Hepatic hemangiomas are usually asymptomatic, although larger tumors may result in hepatomegaly and abdominal discomfort. Spontaneous hemorrhage has been reported but is rare. Histologically, hepatic hemangiomas consist of blood-filled spaces lined by a single layer of endothelium. Calcifications or phleboliths are rare. Central thrombosis may be seen and results in fibrosis.

Ultrasound

The typical ultrasound features of a liver hemangioma consist of a well-defined, homogeneously hyperechoic mass, without a hypoechoic peripheral border [1] (Fig. 1). A minority (15%–20%) of hepatic hemangiomas present as an isoechoic or hypoechoic mass relative to the liver parenchyma. Some of these "atypical" hemangiomas may be explained by the relative hyperreflectivity of the liver in diffuse liver steatosis [3]. Some hemangiomas, especially if they are large (with a diameter of more than 5 cm), show a heterogeneous echo pattern. In these cases it may be difficult to differentiate them from malignant

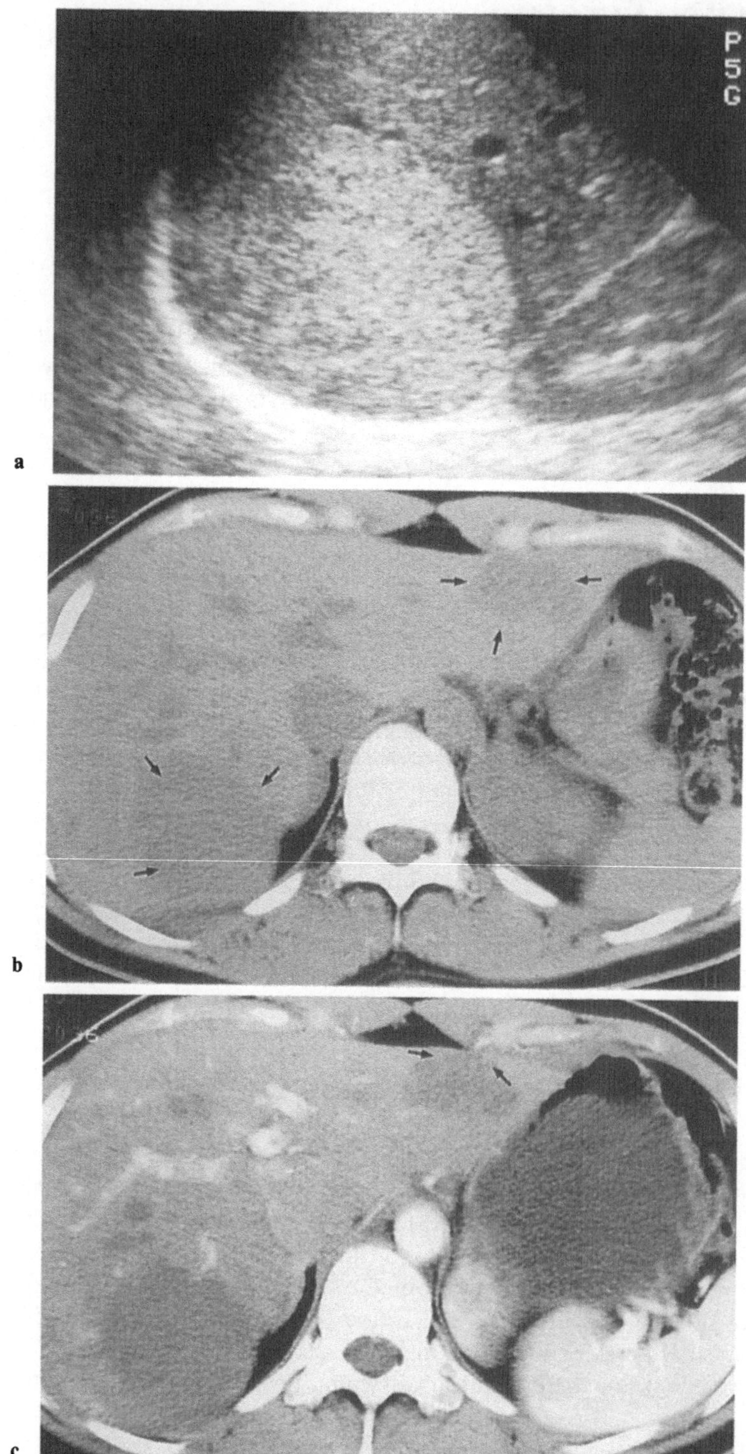

Fig. 1a–c

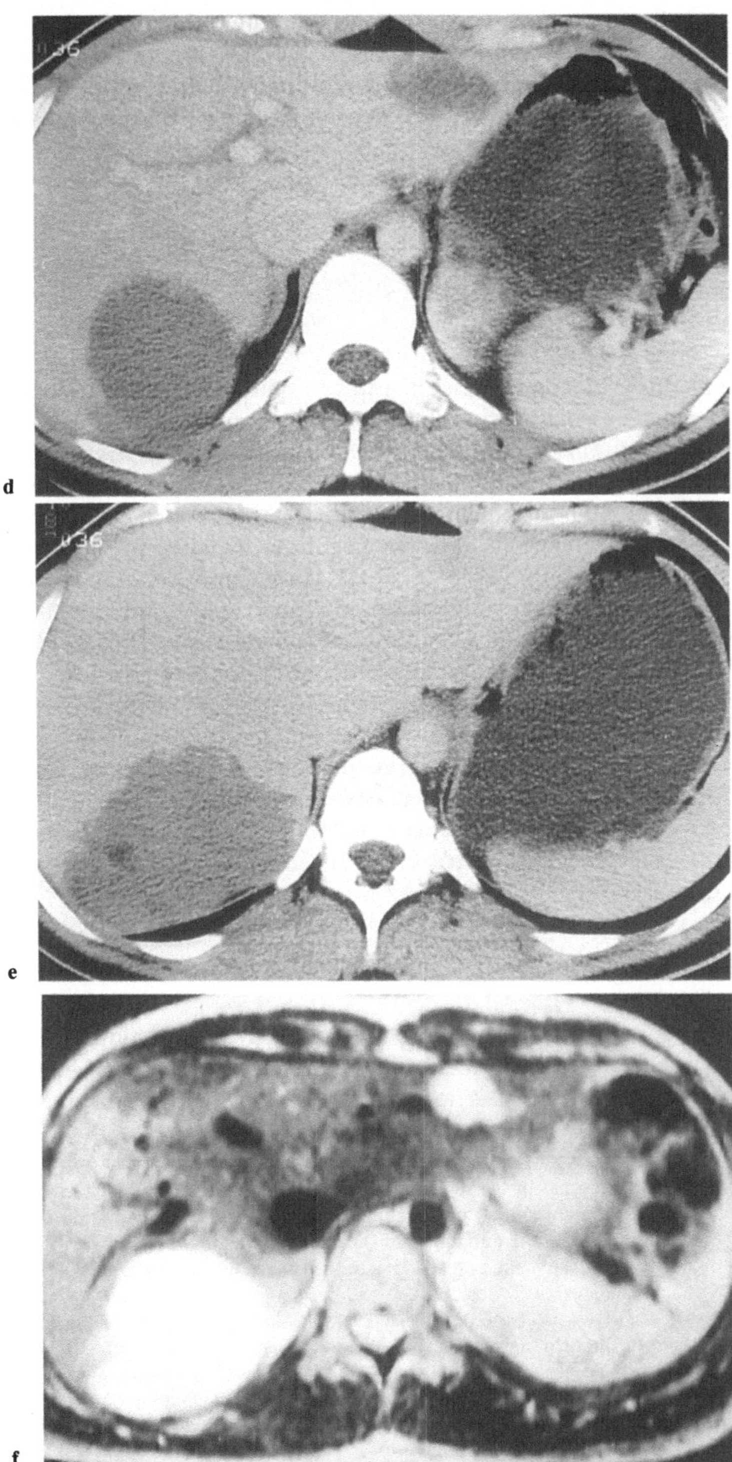

Fig. 1 d – f

liver tumors (although most malignant liver tumors are inhomogeneously delineated and have a hypoechoic halo). The anatomical basis for these alterations in the echogenicity of liver hemangiomas is not well understood, but degeneration and fibrosis, thrombosis, or hemorrhagic necrosis may cause these changes.

Computed Tomography

On the precontrast scans, hemangiomas are visible as rounded hypodense lesions compared to the normal liver parenchyma. After intravenous bolus contrast-enhancement (injection rate of 6 ml/s for 12 s) the following typical features may be observed [4] (Fig. 1): (a) visualization of small vascular structures enhancing at the periphery of the lesion on the early scans (15–45 s after the start of the bolus injection; this is the single most specific finding in liver hemangiomas), (b) progressive centripetal opacification of the lesion, and (c) isoattenuation of the lesion 5–30 min following the contrast injection. These three consecutive contrast enhancement patterns were first described by Freeny and are observed in most hemangiomas (25%–80%). It is our experience, however, that the specificity for the diagnosis of hemangiomas may be increased to 90% when one considers only the first sign after contrast enhancement. Progressive centripetal opacification and isoattenuation are not seen in all hemangiomas, while the observation of the typical peripheral enhancement of small vascular structures – initially after bolus injection – is detected in most hemangiomas.

The computed tomographic findings of large hepatic hemangiomas may be different (Fig. 1). A stellar or cleftlike cental area of lower density is frequently seen. After contrast administration this area does not show a complete isoattenuating fill-in, even on the delayed scans [5]. This can make the differential diagnosis with metastases very difficult.

Magnetic Resonance Imaging

Hemangiomas are hypointense on T1-weighted images. The lengthening of T2 is generally greater in hemangiomas than in malignant liver tumors, regardless of the field strength. As a result, hemangiomas show the so-called "light-bulb"

(See pp 36, 37) **Fig. 1a–f.** Hemangiomas in the right and left liver lobe. The hemangioma in the left liver lobe has typical features on computed tomography (CT), while the hemangioma in the right liver lobe has atypical features. **a** Ultrasound image of the hemangioma in the right liver lobe. Well defined, homogeneous hyperreflective mass. **b** CT, precontrast scan. Both hemangiomas (*arrows*) are detected as hypodense masses. **c** CT, postcontrast scan (15 s after bolus injection). Notice the typical enhancement of small vessels at the periphery of the lesion in the left liver lobe (*arrows*). No clear enhancement in the hemangioma in the right liver lobe. **d** CT, postcontrast scan (2 min after bolus injection). Typical progressive centripetal opacification of the hemangioma in the left lobe. **e** CT, postcontrast scan (5 min after bolus injection). Isoattenuation of the left hemangioma, no typical "fill-in" of the right hemangioma. **f** MRI, T2-weighted SE images. Both hemangiomas show the typical "light-bulb" sign

sign: a rounded or elliptic mass that usually has smooth and distinct borders and shows a homogeneous content with a signal intensity equal to that of the gallbladder [6, 7] (Fig. 1). The specificity of this "light-bulb" sign, however, is not 100%. It may also be observed in hypervascular metastatic lesions, for example, from islet cell tumors, sarcomas, carcinoid tumors, and ovarian cell carcinomas [8, 9] (Fig. 2, see p. 40).

Cysts

Ultrasound

Ultrasound is the ideal diagnostic method for studying cystic liver lesions. Simple, noncomplicated liver cysts are visible as sharply delineated, anechoic, rounded or slightly lobulated areas accompanied by a strong dorsal acoustic intensification (Fig. 3). Internal scattered reflections, moving during positional changes of the patient, indicate infection or the presence of intracystic blood (Fig. 3, see p. 42).

Computed Tomography

The attenuation values of liver cysts lie between 0 and 10 HU. There is a total lack of contrast enhancement. The lesions are sharply demarcated, and there is no discernible wall. The attenuation values may be higher in cases of intracystic bleeding (Fig. 3). Rim enhancement may be seen in infected cysts.

Magnetic Resonance Imaging

On MRI, simple liver cysts may show the same spectrum of findings as hemangiomas. They are of homogeneously low signal intensity on T1-weighted images and of high signal intensity on T2-weighted images. Although hepatic cysts can usually be differentiated from hemangiomas – because the former have longer T1 and T2 values – the distinction between small cysts and hemangiomas (< 1.5 cm) may be difficult because of partial volume averaging in MRI. Ultrasound can of course easily solve this problem.

Adenomas and Focal Nodular Hyperplasia

Although these tumors may show completely identical features on ultrasound, computed tomography, and MRI, it is important to differentiate these lesions from one another because they are managed differently.

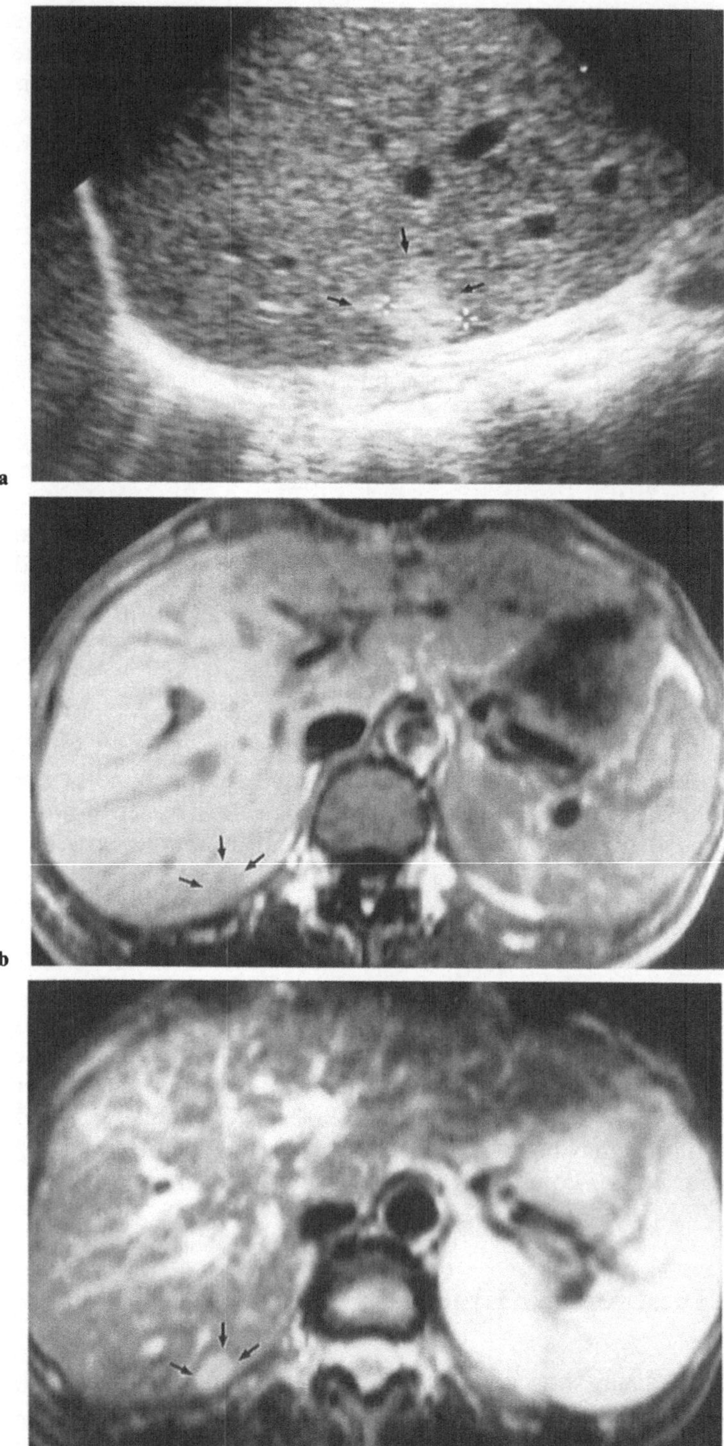

Fig. 2 a–c

Adenomas occur predominantly (90% – 95%) in young women (mean age 25 – 30 years). There is a strong association with the use of oral contraceptives based on estrogens. They rarely occur in men, mostly in those with a history of androgen use. Type I glycogen storage disease in children may also be associated with multiple adenomas. Adenomas are typically localized in the subcapsular region of the liver. They may cause pain, which is often secondary to intratumoral or intraperitoneal bleeding (which is present in 40% – 50% of patients).

FNH occurs in a somewhat older group of women (mean age 40 – 45 years). There is still controversy about the causal role of oral contraceptives. They are also typically subcapsular localized and may be pedunculated. About 90% of patients with FNH have no clinical symptoms. Rupture or bleeding is very rare (1.5%).

Adenomas and FNH are both benign epithelial tumors, but adenomas may degenerate. Adenomas are partially or completely encapsulated. Adenomas are composed of normal hepatocytes but without the normal lobular architecture, thus without bile ducts or sinusoids. Kupffer's cells are mostly absent in adenomas (some authors report the presence of Kupffer's cells in adenomas). FNH are unencapsulated tumors; they show septations and a central "scar" composed of connective tissue. In FNH units of hepatocytes, Kupffer's cells, sinusoids, and bile ducts are observed.

Ultrasound

Adenomas and FNH are usually isoechoic, but they may occasionally be hyper- or hypoechoic. In symptomatic patients sonolucent areas within the lesion may be the result of intratumoral bleeding. Intratumoral bleeding is an argument for the diagnosis of adenoma. The detection of a central scar is suggestive of FNH. Sometimes, the strongly vascularized, radially oriented connective tissue structures in FNH can be demonstrated with color Doppler sonography.

Computed Tomography

On the precontrast scans, adenomas and FNH may be isodense relative to the normal liver parenchyma. Recent bleeding in an adenoma may be identified as an area of increased heterogeneous attenuation. Older bleeding shows as a zone of decreased attenuation, usually combined with central liquefaction areas. The central scar in FNH may be visible as a stellar hypodense central

Fig. 2a – c. Metastatic liver lesions of primary carcinoid tumor, mimicking hemangiomas on MRI and ultrasound. **a** Ultrasound. Sharply delineated, homogeneously hyperreflective lesion in the subcapsular region of the liver (*arrows*). **b** MRI, T1-weighted SE image. Moderately hypointense lesion (*arrows*). **c** MRI, T2-weighted SE image. This lesion shows the "light-bulb" sign although it was operatively and histologically confirmed to be one of numerous metastatic liver lesions

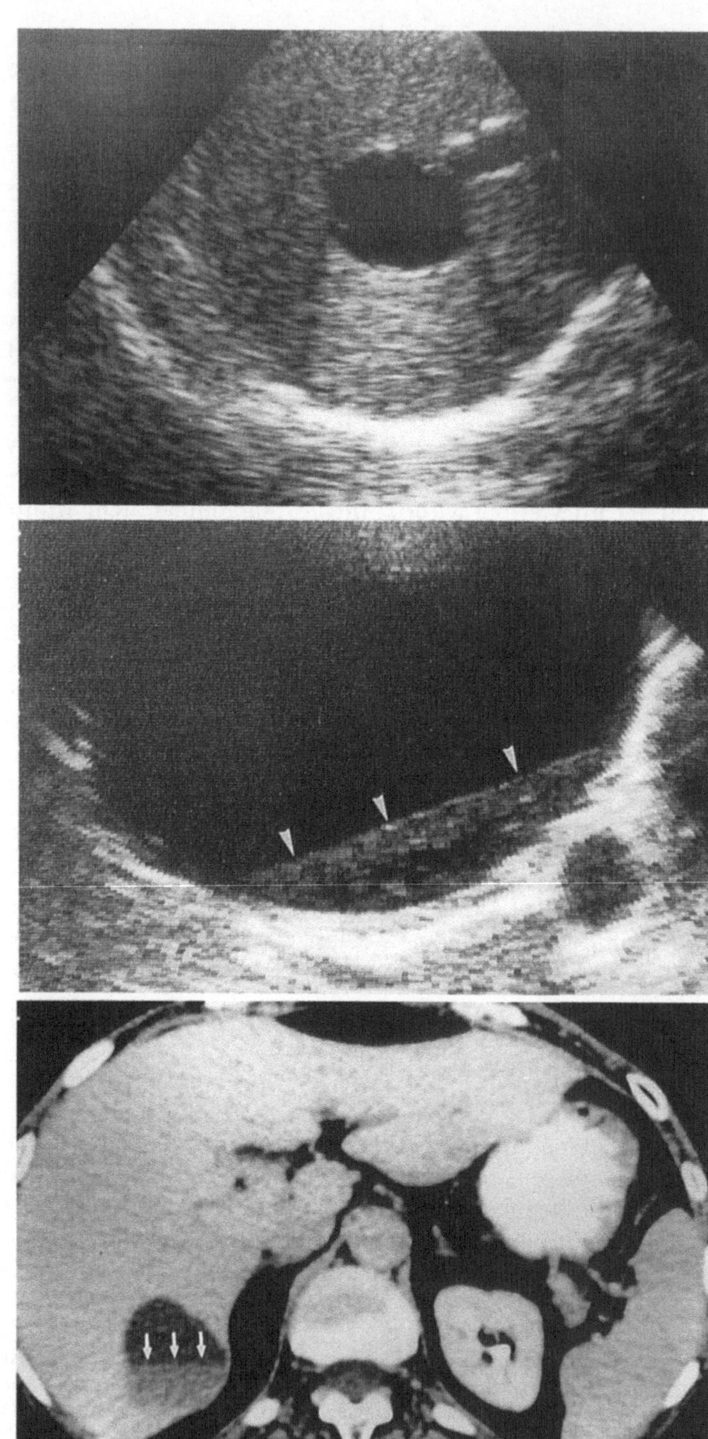

Fig. 3a–c

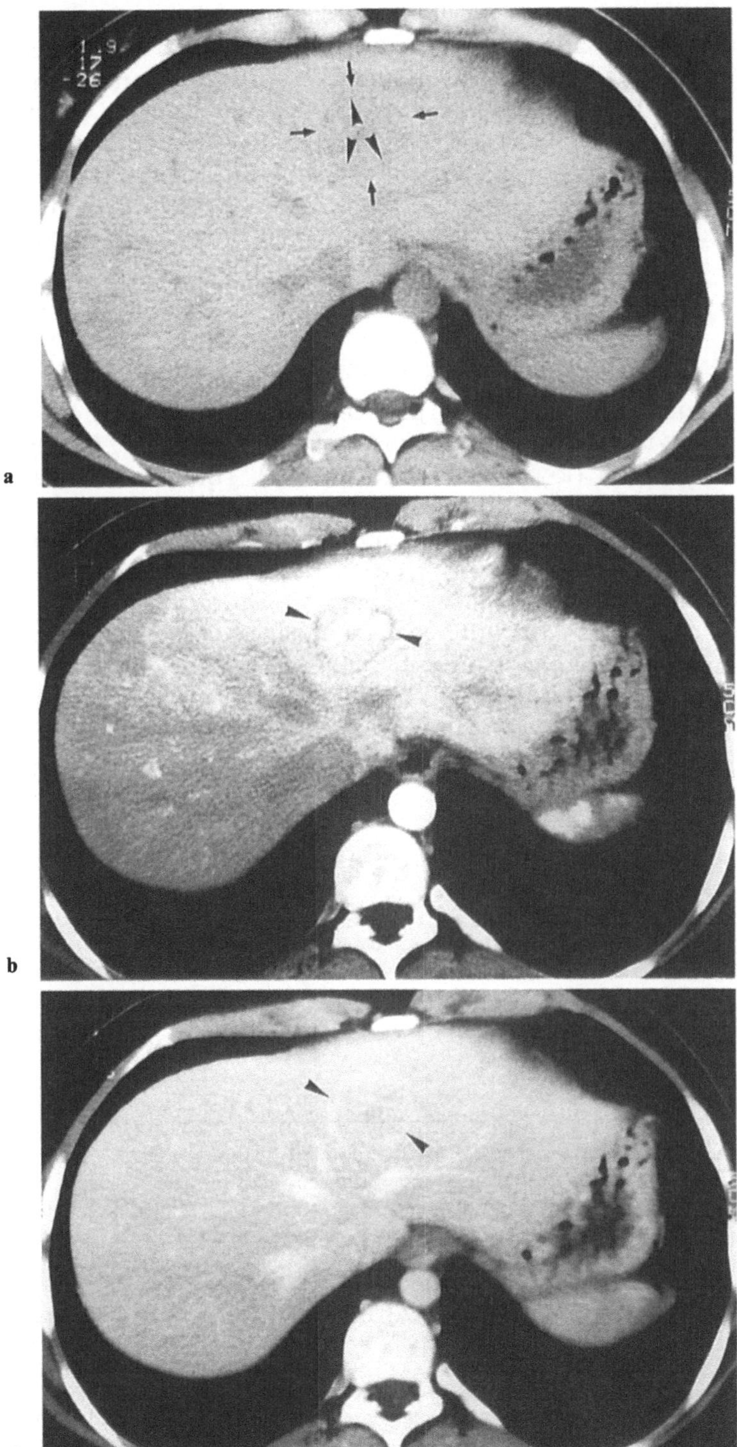

Fig. 4a–c

area. Because of their hypervascularity, both lesions show an intense but transient contrast enhancement after bolus injection [10]. They become isodense relative to the surrounding liver tissue, 1–2 min following the contrast injection (Fig. 4, see p. 43). In adenoma the fibrous capsula may be better visible as an enhanced rim on the more delayed scans (Fig. 4). This delayed enhancement of the tumor capsula can be explained as a passive diffusion of the contrast medium into the capsula. The central fibrous tissue scar in FNH also becomes more clearly visible on the more delayed scans.

Magnetic Resonance Imaging

As with ultrasound and computed tomography, the MRI features of adenomas and FNH may be completely identical [11]. Adenomas and FNH show a homogeneous and nearly isointense signal on T1-weighted images and a moderately hyperintense signal on T2-weighted images [12–14]. These features may be completely identical with those of a well-differentiated hepatocellular carcinoma [15]. Dynamic imaging during intravenous bolus injection may be the only way to differentiate these lesions from a hepatocellular carcinoma. After bolus administration a transient and intense contrast enhancement is demonstrated. Dynamic imaging on MRI after contrast enhancement is performed with fast imaging sequences such as turbo-flash.

(See p. 42) **Fig. 3a–c.** Typical and atypical liver cysts. **a** Ultrasound. Typical sharply demarcated anechoic lesion with accompanying dorsal acoustic intensification. **b** Ultrasound. Intraluminal reflections within a liver cyst (*arrowheads*), corresponding to an intracystic bleeding. **c** Computed tomography. Intracystic bleeding showing as a high density zone (*arrows*) in the dorsal part of a liver cyst

(See p. 43) **Fig. 4a–c.** Liver adenoma, computed tomography. **a** Precontrast scan. Nearly isodense liver lesion (*arrows*). Notice the tumor capsula (*arrowheads*) which is slightly hypodense. **b** Postcontrast scan (15 s after bolus injection). Intense and global enhancement of the lesion with exception of the small tumor capsula (*arrowheads*). **c** Postcontrast scan (nearly 1 min after bolus injection). The tumor capsula (*arrowheads*) has become relatively hyperdense compared to the tumor and the surrounding normal liver parenchyma

References

1. Marchal G, Baert AL, Fevery J, Kint E, Peeters S, Van Dijck X, De Maeyer P, Usewils R, Wilms G (1983) Ultrasonography of liver hemangioma. Fortschr Röntgenstr 2:201–207
2. Nelson R, Chezmar J, Sugarbaker P, Murray D, Bernardino M (1990) Pre-operative location of liver lesions to specific liver segments. Utility of CT during arterial portography. Radiology 176:89–94
3. Marsch I, Gibney R, Li D (1989) Hepatic hemangioma in the presence of fatty infiltration: an atypical sonographic appearance. Gastrointest Radiol 14:262–264
4. Ashida C, Fishman Z, Zerhouni E, Herlong F, Siegelman S (1987) Computed tomography of hepatic cavernous hemangioma. J Comput Assist Tomogr 11:455–460
5. Scatarige J, Kenny J, Fishman E, Herlong F, Siegelman S (1987) CT of giant cavernous hemangioma. Am J Roentgenol 149:83–85
6. Li K, Glazer G, Quint L, Francis I, Aisen A, Ensminger W, Bookstein F (1988) Distinction of hepatic cavernous hemangioma from hepatic metastases with MR imaging. Radiology 169:409–415
7. Ohtomo K, Itai Y, Yoshikawa K, Kokubo T, Lio M (1988) Hepatocellular carcinoma and cavernous hemangioma: differentiation with MR imaging. Efficacy of T2 values at 0.35 and 1.5 T. Radiology 168:621–623
8. Ferrucci J (1990) Liver tumour imaging. Curr Concepts Radiol 155:473–484
9. Wittenberg J, Stark D, Forman B, Hahn P, Saini S, Weissleder R, Rummeny E, Ferrucci J (1988) Differentiation of hepatic metastases from hepatic hemangiomas and cysts using MR imaging. Am J Roentgenol 151:79–84
10. Lüning M, Simon G, Dewey C, Decker T, Sperling P (1987) CT diagnosis of hepatic adenoma. Eur J Radiol 7:30–36
11. Nokes S, Baker M, Spritzer C, Meyers W, Herfkens R (1988) Case report: hepatic adenoma: MR appearance mimicking focal nodular hyperplasia. J Comput Assist Tomogr 12:885–887
12. Butch R, Stark D, Malt R (1986) Case report: MR imaging of hepatic focal nodular hyperplasia. J Comput Assist Tomogr 10:874–877
13. Mattison G, Glazer G, Quint L, Francis I, Bree R, Ensminger W (1987) MR imaging of focal nodular hyperplasia: characterization and distinction from primary malignant tumours. Am J Roentgenol 148:711–715
14. Schiebler M, Kressel H, Saul S, Yeager B, Axel L, Gefter W (1987) MR imaging of focal nodular hyperplasia of the liver. J Comput Assist Tomogr 12:651–654
15. Wilbur A, Gyi B (1987) Hepatocellular carcinoma: MR appearance mimicking focal nodular hyperplasia. Am J Roentgenol 149:721–722

1.1.7 Gewebecharakterisierung mittels Bildgebung: Vergleich von benignen und malignen Lebertumoren

M. Lüning, St. Paris, S. Mutze und B. Wenig

Zunehmende Erfahrung und die Weiterentwicklung von Untersuchungsgeräten und -techniken der bildgebenden Diagnostik haben zu einem deutlich empfindlicheren Nachweis von Raumforderungen der Leber bei der gezielten Suche wie auch im Sinne des sog. Zufallsbefunds geführt. Aus den unterschiedlichen Therapiekonsequenzen ergibt sich zwangsläufig die Forderung, diese Läsionen auch bezüglich ihrer Dignität und Art exakt zu definieren.

Bei allen verfügbaren bildgebenden Verfahren stehen wir, wenn auch in unterschiedlichem Maße, bei den 5 üblichen Tumoren vor den gleichen differentialdiagnostischen Problemen: die Abgrenzung von Hämangiomen gegen Metastasen, von hepatozellulären Karzinomen (HCC) gegen hepatozelluläre Adenome (HA), fokale noduläre Hyperplasien (FNH) und Metastasen, von FNH gegen hepatozelluläre Adenome und von Metastasen gegen alle anderen Tumoren. Während bereits eine unübersehbare Menge von Publikationen zum Nachweis von Leberraumforderungen existiert, wurde bisher nur vereinzelt über ihre Charakterisierung im Vergleich der einzelnen bildgebenden Verfahren auf der Basis eines größeren Patientenguts berichtet [2, 9].

Bei der Bearbeitung dieser Problematik stellen sich uns die folgenden Fragen bzw. Aufgaben:

- Analyse der diagnostischen Kriterien der einzelnen Tumoren,
- Suche nach Kriterien, die eine Unterscheidung zwischen gut- und bösartigen Läsionen zulassen,
- Suche nach „charakteristischen" Kriterien,
- Klärung, ob spezielle pathomorphologische Veränderungen bei den verschiedenen bildgebenden Verfahren analoge diagnostische Kriterien verursachen,
- Analyse der diagnostischen Genauigkeit jedes bildgebenden Verfahrens bei den verschiedenen Tumoren.

Bezüglich der letztgenannten Aufgabenstellung hat unsere Arbeitsgruppe kürzlich die im Rahmen einer prospektiven Studie analysierten Treffsicherheiten der verschiedenen Methoden an 127 histologisch gesicherten Lebertumoren publiziert [7].

Eine in diesem Jahr durchgeführte retrospektive Studie galt der gezielten Frage nach diagnostischen Kriterien der 3 Schnittbildverfahren Sonographie, CT, MRT und der Empfindlichkeit ihres Nachweises.

Bei der vergleichenden Bildanalyse wurden stets die pathomorphologischen Gegebenheiten der Tumoren in Betracht gezogen. Sie lassen sich gut durch Aufnahmen des makroskopischen Bilds auf die Befunde der bildgebenden Verfahren projizieren.

Material und Methode

Bei den 113 retrospektiv ausgewerteten, histologisch gesicherten Raumforderungen der Leber handelte es sich um 8 hepatozelluläre Adenome, 30 fokale noduläre Hyperplasien, 23 Hämangiome, 30 hepatozelluläre Karzinome und 25 Metastasen (Tabelle 1). Zur Bildanalyse wurden 91 diagnostische Kriterien bei MRT-, 79 bei CT- und 27 bei sonographischen Aufnahmen berücksichtigt, die Ergebnisse wurden mit Hilfe elektronischer Datenverarbeitung behandelt.

Tabelle 1. Untersuchungsgut histologisch gesicherter Leberraumforderungen (n = 113)

	MRT n	CT n	US n
Hepatozelluläre Adenome (HA)	8	8	6
Fokale noduläre Hyperplasien (FNH)	28	30	28
Kavernöse Hämangiome	23	22	21
Hepatozelluläre Karzinome (HCC)	29	29	30
Metastasen (MET)	25	23	22

Die Untersuchungstechniken der einzelnen bildgebenden Verfahren entsprachen den international gebräuchlichen. Zum Einsatz waren für die Sonographie u. a. ein SSA-90-A-Gerät (Fa. Toshiba), für die CT ein Somatom DR 2 bzw. Somatom Plus (Fa. Siemens) und ein Gyroscan S15 (Fa. Philips) gekommen. Die Aufnahmeserien dynamischer MRT konnten bei der Bildanalyse keine Berücksichtigung finden, da das Kontrastmittel aus medikolegalen Gründen noch nicht routinemäßig eingesetzt worden war.

Ergebnisse

Im folgenden sollen auszugsweise einige unserer Ergebnisse vorgestellt werden, die insbesondere aus dem Schrifttum als differentialdiagnostisch wichtig beschriebene Kriterien betreffen.

Das kavernöse Hämangiom bietet in der Regel bei allen Verfahren ein charakteristisches Bild. Es ist erstaunlich, daß man ihm bezüglich seiner differentialdiagnostischen Abklärung in den letzten beiden Jahren noch immer so immense Aufmerksamkeit schenkt. Die als problematisch erachtete Abgrenzung gegen hypervaskularisierte Metastasen gelingt darüber hinaus in den meisten Fällen durch Berücksichtigung der anamnestischen Angaben. Sehr kleine und sehr große Hämangiome lassen sich letztlich im Problemfall durch die dynamische MRT belegen [4, 8].

In der auf S. 46 genannten Treffsicherheitsstudie wurden differentialdiagnostische Schwierigkeiten am häufigsten bei den FNH und Adenomen registriert. Ihre Unterscheidung gegeneinander und vom HCC wurde insbesondere auf das Vorliegen einer zentralen Narbenfigur, einer Kapsel, des Signalverhaltens (bei allen 3 Schnittbildverfahren) und des Zeit-Dichte-Verhaltens bei der dynamischen CT überprüft.

Der Nachweis einer zentralen Narbenfigur, die bei der FNH als bindegewebige Neubildung nach Obliteration der zentralen Tumorgefäße angesehen wird, erfolgte bei 62% dieser Tumoren mit mindestens einem Verfahren, etwa gleich empfindlich mit dynamischer CT und MRT, wesentlich seltener mit Ultraschall (Tabelle 2). Die deutlich seltener auftretenden Narben bzw. narbenähnlichen Strukturen des HCC (insbesondere die vom sog. entzündlichen Typ nach Rummeny et al. [13]), ebenfalls mit Hypointensität auf T1- und Hyperintensität auf T2-gewichteten Aufnahmen, können differentialdiagnostische Probleme bereiten.

Fettige Degeneration und evtl. erhöhter Kupfergehalt [3] der HCC sowie Fett- und Glykogengehalt der hepatozellulären Adenome lassen, wie im

Tabelle 2. Häufigkeit zentraler Narben bei Lebertumoren

	MRT	CT		US	Gesamtzahl Tumoren mit Narben
		Prä KM	Post KM		
HA	2/8	2/8	2/7	–	2
FNH	13/28	12/28	14/29	6/28	18
HÄM	–	1/22	1/17	2/21	2
HCC	4/29	2/27	2/20	3/30	5
MET	1/25	–	1/13	–	2

Tabelle 3. „Signalintensitäten" bei Lebertumoren

	MRT			CT (Prä KM)		US	
	Isointens		Hyperintens	Hypodens	Isodens	Hyperechogen	Hypoechogen
	T1W	T2W	T1W				
HA	2/6	1/7	2	6/8	3	1/6	–
FNH	19/30	5/30	1	19/28	7	4/28	5
HÄM	3/19	1/23	–	22/22	–	13/21	–
HCC	3/26	–	4	26/27	1	2/30	2
MET	1/20	–	1	21/23	–	4/22	1

Schrifttum postuliert [12, 14], entsprechende Signalintensitätsveränderungen auf den Schnittbildern erwarten. Sie waren in unserem Material beim HCC nicht in erwarteter Frequenz mit der MRT als iso- bzw. hyperintens auf T1-gewichteten Aufnahmen nachgewiesen worden (Tabelle 3). Anders verhält es sich bei den Adenomen, die sich, unter Vorbehalt der kleinen Fallzahl, in einem relativ hohen Prozentsatz mit Iso- bzw. Hyperintensität auf T1-gewichteten Aufnahmen erkennen ließen. Ein eindeutiges Korrelat fand sich bei beiden Tumorarten bei Sonographie und CT nicht.

Das Signalverhalten der FNH ist relativ variabel. Von einigen Autoren wird Isointensität auf T1- und T2-gewichteten Aufnahmen geradezu als charakteristisch angesehen [5, 6]. Wie Lee et al. [6] konnten auch wir dieses Verhalten in über 20% der Fälle nachweisen (Tabelle 4). Diese deutlich höhere Frequenz als bei anderen Tumoren läßt die Vermutung, daß dies nur eine Frage der Bildwichtung sei, nur mit Zurückhaltung akzeptieren. Sonographisch lassen sich FNH vorwiegend durch Isoechogenität und Adenome durch Hypo- bzw. seltener Isoechogenität abgrenzen.

Ein schneller Kontrastanstieg und -abfall bei der dynamischen CT läßt vor allem bei homogen strukturierten Tumoren eine FNH annehmen (Tabelle 5). Lediglich Adenome können das gleiche Zeit-Dichte-Verhalten aufweisen, häufiger imponiert jedoch der langsamere Kontrastabfall. Auffallend häufig und

Tabelle 4. MRT-Signalintensitäten der FNH (n = 22)

T1-gewichtete Aufnahmen		T2-gewichtete Aufnahmen
Schwach hyperintens	1	1 Hyperintens
Hyperintens	4	2 Schwach hyperintens 2 Hyperintens
Isointens	17	4 Isointens 11 Schwach hyperintens 2 Hyperintens

Tabelle 5. Diagnostische Kriterien der dynamischen CT bei Lebertumoren (n = 86)

	n	Schnelles Enhanc. – Abfall – schneller n	Schnelles Enhanc. – Abfall – langsamer n	Verzögertes Enhanc. n	Gefäße – Um den TM n	Gefäße – Im TM n
HA	7	2	2	3	2	–
FNH	29	23	3	1	11	6
HÄM	17	1	1	3	1	2
HCC	20	6	2	8	4	7
MET	13	2	–	9	2	–

Tabelle 6. Häufigkeit nodulärer Tumorstrukturen bei Lebertumoren

	MRT	CT	US
HA	–	–	–
FNH	1/28	–	1/28
HÄM	1/23	–	–
HCC	8/29	2/20	5/30
MET	1/25	–	2/22

Tabelle 7. Häufigkeit von Tochternoduli bei Lebertumoren

	MRT	CT (Post KM)	US
HA	–	–	–
FNH	–	–	–
HÄM	1/23	–	–
HCC	8/29	3/20	7/30
MET	2/25	–	2/22

mit allen 3 Verfahren etwa gleich empfindlich nachweisbar, stellen sich bei den FNH Gefäße um und in dem Tumor dar (Tabelle 5). Besonders eindrucksvoll und nach unserer Meinung geradezu charakteristisch finden sich die durch den Tumor verdrängten bzw. ihn versorgenden Gefäße auf flußsensitiven MRT-Bildern.

Die Tatsache, daß aktiv wachsende HCC aus einer Vielzahl von Knötchen bestehen, die zu einem einzigen Fokus zusammenschmelzen, läßt uns diese Tumoren in einer deutlichen Häufigkeit (d. h. mit MRT 28%) mit einer nodulären Struktur erscheinen. Am empfindlichsten gelingt ihr Nachweis mit MRT (s. Tabelle 6). Die gleiche Erklärung bietet sich uns für die noduläre Konturierung, die allerdings in hoher Frequenz bei Metastasen wie auch bei Hämangiomen im MRT und sonographischen Bild zu beobachten ist. Als sehr typisches Bild nichtgekapselter, infiltrativ wachsender HCC mit Tendenz zu Satellitenknoten stellen sich sog. Tochternoduli in der Tumorumgebung dar, die mit Ultraschall und MRT gleich empfindlich in einem Viertel der Fälle zu erfassen sind (Tabelle 7).

Dem Nachweis der das expansiv wachsende HCC und das Adenom umgebenden Kapsel wird im Schrifttum besondere diagnostische Bedeutung beigemessen [10, 11]. Sie sollte sich wegen ihres fibrösen Aufbaus auf MRT-Aufnahmen hypointens in T1- und T2-Wichtung markieren. Einen derartigen Befund konnten wir lediglich bei je einem der 8 Adenome bzw. der 29 HCC nachweisen. Ein Zusammenhang mit dem echoarmen Randsaum des Ultraschallbilds konnte bei den Adenomen gesehen werden, nicht jedoch bei dem in 50% nachgewiesenen Randsaum beim HCC und bei Metastasen. Hierbei handelt es sich ganz offensichtlich um den bekannten Kompressionseffekt auf benachbarte Parenchym- bzw. Gefäßstrukturen [1].

Tabelle 8. Wichtigste diagnostische Kriterien für Leberraumforderungen und Wertung der Verfahren zu deren Nachweis (= gleich gute Nachweisempfindlichkeit, > bessere Nachweisempfindlichkeit)

Diagnostische Kriterien	Nachweisempfindlichkeit
Strukturinhomogenitäten (HCC, MET)	MRT = US = CT
Starke Signalintensitäten [HÄM, (MET)]	MRT (T2W) > US
Iso-Signalintensitäten (FNH, HA)	MRT (T1W)
Zentrale Narben (FNH)	MRT = CT > US
Rim sign/Halo (HCC, MET)	US > CT (Post KM)
Schnelles Kontrastenhancement, schneller Abfall (FNH)	Dynam. CT
Gefäße um den Tumor (FNH)	MRT = US = CT (Post KM)
Tochernoduli (HCC)	MRT = US
Noduläre Tumorstrukturen (HCC)	MRT > US
Noduläre Konturen (HCC, HÄM, MET)	MRT = US

Zusammenfassende Wertung

Abschließend seien noch einmal die wichtigsten differentialdiagnostischen Kriterien mit Angabe der Empfindlichkeit ihres Nachweises durch die 3 Schnittbildverfahren zusammengefaßt vorgestellt (Tabelle 8). Erwähnenswert erscheint uns die Feststellung, daß weitaus mehr relevante Zeichen für ein Malignom als für ein Nichtmalignom existieren, und daß die MRT, selbst ohne Berücksichtigung dynamischer Untersuchungen, den anderen Verfahren im Nachweis dieser Kriterien meist überlegen ist.

Literatur

1. Burgener FA, Hamlin DJ (1983) Contrast enhancement of focal hepatic lesions on CT: effect of size and histology. Am J Roentgenol 163:27–31
2. Curati WL, Halevy LA, Gibson RN, Carr DH, Blumengart LH, Steiner RE (1989) Ultrasound, CT, and MR, comparison in primary and secondary tumors of the liver. Gastrointest Radiology 13:123–128
3. Ebara M, Watanabe S, Kita K, Yoshikawa M, Sugiura N, Ohto M, Kondo F, Kondo Y (1991) MR imaging of small hepatocellular carcinoma: effect of intratumoral copper content on signal intensity. Radiology 180:617–621
4. Hamm B, Fischer E, Taupitz M (1990) Differentiation of hepatic hemangiomas from metastases by dynamic contrastenhanced MR imaging. J Comput Assist Tomogr 14:205–216
5. Kreft B, Steudel A, Harder T, Bockisch A, Jakschik J (1990) Qualitative und quantitative kernspintomographische Befunde der fokalen nodulären Hyperplasie der Leber. Fortschr Röntgenstr 152:649–653
6. Lee MJ, Saini S, Hamm B, Taupitz M, Halm PF, Seneterre E, Ferrucci JT (1991) Focal nodular hyperplasia of the liver: MR findings in 35 proved cases. AJR Am J Roentgenol 156:317–320
7. Lüning M, Koch M, Abet L, Wolff H, Wenig B, Buchali K, Schöpke W, Schneider T, Mühler A, Rudolph B (1991) Treffsicherheit bildgebender Verfahren (Sonographie, MRT, CT, Angio-CT, Nuklearmedizin) bei der Charakterisierung von Lebertumoren. Fortschr Röntgenstr 154:398–406

8. Lüning M, Wolf K-J, Hamm B, Dewey C, Wenig B, Taupitz M, Schnackenburg B, Haustein J, Mühler A, Schneider T, Petersein J (1991) MRT-Kriterien kavernöser Leberhämangiome – Nativbild und dynamische Untersuchung mit Gadolinium-DTPA. Radiol Diagn 32:112–117
9. Mathieu D, Bruneton JN, Drouillard J, Pointreau CC, Vasile N (1986) Hepatic adenoma and focal nodular hyperplasia: dynamic CT study. Radiology 160:53–58
10. Ohtomo K, Itai Y, Yoshikawa K, Kokubo T, Yashiro N, Ilio M, Furokawa K (1987) Hepatic tumors: dynamic MR imaging. Radiology 163:27–31
11. Ross PR (1988) Liver tumors: practical approach with pathologic correlation. 74th Scientific Association and Annual Meeting (RSNA), Chicago
12. Ross PR, Murphy BJ, Buck JL, Ohnedilla G, Goodman Z (1990) Encapsulated hepatocellular carcinoma: radiologic findings and pathologic correlation. Gastrointest Radiol 15:233–237
13. Rummeny E, Weissleder R, Sironis S, Stark DD, Comptom CC, Hahn PF, Saini S, Wittenberg J, Ferrucci JT (1989) Central scars in primary liver tumors: MR features, specificity, and pathologic correlation. Radiology 171:323–326
14. Yoshikawa J, Matsui O, Takashima T, Ida M, Takanaka T, Kawamura I, Kakuda K, Miyata S (1988) Fatty metamorphosis in hepatocellular carcinoma: radiologic features in 10 cases. Am J Roentgenol 151:717–720

1.1.8 Detection of Malignant Liver Lesions Using Different Imaging Modalities

B. Hamm

The present high standard in the diagnosis and therapy of liver tumors has been achieved only by the close interdisciplinary cooperation of surgeons and radiologists. While modern imaging procedures used to give the surgeon information about the presence and actual extent of a liver tumor and also inspired the interest in new therapeutic concepts, it is now the surgeons who, with their nearly unlimited techniques of liver surgery, expect more precise and definitive statements on focal liver lesions from radiologists.

The choice of the adequate imaging procedure depends on the technical possibilities and risks of the different methods and must take into account the individual clinical data. Ultrasound, for instance, is sufficiently sensitive in the detection of focal liver lesions, noninvasive, inexpensive, and widely available. Magnetic resonance imaging (MRI), on the other hand, has a very high sensitivity but is expensive and not as widely available. Angiography no longer plays a role in the detection of liver lesions and is at best used only for evaluating the vascular status prior to surgery.

Ultrasound Versus Computed Tomography

It is now widely accepted that computed tomography (CT) combined with intravenous bolus administration of a contrast agent is more accurate in the detection of liver metastases than is ultrasound [1–3]. Zocholl and coworkers [1] studied 149 patients with ultrasound and CT and found the latter to be more sensitive in the detection of liver metastases. Liver metastases with a size of 15 mm or greater were detected by ultrasound in 80.5% of cases and by CT in 92%. The superiority of CT over ultrasound is due primarily to the detection of small lesions.

Computed Tomography Techniques

Five CT techniques are now available: precontrast examination, CT with contrast material infusion, CT with intravenous bolus administration of contrast agents, delayed CT after high-dose iodine application, and CT during arterial portography. All these techniques aim at improving the contrast between liver tissue and metastases. This goal is achieved primarily by the administration of contrast agents, and it is now agreed that CT with intravenous bolus administration of a contrast agent is superior to precontrast CT. To obtain adequate diagnostic information, CT with intravenous contrast bolus administration must meet the following requirements: (a) use of a nonionic contrast agent, which has a higher tolerance and produces stronger enhancement in the liver compared to ionic substances [4], and (b) bolus application of about 150 ml at a flow rate of 1–3 ml/s. Since maximal contrast between liver tissue and hypovascularized metastases occurs in the early phase after contrast administration, it is necessary to examine the entire liver within 3 min [5, 6]. The only technique superior to this procedure is CT portography with intraarterial contrast administration, which is much more invasive and should be applied only for surgical planning in selected patients [7].

The majority of liver metastases are hypovascularized; in cases of well-perfused metastases (e.g., metastases of renal cell carcinoma, pancreas carcinoma, carcinoid, or breast cancer), the lesion may be masked by rapid contrast uptake. It is necessary in such cases to perform a plain examination as well [8].

Computed Tomography Versus Magnetic Resonance Imaging

With the technical advances, MRI has now reached a status comparable to that of contrast-enhanced CT in the assessment of liver metastases. Some studies have even found a higher accuracy of MRI compared to CT. The fast-pulse sequences now available allow high-contrast MRI images of the entire liver to be obtained during a single breath-hold [9].

In a receiver operator characteristic analysis, Rummeny and coworkers [10] demonstrated that MRI (using T2-weighted sequences) has a higher diagnostic accuracy in the detection of liver metastases than CT with intravenous bolus administration of a contrast agent. Heiken and coworkers [7] performed a prospective study in which they compared the sensitivity of different imaging procedures in the detection of malignant liver lesions and correlated the results with the histopathological findings of resected specimens. Histopathology revealed 37 lesions (in a total of eight resected patients). Among the imaging procedures, CT during arterial portography yielded the best results (81%), followed by MRI (57%), and contrast-enhanced CT (38%). The study by Heiken et al. again showed that the superiority of intraarterial CT portography is due to the detection of very small liver metastases. However, intraarterial CT portography is a complicated, expensive, and invasive procedure which should be used only in patients who will definitely undergo liver resection.

Liver-Specific Magnetic Resonance Imaging Contrast Agents

The high sensitivity of MRI even to small doses of paramagnetic or superparamagnetic agents allows the use of so-called tissue-specific contrast agents. These include substances that, for instance, show selective uptake by liver tissue. Superparamagnetic iron oxide particles are taken up by the reticuloendothelial system, where they produce a strong signal loss (liver, spleen, lymph nodes, bone marrow). Uptake of these particles in the Kupffer's cells leads to a pronounced signal loss in healthy liver parenchyma, while intrahepatic metastases, which do not have a reticuloendothelial system, maintain their initial high signal intensity [11–13].

The paramagnetic contrast agent manganese-DPDP is taken up by hepatocytes and excreted via the bile. It likewise produces a selective enhancement of liver parenchyma. Initial clinical trials showed that this new hepatobiliary MRI contrast agent markedly enhances the contrast between liver parenchyma and intrahepatic metastases and thus also improves the detection of small metastases [14].

Liver-specific MRI contrast agents are good candidates for further improving the MRI of malignant liver tumors.

References

1. Zocholl G, Kuhn F-P, Augustin N, Thelen M (1988) Diagnostische Aussagekraft von Sonographie und Computertomographie bei Lebermetastasen. Fortschr Roentgenstr 148:8–14
2. Matsui E, Takashima T, Kadoya M et al. (1987) Liver metastases from colorectal cancers: detection with CT during arterial portography. Radiology 165:65–69
3. Wernecke K, Rummeny E, Bongartz G et al. (1991) Detection of hepatic masses in patients with carcinoma: comparative sensitivities of sonography, CT, and MR imaging. Am J Roentgenol 157:731–739
4. Nelson RC, Moyers JH, Chezmar JL et al. (1991) Hepatic dynamic sequential CT: section enhancement profiles with a bolus of ionic and nonionic contrast agents. Radiology 178:499–502
5. Pausther DM, Zeman RK, Scheibler ML, Choyke PL, Jaffe MH, Clark LR (1989) CT evaluation of suspected hepatic metastases: comparison of techniques for i.v. contrast enhancement. Am J Roentgenol 152:267–271
6. Cox IH, Foley WD, Hoffmann RG (1991) Right window for dynamic hepatic CT. Radiology 181:18–21
7. Heiken JP, Weyman PJ, Lee JKT et al. (1989) Detection of focal hepatic masses: prospective evaluation with CT, delayed CT, CT during arterial portography, and MR imaging. Radiology 171:47–51
8. DuBrow RA, David CL, Libshitz HI, Lorigan JG (1990) Detection of hepatic metastases in breast cancer: the role of nonenhanced and enhanced CT scanning. J Comput Assist Tomogr 14:366–369
9. Taupitz M, Hamm B, Speidel A, Deimling M, Branding G, Wolf K-J (1992) Heavily T1-weighted, single-breath-hold MR imaging of the liver at 1.5 T: results with a multisection FLASH sequence in 110 patients. Radiology 183:73–79

10. Rummeny E, Wernecke K, Vassallo P et al. (1989) High-field MR imaging versus CT in the detection of hepatic metastases: prospective study. Radiology (P) 173:174
11. Stark DD, Weissleder R, Elizondo G et al. (1988) Superparamagnetic iron oxide: clinical application as a contrast agent for MR imaging of the liver. Radiology 186:297–301
12. Marchal G, van Hecke P, Demaerel P et al. (1989) Detection of liver metastases with superparamagnetic iron oxide in 15 patients: results of MR imaging. Am J Roentgenol 152:771–775
13. Ferrucci JT, Stark DD (1990) Iron-oxide-enhanced MR imaging of the liver and spleen: review of the first 5 years. Am J Roentgenol 155:943–950
14. Hamm B, Vogl T, Branding G et al. (1992) MR imaging of focal liver lesions with Mn-DPDP: initial clinical results in 40 patients. Radiology 182:1–9

1.1.9 Differentiation of Malignant Liver Tumors Using Dynamic Computed Tomography

C. Zwicker, M. Langer, U. Keske, and R. Felix

The purpose of this study was the evaluation of the time-dependent contrast enhancement for the differentiation of malignant liver tumors using bolus-enhanced fast dynamic computed tomography (CT) without table incrementation.

Patients and Methods

A total of 78 patients with 20 hepatocellular carcinomas (HCC), 14 cholangiocarcinomas, 4 gallbladder tumors and 40 metastases were included in this prospective study. All lesions were confirmed by biopsy or surgery. Investigations were performed with a continuous, rotating scanner (Somatom Plus, Siemens) and a computer-triggered injector (XD 5500, Ulrich). Patients were examined using the following protocol: (a) precontrast CT study with 10-mm slice thickness and 1-s scanning time; (b) single-level dynamic CT (angio-CT) in the tumor, administration of 80 ml iopromide 370 (Schering) with a flow of 4 ml/s, CT started 10 s post injection with 15 scans over a 30-s period to demonstrate arterial enhancement followed by single scans during 5 min post injection; (d) incremental dynamic CT with 10-mm slice thickness and a bolus of 100 ml iopromide 370 and a flow of 1 ml/s.

All angio-CT studies were analyzed with time-density curves. The regions of interest were placed in the aorta, the most vascularized parts of the tumor, and normal liver tissue. Two ratios were calculated to demonstrate tumor enhancement related to noninvolved liver parenchyma:

T = time to peak tumor/time to peak liver.
D = maximum enhancement tumor/maximum enhancement liver

Results

Of the HCCs 17 were hypervascular in the arterial phase of perfusion (Fig. 1). Three HCCs were hypovascular. The mean T was 0.48 ± 0.3 due to the short

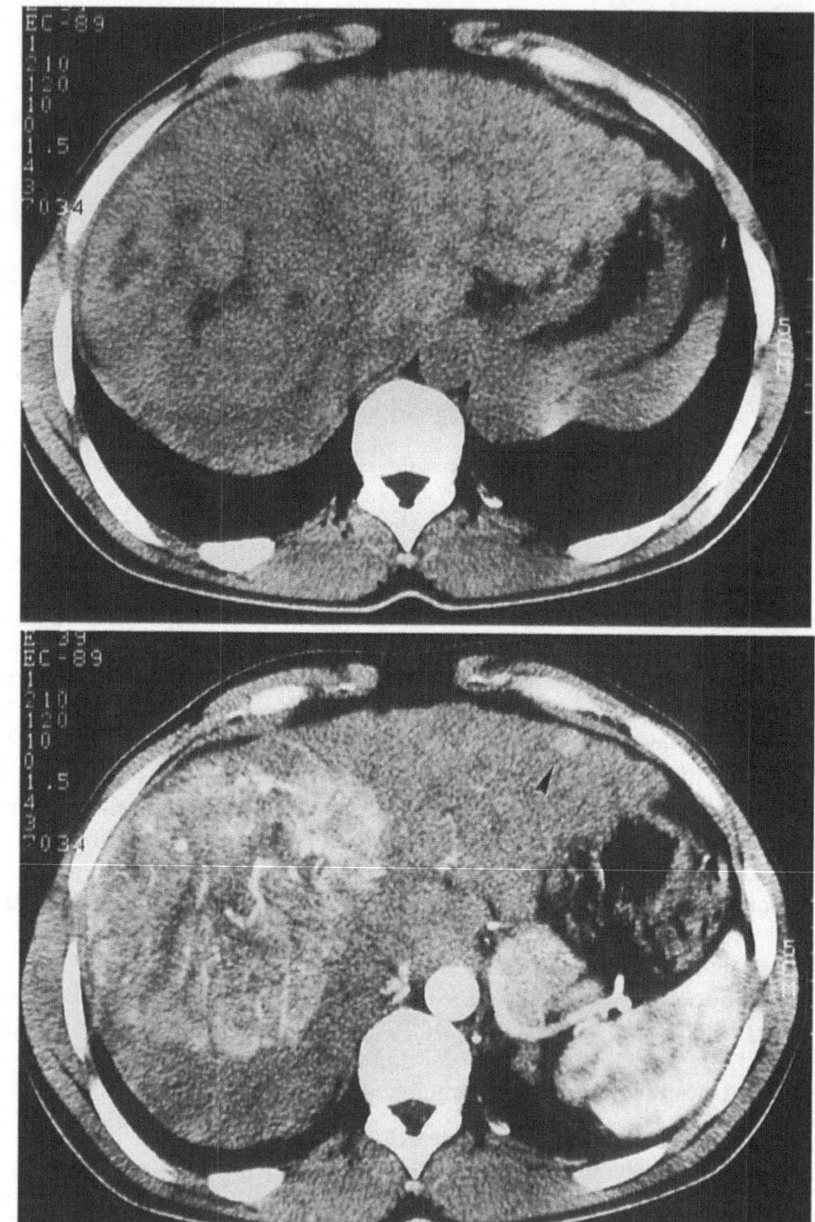

Fig. 1 a, b. Hepatocellular carcinoma in cirrhosis. **a** Precontrast CT: well-defined, huge tumor in the right liver lobe. **b** Single-level dynamic CT: arterial hyperperfusion of the tumor with AV shunting. Note a second tumor manifestation in the left lobe (*arrow*)

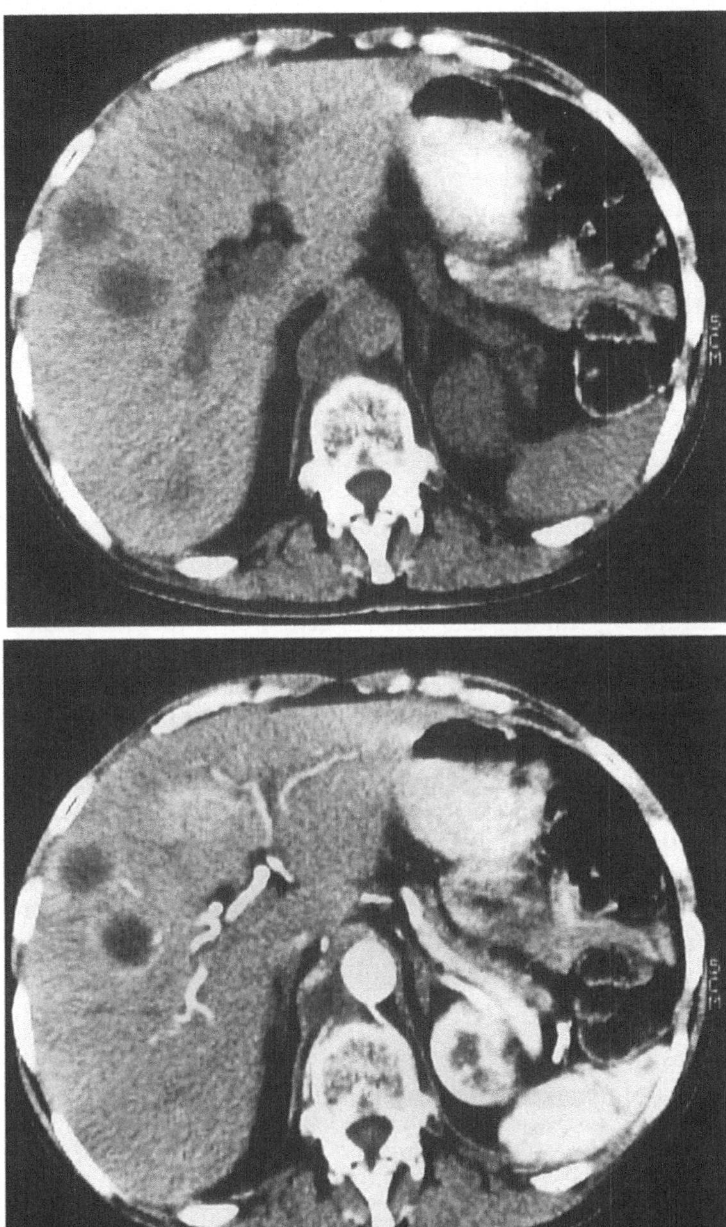

Fig. 2a, b. Liver metastases of a colonic cancer. **a** Precontrast CT: three hypodense lesions in the right liver lobe. **b** Single-level dynamic CT: slight rim enhancement of the hypovascular lesions in the arterial phase of perfusion time to peak compared to the liver. The mean maximum enhancement was slightly higher than that of the parenchyma, with a mean D of 1.14 ± 0.3. Of 18 bile duct and gallbladder carcinomas 16 were hypovascular and demonstrated a substantially slower time to peak (mean $T = 2.8 \pm 1.8$) and a reduced maximum enhancement of the tumor in relation to the liver parenchyma (mean $D = 0.74 \pm 0.3$). Only two of these tumors revealed a hyperperfusion in the arterial phase. For metastases a considerable variability of T was present due to the heterogeneity of the different primary malignancies (mean $T = 2.3 \pm 2.7$; mean $D = 0.55 \pm 0.3$). In 38 cases the metastases showed a hypoperfusion with a slight arterial rim enhancement (Fig. 2). Two patients with metastatic gastrinoma and carcinoid were hypervascularized in the arterial phase of angio-CT.

Discussion

The differentiation of benign and malignant liver tumors by their enhancement patterns has been studied since abdominal CT was introduced into clinical practice [1–4]. The major advantage of the single-level dynamic CT with fast, continuous rotating scanners and bolus injection of intravenous contrast is that a large number of scans can be obtained in the arterial phase of perfusion. In accordance with Foley and Freeny, HCCs showed an arterial hyperperfusion in 17/20 cases and were hypodense in the portalvenous phase [2, 3]. Our results demonstrate that these hypervascular HCCs can be differentiated from hypovascular gallbladder tumors, cholangiocarcinomas, and metastases. However, HCCs cannot be differentiated from hypervascular metastases or cholangiocarcinomas by the perfusion studies. For the differentiation of these entities the patient's history, clinical data, laboratory findings, and morphological CT criteria such as dilated bile ducts must be taken into consideration [5, 6].

References

1. Burgener FA, Hamlin DJ (1983) Contrast enhancement of hepatic tumors in CT: comparison between bolus and infusion techniques. Am J Roentgenol 140:291–295
2. Freeny PC, Baron RL, Teefey SA (1990) Bolus dynamic CT of hepatocellular carcinoma: how specific is the diagnosis. Radiology 177:228
3. Foley WD (1989) Dynamic hepatic CT scanning. Am J Roentgenol 152:272–274
4. Hruby W, Stellamor K (1988) Kontrastmittelverhalten von Lebertumoren im CT – Korrelation zwischen Pharmakokinetik und feingeweblichem Bau. Roentgenblätter 41:133–139
5. Krahe T, Harder T, Lackner K (1985) Seriencomputertomographie – Wertigkeit densitometrischer Messungen in der Diagnostik benigner und maligner Läsionen in Leber, Pankreas und Niere. Fortschr Roentgenstr 143:28–35
6. Triller J, Coray T, Kappeler M, Scheurer U (1985) CT und ERCP als Kombinationsuntersuchung bei Erkrankungen der Gallenwege. Fortschr Roentgenstr 142:138–145

1.1.10 Resezierbarkeit maligner Lebertumoren – Bedeutung der präoperativen Bildgebung

C. Schaefer, M. Prokop, P. Reimer und R. Pichlmayr

Therapie und Prognose maligner Leberläsionen werden entscheidend durch Art und Ausdehnung des Tumors zum Zeitpunkt der Diagnosestellung bestimmt. Die verbesserte Qualität bildgebender Diagnostik erlaubt die Erkennung intrahepatischer Tumoren in zunehmend früheren Stadien. Verbesserte und erweiterte Resektionstechniken der modernen Leberchirurgie ermöglichen immer ausgedehntere und differenziertere Eingriffe. Die präoperative bildgebende Diagnostik hat einerseits die Aufgabe, durch genaue Abgrenzung des Tumors und Nachweis infiltrierter vitaler Strukturen die Operationsplanung zu erleichtern, andererseits durch vollständige Erfassung aller intra- und extrahepatischen Läsionen eine realistische Einschätzung der Prognose des Patienten zu ermöglichen.

Die Resektabilität eines Tumors wird in erster Linie von der Tumorausdehnung in seiner Beziehung zu den anatomischen Segmenten der Leber, der Beteiligung des vaskulären und biliären Systems sowie dem Volumen und der Funktion des Restorgans bestimmt. Dabei hat die Diagnostik der verschiedenen Lebertumorarten unterschiedliche Schwerpunkte. Wichtigste Aufgabe der bildgebenden Diagnostik bei Metastasen und beim hepatozellulären Karzinom (HCC) ist es, die Tumoranzahl und -größe sowie die Zahl betroffener Lebersegmente präoperativ vollständig und exakt zu erfassen. Mindestens zwei (ausreichend große und leistungsfähige) Segmente müssen tumorfrei sein. Beim selteneren cholangiozellulären Karzinom (CCC) bedeutet dagegen ein direkter Tumornachweis häufig bereits Irresektabilität. Eine Beteiligung vaskulärer und biliärer Strukturen besteht bei den primären Lebertumoren sehr viel häufiger als bei Metastasen. Irresektabel sind Malignome, wenn vitale Gefäße so langstreckig geschädigt sind, daß Rekonstruktionen nicht mehr möglich sind.

Mit der Sonographie, der Computertomographie, der Kernspintomographie und der Angiographie stehen mehrere bildgebende Verfahren nebeneinander zur Verfügung, die entsprechend ihrer Invasivität und diagnostischen Sensitivität schrittweise und einander ergänzend eingesetzt werden.

Ultraschall

Der Ultraschall steht als wenig belastende, nichtinvasive, und kostengünstige Methode an erster Stelle der diagnostischen Untersuchungskette. Er liefert erste Informationen über Art und Ausdehnung des Tumorwachstums (uni- oder multilokulär, uni- oder plurisegmentär) und eine Beteiligung der Gefäße und Gallengänge. Die frei zu wählenden Projektionen erlauben eine genaue Erfassung des Verlaufs der Portal- wie Lebervenen und so die Zuordnung der Läsionen zu Lebersegmenten [10]. Pfortaderthrombosen, die ein häufiger Befund beim HCC sind, lassen sich mit dem Ultraschall und hier vor allem mit Dopplerverfahren sensitiver als mit der dynamischen CT diagnostizieren [9]. Ist die Sensitivität des Ultraschalls im Vergleich zur CT für kleine metastatische Läsionen auch deutlich eingeschränkt, so ist er für den Nachweis kleiner HCC-Läsionen der dynamischen CT überlegen ([7, 27, 28, 32]; Tabelle 1). Ultraschall, das Lipiodol-CT und die MRT stellen für den Nachweis des HCC sich ergänzende Methoden dar, da je nach Vaskularisations- oder Differenzierungsgrad der Läsion sowie Zirrhosegrad der Leber der Tumornachweis nur mit der einen oder anderen Methode gelingt [5, 29].

Tabelle 1. Sensitivität der bildgebenden Verfahren für HCC-Nachweis

Herdgröße	US	Angio	Dyn. CT	Lipid. CT	CTAP	MR	Autor
<5 mm				50%	38%		Merine 1990 [13]
<10 mm	94% [a]	61%		67%			Hayashi 1987 [5]
<30 mm	82%	89%	76%				Watanabe 1986 [27]
	100% [b]	77%	54%			82%	Hirai 1991 [7]
	20%	33%	20%	60%			Yumoto 1985 [30]
		81%	80%	82%	94%	57%	Merine 1990 [13]

[a] Intraoperativer Ultraschall

[b] Läsionen wurden primär im Ultraschall diagnostiziert

Computertomographie

Mit der Entwicklung schneller Scantechniken und verschiedener Arten der Kontrastmittelapplikation kommt der Computertomographie eine Schlüsselposition in der präoperativen Abklärung hepatischer Läsionen zu.

Bei der *dynamischen (Bolus-)CT* (im amerikanischen Schrifttum auch als „contrast material enhanced dynamic incremental oder dynamic sequential CT“ bezeichnet) wird die gesamte Leber innerhalb von 3–4 min nach Kontrastmittel (KM)-Injektion untersucht, um die höchste KM-Konzentration im intravasalen Raum und den größten Kontrast zwischen Läsion und Leberparenchym zu nutzen. 120–150 ml KM (300–360 Jod/ml) werden periphervenös injiziert; 25–30 s nach Injektionsbeginn wird die Leber dynamisch mit 6–12

Tabelle 2. Sensitivität der bildgebenden Verfahren für Metastasennachweis

Herdgröße	US	Dyn. CT	Del. CT	Lipid. CT	CTAP	MR	Autor
<10 mm	20%	49%				31%	Wernecke 1991 [28] [a]
<10 mm	58%	63%		38%	84%		Matsui 1987 [12]
<10 mm		0%	0%		61%	17%	Heiken 1989 [6]
<30 mm		11%	30%				Bernardino 1986 [1]
		38%	52%		81%	57%	Heiken 1989 [6]
		73%				88%	Zeman 1989 [31]
	53%	68%				63%	Wernecke 1991 [28] [a]
			83%	82%	77%		Miller 1987 [14]
					85%	68%	Nelson 1989 [17]

[a] Nicht nur Metastasen, sondern generell „fokale Leberläsionen“

Scans/min durchfahren. Dabei erwies sich eine monophasische KM-Applikation mit konstant hoher Flußrate von 2–5 ml/s als günstiger als eine biphasische Injektion (60–100 ml mit 2–5 ml/s, der Rest mit 1 ml/s) [4]. Vor allem bei hypervaskularisierten Metastasen (Karzinoid, Hypernephrom, Inselzelltumore, Phäochromozytom), die nach KM-Gabe durch raschen Übertritt des KM in das Tumorinterstitium zum umgebenden Leberparenchym isodens werden können (sog. „vanishing lesions“) sollte auf die Durchführung eines Nativscans nicht verzichtet werden [2].

Das „delayed CT“ wird 4–6 h nach KM-Injektion durchgeführt und zeigt Läsionen als negative Defekte innerhalb des KM-speichernden gesunden Leberparenchyms (enges CT-Fenster). Kleine Läsionen können im dynamischen CT durch schnelle zentropetale Diffusion des Kontrastmittels maskiert werden, während sie im delayed CT dagegen erkennbar sind ([1, 6]; Tabelle 2). Dabei scheint das delayed CT die tatsächliche („surgical“) Läsionsgröße am reellsten wiederzugeben [26]. Voraussetzung ist eine nicht durch Verfettung, Cholestase oder Zirrhose beeinträchtigte Funktion der Leberzellen.

Bei der *arterioportalen CT (CTAP oder CT-Portographie)* werden ca. 100–150 ml KM über einen in der A. mesenterica superior oder in der A. lienalis gelegenen Katheter appliziert. Das der Leber über die V. portae zugeführte KM führt zu einer Kontrastierung gesunden Leberparenchyms, während maligne Areale aufgrund ihrer fast ausschließlich arteriellen Versorgung als Defekte imponieren.

Die CTAP stellt die derzeit sensitivste präoperative Methode zum Nachweis kleiner (<1 cm) metastatischer Leberläsionen dar ([6, 12, 17]; Tabelle 1; Abb. 1). Sie sollte jedoch als invasive und aufwendige Diagnostik potentiellen Resektionskandidaten vorbehalten bleiben. Differentialdiagnostische Schwierigkeiten entstehen im CTAP dadurch, daß benigne wie maligne Läsionen sowie Perfusionsstörungen, die durch Pfortaderthrombose, tumorbedingte Gefäßobstruktion und Zirrhose entstehen, sämtlich als Defekte oder unregelmäßige Kontrastierung imponieren. Bei Perfusionsausfall mehrerer Segmente durch zentrale Gefäßobstruktion oder Pfortaderthrombose ist die CTAP im

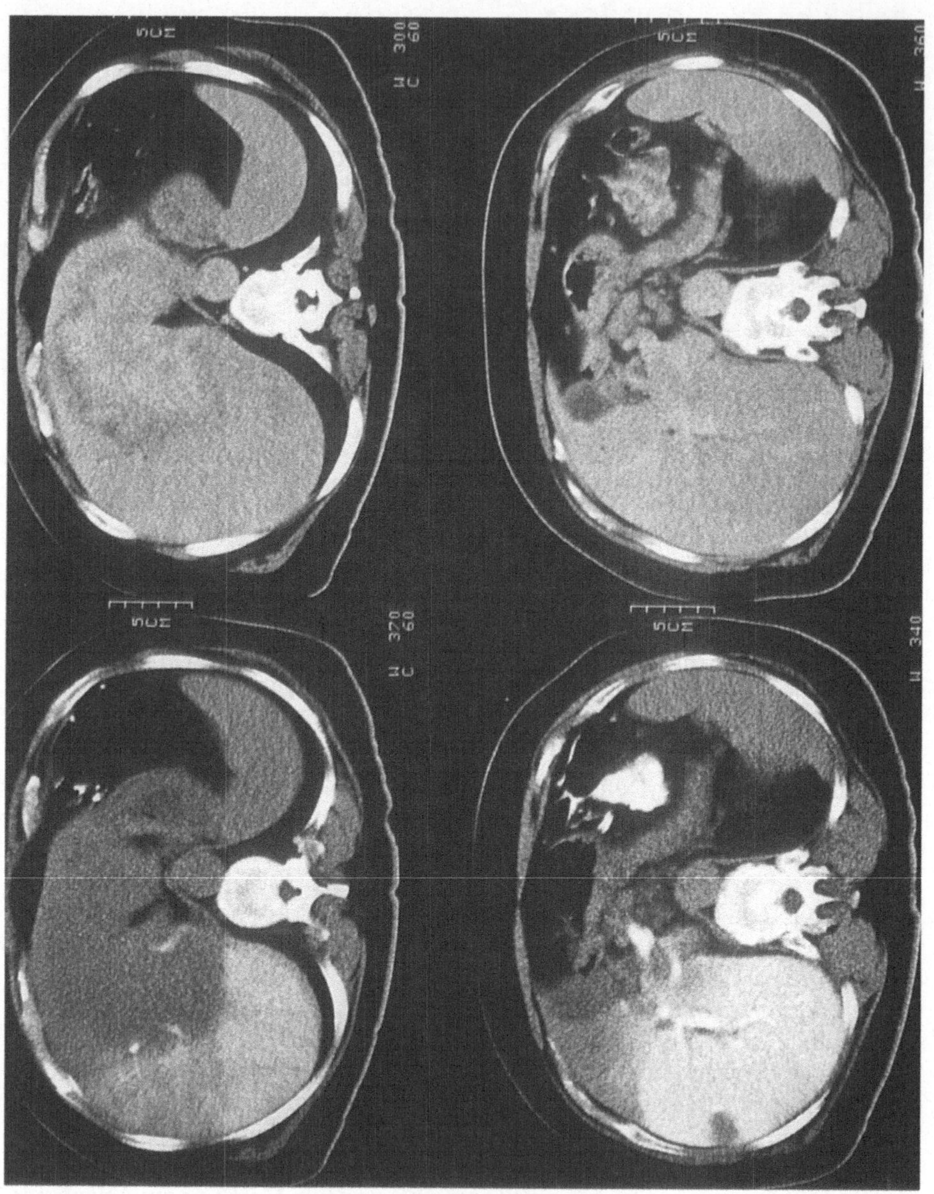

betroffenen Bereich nicht verwertbar. Periphere keilförmige und auf ein Segment beschränkte Perfusionsdefekte distal einer Läsion erschweren zwar die genaue Abgrenzung der Läsion, haben jedoch für die Erfassung betroffener Lebersegmente und die Operationsentscheidung keine Konsequenzen. Eine bei varianter portaler Versorgung auftretende bandförmige portale Hypoperfusionszone ventral der Pfortadergabel nahe dem Gallenblasenbett kann aufgrund ihres charakteristischen Bilds erkannt werden, ohne falsch positiv als maligne Läsion fehlgedeutet zu werden [3, 21]. Zur Vermeidung falsch positiver Befunde bezüglich Anzahl- und Läsionsgröße hat sich die komplementäre Begutachtung von Bildern bewährt, die einmal in der Phase portaler KM-Anflutung sowie in der Phase arterieller Reperfusion angefertigt werden (Abb. 1).

Die beim CTAP hohe Kontrastierung der Portalgefäße erleichtert die segmentale Zuordnung fokaler Läsionen, was durch neuartige Techniken dreidimensionaler Bilddarstellung noch verbessert wird [18, 24]. Die CT ist die geeignetste Methode, ein extrahepatisches Tumorwachstum in benachbarte Strukturen sowie periportale oder paraaortale Lymphknotenmetastasen zu erfassen [9]. Kleine peritoneale oder im Leberhilus lokalisierte Lymphknotenmetastasen lassen sich jedoch auch mit der CT nicht verläßlich präoperativ diagnostizieren [25].

Bei der *Lipiodol-CT* wird die in Tumorgewebe deutlich verlängerte Speicherung von Jodolipiden zum Läsionsnachweis ausgenutzt. Eine pathologisch verlängerte Speicherung findet sich unspezifisch in Hämangiomen, genauso wie in Metastasen, Hepatoblastomen und HCCs. Beim Nachweis kleiner HCC-Läsionen besitzt die Lipiodol-CT eine höhere Sensitivität als das dynamische CT und die CT-Portographie, was durch die veränderten Perfusionsverhältnisse bei Leberzirrhose zu erklären ist ([13, 19, 21, 30]; Abb. 2; Tabelle 2). Zwar konnten bis 3 mm kleine HCC-Herde mit der Lipiodol-CT nachgewiesen werden, andererseits sind gerade kleine, gut differenzierte HCC oft hypovaskulär und entziehen sich dem Nachweis durch CT, Lipiodol-CT und Angiographie [16, 20, 29].

Magnetresonanztomographie

Initiale Hoffnungen, mittels der Magnetresonanztomographie (MRT) zuverlässig eine Artdiagnose fokaler Leberläsionen aufgrund morphologischer Kriterien oder des Signalverhaltens stellen zu können, haben sich bisher nicht erfüllt [22]. Gd-DTPA als i.v.-Kontrastmittel verbessert die Differenzierung benigner und maligner Herde, hat jedoch keinen Einfluß auf die Läsionsdetektion. Es ist zu erwarten, daß die MRT das vielseitigste und sensitivste diagno-

◄

Abb. 1. CTAP-Bilder während der portalen Füllungsphase (links) und der frühen arteriellen Reperfusionsphase (rechts). Kompletter Perfusionsausfall links, erst nach arterieller Reperfusion demarkieren sich die Tumorgrenzen. Nachweis einer Zweitläsion nur in der portalen Füllungsphase

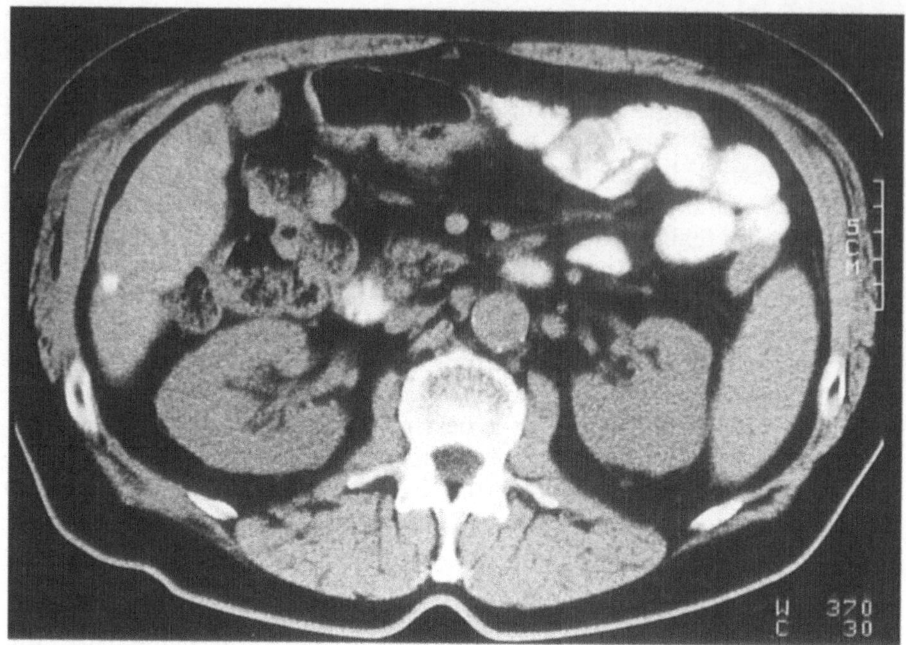

Abb. 2. Nachweis eines kleinen Herds (5 mm) bei HCC im Lipiodol-CT

stische Verfahren zur Abklärung fokaler Leberläsionen wird. In einigen Fragestellungen ist die MRT der CT eindeutig überlegen. So ist die Diagnose von (hypodensen) Metastasen in einer unregelmäßigen Fettleber oder der Nachweis eines HCC in einer zirrhotischen Leber mit der MRT einfacher als mit der CT [7, 23]. Unterschiedliche Signalmuster von Regeneratknoten, Knoten mit atypischen Zellen oder manifestem HCC geben möglicherweise Aufschluß über den Entartungsgrad [11, 15]. Die Beziehung des Tumors zu Lebergefäßen kann aufgrund der Signalarmut der intrahepatischen Gefäße sowie der multiplanaren Projektionen in der MRT besser als in der CT erkannt werden. Für die Detektion fokaler Läsionen besitzt die MRT eine gegenüber nichtinvasiven CT-Techniken gleichwertige oder sogar überlegene Sensitivität, wobei unterschiedliche Sequenzen und Feldstärken die verschiedenen Studienergebnisse erklären (Tabelle 1). Die invasive CTAP ist in der Detektion kleiner (< 1 cm) metastatischer Läsionen besser als die MRT [6, 17]. Von der Entwicklung spezieller MR-Kontrastmittel zur Leberdiagnostik ist jedoch eine signifikante Senkung der Nachweisgrenze von Lebertumoren zu erwarten [8].

Angiographie

Die Bedeutung der Angiographie für die Diagnostik ist weitgehend von interventionellen Aufgaben im Rahmen der regionalen Chemotherapie verdrängt.

Die präoperative Gefäßdarstellung wird zur Dokumentation der variantenreichen Gefäßanatomie herangezogen, was bei der Operationsplanung von vielen Chirurgen als hilfreich, jedoch nicht notwendig angesehen wird, sowie vor eventueller Portimplantation, sollte sich intraoperativ der Tumor als irresektabel erweisen. Während eine Beteiligung der Pfortader oder des Venenkonfluens meist klar zu diagnostizieren sind, ist die Fragestellung einer arteriellen Gefäßinfiltration oft auch angiographisch nicht eindeutig zu beurteilen und läßt sich erst intraoperativ klären.

Zusammenfassung

Zusammenfassend gibt es kein einzelnes bildgebendes Verfahren, das allen Anforderungen genügt. Die teilweise kontroversen Ergebnisse der in der Literatur beschriebenen vergleichenden Studien bezüglich der Sensitivität einzelner Verfahren sind auf den schwierig zu erhebenden und daher oft mangelnden Goldstandard, zu kleine Patientenzahlen und unterschiedliche Untersuchungstechniken zurückzuführen. Eine Kombination verschiedener Verfahren, meist des US mit der CT oder mit der MRT scheint ein geeignetes Vorgehen. Dabei sollte die präoperative Diagnostik umso invasiver erfolgen, je eher ein Tumor vollständig resektabel erscheint.

Literatur

1. Bernardino ME, Erwin BC, Steinberg HV, Baumgartner BR, Torres WE, Gedgaudas RK (1986) Delayed hepatic CT scanning: Increased confidence and improved detection of hepatic metastases. Radiology 159:71–74
2. Bressler EL, Alpern MB, Glazer GM, Francis IR, Ensminger WD (1987) Hypervascular hepatic metastases: CT evaluation. Radiology 162:49–51
3. Fernandez MP, Bernardino ME (1991) Hepatic pseudolesions: appearance of focal low attenuation in the medial segment of the left lobe at CT arterial portography. Radiology 181:809–812
4. Forman HP, Heiken JP, Brink JA et al. (1991) Dynamic contrast enhanced CT of the liver: Comparison of uniphasic and biphasic bolus-injection protocols. Radiology (P) Suppl 181:96
5. Hayashi N, Yamamoto K, Tamaki N et al. (1987) Metastatic nodules of hepatocellular carcinoma: detection with angiography, CT, and US. Radiology 165:61–63
6. Heiken JP, Weyman PJ, Lee JK et al. (1989) Detection of focal hepatic masses: prospective evaluation with CT, delayed CT, CT during arterial portography, and MR imaging. Radiology 171:47–51
7. Hirai K, Aoki Y, Majima Y et al. (1991) Magnetic resonance imaging of small hepatocellular carcinoma. Am J Gastroenterol 86 (2):205–209
8. Kawamura Y, Endo K, Watanabe Y et al. (1990) Use of magnetic particles as a contrast agent for MR imaging of the liver. Radiology 174:357–360
9. LaBerge J, Laing F, Federle M, Jeffrey R, Lim R (1984) Hepatocellular carcinoma: assessment of resectability by computed tomography and ultrasound. Radiology 152:485–490
10. Lafortune M, Madore F, Patriquin H, Breton G (1991) Segmental anatomy of the liver: a sonographic approach to the Couinaud nomenclature. Radiology 181:443–448

11. Matsui O, Kadoya M, Kameyama T et al. (1989) Adenomatous hyperplastic nodules in the cirrhotic liver: Differentiation from hepatocellular carcinoma with MR imaging. Radiology 173:123–126
12. Matsui OM, Takashima T, Kadoya M et al. (1987) Liver metastases from colorectal cancers: detection with CT during arterial portography. Radiology 165:65–69
13. Merine D, Takayasu K, Wakao F (1990) Detection of hepatocellular carcinoma: comparison of CT during arterial portography with CT after intraarterial injection of iodized oil. Radiology 175:707–710
14. Miller DL, Simmons JT, Chang R et al. (1987) Hepatic metastasis detection: comparison of three enhancement methods. Radiology 165:785–790
15. Muramatsu Y, Nawano S, Takayasu K et al. (1991) Early hepatocellular carcinoma: MR imaging. Radiology 181:209–213
16. Nakakuma K, Tashiro S, Hiraoka T et al. (1985) Hepatocellular carcinoma and metastatic cancer detected by iodized oil. Radiology 154:15–17
17. Nelson RC, Chezmar JL, Sugarbaker PH, Bernardino ME (1989) Hepatic tumors: comparison of CT during arterial portography, delayed CT, and MR imaging for preoperative evaluation. Radiology 172:27–34
18. Nelson RC, Chezmar JL, Sugarbaker PH, Murray DR, Bernardino ME (1990) Preoperative localization of focal liver lesions to specific liver segments: utility of CT during arterial portography. Radiology 176:89–94
19. Ohishi H, Uchida H, Yoshimura H et al. (1985) Hepatocellular carcinoma detected by iodized oil. Radiology 154:25–29
20. Okuda K (1986) Early recognition of hepatocellular carcinoma. Hepatology 6:729–738
21. Oliver JH, Baron RL, Dodd GD, Carr BI, van Thiel D (1991) Efficacy of CT portography in the evaluation of cirrhotic patients for hepatocellular carcinoma. Radiology (P) Suppl 181:167
22. Reinig JW (1991) Differentiation of hepatic lesions with MR imaging: the last word? Radiology 179:601–602
23. Schörner W, Neumann K, Langer M et al. (1991) Zur Differentialdiagnostik von Lebermetastasierung und regionaler Leberverfettung: Vergleich von CT und MRT. Röfo 154 (6):628–633
24. Soyer P, Roche A, Gad M et al. (1991) Preoperative segmental localization of hepatic metastases: Utility of three-dimensional CT during arterial portography. Radiology 180:653–658
25. Sugarbaker P (1990) Surgical decision making for large bowel cancer metastatic to the liver. Radiology 174:621–626
26. Thoeni R (1990) Clinical applications of magnetic resonance imaging of the liver. Invest Radiol 26 (3):266–273
27. Watanabe A, Yamamoto H, Ito T, Nagashima H (1986) Diagnosis, treatment and prognosis of small hepatocellular carcinoma. Hepatogastroenterol 33:52–55
28. Wernecke K, Rummeny E, Bongartz G et al. (1991) Detection of hepatic masses in patients with carcinoma: comparative sensitivities of sonography, CT and MR imaging. AJR 157:731–739
29. Yoshimatsu S, Inoue Y, Ibukuro K, Suzuki S (1989) Hypovascular hepatocellular carcinoma undetected at angiography and CT with iodized oil. Radiology 171:343–347
30. Yumoto Y, Jinno K, Tokuyama K et al. (1985) Hepatocellular carcinoma detected by iodized oil. Radiology 154:19–24
31. Zeman RK, Dritschgilo A, Silverman PM et al. (1989) Dynamic CT vs 0.5 MRT imaging in the detection of surgically proven hepatic metastases. J Comput Assist Tomogr 13 (4):637–644
32. Zocholl G, Kuhn FP, Augustin N, Thelen M (1988) Diagnostische Aussagekraft von Sonographie und Computertomographie bei Lebermetastasen. Röfo 148 (1):8–14

1.1.11 Tumor Detection in the Presence of Diffuse Liver Disease by Magnetic Resonance Imaging

B. Kreft and D. D. Stark

Liver cancer is often associated with diffuse liver disease [1]. Clinically, diffuse liver disease consists of four elements: fatty liver, hepatitis, hemochromatosis, and cirrhosis. Each of these entities can cause characteristic changes in liver relaxation times and can affect the tumor detection in the liver on magnetic resonance imaging (MRI). The relaxation times of tumor tissue are usually longer than liver relaxation times and are not changed by coexisting diffuse liver disease.

Fatty infiltration causes a shortening of T1 and a prolongation of T2, resulting in an increased tumor-liver contrast-to-noise ratio (CNR) on T1-weighted spin-echo (SE) images and a decreased CNR on T2-weighted images (Table 1). However, fatty infiltration must be at least 15%–20% of liver weight before observable changes of the signal intensity on MRI images occur [2]. *Hepatitis*, as any inflammation, causes an increase of both T1 and T2 relaxation times, and it follows that the contrast between tumor and liver tissue is decreased (Table 1) [2]. Due to the iron accumulation in *hemochromatosis*, the relaxation times are decreased, resulting in an increased tumor-liver contrast (Fig. 1). This effect is similar to that of iron oxide administration in contrast-enhanced MRI. *Cirrhosis* is usually a combination of the above three elements with additional scarring. Therefore the relaxation times might not be changed at all, or are increased or are decreased based upon the dominating tissue changes (Table 1) [2].

The differential diagnosis of focal liver lesions in the presence of diffuse liver disease includes focal fat, focal sparing, and benign and malignant

Table 1. Relaxation time and tumor-liver CNR changes in the presence of diffuse liver disease

	Liver Relaxation times		Tumor-liver Contrast-to-noise ratio	
	T1	T2	T1-w SE	T2-w SE
Fatty liver	+	−	+	−
Hepatitis	+	+	−	−
Hemochromatosis	−	−	+	+
Cirrhosis	±	±	±	±

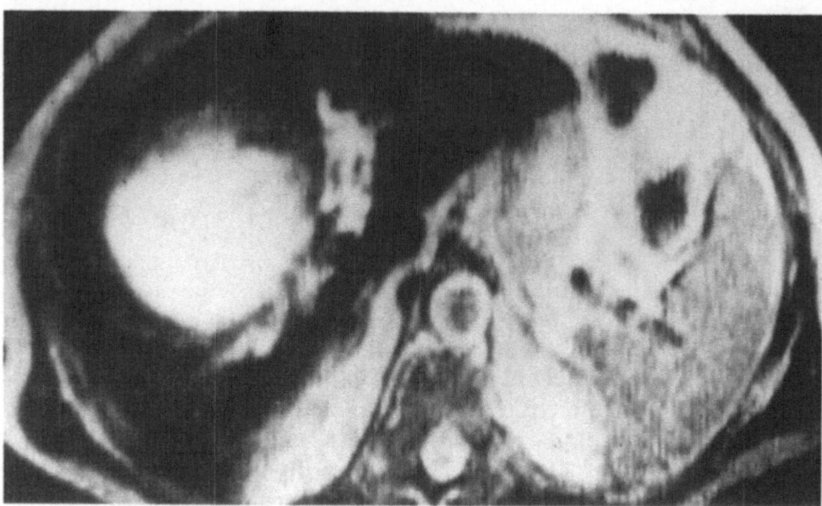

Fig. 1. Liver cancer in the presence of hemochromatosis. The liver signal intensity on the T2-weighted (SE 2400/60) MRI image is decreased due to iron accumulation, improving the contrast between tumor and liver tissue

tumors from different cell origins. The differentiation between focal fat and tumor may be difficult on ultrasound and X-ray computed tomography, but the diagnosis can usually be made on T1-weighted MRI images, because fat characteristically has a higher and tumors a lower signal intensity relative to normal liver tissue (Fig. 2). On T2-weighted images benign and malignant tumors are usually hyperintense.

However, exceptions exist; for example, a fat-containing hepatocellular carcinoma can show an increased signal intensity on T1-weighted images. Furthermore, regenerating nodules and adenomatous hyperplastic nodules (AHN) in cirrhosis can be hyperintense on T1-weighted and hypointense on T2-weighted images, which is probably caused by fat and/or iron accumulation within the nodules. An increased signal intensity of AHNs on T2-weighted images is suspicious for the development of early hepatocellular carcinoma [3].

Table 2. Tumor-liver CNR in normal liver and fatty liver in rats

Pulse sequence	Controls	Fatty liver
SE 310/15	-3.2 ± 0.7	-5.4 ± 1.6
SE 2000/45	5.4 ± 1.8	2.3 ± 1.0
PC 2000/48	–	6.1 ± 1.7
SE 310/15 postcontrast		
Mn-DPDP	-9.8 ± 3.4	-11.0 ± 1.9
Gd-BOPTA	-10.7 ± 2.2	-9.6 ± 1.6

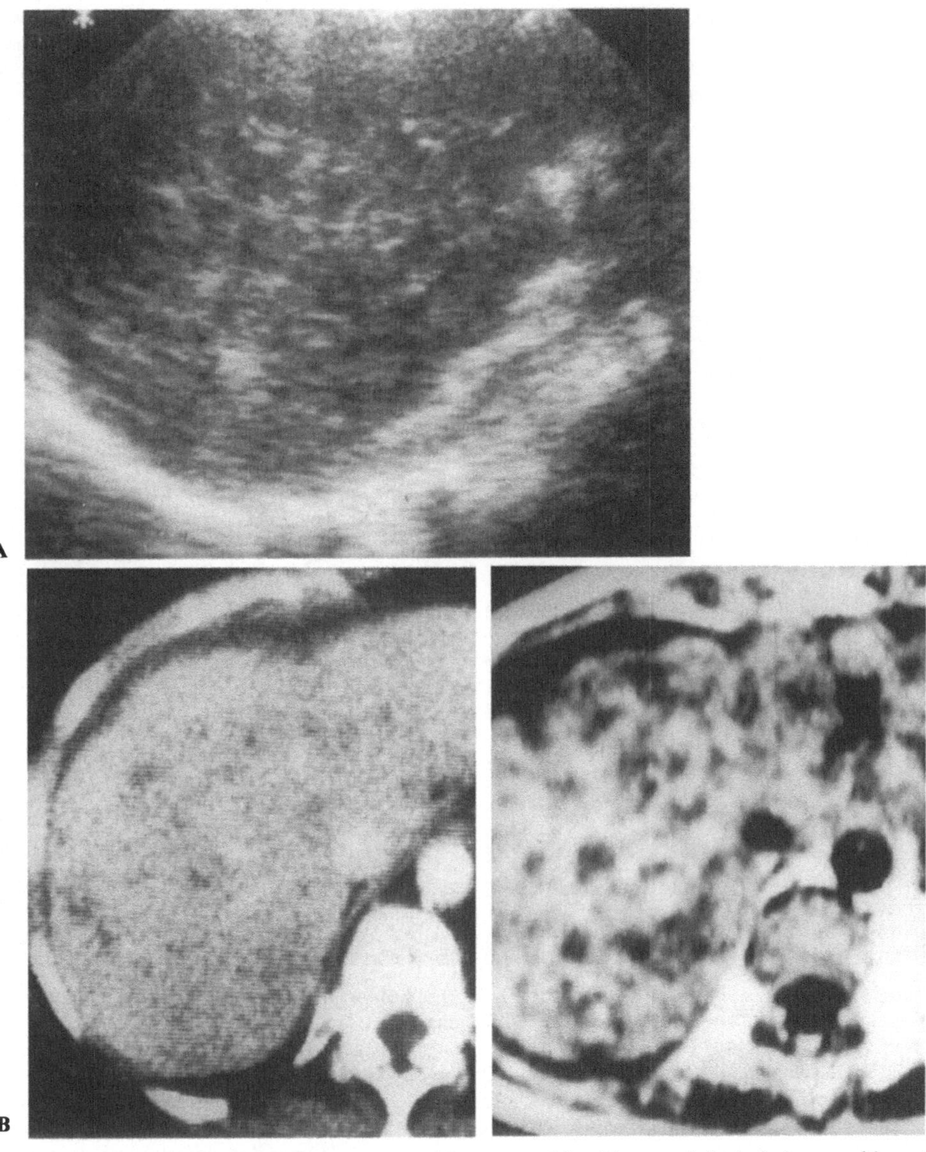

Fig. 2. Fat versus liver cancer in a 48-year-old woman with a history of alcohol abuse and breast cancer. **A** The initial ultrasound examination showed an inhomogeneously increased echogenicity of the liver. **B** The CT showed multiple hypodense lesions in the right liver lobe, which could be either focal fat or metastases. **C** On the T1-weighted (SE 260/15) MRI image the diagnosis of metastases could be made due to the low signal intensity of the lesions relative to the high signal intensity of the surrounding fatty liver

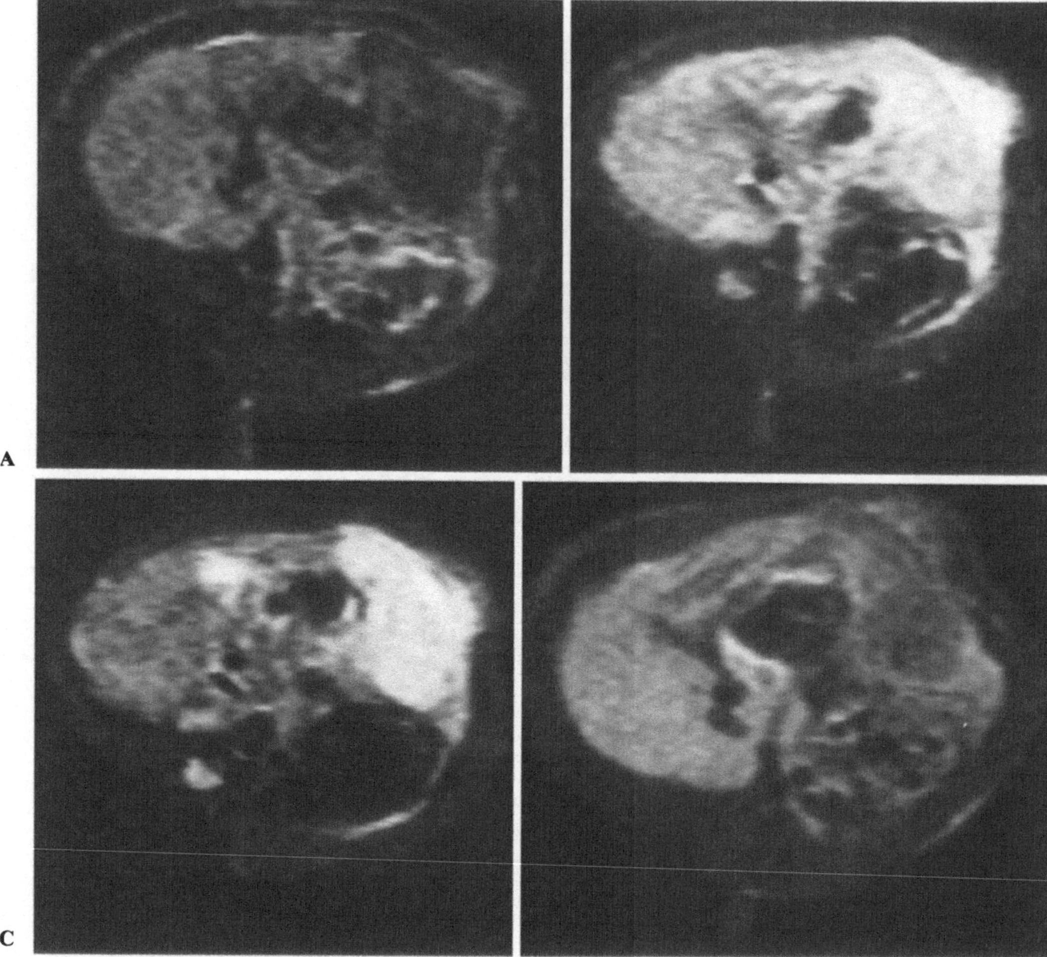

Fig. 3. Liver cancer in the presence of fatty liver (induced by L-ethionine 0.75 g/kg) in a laboratory rat. **A** On the T1-weighted (SE 310/15) MRI image the tumor (*arrow*) is relatively suspicious. **B** On the T2-weighted (SE 2000/45) in-phase image the tumor is not very suspicious due to the increased signal intensity of the fatty liver. **C** On the T2-weighted (SE 2000/48) opposed-phase image the liver signal intensity is decreased, increasing the contrast between tumor and liver tissue. **D** On the enhanced T1-weighted (SE 310/15) image 30 min after administration of 15 μmol/kg Mn-DPDP the anatomic resolution of liver structures and the tumor-liver contrast-to-noise ratio is markedly increased

Several MRI techniques can be used for tumor detection in the presence of diffuse liver disease. Conventional MRI consists of SE sequences, various gradient echo techniques, and inversion recovery sequences, including STIR. In the presence of fatty infiltration chemical shift imaging, such as the phase contrast or Dixon method as well as selective saturation techniques (i.e., fat suppression) have been shown to improve tumor detection in the liver [1, 4].

Third, MRI contrast agents may be useful in tumor detection. These contrast agents either have an extracellular distribution as that of gadolinium diethylene triamine pentaacetate (Gd-DTPA) or are cell specific due to selective liver uptake [5–8]. Cell-specific paramagnetic substances (manganese dipyridoxyl diphosphate, Mn-DPDP; gadobenic acid dimeglumine, Gd-BOPTA/Dimeg) increase the signal intensity of liver on T1-weighted images, whereas the superparamagnetic iron oxides coated either with dextran (SPIO-dextran) or with arabinigalactan (SPIO-AG) have a dominant effect on T2-weighted images, resulting in a signal loss due to their high magnetic susceptibility [6–8].

Although Gd-DTPA may be helpful for lesion characterization in dynamic MRI, tumor detection has not been substantially improved with Gd-DTPA. Conversely, cell-specific hepatobiliary agents have been shown to improve tumor detection in animal studies and in first clinical trials [6–8]. However, so far it is not known whether the efficacy of these agents would be adversely affected by the presence of diffuse liver disease.

We studied tumor detection by cell-specific contrast agents in an experimental tumor model associated with fatty liver and compared contrast-enhanced MRI with conventional and chemical shift imaging. The results of this study confirm that the tumor-liver contrast (CNR) in fatty liver is increased on T1-weighted images and decreased on T2-weighted images relative to normal controls (Table 2, Fig. 3). By obtaining a T2-weighted opposed-phase image (Dixon method) the CNR was significantly ($p < 0.001$) increased by 165% compared to the corresponding T2-weighted in-phase images. However, the CNR values were greatest (60%–80% higher than on the phase contrast images) after administration of either Mn-DPDP or Gd-BOPTA/Dimeg (Table 2, Fig. 3). Interestingly, there was no difference between the enhancement in controls and that in animals with fatty liver, indicating that the uptake and enhancement of these contrast agents is unaffected by fatty infiltration of the liver (Table 2). Similar results for Mn-DPDP and SPIO-AG were obtained in an experimental tumor study associated with chemically induced hepatitis.

In summary, diffuse liver disease can adversely affect tumor detection on conventional MRI images. Chemical shift imaging using T2-weighted opposed-phase images improves tumor detection in the presence of fatty infiltration of the liver. Cell-specific contrast agents are equally effective for tumor detection in normal liver and in the presence of fatty infiltration and/or hepatitis.

References

1. Stark DD, Wittenberg J, Middleton MS et al. (1986) Liver metastases: detection by phase-contrast MR imaging. Radiology 158:327–332
2. Stark DD, Bass NM, Moss AA et al. (1983) Nuclear magnetic resonance imaging of experimentally induced liver disease. Radiology 148:743–751

3. Muramatsu Y, Nawano S, Takayasu K et al. (1991) Early hepatocellular carcinoma: MR imaging. Radiology 181:209–213
4. Thoeni RF, Gorczyca DP, de Marco R (1991) Fat saturation versus spin echo imaging for focal liver disease. SMRM 10th annual meeting. Book of abstracts, vol 1, p 97
5. Hamm B, Wolf KJ, Felix R (1987) Conventional and rapid MR imaging of the liver with Gd-DTPA. Radiology 164:313
6. Rummeny E, Stober U, Aicher KP et al. (1991) MnDPDP as a hepatobiliary contrast agent in MR imaging of liver tumors: first clinical trials. Radiology 177(P):326
7. Pavone P, Patrizio G, Buoni C et al. (1990) Comparison of Gd-BOPTA with Gd-DTPA in MR imaging of rat liver. Radiology 176:61–64
8. Stark DD, Weissleder R, Elizondo G et al. (1988) Superparamagnetic iron oxide: clinical application as a contrast agent for MR imaging of the liver. Radiology 168:297

1.1.12 Physiological Principles for the Design of Hepatic Contrast Agents

D. D. Stark

The general requirements for design of a clinically useful contrast agent for magnetic resonance imaging (MRI) are: (a) magnetic activity which alters image signal intensity; (b) biodistribution to normal tissue and exclusion by diseased tissue (or the reverse); and (c) low toxicity or a high margin of safety for the effective dose.

Magnetic Materials

Paramagnetism is characterized by independent action of individual atomic or molecular magnetic moments due to unpaired electron spins. These moments are not aligned in the absence of an external magnetic field. In the presence of a magnetic field, the moments tend (statistically) to align in the field direction, and the net magnetic moment is the sum of individual moments multiplied by a Boltzmann factor [1]. Paramagnetism can occur in individual atoms or ions, as well as in collections of atoms or ions in solids such as ferritin, hemosiderin, or the mineral goethite (FeOOH).

Superparamagnetic materials are comprised of crystals of certain materials such as magnetite (Fe_3O_4) and maghemite (Fe_2O_3) large enough to form a solid-phase microscopic volume or "domain" in which atomic unpaired electron spins are aligned by positive exchange forces. A domain is a volume of material (5–35 nm in size for Fe_3O_4), possessing a uniform magnetization and a specific direction. Superparamagnetic materials are comprised of single-domain crystals with properties intermediate to paramagnetic and ferromagnetic materials. Specifically, the susceptibilities of superparamagnetic materials are very much larger than paramagnetic materials, yet are also proportional to $1/T$ (Curie law). Unlike ferromagnetic materials, superparamagnetic materials do not exhibit residual magnetism when the external magnetic field is removed. Thermal agitation is sufficient to overcome any net alignment in an ensemble of particles [2].

Ferromagnetic (and *ferrimagnetic*) particles [3, 4] are comprised of multiple magnetic domains. If the domains are randomly aligned, the material is "unmagnetized;" if the domains are aligned with each other, the ferromagnetic material is "magnetized." When placed in an external magnetic field, randomly aligned domains become aligned, and upon removal of the external magnetic field these materials exhibit residual magnetization. The property of residual magnetization after removing the magnetic field is called "remanence," and this allows application as recording media and as structural material for permanent magnets. If the size of a ferromagnetic (or ferrimagnetic) crystal is reduced to that of a single domain, both materials exhibit superparamagnetism. A subset of ferrimagnetic iron oxides having the formula $M^{2+}O \cdot Fe_2^{3+}O_3$ (M^{2+} is a divalent cation) are known as ferrites. The iron oxide particles used in MRI to date [5–9] have not been fully characterized; however, they all appear to be superparamagnetic, structurally similar to the ferrite magnetite ($Fe^{3+}O \cdot Fe_2^{3+}O_3$).

Proton Relaxation Enhancement

Soluble Agents. In most situations, paramagnetic contrast agents increase both the 1/T1 and 1/T2 relaxation rates. The dose dependency of proton relaxation enhancement is expressed as the ratio of the change in rate to the change in drug concentration, and this measure of drug potency is called "relaxivity". For example, the efficiency of Gd-DTPA at enhancing longitudinal T1 relaxation in water is expressed as relaxivity $R1 = 4.5\ (\mathrm{m}M\,\mathrm{s})^{-1}$, while the transverse (T2) relaxivity is $R2 = 6.0\ (\mathrm{m}M\,\mathrm{s})^{-1}$ [10, 11]. The R2/R1 ratio ($6.0/4.5 = 1.3$) shows slightly greater transverse relaxation enhancement than longitudinal relaxation enhancement for this typical paramagnetic complex. Because tissue T1 relaxation is inherently slow compared to T2 relaxation, the predominant effect of paramagnetic contrast agents is on T1. The sensitivity of MRI to paramagnetic contrast enhancement is quite pulse sequence dependent [12–14]. Short TE T1-weighted SE or IR techniques show the greatest "enhancement" manifested as an increase in signal intensity due to shortening of T1. A general advantage of this class of materials is that increased image signal-to-noise ratios may allow faster imaging or reduction of the administered dose.

Particulate Agents. Particles are also capable of interactions with water molecules and can enhance T1 relaxation via mechanisms similar to those described in the Solomon-Bloembergen equation [15]. However, particles differ from small paramagnetic complexes in that most of the unpaired electron spins in particles are not accessible to solvent water protons, therefore limiting the influence of dipole-dipole and scalar relaxation [1]. Nevertheless, particles have very large magnetic moments, and significant T1 relaxation enhancement can be observed with either paramagnetic or superparamagnetic materials [15]. It is the unique ability of particles selectively to enhance T2 relaxation ($R2/R1 \gg 1$) that is of greatest interest in MRI [5–12].

Magnetic field gradients induced by particles also contribute to the dephasing of protons which move by diffusion from one point to another in the vicinity of a particle. As the field experienced by moving protons changes over time, spin-echo refocusing does not recover this contribution to transverse relaxation. Therefore, the diffusional effects are seen as irreversible T2 decay. The diffusional contribution to T2 relaxation has a well-known dependence on TE^2, and therefore the observed R2 of particulate contrast agents depend upon the circumstances (pulse sequence timing) used to measure relaxation [16–19]. The earliest clinical studies have shown that long TE spin-echo sequences and short TE gradient-echo sequences are both very sensitive to low concentrations of iron oxide particles in tissue [9, 20].

Pharmacokinetics and Biodistribution

The liver is unique in having a dual arterial and venous blood supply and a separate venous drainage system that does not parallel the arterial anatomy. The hepatocytes and Kupffer's cells have extensive metabolic and immunological functions interacting with materials circulating in the bloodstream.

Phagocytosis is a physiologic strategy traditionally exploited in liver-spleen imaging. Analogous to the use of ^{99m}Tc-labeled sulfur colloid scintigraphy and the use of iodinated liposomes or ethiodized oil emulsions for computed tomography, several particulate materials have been used in MRI [5, 6, 9, 21–23]. Particulate materials show the greatest tissue specificity of all contrast agents, since phagocytosis is a highly specialized process by which reticuloendothelial system (RES) macrophages remove debris from the blood stream. Lymph nodes and bone marrow have this capability; however, 85% of RES activity resides in the liver and 5% in the spleen. Both paramagnetic and superparamagnetic materials are delivered to the RES via liposomes.

Receptor targeting has been an effective strategy for selective delivery of paramagnetic and superparamagnetic contrast agents to the liver. Gadolinium benzyloxy-proprionic-tetraacetic acid (Gd-BOPTA), a benzyl derivative of Gd-DTPA, competes with sulfobromophthaline for the anionic hepatocyte receptor. This targeting strategy is similar to that used clinically with the iminodiacetic class of scintigraphic agents [1, 24, 25]. Manganese dipyridoxyl diphosphate, a derivative of vitamin B_6, shows selective uptake by hepatocytes potentially mediated by several cell-specific mechanisms [26, 27]. Strategies involving macromolecules such as radiolabeled neoglycoalbumin or galactose-bearing iron oxide particles can be used to target the hepatic binding protein, also known as the galactose receptor or asialoglycoprotein receptor [28–31].

To the extent that hepatobiliary agents are also distributed by vascular perfusion, and less than 100% of drug is ultimately taken up by hepatocytes, nonspecific tumor enhancement also occurs, partially offsetting enhancement of normal liver parenchyma [26]. Nevertheless, newer agents with greater than 49% hepatobiliary uptake (30 min after injection) significantly improve lesion-liver contrast on MRI images [25, 26]. Delayed imaging is performed because the nonspecific vascular-extracellular pool of contrast agent is excreted by the kidneys more rapidly than excretion of the cell-specific hepatocyte fraction. Delayed imaging is also favored clinically since it provides a more flexible time window for patient throughput.

Clinical Applications of Iron Oxide Particles

The major application proposed for iron oxide particles is enhanced detection of liver cancer [9]. Controlled clinical studies have shown a significant improvement in diagnostic accuracy when iron oxide enhanced MRI is compared to iodine-enhanced computed tomography [21].

Pulse sequence selection is simplified due to the potent and selective T2 relaxation enhancement, which essentially eliminates signal from normal liver and spleen tissue. "Balanced" or "mildly T2-weighted" pulse sequences (i.e., with timing parameters in the range of SE 500/30 – 2000/60) are similarly effective [9, 20]. In clinical practice, use of short TR techniques may be preferred since they allow ghost artifact reduction via signal averaging or shorter scan times and more rapid patient throughput. Gradient echo sequences are sensitive to additional components of transverse dephasing caused by the heterogeneous distribution of magnetic susceptibility in tissues containing particles, and these sequences offer high signal-to-noise ratio, speed, and maximal tumor-liver contrast-to-noise ratio per unit time [9, 20].

Iron oxide particles show a blood pool phase and may have potential for development as vascular perfusion agents. Depending on size and the coating of composite particles, iron oxides have blood half-lives ranging from 5 to 80 min. Once removed from the bloodstream, intracellular superparamagnetic iron oxides remain intact for several hours ($t_{1/2} > 24$ h), without significant redistribution [9, 33]. This temporal stability may be desirable for liver-spleen imaging in clinical practice since careful coordination of drug administration, and the time of scanning is not required.

References

1. Engelstad BL, Wolf GL (1988) Contrast agents. In: Stark DD, Bradley WG (eds) Magnetic resonance imaging. Mosby, St. Louis, pp 161 – 181
2. Bean CP, Livingston D (1959) Superparamagnetism. J Appl Physiol 30:120S – 129S
3. Cullity BD (1976) Introduction to magnetic materials. Addison-Wesley, Reading
4. Saini S, Frankel RB, Stark DD, Ferrucci JT (1988) Magnetism: a primer and review. Am J Roentgenol 150:735 – 743
5. Mendonca-Dias MH, Lauterbur PC (1986) Ferromagnetic particles as contrast agents for magnetic resonance imaging of the liver and spleen. Magn Reson Med 3:328 – 330
6. Renshaw PF, Owens CS, MacLaughlin AC, Frey TG, Leigh JS (1986) Ferromagnetic contrast agents: a new approach. Magn Reson Med 3:217 – 255
7. Gillis P, Koenig SH (1987) Transverse relaxation of solvent protons induced by magnetized spheres: application to ferritin, erythrocytes and magnetite. Magn Res Med 5:323 – 345

8. Bacon BR, Stark DD, Park CH et al. (1987) Ferrite particles, a new MRI contrast agent: lack of acute or chronic hepatotoxicity following intravenous administration. J Lab Clin Med 110:164–171
9. Stark DD, Weissleder R, Elizondo G et al. (1988) Superparamagnetic iron oxide: clinical application as a contrast agent for MR imaging of the liver. Radiology 168:287–301
10. Wolf GL, Fobben ES (1984) Tissue proton T1 and T2 response to gadolinium-DTPA injection in rabbits: a potential contrast agent for MR imaging. Invest Radiol 19:324–328
11. Bousquet JC, Saini S, Stark DD et al. (1988) Gadolinium-DOTA: characterization of new paramagnetic complex. Radiology 166:693–698
12. Stark DD (1988) The liver. In: Stark DD, Bradley WJ Jr (eds) Magnetic resonance imaging. Mosby, St. Louis, pp 934–1059
13. Greif WL, Buxton RB, Lauffer RB et al. (1985) Pulse sequence optimization for MR imaging using a paramagnetic hepatobiliary contrast agent. Radiology 157:461–466
14. Saini S, Stark DD, Wittenberg J et al. (1986) Dynamic gadolinium-DTPA imaging of liver cancer: animal investigation. Am J Roentgenol 147:357–362
15. Josephson L, Lewis J, Jacobs P, Hahn PF, Stark DD (1988) The effects of iron oxides on proton relaxivity. Magn Reson Imaging 6:647–653
16. Hardy PA, Henkelman RM (1991) On the transverse relaxation rate enhancement induced by diffusion of spins through inhomogeneous fields. Magn Reson Med 17:348–356
17. Haacke EM, Tkach JA, Parrish TB (1989) Reducing T2* dephasing in gradient field echo imaging. Radiology 170:457–462
18. Majumdar S, Zoghbi S, Pope CF, Gore JC (1989) A quantitative study of relaxation rate enhancement produced by iron oxide particles in polyacrylamide gels and tissue. Magn Reson Med 9:185–202
19. Fisel CR, Ackerman JL, Buxton RB et al. (1991) MR contrast due to microscopically heterogeneous magnetic susceptibility: numerical simulations and applications to cerebral physiology. Magn Reson Med 17:336–347
20. Fretz CJ, Elizondo G, Weissleder R, Hahn PF, Stark DD, Ferrucci JT (1989) Superparamagnetic iron oxide-enhanced MR imaging: pulse sequence optimization for detection of liver cancer. Radiology 172:393–397
21. Fretz CJ, Stark DD, Metz CE et al. (1990) Detection of hepatic metastases: comparison of contrast enhanced CT, unenhanced MR imaging, and iron oxide enhanced MR imaging. Am J Roentgenol 155:763–770
22. Caride VJ, Sostman HD, Winchell RH, Gore JC (1984) Relaxation enhancement using liposomes carrying paramagnetic species. Magn Reson Imaging 2:107–112
23. Fahlvik AK, Holtz E, Schroder U, Klaviness J (1990) Magnetic starch microspheres, biodistribution and biotransformation. Invest Radiol 25:793–797
24. Lauffer RB, Greif WL, Stark DD et al. (1985) Iron-EHPG as an hepatobiliary MR contrast agent: initial imaging and biodistribution studies. J Comput Assist Tomogr 9/3:431–438
25. Elizondo G, Fretz C, Stark DD, Musu C, Ferrucci J (1989) GdBOPTA: preclinical efficacy evaluation as an hepatobiliary contrast agent for MR imaging. Radiology 173(P):253
26. Elizondo G, Fretz CJ, Stark DD, Rocklage SM, Quay SC, Worah D, Tsang TM, Chen MC, Ferrucci J (1991) Preclinical evaluation of Mn DPDP: new paramagnetic hepatobiliary agent for MR imaging. Radiology 178:73–78
27. Lim KO, Stark DD, Leese PT, Pfefferbaum A, Rocklage SM, Quay SC, Worah D (1991) Hepatobiliary MR imaging: first human experience with Mn-DPDP. Radiology 178:79–82
28. Vera DR, Krohn KA, Stadalnick RC, Scheibe PO (1984) ^{99m}Tc-galactosyl-neoglycoalbumin: in-vivo characterization of receptor-mediated binding to hepatocytes. Radiology 151:191–196
29. Wu GY, Midford S, Wu CH (1988) A hepatocyte directed contrast agent for magnetic resonance imaging of hepatic tumors. Hepatology 8:1253
30. Josephson L, Groman EV, Menz E, Lewis JM, Bengele H (1990) A functionalized superparamagnetic iron oxide colloid as a receptor directed MR contrast agent. Magn Reson Imag 8:637–646
31. Tanimoto A, Baba Y, Zhao L, Chen J, Pouliquen D, Stark DD (1991) Assessment of hepatitis with MR imaging: performance of cell-specific contrast agents. J Magn Reson Imaging 1:211
32. Tsang YM, Stark DD, Chen MC, Weissleder R, Wittenberg J, Ferrucci JT (1988) Hepatic micrometastases in the rat: ferrite enhancement MR imaging. Radiology 167:21–24

1.1.13 Manganese Dipyridoxyl Diphosphate: A New Paramagnetic Hepatobiliary Contrast Agent for Magnetic Resonance Imaging of the Liver – Clinical Results in 20 Patients

T. J. Vogl, B. Schnell, C. McMahon, S. Steiner, B. Hamm, and J. Lissner

Particularly the introduction of new hepatobiliary contrast agents, such as manganese dipyridoxyl diphosphate (Mn-DPDP), gadolinium benzyloxy-proprionic-tetraacetic acid (Gd-BOPTA), and Fe-EHPG and the development of fast gradient-recalled echo (GRE) sequences in breath-hold technique promise to improve the performance of magnetic resonance imaging (MRI) over the more familiar ultrasound (US) and computed tomography (CT) [3, 5] in differentiating between pathological and normal liver tissue. Mn-DPDP has a significantly higher affinity for hepatocytes than the routinely used gadolinium diethylene triamine pentaacetate (Gd-DTPA), which undergoes nonspecific extracellular distribution and predominantly renal excretion [7]. The synthesis and characterization of Mn-DPDP are described by Rocklage et al. [6, 7]. Toxicity studies reported by Elizondo et al. [1] suggest that Mn-DPDP is safe at the doses necessary for clinical imaging. Lim et al. [4] reported, upon initial human trials, that Mn-DPDP exhibits long-lasting preferential uptake by hepatocytes. In this phase II study we describe the Mn-DPDP uptake and morphological appearance of normal and pathological liver tissue.

Subjects and Methods

A total of 20 informed and consenting adult patients (7 men and 13 women, aged 40–77 years) were examined. Inclusion criterion was the presumption of malignant liver tumors. Patients with severe disturbances of liver and/or renal function, biliary obstruction, or cardiovascular disease were excluded. Blood, urinary, and cardiovascular parameters were controlled before, during, and after giving Mn-DPDP. The histological findings revealed metastases in eight patients, hepatocellular carcinoma (HCC) in two, bile duct carcinoma in two, lymphoma in two, cysts in two, regenerating nodules in two, focal nodular hyperplasia (FNH) in one, and no pathological findings in one patient. Ten patients received a dose of 5 and the other ten a dose of 10 µmol/kg body weight.

The MRI images were performed at 1.5 T (Magnetom, Siemens Medical Systems, Erlangen, FRG) with spin-echo (SE) and GRE T1- and T2-weighted sequences before and after administration of Mn-DPDP. Signal-to-noise (S/N)

and contrast-to-noise (C/N) ratios were calculated for liver, spleen, and lesion. Technical quality, diagnostic utility, and lesion demarcation were evaluated by three independent observers.

Results

No significant changes in cardiovascular parameters or subjective symptoms were observed in any of the 20 patients. In all sequences (T1-weighted SE, GRE, and turbo-FLASH) the S/N ratios of the normal liver parenchyma increased significantly ($p<0.05$) after Mn-DPDP. The T1-weighted GRE sequence (FLASH) in breath-hold technique showed the maximum increase in signal intensity. The images obtained with the FLASH sequence were of the best technical quality. The C/N ratios of lesion/liver for the FLASH sequence are presented in Fig. 1. Lesion-demarcation was best in the T2-weighted SE sequence, followed by the enhanced T1-weighted GRE and SE sequences. In eight cases (four patients with metastatic disease, two with cirrhosis and regenerating nodules, and two with lymphomas) more lesions were detected after administration of Mn-DPDP compared with the plain images.

Metastases, which did not take up Mn-DPDP, showed a hyperintense, inhomogeneous structure in the T2-weighted SE sequences and were homogeneously hypointense in the T1-weighted sequences (Fig. 2). *HCCs* also appeared in the T2-weighted sequences as inhomogeneous hyperintense; they could be differentiated from the metastases in the T1-weighted SE and GRE sequences by the significant Mn-DPDP uptake in the tumor (Fig. 3). In one HCC a characteristic "pseudocapsule" was depicted. *Bile duct carcinomas* appeared homogeneously hyperintense in the T2-weighted SE sequences and hypoin-

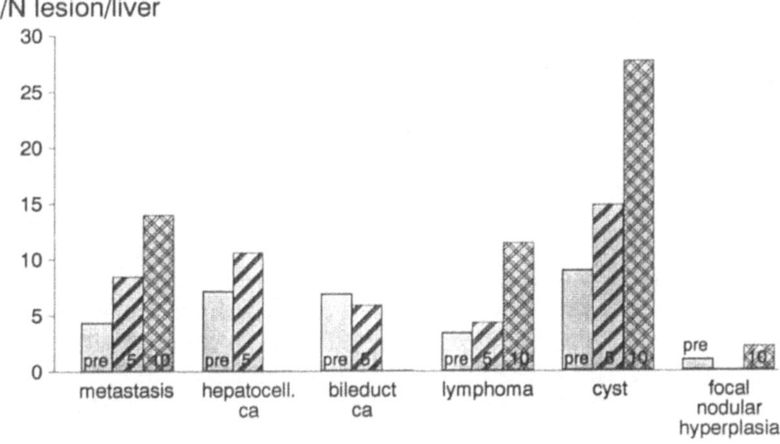

Fig. 1. Comparative analysis of the T1-weighted GE sequence (FLASH) regarding the C/N ratios of the various lesions

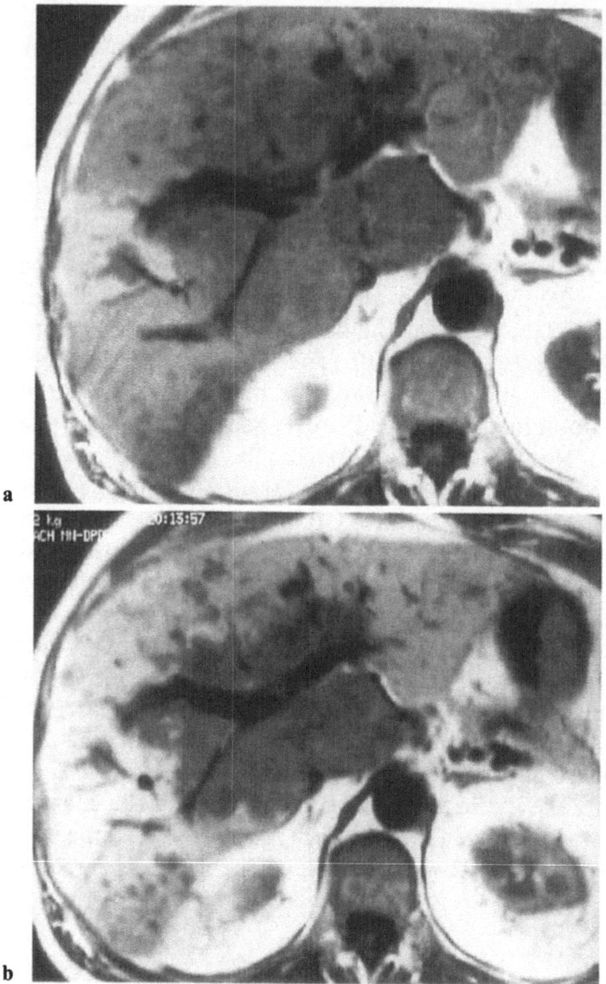

Fig. 2 a, b. Colon carcinoma, metastatic disease of the liver. **a** In the plain T1-weighted SE (500/15) images multiple, unsharply demarcated, hypointense lesions in the right and left liver lobe. **b** In the T1-weighted SE sequence after using Mn-DPDP a significant enhancement of the lesions can be seen. The lesions can better be demarcated and additional, very small metastases can be detected, especially in the dorsal right lobe

tense in all T1-weighted sequences before and after administration of Mn-DPDP. *Lymphomas* had a inhomogeneous, slightly hyperintense pattern in the T2-weighted SE sequence and a hypointense homogeneous pattern in the turbo-FLASH sequence. The appearance of the lymphomas in the T1-weighted SE and GRE sequences was variable. *Cysts* showed no uptake of Mn-DPDP.

There was an increase of 66% and 210% in C/N ratios at the two dosages. The histologically confirmed *regenerating nodules* could not be seen in the T2-weighted SE sequences. Using Mn-DPDP, they could be detected by the sig-

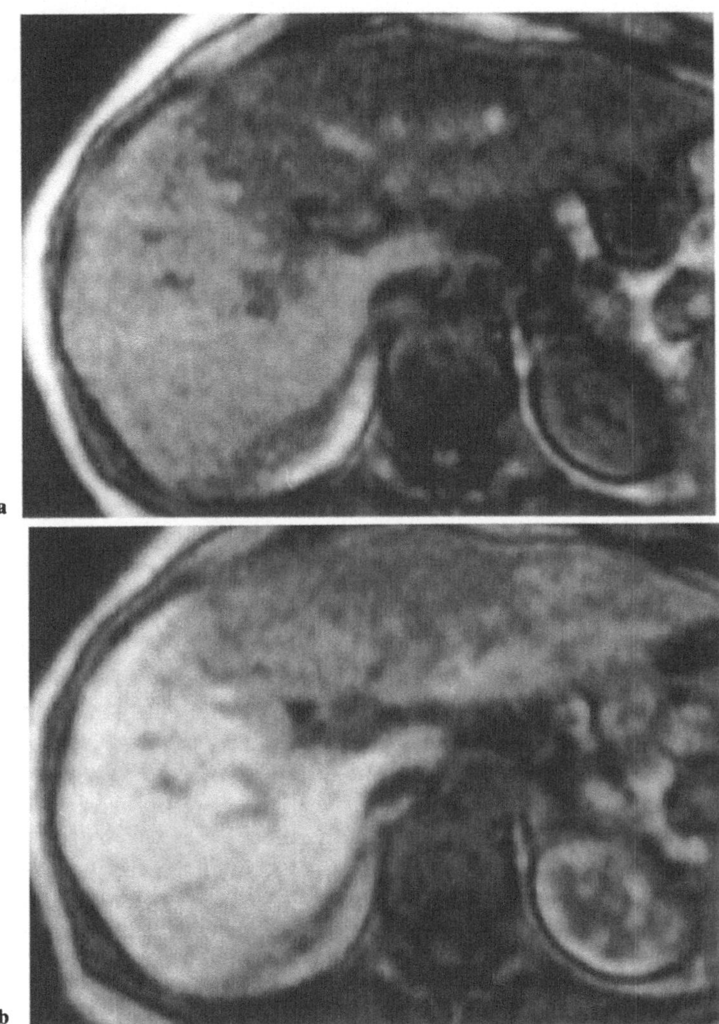

Fig. 3 a, b. Hepatocellular carcinoma in the left hepatic lobe, lacking the characteristic "pseudocapsule." **a** On plain T1-weighted GRE (120/6) image a homogeneous, irregularly shaped, hypointense mass can be seen in the whole left liver lobe. **b** Same sequence after contrast agent administration. The enhancement of the tumor is inhomogeneous and generally less than surrounding liver tissue. The tumor impinges upon the portal vein

nificant enhancement in the regenerating liver tissue. The *FNH* was seen only as one slightly hyperintense lesion in the native T1- and T2-weighted SE images and slightly hypointense in the FLASH sequences. After administration of Mn-DPDP, especially in the FLASH sequences, three well-demarcated, round, hyperintense areas were differentiated. One lesion exhibited a characteristic central hypointense scar. Table 1 shows the diagnostic value of MRI, CT, and US.

Table 1. Comparison of the diagnostic value of MRI, CT, and US

	n	MRI plain	MRI Mn-DPDP	CT contrast-enhanced	Ultrasound
Malignant					
Metastasis	8	2.1	3	1.9	1.6
HCC	2	2	2	1	1
Bile duct carcinoma	2	1.5	2.5	2	1
Lymphoma	2	3	3	2	2.5
Benign					
Cyst	2	2.5	3	2.5	2.5
Cirrhosis	2	1.5	3	1	1
FNH	1	1	2	1.5	1.5

Score 0, no lesion detectable; score 1, uncertain detection; score 2, good demarcation and differentiation; score 3, optimal diagnostic information

Discussion

In conclusion, we found the behavior of the tissue with respect to Mn-DPDP enhancement and the morphological pattern of the various lesions to be helpful in detecting and differentiating between malignant or benign, primary or secondary liver lesions.

In comparison with CT and US, MRI with Mn-DPDP offers the advantages of better resolution and demarcation of all the liver lesions examined in this study. Initial investigations [1, 2, 4, 7] suggest that Mn-DPDP is well tolerated and effective in the depiction of normal and pathological hepatobiliary structures. Further phase III studies are required to assess its relative efficacy compared with other contrast agents in diagnosis and preoperative evaluation of hepatic lesions.

References

1. Elizondo G, Fretz CJ, Stark DD et al. (1991) Preclinical evaluation of Mn-DPDP: new paramagnetic hepatobiliary contrast agent for MR imaging. Radiology 178/1:73–78
2. Hamm B, Vogl TJ, Branding G, Schnell B, Taupitz M, Wolf K-J, Lissner J (1992) MR imaging of focal liver lesions with Mn-DPDP as a new hepatobiliary contrast agent: initial clinical results in 40 patients. Radiology 182:167–174
3. Lee JKT, Sagel SS, Stanley RJ (1989) Computed body tomography with MRI correlation. Raven, New York
4. Lim KO, Stark DD, Leese PT, Pfefferbaum A, Rocklage SM, Quay SC (1991) Hepatobiliary MR imaging. First human experience with Mn-DPDP. Radiology 178/1:79–82
5. Nelson RC, Chezmar JL, Sugarbaker PH, Murray DR, Bernardino ME (1990) Preoperative localization of focal liver lesions to specific liver segments: utility of CT during arterial portography. Radiology 176:89–94

6. Rocklage SM, Cacheris WP, Quay SC, Hahn FE, Raymond KN (1989) Manganese(II)N,N′-dipyridoxylethylenediamine-N,N′-diacetate 5,5′-bis(phosphate). Synthesis and characterization of a paramagnetic chelate for magnetic resonance imaging enhancement. Inorg Chem 28:477–485
7. Rocklage SM, Vanwagoner M (1990) Hepatobiliary contrast agents: an overview of the development of manganese dipyridoxyl diphosphate (Mn-DPDP). In: Ferrucci JT, Stark DD (eds) Liver imaging: current trends and new techniques. Andover, Boston, pp 374–383

1.1.14 Hepatobiliary Magnetic Resonance Imaging: First Experiences with Gadolinium Benzyloxy-proprionic-tetraacetic Acid

T. J. Vogl, W. Pegios, C. McMahon, J. Balzer, J. Waitzinger, G. Pirovano, and J. Lissner

In recent years, magnetic resonance imaging (MRI) has been used with some degree of success for the detection and characterization of pathological processes of the liver [1]. Extensive trials have shown that intravenous injection of a suitable paramagnetic contrast medium can change an organ's resonance behavior. To date the largest body of clinical experience has been obtained with gadolinium diethylene triamine pentaacetate (Gd-DTPA), a large, hydrophilic chelate which has proved extremely useful in many areas. Due to the rapid renal and negligible biliary elimination, these highly hydrophilic substances do not provide sufficient enhancement of the liver and biliary tract [2].

The newly-developed substance gadolinium benzyloxy-proprionic-tetraacetic acid (Gd-BOPTA), octane-bound chelates of gadolinium, displayed lower acute toxicity and neural toxicity in animal trials, with a 6-h urine excretion rate of 54.8% and a biliary excretion rate of 38.6% [3]. We performed a phase I study of Gd-BOPTA in eight healthy male adult volunteers to investigate its tolerability and efficacy in providing enhancement of the liver in MRI.

Materials and Methods

Contrast Medium. Gd-BOPTA (batch/Lot no. R.G. 3/90; expiration date, April 1992) was obtained from Bracco Industria Chemica (Milan, Italy). This compound has a molecular weight of 1057 and an osmolality of 0.75 osmol/kg at 37 °C. Its synthesis is described elsewhere [4]. The injection form was supplied in a concentration of 0.25 mmol/l (0.25 *M*).

Study Design. In an open, nonrandomized, single ascending dose design, eight healthy male volunteers, aged between 20 and 36 years, were included in the study. Groups of two subjects received each dose. There was a period of at least 1 week between the drug administrations of the successive groups. For the evaluation of effectiveness a series of MRI were performed on a 1.5-T supraconducting scanner, using four different sequence techniques – spin-echo (SE) T1, T2, gradient-echo (GE) breath-hold, turbo-FLASH – on all volunteers before and after administration of Gd-BOPTA (0.005, 0.05, 0.1, or 0.2 mmol/kg body weight).

Data Calculation. To evaluate the Gd-BOPTA-induced enhancement of each organ, the signal/noise ratio (S/N) [4, 5], the enhancement of the signal intensities after drug administration in percentage (%E) were calculated using the following formulas: S/N = SIt − SIb/STb; %E = SIt (postcontrast) − SIt (precontrast)/SIt (precontrast) × 100 where SIb and SIt are the signal intensities of background and tissue; STb is their respective standard deviations.

Results

Safety and Tolerability. A subject in the 0.1 mmol/kg dose group reported mild pruritus on the head, lasting 1 min, and a feeling of emptiness in the stomach, lasting 2 min, within 5 min after the start of the gadolinium benzyloxy-proprionic-tetraacetic acid (Gd-BOPTA) injection. A subject in the 0.2 mmol/kg dose group reported cramps in his right leg, lasting 2 min, occurring 2 h and 10 min after the start of the injection. There were no clinically relevant alterations in blood pressure, pulse, respiration rate, body temperature or 12-lead ECG during this study.

Magnetic Resonance Imaging. We found an appreciable increase in the relative intensity of the liver parenchyma in the GE-suspended respiration and in the T1-weighted SE sequences. Gd-BOPTA brought about no significant change in the signal intensity in the T2-weighted sequences. An increased enhancement of the *liver parenchyma* was observed after Gd-BOPTA administration, particularly at the doses of 0.05 and 0.1 mmol/kg. This was recorded both in the GE sequences (%E: 149; Fig. 1) and the SE T1-weighted sequences (%E: 107.8). At the 0.2 mmol/kg dose, the %E of the liver parenchyma appeared to be slightly delayed in both sequences. A longer lasting contrast medium accumulation in the liver was observed particularly at 0.1 − 0.2 mmol/kg, especially in the GE sequence (Fig. 2b). A late contrast medium accumulation after 60 min was quite typical for the *gall bladder* at doses greater 0.05 mmol/kg (Fig. 2b). The behavior of *renal parenchymas* concerning signal intensity was similar to that of other organs: as doses increased, the signal intensity, %E, and S/N values rose steadily. The *spleen* showed an increase in signal intensity proportional to the concentration of Gd-BOPTA, both in the GE and the T1-weighted sequences.

Discussion

The use of contrast media to increase the anatomical and functional information in MRI images is becoming increasingly important [6, 7]. The detection

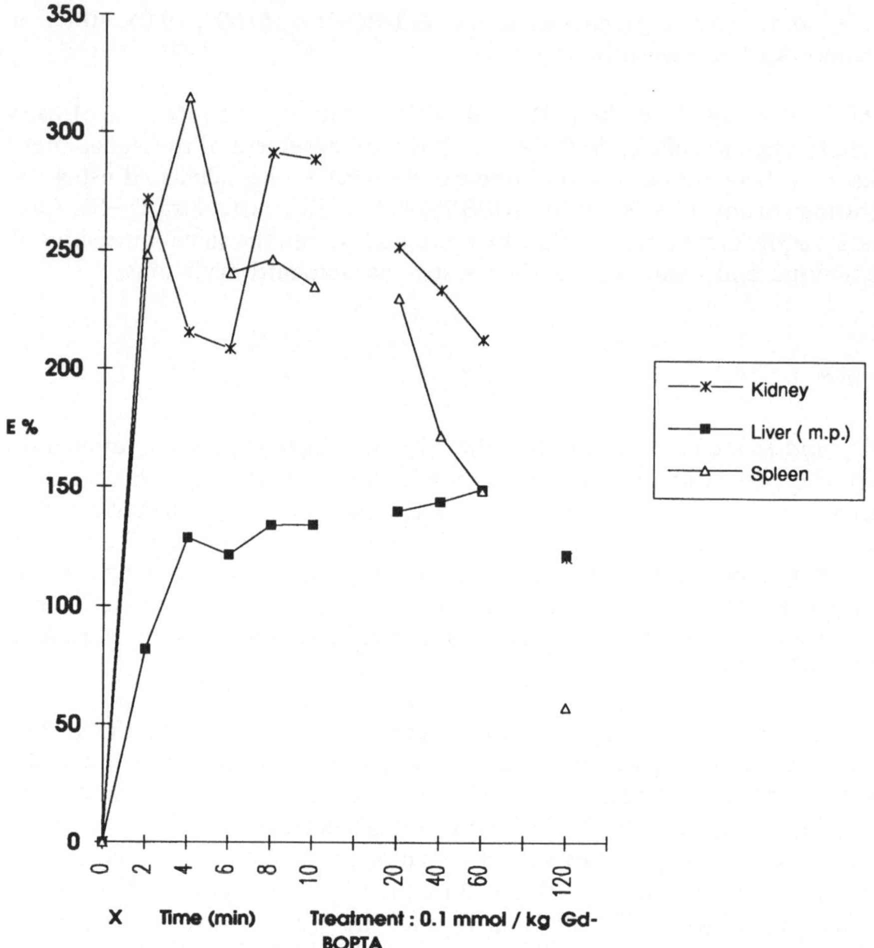

Fig. 1. Percentage of enhancement (*E%*) in GE sequence (FLASH) after administration of 0.1 mmol/kg Gd-BOPTA

and differentiation of pathologic processes can be substantially improved in a number of organs, including the liver [1, 8]. The diagnostic usefulness of Gd-DTPA in the upper abdomen is limited due to its rapid renal excretion and virtual lack of biliary excretion, and consequently its poor enhancement of the liver and gall bladder [9]. Hepatobiliary contrast media such as manganese dipyridoxyl diphosphate [10, 11] and the new Gd-BOPTA accumulate selectively in healthy liver parenchyma, unlike nonspecific, extracellular contrast media, thereby increasing the contrast between normal liver parenchyma and diseased tissue [12, 13].

Gd-BOPTA has performed extremely well in preclinical experiments in rats. Pavone et al. reported the low toxicity and auspicious pharmacokinetic proper-

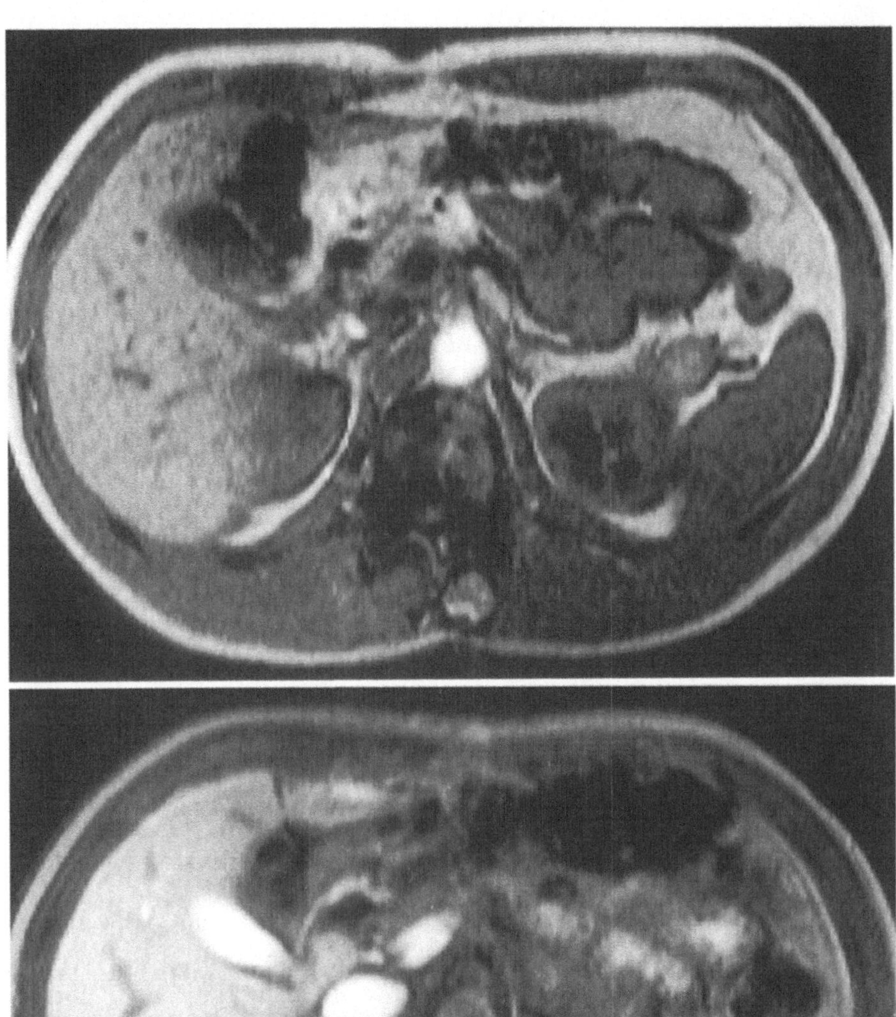

Fig. 2 a, b. Two MRI images; slice at the level of tail and head of the pancreas. FLASH (suspended respiration), TR/TE = 120/6 ms, plain. **a** The intrinsic contrast of the upper abdominal organs without contrast material in gradient-echo techniques. **b** Image 120 min after intravenous administration of Gd-BOPTA (0.1 mmol/kg). The enhancement of the liver parenchyma is still prominent, thus providing the long time window for enhanced liver imaging. The biliary excretion causes an enhancement of the gall bladder and the common bile duct. By this time, the signal intensity of renal parenchyma and spleen is significantly decreased

ties of Gd-BOPTA compared with Gd-DPTA [3]. Elizondo et al. tested Gd-BOPTA against Gd-DTPA, Fe-HBED, and Fe-EHPG in the imaging of hepatic adenocarcinoma metastases in the rat and found Gd-BOPTA to show the greatest increase in S/N ratio [14]. Cavagna et al. confirmed these results in another experiment using a Walker carcinoma rat model [15]. All authors commented on the longevity of liver enhancement by Gd-BOPTA.

In our estimation, the doses of 0.05 and 0.1 mmol/kg were most useful. The GE sequences in suspended respiration and the T1-weighted SE sequences resulted in the anatomically most informative images.

The properties exhibited by Gd-BOPTA could potentially enable it to serve a double purpose in diagnostic imaging of the liver: in the first phase immediately after injection it can be used to characterize tissue perfusion; in a second phase, hepatocellular uptake and biliary excretion take place, and reflecting this a new set of images can be obtained which show specific enhancement of functional liver tissue and the biliary tract.

The initial results of administration of Gd-BOPTA in humans are cause for optimism. We believe that further studies are warranted to assess the effectiveness of Gd-BOPTA in improving liver-lesion contrast in MRI and to judge its overall performance relative to other paramagnetic hepatospecific agents currently under investigation.

References

1. Ferrucic JT, Stark DD (1990) Liver imaging. Current trends and new techniques. Andover, Boston
2. Hamm B, Wolf K-J, Felix R (1987) Conventional and rapid MR imaging of the liver with gadoliniom-DTPA. Radiology 164:313–320
3. Pavone P, Patrizio G, Buoni C, Tettamanti E, Passarielo R, Musu C, Tirone P, Felder E (1990) Comparison of Gd-BOPTA with Gd-DTPA in MR-imaging of rat liver. Radiology 176:61–64
4. Edelstein WA, Bottomley PA, Hart HR, Smith LS (1983) Signal noise, and contrast in nuclear magnetic resonance (NMR) imaging. J Comput Assist Tumogr 7:391–401
5. Hendrick RE, Kneeland JB, Stark DD (1987) Maximizing signal-to-noise and contrast-to-noise ratios in FLASH imaging. J Magn Reson 5:5117–5127
6. Edelman R, Hahn PF, Byxton R, Wittenberg J, Ferrucci JT, Saini S, Brady T (1986) Rapid MR imaging with suspended respiration: clinical application in the liver. Radiology 161:125–131
7. Engelstad BL, Wolf GL (1988) Contrast agents. In: Stark DD, Bradley WG (eds) Magnetic resonance imaging. Mosby, St. Louis, pp 161–200
8. Dooms, Fischer, Higgins CB, Goldberg HL, Margulis AR (1986) MR-imaging of the dilated biliary tract. Radiology 158:337–341
9. Lim KO, Stark DD, Leese PT, Pfefferbaum A, Rocklage SM, Quay SC (1991) Hepatobiliary MR imaging: first human experience with MnDPDP. Radiology 178:79–82
10. Vogl TJ, Hamm B, Schnell B, Eibl-Eibesfeld B, Steiner S, Lissner J (1992) Klinische Wertigkeit von Mn-DPDP: neues paramagnetisches Kontrastmittel für die Kernspintomographie der Leber. Fortschr Röntgenstr (in press)
11. Lauffer RP, Vincent AC, Padmanadhaus (1987) Hepatobiliary MR contrast agents: 5 substituted iron EHPG derivates. Magn Reson Med 4:582–590

12. Tsang YM, Chen M, Elizondo G et al. (1987) Hepatobiliary MR contrast agents: 5 substituted iron. EHPG derivates. Magn Reson Med 4:582–590
13. Vittadini G, Felder E, Tirone P, Lorusso V (1988) B19036, a potential new hepatobiliary contrast agent for MR proton-imaging. Invest Radiol 23 [Suppl]:246–248
14. Elizondo G, Fretz C, Stark DD (1989) Gd-BOPTA: preclinical efficacy evaluation as a hepatobiliary contrast agent for MR imaging. Radiology 173(P):797–806
15. Cavagna F, Tirone P, Felder E (1990) Hepatobiliary contrast agents for MRI. In: Ferrucci JT, Stark DD (eds) Liver imaging. Current trends and new techniques. Andover, Boston, 384–393
16. Vogl Th, Pegios W, McMahon C, Balzer J, Waitzinger J, Pirovano G, Lissner J (1992) Gadopentate dimephumine – a new contrast agent for MR imaging. Preliminary evaluation as healthy volunteers. AJR 158:887–892

1.1.15 Fast-Imaging Protocol for Magnetic Resonance Imaging in the Evaluation of Focal Liver Diseases

G. Layer, A. Steudel, B. Kreft, F. Träber, V. Kunze, and J. Gieseke

Since the introduction of magnetic resonance imaging (MRI) into the clinical diagnosis of focal liver disease, T 1- and T 2-weighted spin-echo (SE), T 1-weighted inversion recovery (Reinig et al. 1989), short T 1 inversion recovery (Dousset 1989), relaxation time measurements (Steudel et al. 1989), and breath-hold gradient-echo (GE) sequences (Winkler 1989) have been used to detect metastatic lesions and primary liver tumors and to differentiate them from benign focal lesions such as hemangioma or focal nodular hyperplasia (FNH).

This paper suggests a fast and reliable imaging protocol for the detection and characterization of focal liver lesions on a 0.5-T whole-body MRI scanner.

Materials and Methods

The studies were carried out on a 0.5-T MRI system (Philips Gyroscan T 5) using the body wrap-around coil with a diameter of 20 cm. The protocol included conventional respiratory-gated and parallel presaturated T 1- and T 2-weighted SE sequences, breath-hold fast-field echo (FFE) sequences in T 1 (three slices per breath-hold) and T 2 weighting (two slices per breath-hold), a dynamic study after bolus injection of 0.1 mmol gadolinium diethylene pentaacetate (Gd-DTPA) per kilogram body weight with an ultrafast field-echo (TFE) sequence and a time resolution of 5 s, and a late series with breath-hold T 1-weighted FFE images (Table 1).

Results

Whereas the signal/noise ratio (SNR) of the breath-hold FFE sequences was slightly less than that of conventional SE images, the contrast between the focal liver lesions and the healthy liver parenchyma was comparable (Fig. 1). No liver lesion seen by conventional SE images was missed on FFE breath-hold images.

Table 1. Sequence parameters for the acquisition of various MRI images

	Conventional T1-weighted SE images	Conventional T2-weighted SE images	T1-weighted breath-hold FFE images[a]	T2-weighted breath-hold FFE images[b]	Dynamic ultrafast TFE images[c]
Repetition time (ms)	350	1800	90	120	12
Echo time (ms)	15	15/90	4	25	6
Slice thickness (mm)	8	8	8	8	10
Matrix/averages	180×256/4	204×256/2	180×256/2	180×256/2	128×256/1
Scan time	8:35	7:45	1:06[d]	2:12[e]	1.6 s
Presaturation	Parallel	Parallel	Parallel	Parallel	Parallel
PEAR	Yes	Yes	No	No	No
Partial echo	No	No	Yes	No	No
Flip angle	–	–	60°	20°	60°
Prepulse	–	–	–	–	Inverted[f]
Scan interval	–	–	–	–	4.6 s

PEAR, Phase-encoded artifact reduction
[a] Three slices per breath-hold
[b] Two slices per breath-hold
[c] After intravenous administration of Gd-DTPA
[d] Breath-hold: 16 s
[e] Breath-hold: 22 s
[f] TI delay: 10 ms

The time-dependent increase in signal intensity (SI) in focal liver lesions is characterized by a stronger and faster enhancement compared to liver parenchyma (Fig. 2). FNH shows the highest gradient with only intermediate steady state. Hemangioma and metastases reach an almost three times higher SI compared to precontrast images, with hemangioma being characterized by faster enhancement.

Figure 3 illustrates that the optimal contrast between the focal lesions and liver parenchyma is precontrast for metastases and hemangioma. The loss of contrast between hemangioma and liver parenchyma after bolus injection progressing from the periphery to the center yields the diagnosis of hemangioma. In FNH the tumor/liver contrast is most pronounced immediately after bolus injection whereas precontrast scans and late postcontrast images are not able to delineate the lesion (Fig. 4).

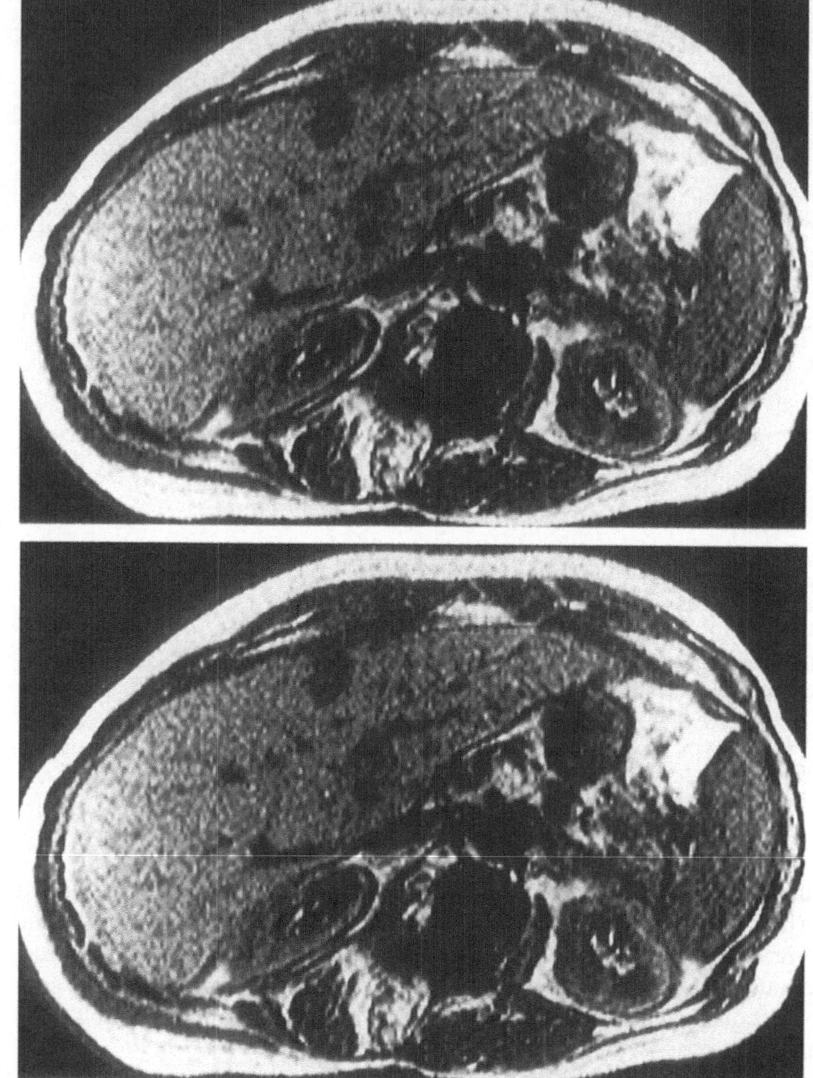

Fig. 1. Liver metastases of a breast cancer. **a** Conventional T1-weighted spin-echo image: SNR = 54; contrast $(SI_{liver} - SI_{metastases}/SI_{liver}) = 0.3$. **b** T1-weighted breath-hold FFE image: SNR = 12; contrast $(SI_{liver} - SI_{metastases}/SI_{liver}) = 0.3$. **c** T2-weighted breath-hold FFE image: SNR = 14; contrast $(SI_{liver} - SI_{metastases}/SI_{liver}) = 0.21$

Discussion

The efficacy of a particular MRI sequence to detect and differentiate focal liver lesions depends on machine-dependent features such as the use of motion artifact reduction, imaging during suspended respiration, presaturation of in-

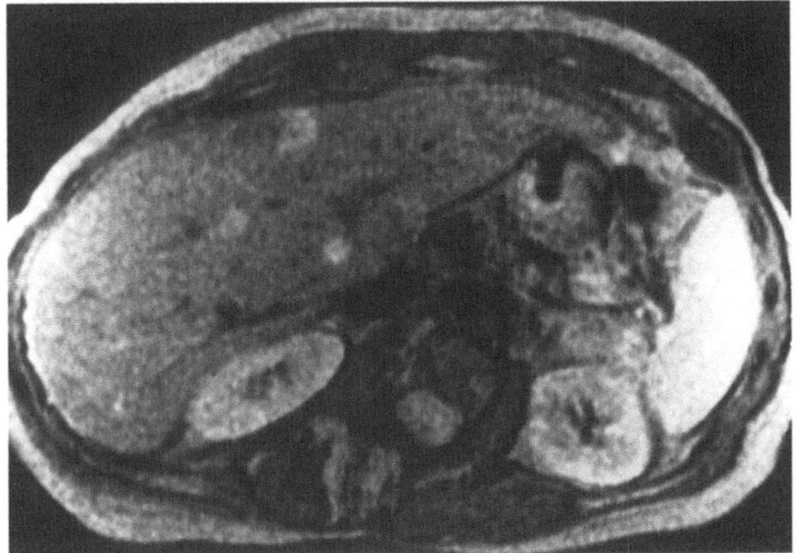

Fig. 1c

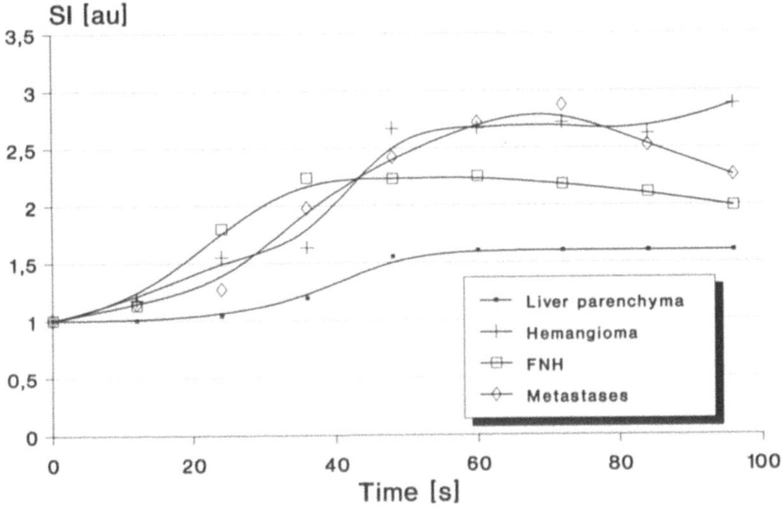

Fig. 2. Signal intensity (*SI*) characteristics of liver parenchyma, metastases, hemangioma, and FNH after fast bolus injection of 0.1 mmol Gd-DTPA

flowing blood from other slices, short echo times in T1 weighting, or nonuniform slice excitation. The field strength is also of importance as T1 values increase with stronger fields, and fast sequences were not available on low- and mid-field machines. The dynamics of Gd-DTPA enhancement after intravenous bolus injection did not yield the advantages expected due to the low time

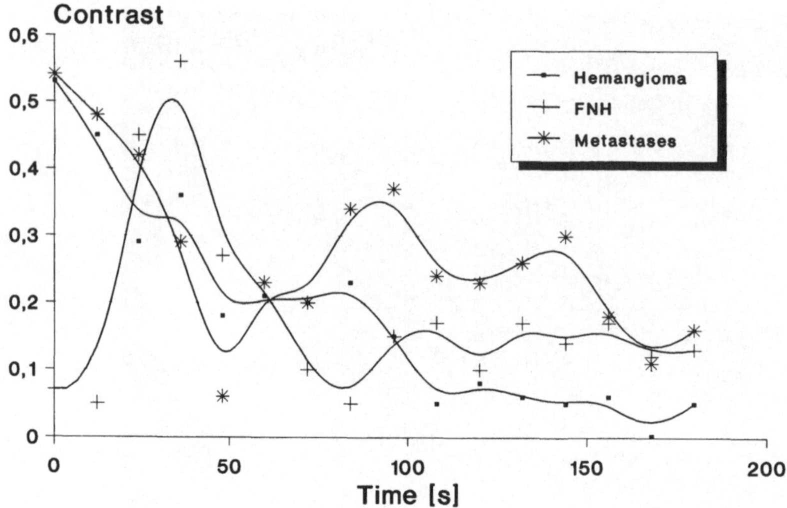

Fig. 3. Time-dependent lesion/liver parenchyma contrast for metastases, hemangioma, and FNH after fast bolus injection of 0.1 mmol Gd-DTPA

resolution of dynamic studies using conventional SE sequences (Mano et al. 1987; Ohtomo et al. 1987). While precontrast T1-weighted images show most malignant lesions as hypointense due to their long T1, the large extracellular space of tumors and their increased capillary permeability results in greater accumulation of Gd-DTPA in tumor tissue than in surrounding liver. As in contrast-enhanced liver computed tomography, it results in a net loss in image contrast after a few minutes (Carr 1985). The availability of ultrafast GE sequences even on mid-field MRI equipment has improved this situation (Bunke and van Vaals 1991; Edelman et al. 1989; Hamm et al. 1987). Using breath-hold FFE sequences in combination with a dynamic study after Gd-DTPA bolus injection with an ultrafast TFE sequence and a high time resolution, a fast and reliable imaging protocol for the detection and characterization of focal liver lesions on a low-field whole-body MRI scanner becomes possible. We suggest an imaging protocol consisting of breath-hold FFE sequences in T1 and T2 weighting precontrast and a dynamic study after bolus injection of 0.1 mmol Gd-DTPA per kilogram body weight with an ultrafast GE sequence (time resolution less than 5 s).

The preliminary experience up to now is very encouraging. No lesion seen on conventional SE images was missed by the new protocol. The characteristic increase in signal intensity and – even more importantly – the characteristic liver parenchyma/liver lesion contrast depending on the time after bolus injection allow a save discrimination between malignant primary or secondary tumors, FNH, and hemangioma. The short study time of less than 20 min for the whole liver examination puts this MRI protocol in a good competition with modern computed tomography examinations. The suggested method is of reliable and complete diagnostic information.

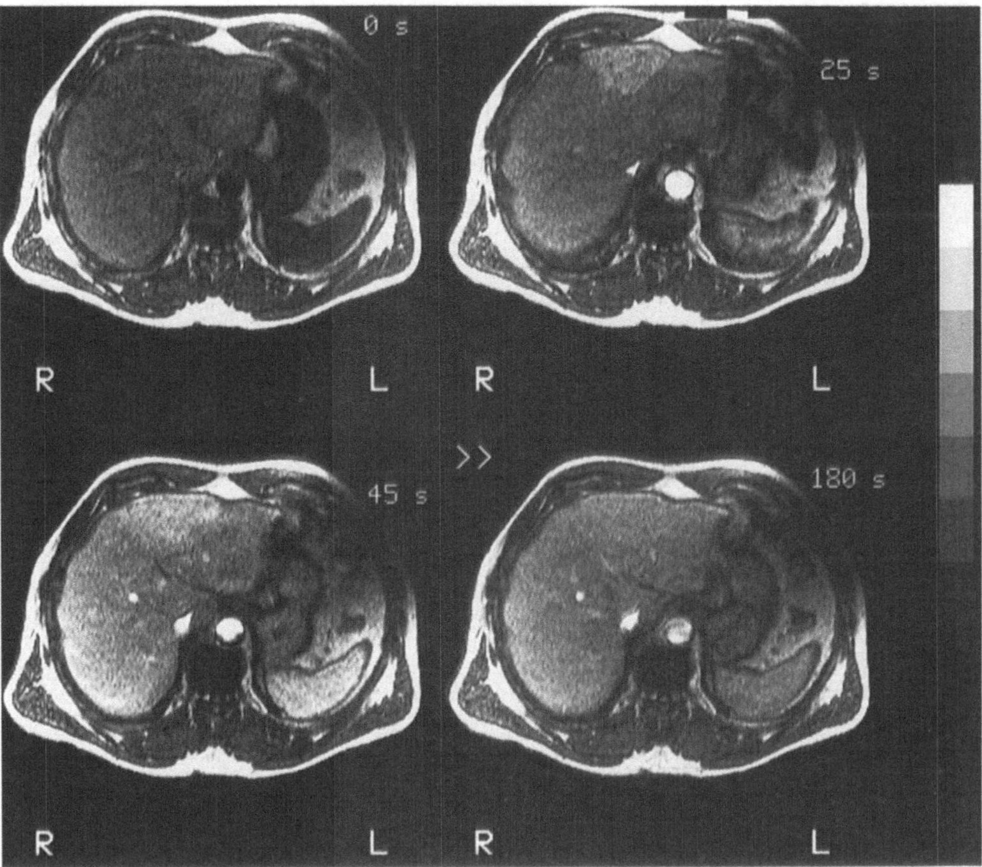

Fig. 4. Four images of the dynamic contrast study with the typical features of FNH masked in precontrast images and in the late phase. Fast and homogeneous enhancement with high contrast after few seconds

References

Bunke J, van Vaals JJ (1991) Fastscan: sehr schnelle MR-Bildgebung mit Gradienten-Echo-Sequenzen. Röntgenstrahlen 65:10–13

Carr DH (1985) The use of proton relaxation enhancers in magnetic resonance imaging. Magn Res Imaging 3:17–25

Dousset M (1989) Short T1 inversion-recovery imaging of the liver: pulse-sequence optimization and comparison with spin-echo imaging. Radiology 171:327–333

Edelman RR, Siegel JB, Singer A, Dupuid K, Longmaid HE (1989) Dynamic MR imaging of the liver with Gd-DTPA: initial clinical results. AJR Am J Roentgenol 153:1213–1219

Hamm B, Wolf KJ, Felix R (1987) Conventional and rapid MR imaging of the liver with gadolinium-DTPA in clinical use. Radiology 164:313–320

Mano I, Yoshida H, Nakabayashi K (1987) Fast spin echo imaging with suspended respiration: gadolinium enhanced MR imaging of liver tumors. J Comput Assist Tomogr 11:73–80

Ohtomo K, Itai Y, Yoshikama K (1987) Hepatic tumors: dynamic MR imaging. Radiology 163:27–31

Reinig JW, Dwyer AJ, Miller DL, Frank JA, Adams GW, Chang AE (1989) Liver metastases: detection with MR imaging at 0.5 and 1.5 T. Radiology 170:149–153

Steudel A, Harder T, Träber F, Dewes W, Schlolaut K-H, Köster O (1989) Relaxationszeitmessungen in der kernspintomographischen Differentialdiagnose von Lebertumoren. Fortschr Geb Roentgenstr 151:449–455

Winkler ML (1989) Hepatic neoplasia: breath-hold MR imaging. Radiology 170:801–806

Yoshida H, Itai Y, Ohtomo K, Koluba T, Minam M, Yashiro N (1989) Small hepatocellular carcinoma and cavernous hemangioma: differentiation with dynamic FLASH MR imaging with Gd-DTPA. Radiology 171:339–342

1.1.16 Regeneration nach Leberresektionen unterschiedlichen Ausmaßes

U. Kania und A. Steudel

Die Leber ist als einziges Organ in der Lage, nach Resektionen durch hypertrophische und hyperplastische Vorgänge zu regenerieren. Die Geschwindigkeit und das Ausmaß der Regeneration sowie die Steuerungsmechanismen sind noch nicht völlig geklärt. Nach übereinstimmender Literaturmeinung kann jedoch davon ausgegangen werden, daß beim Menschen nach spätestens 6 Monaten die Leberregeneration abgeschlossen ist [3, 7–9].

Material und Methode

In einer prospektiven Studie haben wir insgesamt 24 Patienten, die sich einer elektiven Leberresektion aus unterschiedlicher Indikation unterziehen mußten, hinsichtlich der Regenerationsfähigkeit der Leber untersucht.

Bei 12 von ursprünglich 24 Patienten konnte eine elektive Leberresektion durchgeführt werden, die übrigen 12 waren inoperabel. Von den resezierten Patienten konnten schließlich 11 in die Endauswertung aufgenommen werden.

Bei allen Patienten wurde präoperativ ein Computertomogramm durchgeführt und mit Hilfe der Planimetrie eine Lebervolumenbestimmung nach der Schichtmethode durchgeführt (Abb. 1).

Hierbei wurde zunächst die gesamte Leber computertomographisch in 8 mm-Schichten untersucht, anschließend jede Schicht einzeln computergestützt hinsichtlich ihrer Fläche (Schnittfläche) berechnet. Diese Schnittfläche schließlich wurde mit dem Schichtabstand (z) multipliziert; das Produkt ergab das Teilvolumen (Tv). Das Gesamtvolumen der Leber errechnet sich aus der Summe aller Teilvolumina. Durch auftretende Schwankungen in der Atmungstiefe muß bei dieser Methode eine Fehlergröße von 5–10% des errechneten Volumens berücksichtigt werden. Im Gegensatz zu sonographischen Methoden der Lebervolumenbestimmung ist die computertomographische Methode besser reproduzierbar und weniger vom Untersucher abhängig [1, 2, 4–6].

Aufgrund der Angaben im Operationsbericht wurde nach der Resektion ein fiktives postoperatives Lebergewicht bestimmt. Dieses Gewicht war der Ausgangspunkt der Leberregeneration. Zur Validierung dieser Methodik wurden die errechneten sowie die tatsächlich gewogenen Resektionsgewichte miteinan-

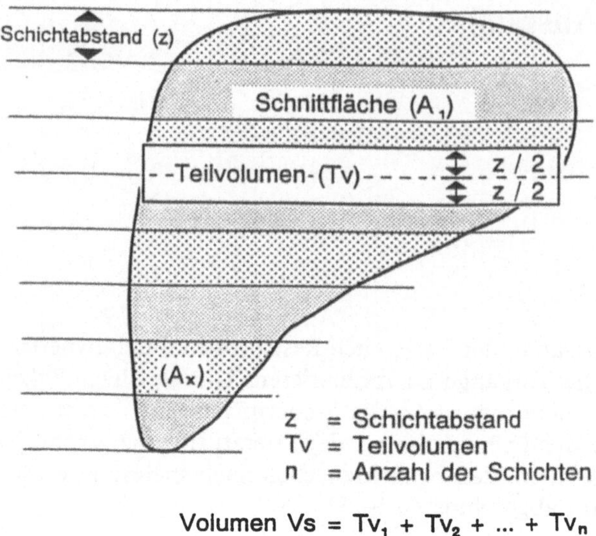

Abb. 1. Schema zur Berechnung des Lebervolumens nach der Schichtmethode. (Mod. nach Fritschy [1])

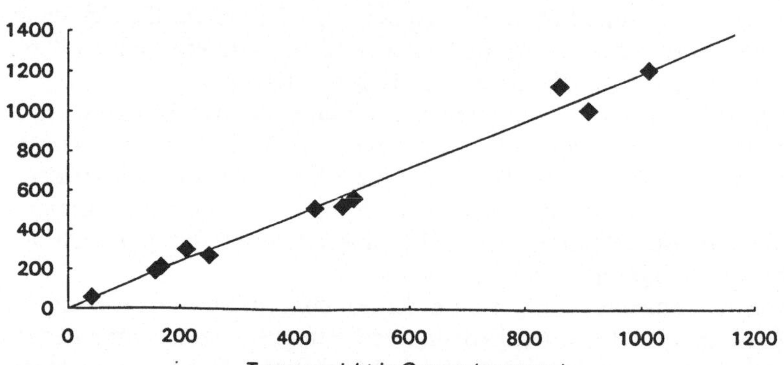

Fig. 2. Korrelation (r) des volumetrisch bestimmten Tumorgewichts mit dem tatsächlich gewogenen Tumorgewicht ($r = 0{,}99$; $p < 0{,}001$)

der verglichen (Abb. 2). Es ergab sich eine Korrelation von r = 0,99 und somit eine hohe Sicherheit der Meßmethodik.

In gleicher Weise wurden alle Patienten nach 3 Monaten erneut untersucht. Dieses Gewicht ergab den in dieser Studie berücksichtigten Endpunkt der Regeneration.

Ergebnisse

Das mittlere Lebergewicht vor Operation betrug 1825 g. Das lebervolumetrisch bestimmte Resektatgewicht 542 g. Daraus ließ sich das fiktive Lebergewicht am Ende der Operation mit 1283 g errechnen. Das mittlere Lebergewicht der Patienten nach dreimonatiger Regeneration betrug 1589 g. Das Resektionsausmaß betrug somit 29,7% des Leberausgangsgewichts, die nach 3 Monaten erreichte Regeneration konnte den Verlust an Leberparenchym bis auf eine Restdifferenz von 12,9% zum Leberausgangsgewicht ausgleichen (Abb. 3). Hierbei war eine deutliche Abhängigkeit der erreichten Leberregeneration vom Ausmaß der stattgehabten Resektion zu erkennen. Die Patienten mit einer weitgehenden Resektion von im Mittel 68% ihres Leberausgangsgewichts wiesen bei der Untersuchung 3 Monate postoperativ noch ein Defizit zum ursprünglichen Leber-

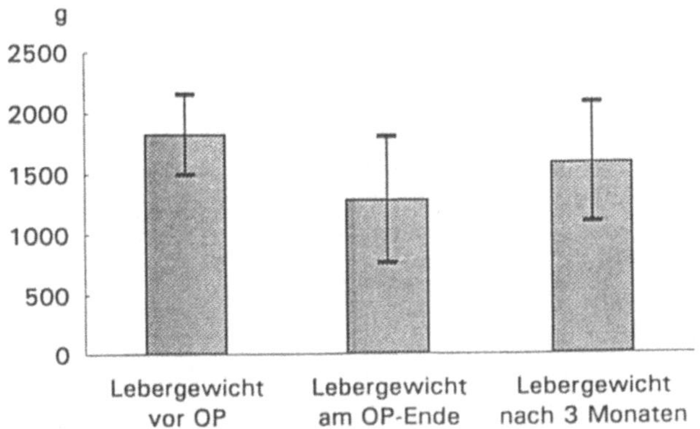

Abb. 3. Lebergewichte der Patienten (n = 11). Die Resektionen umfaßten im Mittel 29,7% des Ausgangsgewichts. Nach 3 Monaten hatte die verbliebene Lebermasse wieder um 24,6% zugenommen. Die Differenzen sind alle signifikant

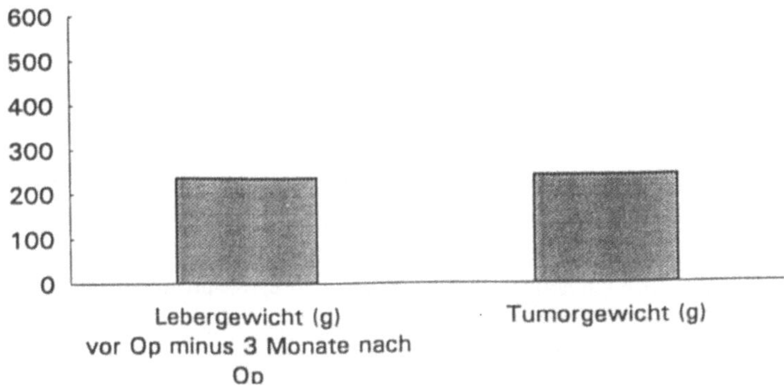

Abb. 4. Die Gegenüberstellung beim Gesamtkollektiv (n = 11) zeigt, daß das Regenerationsdefizit nach 3 Monaten genau dem Tumorgewicht entspricht

gewicht von 36% auf. Die Patienten mit den geringer ausgedehnten Leberresektionen hingegen hatten nach 3 Monaten der Regeneration ihr Leberausgangsgewicht bis auf eine Differenz von 5,5% wieder erreicht.

Differenziert man die jeweiligen Resektate in die beiden Komponenten: Tumorgewicht des Resektats sowie reseziertes gesundes Leberparenchym, so zeigt sich, daß die Größe des Regenerationsdefizits nach 3 Monaten sowohl bei den größeren als auch den kleineren Resektionen mit hoher Genauigkeit jeweils dem reinen Tumorgewicht im Resektat entspricht (Abb. 4). Dies ließ sich sowohl bei den größeren Resektionen (Abb. 5) als auch bei den kleineren Resektionen (Abb. 6) feststellen.

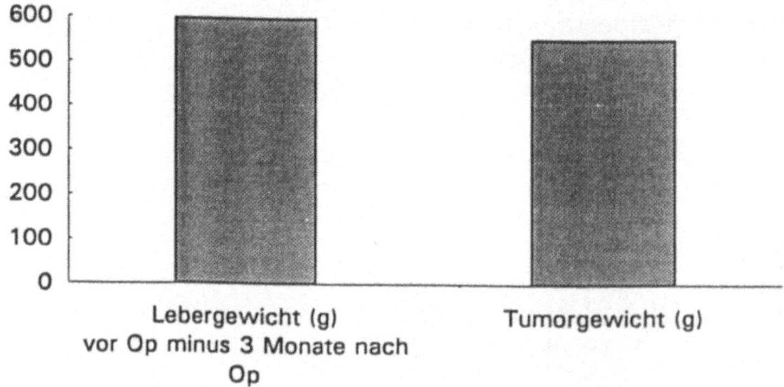

Abb. 5. Bei den Patienten mit größeren Resektionen (im Mittel 68%, n = 3) zeigt sich ebenfalls, daß das Regenerationsdefizit nach 3 Monaten genau dem Tumorgewicht entspricht

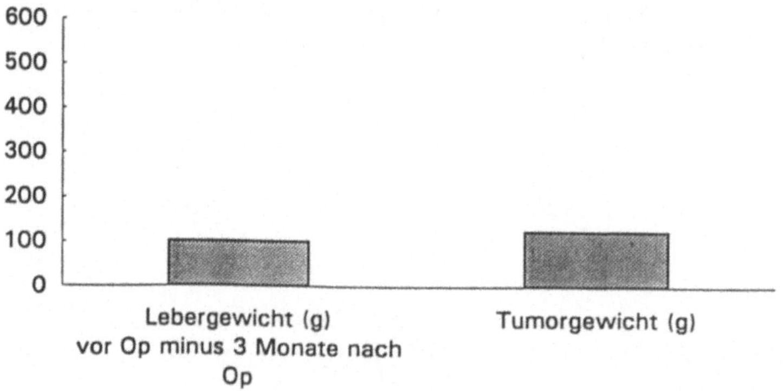

Abb. 6. In der Gruppe der Patienten mit geringeren Resektionen (n = 8) entspricht das Regenerationsdefizit nach 3 Monaten ebenfalls dem Tumorgewicht

Zusammenfassung

In einer prospektiv angelegten Studie mit 24 Patienten konnte gezeigt werden, daß die Regeneration der Leber nach Resektion unterschiedlichen Ausmaßes nach 3 Monaten in der Weise abgeschlossen ist, daß das gesamte gesunde Leberparenchym bis zu diesem Zeitpunkt regeneriert ist und der Anteil des Tumorgewichts am Resektat nicht regeneriert wird. Unterschiede hinsichtlich benigner oder maligner Tumoren ergaben sich hierbei nicht.

Literatur

1. Fritschy P, Schneekloth G (1983) Praktische Probleme der Lebervolumenbestimmung aus computertomographischen Transversalschnitten. Fortschr Röntgenstr 138(4):453–457
2. Heymsfield SB, Fulenwider T, Nordlinger B, Barlow R, Sones P, Kutner M (1979) Accurate measurement of liver, kidney, and spleen volume and mass by computerized axial tomography. Ann Med 90:185–187
3. McDermott WV Jr, Greenberger NJ, Isselbacker KJ, Weber AL (1963) Major hepatic resection: diagnostic techniques, and metabolic problems. Surgery 54(1):56–64
4. Moss AA, Friedmann MA, Brito AC (1981) Determination of liver, kidney and spleen volumes by computed tomography: an experimental study in dogs. J Comput Assist Tomogr 5(1):12–14
5. Robotti G, Schneekloth G, Vock P (1980) Computertomographische Lebervolumenbestimmung. Fortschr Röntgenstr 132:672–675
6. Schultz E, Lackner K (1980) Die Bestimmung des Volumens von Organen mit der Computertomographie. Fortschr Röntgenstr 132(6):672–675
7. Smith R (1972) Liver resection. J R Coll Surg Edinb 17:154
8. Stahl WM (1972) Radical right hepatic lobectomy for hepatoblastoma in infancy. Five year survival. NY State J Med 72:2083
9. Starzl TE, Bell RH, Beart RW, Putnam CW (1975) Hepatic trisegmentectomy and other liver resections. Surg Gynecol Obstet 141:429–437

1.1.17 Die Regeneration der menschlichen Leber nach Leberteilresektion bei benignen und malignen Tumoren: eine prospektive CT-Studie

R. Maas, G. Krupski, U. Meyer-Pannwitt, B. Kremer und D. Henne-Bruns

Das derzeitige Wissen über die Regenerationsfähigkeit der Säugetierleber nach Resektionen basiert zum größten Teil auf tierexperimentellen Daten. Insbesondere quantitative Daten vom Menschen sind in Ermangelung einer suffizienten In-vivo-Meßmethode rar. Die moderne Computertomographie der 4. Generation erlaubt eine genaue Volumetrie intraabdomineller Organe und stellt bei nachgewiesenen Meßfehlern von unter 5% die Methode der Wahl zum quantitativen Nachweis der Leberregeneration beim Menschen dar.

Krankengut und Methode

In der Zeit von 1988–1990 wurden bei insgesamt 15 Patienten mit nachgewiesenen malignen (n = 11) und benignen (n = 4) Tumoren in der Leber im Rahmen einer prospektiven Studie CT-Volumetrien durchgeführt sowie Tumor- und Resektatvolumina bestimmt. Die Untersuchungen erfolgten präoperativ und 2 Wochen, 3, 6 und 12 Monate postoperativ an einem Somatom Plus (Siemens) nativ in Expiration bei einer Auflösung von 512·512 Bildpunkten, 2 s-Scanzeiten und 8 mm Schichtdicke/Tischvorschub. Nach Bestimmung des Resektatvolumens intraoperativ und des Tumorvolumens errechnete sich das verbleibende Residualvolumen (Ausgangsvolumen – Resektatvolumen), das Volumen des mitentfernten, gesunden Parenchyms (Resektatvolumen – Tumorvolumen) und das Regeneratvolumen (Volumen nach 12 Monaten – Residualvolumen).

Ergebnisse

Bei einem durchschnittlichen Resektatvolumen von 670 ml, Tumorvolumen von 430 ml und demzufolge mitentferntem, gesundem Parenchym von 240 ml findet sich eine Regeneration von 210 ml. Dieses entspricht einem Ersatz des gesamten mitentfernten, gesunden Parenchyms sowie 87% (±22) des Resektatvolumens innerhalb eines Jahres. In der Gruppe mit benignen Erkrankungen findet sich im Vergleich zur Gruppe mit Malignomen ein deutlich größeres

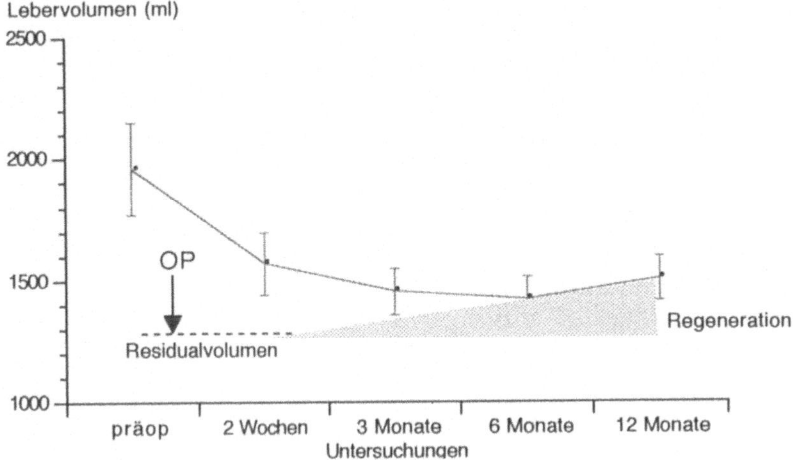

Abb. 1. Verlauf der Lebervolumina bei 15 Patienten

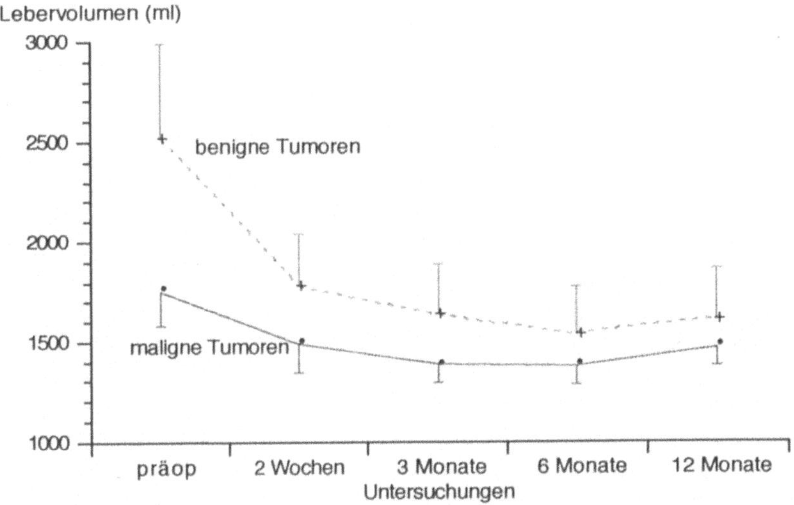

Abb. 2. Vergleich des Volumenverlaufs bei malignen und benignen Tumoren

Ausgangs- (2520 ml gegenüber 1760 ml), Tumor- (940 ml gegenüber 250 ml) und Resektatvolumen (980 ml gegenüber 550 ml). Auch unterscheiden sich mitentferntes, gesundes Parenchym (60 ml bei Benignomen gegenüber 310 ml) und das Regeneratvolumen (80 ml gegenüber 260 ml). Dabei ist der prinzipielle Volumenverlauf in beiden Gruppen gleich, insbesondere findet man ebenfalls eine deutliche postoperative Volumenzunahme (Abb. 1 und 2).

In Relation zum mitentfernten, gesunden Parenchym zeigt sich bei Malignomen wie auch Benignomen ein vollständiger Volumenersatz. Hinsichtlich des

Tabelle 1. Volumenersatz bei benignen und malignen Tumoren

	Maligne Tumoren (n = 11)	Benigne Tumoren (n = 4)	Insgesamt (n = 15)
Präoperativ	1760 ml (± 178 ml)	2520 ml (± 465 ml)	1960 ml (± 192 ml)
Resektat	550 ml (± 157 ml)	980 ml (± 524 ml)	670 ml (± 177 ml)
Tumorvolumen	250 ml (± 152 ml)	940 ml (± 561 ml)	430 ml (± 192 ml)
Mitentferntes Parenchym	310 ml (± 38 ml)	60 ml (± 90 ml)	240 ml (± 50 ml)
Regeneration	260 ml (± 57 ml)	80 ml (± 74 ml)	210 ml (± 50 ml)
– des Resektats	83% (± 16%)	25% (± 25%)	87% (± 22%)
– des mitentf. Parenchyms	100% (± 25%)	100% (± 41%)	100% (± 60%)

Resektats allerdings kommt es bei Benignomen nur zu 25% Volumenersatz, bei Malignomen dagegen zu 87% Volumenersatz (Tabelle 1).

Diskussion

Mit Hilfe der CT-Volumetrie gelang es in dieser prospektiven Studie, die Regeneration der menschlichen Leber zu quantifizieren. Dabei zeigte sich im Vergleich zum Tiermodell eine deutlich geringere Regenerationsgeschwindigkeit und ein geringeres Regenerationsausmaß. Bei malignen Tumoren wird neben dem mitentfernten, gesunden Parenchym auch das resezierte Tumorvolumen durch Regeneration ersetzt, nicht jedoch bei Benignomen.

Eine mögliche Erklärung für diese Beobachtung könnte das prinzipiell unterschiedliche Wachstumsverhalten beider Tumorarten sein: Malignome wachsen schnell und destruktiv, Benignome dagegen eher langsam und verdrängend. Demzufolge werden maligne Tumoren möglichst frühzeitig (→kleineres Tumorvolumen) und mit großem Sicherheitsabstand (→viel mitentferntes, gesundes Parenchym) operiert. Die OP-Indikation bei Benignomen ist erst bei Symptomen oder aber ausgedehnten Tumoren (→großes Tumorvolumen) gegeben, ein Sicherheitsabstand ist nicht erforderlich (→wenig mitreseziertes, gesundes Parenchym). Bei einem lange bestehenden Tumor ist der einzige Regenerationsreiz das mitentfernte, gesunde Parenchym; dazu mag noch ein Effekt durch eine mutmaßliche Dekompression kommen. Bei Malignomen kann zusätzlich die rasche Destruktion von Leberparenchym durch das schnelle Tumorwachstum einen Regenerationsreiz darstellen, so daß im Gefolge der Operation auch das durch den Tumor zerstörte Gewebe neben dem mitentfernten, gesunden Parenchym durch Regeneration ersetzt wird.

Literatur

1. Bengmark S (1970) Liver regeneration. In Rentchick P (ed) Recent results in cancer research, vol. 26. Springer, Berlin Heidelberg New York, pp 187–207
2. Bengmark S, Gagevik L, Rosengren K (1969) Angiography of the regeneration of the human liver after extensive resection. Surgery 65:590–596
3. Boeckl O, Ortner W, Galvian G (1984) Komplette Regeneration der Leber nach Hemihepatektomie. Dtsch Med Wochenschr 109:581–585
4. Breiman RS, Beck JW, Korobkin M et al. (1982) Volume determination using CT. Am J Roentgenol 183:329–333
5. Couanet D, Shirkoda, A, Wallace S (1984) CT after partial hepatectomy. J Comput Assist Tomogr 8:453–457
6. Grindlay JH, Bollmann JL (1952) Regeneration of the liver in the dog after partial hepatectomy. Surg Gynecol Obstet 94:491–496
7. Harkness RD (1957) Regeneration of the liver. Br Med Bull 13:87–91
8. Henderson JM, Heymsfield SB, Horowitz J, Kutner MH (1981) Measurement of liver and spleen by CT. Radiology 141:525–527
9. Heymsfield SB, Fulenwider T, Nordlinger B et al. (1979) Measurement of liver, kidney and spleenvolume and mass by computed axial tomography. Ann Intern Med 90:185–187
10. Köster O, Rau W, Lackner K (1986) Sonographie und CT vor und nach Leberresektion und -transplantation. Fortschr Geb Röntgenstr 144:56–62
11. Nagasue N, Yukaya H, Ogawa Y, Kalmo H, Mahamura T (1987) Human liver regeneration after major hepatic resection. A study of normal livers and livers with chronic hepatitis and cirrhosis. Ann Surg 206:30–39
12. Pack GT, Islami AH, Hubbard JC, Brasfield RO (1962) Regeneration of human liver after major hepatectomy. Surgery 10:617–623
13. Reiser U, Heuck F, Pfeifer M (1980) Einfluß und Quantifizierung der Atemverschieblichkeit von abdominellen Organen bei der Röntgencomputertomographie. Fortschr Geb Röntgenstr 133:9–17
14. Robotti G, Schneekloth G, Vock P (1982) Computertomographische Lebervolumenbestimmung. Morphologica Medica: Anatomie und Klinik, Kurzbeiträge, Edition Medizin. VCH, Weinheim
15. Thomson RY, Clarke AM (1965) The role of the portal blood supply in liver regeneration. Nature 208:392
16. Tidebrant LO, Hafström LO, Tylén U (1989) Evaluation of intrahepatic tumour extent and prediction of resection size in liver tumours by computed tomography, ultrasonography and angiography. Acta Radiol 30:395–399

1.1.18 Magnetic Resonance Imaging of the Liver at Low Field Strength

R. Passariello, P. Pavone, M. Di Girolamo, C. Catalano, G. P. Cardone, S. Cisternino, G. A. Petroni, and E. Aytan

Introduction

Magnetic resonance imaging (MRI) of the liver has been performed with positive results principally for liver lesion detection and for liver lesion characterization. Series reported in the literature usually refer to experience obtained at high or medium field strength. The results obtained seem comparable to those of contrast-enhanced computed tomography (CT) for liver lesion detection and are superior to those of CT in the characterization of liver lesions. A clinical role of liver MRI is therefore already proposed and established.

Low field strength systems were initially used for MRI in humans. However, the low homogeneity of resistive systems and the high weight of permanent systems reduced the diffusion of these types of equipment. Clinical applications of MRI have been always established and verified with medium and high field strength systems. More recently, different and more convenient MRI equipment operating at low field strength has been proposed. Among these systems, permanent magnets with low field strength but with low weight due to the use of light alloy present distinct advantages. With this system, 0.2 and 0.3 T can be achieved with vertical direction of the magnetic field. In this way the actual signal-to-noise ratio in the center of the magnet is comparable to that of a higher field strength unit. The advantages of these systems are related mostly to the ease of installation, the reduced room requirement (50 versus $110-150\,m^2$) as compared to higher field strength units, and to the lack of significant fringe field. Installation is therefore possible in any diagnostic radiology department without the need to build new facilities, as is usually the case with high field strength units. These advantages have led to the diffusion of this equipment in recent years, with consistent results in diagnostic applications.

In this chapter we present specific aspects related to the use of a permanent magnet operating at 0.2 T in the evaluation of liver disease.

Optimization of Pulse Sequences

Motion Artifact Reduction

At low field strength the influence of motion on artifacts is not as relevant as at high field strength. In our experience we have found that two solutions must be employed to drastically reduce the amount of artifacts, while there is no need for breath-holding sequences.

The short TR, short TE spin-echo sequences employing a high number of excitations (eight to ten) are the most useful pulse sequences to be employed for obtaining images free of motion artifacts in the upper abdomen with low field strength units. This sequence presents lower respiratory artifacts as well as lower incidence artifacts related to pulsatile blood. In our system presaturation pulses can also be employed. However, with the use of short TR-TE pulse sequences, resolution of pulsatile artifacts is also obtained, and we have not found the use of presaturation pulses useful in this area. Only in evaluating the patency of the portal vein can presaturation pulses be employed to assess patency versus occlusion, with residual signal intensity in the lumen of the portal vein, even after the use of presaturation pulses.

Large numbers of motion artifacts in the upper abdomen are related to the bowel peristaltic movement. Therefore in our experience, at low field strength, we routinely employed antiperistaltic agents. The influence of peristalsis on artifacts is relevant mostly in the left lobe of the liver, with artifacts related to peristalsis in the gastric antrum. The use of antiperistaltic agents, whether associated or not to the use of oral contrast agents, dramatically improves the quality of images, with fewer motion artifacts also at the level of the liver. We routinely use intramuscular Buscopan, which has a longer lasting activity than glucagon; with this technique no relevant side effects were observed in our patients. In addition, there is no wasting of time during the examination since the intramuscular injection is performed 20 min prior the examination in a different room.

Breath-holding sequences are not employed in our experience at low field strength. In fact, the lower signal-to-noise ratio of the low field strength system does not allow acquisition of images with significant image quality when obtained with a short time required for breath-holding sequences. We have employed both gradient-echo and spin-echo sequences with a short TR, a short TE and a flip angle of 90° to obtain T1-weighted images in 20–30 s. However, the signal-to-noise ratio and the intrinsic contrast of the images is not sufficient. This kind of image can still be obtained to assess vascularization of liver lesions with dynamic infusion of gadolinium diethylene triamine pentaacetate (Gd-DTPA). An alternative is the use of gradient-echo sequences with refocusing of the gradients to confirm patency of the portal vein by acquiring selected single slices. A bright signal intensity is obtained with this kind of sequence, employing a flip angle of 90° when flowing blood is present. The surrounding stationary tissue provides a low to intermediate signal.

Intrinsic Contrast

The optimum intrinsic contrast is reached at low field strength MRI with short TR-TE spin-echo sequences. The comparison of these sequences to corresponding T2-weighted sequences provides a higher intrinsic contrast when liver lesions are to be detected (Fig. 1). The influence of the relative signal intensity of the liver lesion must also be taken into consideration. In fact, secondary lesions do present in most of the cases low signal intensity in T1-weighted SE sequences, while primary lesions of neoplastic nature (hepatocellular carcinoma) present in more than 50% of cases a high signal intensity related to the

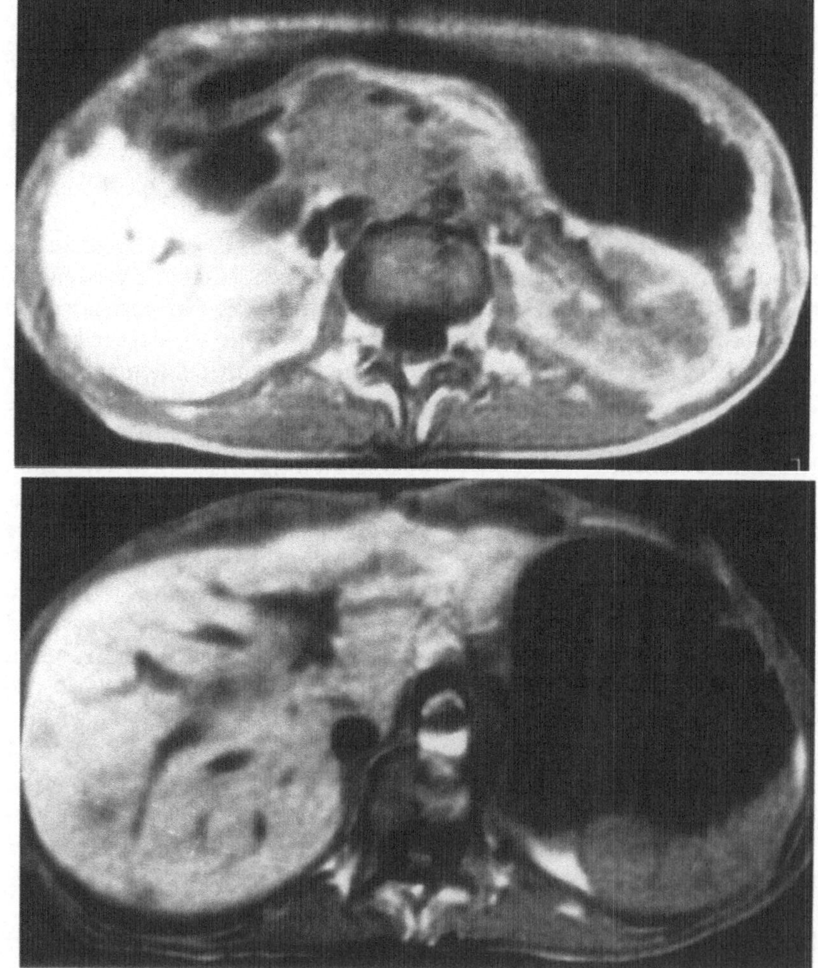

Fig. 1. Large lesion of the head of the pancreas (**a**); three small lesions of the liver are also evident (**b**)

presence of lipid components in neoplastic cells or to the presence of glycoproteins, as shown in previous studies. Also in our experience these latter lesions present a high signal intensity at low field strength with a reduction in the intrinsic contrast on a T1-weighted SE sequence.

Improvement of the intrinsic contrast with intravenous contrast agents has been proposed. Our experience with the intravascular-extracellular contrast agent Gd-DTPA is again comparable at different field strengths. In fact we did not find any significant improvement in the liver to lesion contrast, related to the fast infusion of the contrast agent inside the lesions. However, these kind of contrast agents may be important in the liver lesions characterization. Better results are expected with the use of organ-specific contrast agents. Both manganese dipyridoxyl diphosphate and gadolinium benzyloxy-proprionic-tetra-acetic acid are promising for liver lesion detection. Considering our experience at low field strength, these contrast agents can be expected to produce the same results with this equipment as already shown at higher field strength, with improvement of the liver-to-lesion contrast and liver lesion detection.

Lesion Characterization

Also for lesion characterization our results provide the same data as at higher field strength. The liver lesion presents low signal intensity on the T1-weighted SE sequence, with the exception of primary tumors and focal nodular hyperplasia. However, T2-weighted SE sequences usually provide more clues for the diagnosis (Fig. 2). Liver cysts and liver angiomas present definitely high signal intensity, with rounded and well-delineated contours. Differentiation of this kind of lesions is obtained by the evaluation of proton-density images, with isointensity of liver cysts as compared to hemangiomas (Fig. 3). On the other hand, malignant solid lesions present intermediate signal intensity, with inhomogeneity of the signal pattern and ill-defined contours. This pattern helps in the differentiation between benign and malignant lesions, with the exception of adenomas, which present the same signal intensity of malignant lesions. Focal nodular hyperplasia can be differentiated by evaluation of the central scar.

Contrast agents can also be used at low field strength for evaluating vascularization of the lesions. Since there is not chance to obtain images in a few seconds, breath-holding sequences with an acquisition time of 20–30 s is acquired. We perform the dynamic evaluation of vascularization of the lesion by acquiring images during the infusion of contrast agent at a dose of 0.1 mmol/kg, with timing of the infusion corresponding to the time of the pulse sequence. In this way, starting the infusion 20 s prior to the beginning of the pulse sequence, continuous inflow of the contrast agent at arterial level is achieved, and thus a good definition of hypervascularized lesions (high signal intensity) as compared to low vascularized lesions (low signal intensity).

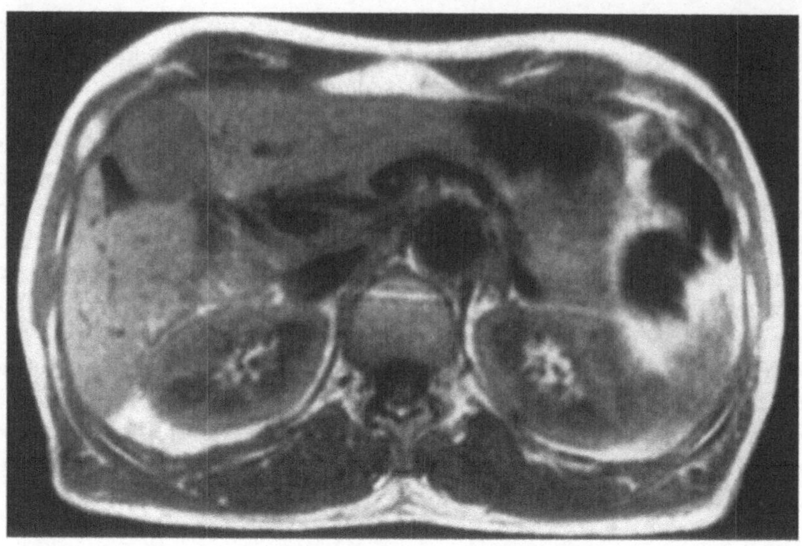

Fig. 2a–c. At the level of hepatic segment IV, a solid roundish lesion is evident, which compresses and dislocates the gallbladder. The lesion is hypointense as compared to the remaining hepatic parenchyma on the T1-weighted images **(a)**, slightly hyperintense on proton density **(b)**, and hyperintense on T2-weighted images **(c)**. Signal inhomogeneity on proton-density and T2-weighted images is suggestive of the neoplastic nature of the lesion, subsequently confirmed at surgery

Magnetic Resonance Angiography

Magnetic resonance angiography (MRA) is also possible at low field strength MRI. The acquisition of MRA is possible with two-dimensional time of flight pulse sequences obtained during a single breath-hold period. Each image is obtained in 15 s, with a TR = 30 ms, TE = 10 ms, FA = 90°, and four excitations. A matrix of 160·256 is usually employed, and a slice thickness of 5 mm must be used to obtain sufficient signal from the area of examination. The reconstruction of maximum intensity projection of the data sets obtained with overlapping slices offers a way to explore the anatomy of the portal system and inferior vena cava, with a good definition also of the segmental branching of the portal and hepatic veins in their major divisions. Cine display of these images is also useful for evaluating the relative position (anterior-posterior of these major branches).

Conclusions

Our conclusions are that MRI at low field strength can be performed for the evaluation of liver diseases. The results are comparable to those of medium

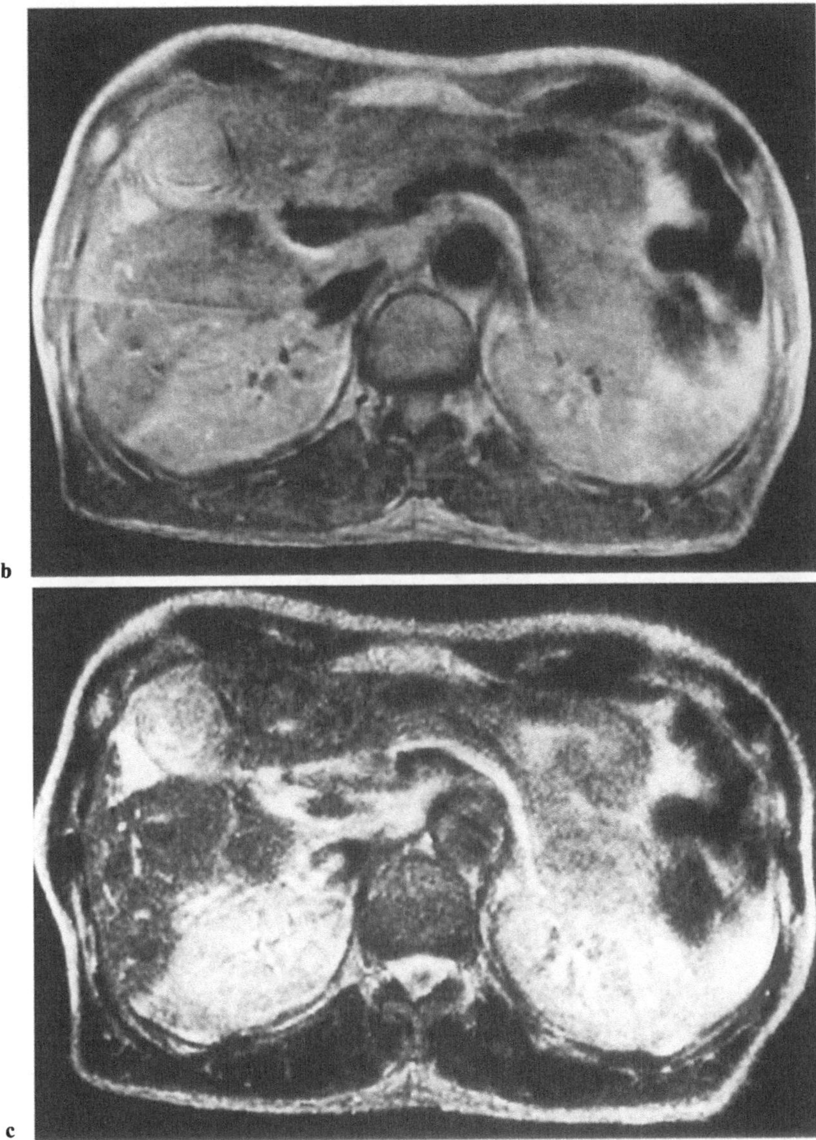

Fig. 2b, c

and high field strength systems, with good liver lesion detection and characterization.

There is definitively lower signal-to-noise ratio with the use of low field strength units. This leads to a slight decrease in image quality, which is relevant mostly in the acquisition of breath-holding sequences. Moreover, a high number of excitations must be routinely used with longer acquisition time. Howev-

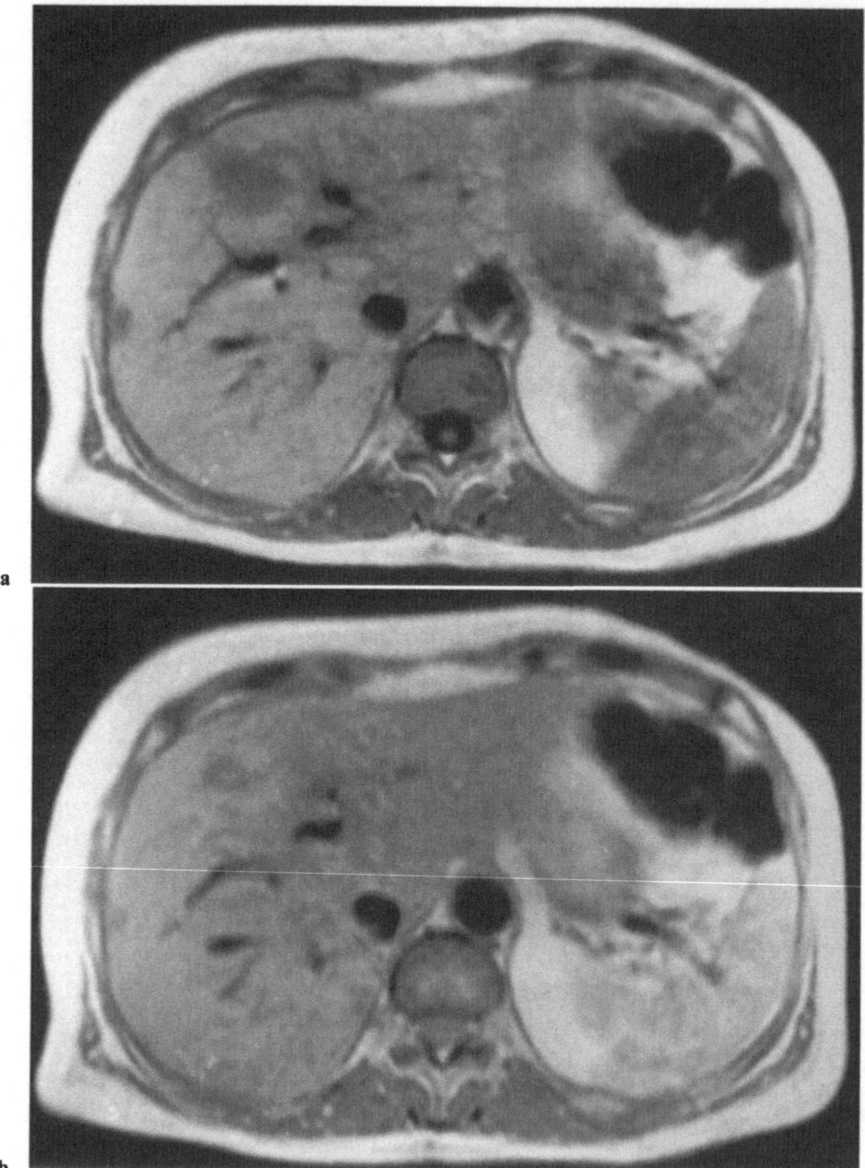

Fig. 3. Focal lesion of segment VIII of the liver appears hypointense on T1-weighted (**a**) and slightly hyperintense on proton-density images (**b**). Signal characteristics are suggestive of the angiomatous nature of the lesion, confirmed at subsequent MRI follow-up

er, in our experience these factors do not affect the diagnostic efficacy of MRI of the liver at low field strength.

Its clinical role can be considered overimposed to that of systems of higher field strength.

1 Lebertumoren

1.2 Chirurgie der Lebertumoren

1.2.1 Intraarterial Hepatic Chemotherapy with Fluoropyrimidines for Metastases from Colorectal Carcinomas: Influence of Mode of Application on Toxicity and Response

M. Lorenz and A. Encke

Introduction

Hepatic involvement is observed in up to 20% of all patients with colorectal cancer [4]. In more than 70% of all these patients resection is impossible due to the tumor distribution in the liver. One approach to this clinical problem is attempting to improve the efficiency of chemotherapy by regional administration of the chemotherapeutic agent directly into the liver [3]. Using continuous application of floxuridine (FUDR) with an extraction in the liver of more than 90%, response rates of 30%–88% were reported [5]. Prolongation of survival was (with one exception) demonstrated only using historical control groups [1]. Long-term continuous FUDR therapy, however, is associated with certain risks of local side effects, such as chemical hepatitis, biliary sclerosis, and ulcus duodeni and ventriculi. In some cases hepatic failure occurred due to permanent cholestasis [6]. This was not observed using a 5-day regimens of FUDR and fluorouracil (5-FU) [9]. Attempts to increase response and survival to arterial FUDR treatment by combining it with other cytostatic agents started in the early 1970s. Up to now no superiority has been shown in prospective studies.

A different approach is the modulation of the therapeutic activity of fluoropyrimidines with folinic acid. Folinic acid (leucovorin, LCV) appears after being metabolized to 5,10-tetrahydrofolate selectively to enhance the inhibition of thymidylate synthetase (TS) by stabilization of the ternary complex resulting in a reduction in DNA synthesis [2]. In systemic treatment this combination increased response rates from 20% to 40%, and prolongation of survival was clearly demonstrated in patients with metastatic colorectal cancer [10]. The optimal mode of intraarterial (IA) folinic acid administration, however, is not yet established. Preliminary reports reveal in accordance with systemic regimens higher response rates, however, associated with increased local toxicity [7].

Materials and Methods

Regarding only patients with liver metastases from colorectal cancer, starting in June 1982 at the Surgical Department, University of Frankfurt, a total of 221 patients were treated with local chemotherapy of the liver by implantable systems. Patients with a Karnowsky index of less than 60% or more than 80%–85% tumor replacement of the liver and/or a bilirubin of greater than 3 mg/dl were excluded. Meta- or synchronous curative resection of the primary tumor was mandatory. Catheter implantation was performed by the Watkins technique. The gallbladder was removed when possible to prevent chemical cholecystitis. In cases of resectability (61 patients) resections of liver metastases were performed. Catheter implantation was commonly performed before resection.

Chemotherapy Treatment. First standard therapy was continuous intrahepatic arterial application of FUDR (0.2 mg/kg per day for 14 days all 4 weeks) by an implanted Infusaid pump ($n = 52$). In a randomized phase III trial 26 of these patients were compared to 26 with an additional 5-FU systemic treatment (700 mg/m^2) on each of 3 days a week for 4 weeks [8]. Thirty patients with ports were treated with FUDR for 5 days (1–1.2 mg/kg per day for 4 weeks). In four patients with arterial abnormalities intraportal FUDR treatment was performed. Seventeen patients with minimal extrahepatic metastases received, in contrast to selection criteria, also intraarterial FUDR treatment. To determine the maximal tolerable dose of FUDR in combination with LCV, the FUDR dose was increased to 1.7 mg/kg per day. In 29 (colorectal cancer, $n = 25$) patients FUDR was combined with a constant LVC dose of 30 mg/m^2 according to published phase I studies. Five days' continuous treatment was repeated every 21 days. Because of low response rate, treatment was changed from March 1990 back to 14 days of continuous IA FUDR (0.05 mg/kg per day) combined with IA continuous 5-FU (200 mg/m^2 per day for 14 days) and IA bolus of LVC (200 mg/m^2 per day for 14 days). Because of high reported response rates with low local toxicities 5 days continuous 5-FU (1000 mg/m^2 per day) was combined with LCV short-term infusion (200 mg/m^2 per day). This dosage was evaluated as regional versus systemic chemotherapy.

Evaluation of Toxicity. Toxicity was scored according to modified World Health Organization (WHO) criteria for each cycle concerning patients with modulation of cytotoxicity with LCV.

Response Assessment. Tumor response was evaluated in general with abdominal computed tomography scans every 3 months after initiation of treatment. Further evaluations consisted of an interim history, physical examination, blood count, blood chemistry panel, and chest X-ray.

Results

Figure 1 presents the objective tumor regression among 118 patients. Overall response after palliative regional treatment was 42%. Stable disease was observed in 29%. No response was recorded after portal infusion. The rate of primary progression in patients with extrahepatic disease (65%) was significantly higher compared to patients with isolated metastases. An overall survival after system implantation of 15 months was calculated. The overall median survival time among those responding was 22 months and was significantly less (8 months) among patients with primary progression ($p<0.001$). Up to now no significant influence of the modulation of FUDR or 5-FU with LCV has been demonstrated.

A summary of hepatobiliary (local and systemic) toxicity is provided in Tables 1–3. IA schedules without LCV induced a different panel of local side effects depending on the initial daily starting dose and duration of continuous infusion. Biliary sclerosis documented by ERCP and/or permanently high, elevated AP serum levels for more than 2 months without tumor progression was observed only after 14 days of IA FUDR treatment in 19% and after the combined IA-intravenous chemoinfusion in 8%. Hematologic toxicities (grade < I) were observed only after additional systemic 5-FU treatment in 20%. Gastrointestinal toxicity was seen in nearly all treatment arms. Regimens with LCV were not associated with these specific local side effects but caused severe stomatitis

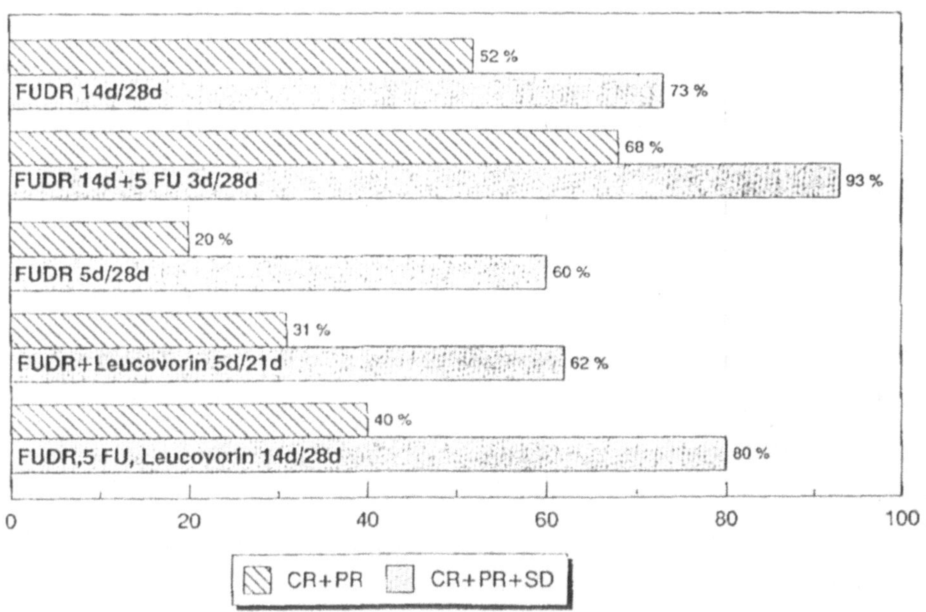

Fig. 1. Response rate after intraarterial hepatic treatment; effect of substance and duration (days, *d*)

Table 1. Comparison of toxicities in different arterial intrahepatic treatments (WHO grades 2–4)

	FUDR 14 days	FUDR + 5-FU IV	FUDR 5 days	FUDR + LCV 5 days	FUDR/ 5-FU/LCV	5-FU + LCV
Stomatitis	0%	0%	0%	22%	9%	64%
Diarrhea	0%	10%	0%	3.4%	18%	17%
Nausea/ vomiting	5%	8%	4%	4.5%	12%	18%
Cutaneous desquamation	0%	0%	0%	7.9%	5%	11%
Hepatobiliary toxicity	38%	35%	7%	4.5%	7%	0%
Biliary sclerosis	18%	9%	0%	0%	5%	0%
Peptic ulcers	4%	4%	0%	0%	0%	5%
Gastritis/ duodenitis	12%	15%	0%	0%	0%	0%

Table 2. Toxicity (WHO grading) after 14-day continuous FUDR, 5-FU, and LCV triple treatment

	Grade 2	Grade 3	Grade 4	Grades 2–4
Diarrhea	13%	2%	3%	18%
Pain	12%	5%	0%	17%
Nausea/vomiting	10%	2%	0%	12%
Stomatitis	7%	2%	0%	9%
GOT/GPT	6%	0%	1%	7%
Cutaneous desquamation	5%	0%	0%	5%

Biliary sclerosis in one patient
Daily doses: FUDR, 0.05 mg/kg; 5-FU, 200 mg/m^2; LCV, 200 mg/m^2 as bolus

and diarrhea in 64% of cases (Table 1). The principal toxicity after 5-day FUDR combined with LCV was that of stomatitis, nausea, and vomiting. Further toxicities were abdominal pain (30 of 177), independently of dose escalation, and cutaneous desquamations (16 of 177).

Table 2 displays the toxicities of the triple treatment. Diarrhea was most frequently seen depending on the daily dosage of 5-FU, requiring together with the less frequently registered stomatitis a withholding of the IA chemoinfusion (15 times) and admission to hospital for parenteral substitution (four times). Tolerance to this triple treatment varied substantially among patients.

Table 3 demonstrates the preliminary results of the 5-FU and LCV treatment. The principal toxicity was stomatitis. After systemic application a 20% increase was observed compared to arterial treatment. Diarrhea was more frequent after IA therapy.

Table 3. Toxicity (WHO grading) after 5-day continuous 5-FU and LCV short-term infusion: intraarterial (IA) versus systemic (IV) administration ($n = 18$)

	Grade 2		Grade 3		Grades 2+3	
	IA	IV	IA	IV	IA	IV
Stomatitis	53%	25%	11%	60%	64%	85%
Nausea/vomiting	16%	15%	2%	0%	18%	15%
Diarrhea	11%	5%	2%	0%	17%	5%
Cutaneous desquamation	11%	25%	0%	5%	11%	30%
Pain	7%	20%	2%	0%	9%	20%
Hepatobiliary SGOT/SGPT/AP	0%	0%	0%	0%	0%	0%

Daily doses: 5-FU, 1000 mg/m^2; LCV, 200 mg/m^2. Number of cycles: IA, 90; IV, 40

Discussion and Conclusion

We believe that regional fluoropyrimidine treatment in combination with LCV for liver metastases can offer an important improvement. In contrast to systemic treatment superiority is not yet proven. Due to the increased systemic or local side effects substantial clinical experience and short monitoring is mandatory. Frequency and intensity of side effects are significantly reduced after regional treatment. Further research must be directed at decreasing hepatic toxicity and augmenting hepatic extraction. Regional treatment should be confirmed to experienced study centers and randomized studies. The wide range of toxicity requires close cooperation between surgical and medical oncologists.

References

1. Bengmark S, Hafström L (1969) The natural history of primary and secondary malignant tumors of the liver. Cancer 23:198–202
2. Buroker TR, Moertel CG, Fleming TR et al. (1985) A controlled evaluation of recent approaches to biochemical modulation or enhancement of 5-fluorouracil therapy in colorectal carcinoma. J Clin Oncol 3:1624–1631
3. Chabner B (1982) Pharmacologic principles in cancer treatment. Saunders, Philadelphia
4. Eder M (1984) Die Metastasierung – Fakten und Probleme aus humanpathologischer Sicht. Verh Dtsch Ges Pathol 68:1–11
5. Emsminger WD, Rosowsky A, Raso V et al. (1978) A clinical-pharmacological evaluation of hepatic arterial infusions of 5-fluoro-2′-deoxyuridine and 5-fluorouracil. Cancer Res 38:3784–3792
6. Herrmann G, Lorenz M, Kirkowa-Reimann M et al. (1987) Morphological changes after intra-arterial chemotherapy of the liver. Hepatogastroenterology 34:5–9
7. Kemeny N, Cohen A, Bertino JR et al. (1989) Continuous intrahepatic infusion of floxuridine and leucovorin through an implantable pump for the treatment of hepatic metastases from colorectal carcinoma. Cancer 65:2446–2450

8. Lorenz M, Hottenrott C, Inglis R et al. (1989) Prevention of extrahepatic disease during intraarterial floxuridine of colorectal liver metastases by simultaneous systemic 5-fluorouracil treatment? A prospective multicenter study. Jpn J Cancer Chemother 16:3662–3671
9. Patt YZ, Boddi A, Soski M (1984) Exploration of various floxuridine (FUDR) doses for hepatic arterial infusion (HAI) through the infusaid pump. Proc Am Soc Clin Oncol 3:137
10. Petrelli N, Herrera L, Rustum Y et al. (1987) A prospective randomized trial of 5-fluorouracil versus 5-fluorouracil and high dose leucovorin versus 5-fluorouracil and methotrexate in previously untreated patients with advanced colorectal carcinoma. J Clin Oncol 5:1559–1565

1.2.2 The Resection of Liver Metastases of Colorectal Cancer: Results and Prognostic Factors

B. Rieck, P. Quoika, and K. Schwemmle

The resection of liver metastases of colorectal cancer is superior to all other means of therapy. Unless there are further metastases elsewhere, there is no doubt about the indication. We present here our long-term results and an evaluation of various prognostic factors, based on a retrospective analysis of our data.

Patients and Methods

From 1982 to 1991 we resected liver metastases of colorectal cancer in 101 patients. There were 51 men and 50 women, with a median age of 54.3 years. In 25 patients we saw intraoperatively that despite preoperative examination results a curative resection was no longer possible. In these cases we performed merely an enucleation or small-wedge resection to gain a biopsy for histology and cell culture and implanted a hepatic artery catheter for palliative regional chemotherapy. The remaining 76 patients were operated on with curative intention. Anatomic resection procedures were followed. Comparison of the overall survival intervals of the curatively operated patients showed no significant difference between anatomical and atypical resections.

Results

Number of Metastases. To analyze the influence of the number of metastases on survival intervals, we excluded the palliatively operated patients. Among the 76 curatively operated, patients with solitary metastases had a median overall survival of 24 months, with up to three metastases one of 21 months, and with multiple metastases one of only 11 months. These differences are statistically significant ($p = 0.033$). The respective intervals of recurrence-free survival were 14, 11, and 3 months ($p = 0.072$).

The Amount of Invasion of the Liver. The degree to which the liver showed metastatic invasion had a weak but significant influence on the prognosis in the 76 curatively operated patients. This is to be expected since bilateral metastases usually exclude a curative operation. With unilateral metastases the median survival was 22 months and with bilateral metastases 14 months ($p = 0.089$). Median recurrence-free survival was 11 months with unilateral metastases and 7 months with bilateral but curatively resected metastases.

Radical Surgery. The extent of resection had a clearly significant influence on overall and recurrence-free survival. Here we consider all 101 patients since the palliatively operated can be regarded as R2 resected. Among the R0-resected patients, median overall survival was 22 months and recurrence-free survival 15 months. R1-resected patients survived a median of 15 months and showed recurrence-free survival of 6 months. R2-resected patients survived only 10 months; recurrence-free intervals do not exist in R2 resected patients. These findings are significant ($p = 0.0003$) except for the difference in overall survival between R1 and R2 resections ($p = 0.116$; Fig. 1).

Carcinoembryonic Antigen Profile. In 57 of the curatively operated patients we retrospectively reconstructed the carcinoembryonic antigen (CEA) profile. We divided the patients into three groups: 26 with CEA preoperatively increased and postoperatively normal; 21 with CEA pre- and postoperatively increased; and 10 with normal CEA preoperatively (usually associated with an especially good prognosis). Median overall survival was, respectively, 29, 15, and 30.5 months. At 70 months the difference between the first and third groups was not significant either in the t test ($p = 0.311$) or in the log-rank test ($p = 0.567$). The differences between the first two groups was highly significant ($p < 0.0001$). This was also the case regarding recurrence-free survival

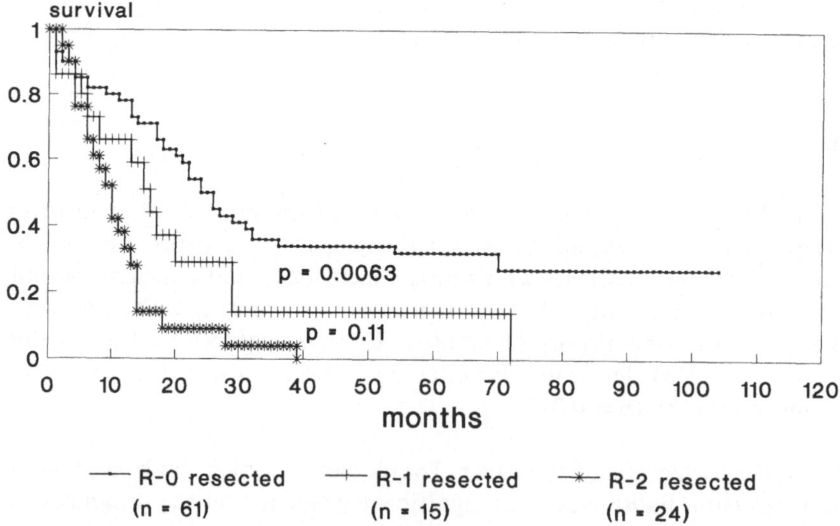

Fig. 1. Overall survival depending on radical surgery

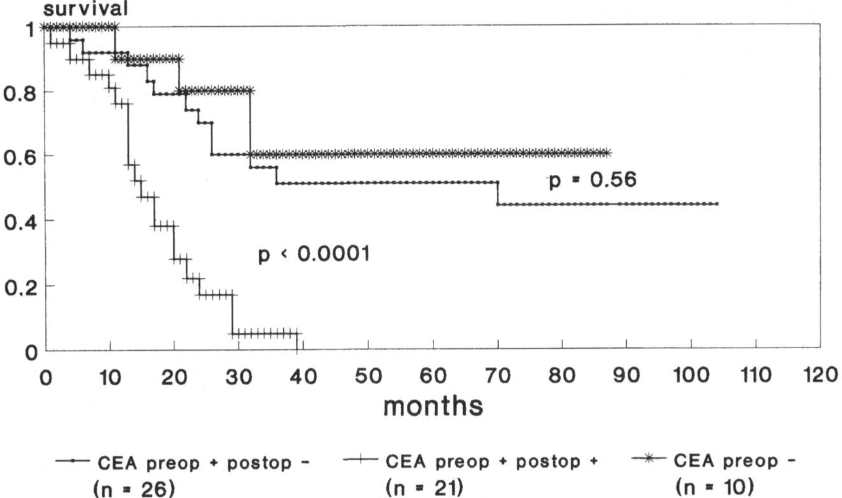

Fig. 2. Overall survival depending on CEA profile (curative intention)

(23 versus 7 months). Here also the CEA-negative patients were slightly better off (25.5 months) than the first group, but not significantly (Fig. 2).

Control of the CEA profile is in our clinic considered the most important prognostic parameter after liver resection for metastases of colorectal cancer.

1.2.3 Das primäre Leberkarzinom – eine Bestandsaufnahme

A. Woltmann, P.H. Wünsch, R. Broll und H.-P. Bruch

Primäre Leberkarzinome galten in Mitteleuropa bisher als seltene Malignome. In Ostasien und Südafrika, besonders aber in Mosambik, sind sie mit 40% – 50% aller auftretenden Karzinome weitaus häufiger. Weltweit ist das primäre Leberkarzinom das häufigste Karzinom überhaupt [1].

Jüngere Mitteilungen berichten über eine Prävalenz des primären Leberkarzinoms von über 1,5% in Norditalien [4]. Wie stellt sich die klinische Pathologie des Leberkarzinoms bei uns heute tatsächlich dar?

Methoden

Am Institut für Pathologie des Klinikums der Stadt Nürnberg wurden sämtliche vom 1. 1. 1988 – 17. 10. 1990 im Biopsie- und Obduktionsgut diagnostizierten Leberkarzinome aufgearbeitet. Geschlecht, Altersverteilung, histologische Differenzierung, Vergesellschaftung mit einer Leberzirrhose und Ursachen der Zirrhosen wurden retrospektiv und prospektiv dokumentiert. Das Lebergewebe wurde zudem u. a. immunhistologisch auf die Expression folgender Marker untersucht: AFP (Alphafetoprotein), CEA (Karzinoembryonales Antigen) und HBs/HBc-Ag (Hepatitis-B-surface- und -core-Antigen).

Ergebnisse

Insgesamt wurden in dem genannten Zeitraum von 2,8 Jahren 77 primäre Leberkarzinome diagnostiziert. Davon stammten 57 Karzinome (74%) aus dem Biopsiegut. 16 Tumoren (21%) ließen sich autoptisch belegen. In 4 Fällen (5%) stellten wir die Diagnose zunächst in der Leberbiopsie und konnten diese postmortal nach Autopsie bestätigen. Bei einer Obduktionszahl von 1392 im Untersuchungszeitraum ergab sich somit eine Prävalenz von 1,5% (20/1392).

Männer (56) waren gut doppelt so häufig betroffen wie Frauen (21). Das Verhältnis betrug 2,7 : 1. Der jüngste Patient war 38 Jahre, der älteste 92 Jahre alt. Bei einem Altersmittelwert von 65,9 Jahren lag der Häufigkeitsgipfel der Patienten mit nachgewiesenem Leberkarzinom im 7. Lebensjahrzehnt (Abb. 1).

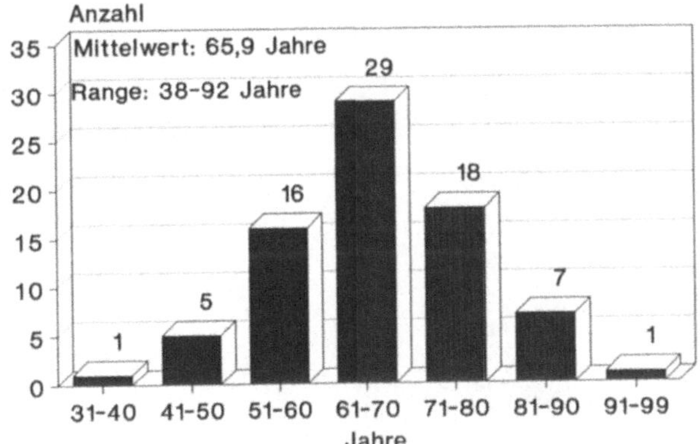

Abb. 1. Primäres Leberkarzinom – Altersverteilung

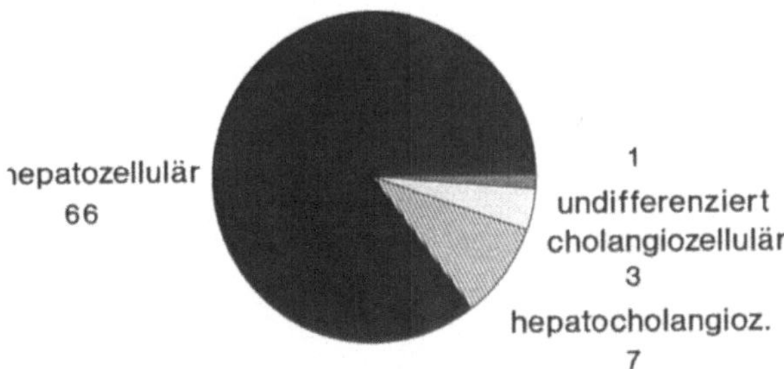

Abb. 2. Primäres Leberkarzinom – Histologische Differenzierung

In der Auswertung der histologischen Differenzierung zeigte sich, daß das rein hepatozelluläre Karzinom mit 85,7% (66) am häufigsten war. Es folgte das gemischt hepatocholangiozelluläre Karzinom mit 9,1% (7), das cholangiozelluläre Karzinom mit 3,9% (3) und ein (1,3%) undifferenziertes Leberkarzinom (Abb. 2).

Bei 39 Patienten (70%) fand sich neben dem Leberkarzinom eine Leberzirrhose, wobei durch die teilweise angewandte Technik der Leberbiopsie (Feinnadelpunktion u. a.) zu dieser Fragestellung nur 56 Fälle beurteilt werden konnten. Bei 17 Patienten (30%) war das primäre Leberkarzinom nicht mit einer Leberzirrhose vergesellschaftet.

Als Ursache der gleichzeitig diagnostizierten Leberzirrhosen fanden sich bei 11 Patienten (28%) eindeutige Hinweise auf eine Hepatitis B. In 9 Fällen (23%) war die Leberzirrhose alkoholisch bedingt. Die Ätiologie der mit einem Leberkarzinom vergesellschafteten Zirrhose war in 19 Fällen (49%) unklar (Abb. 3).

Bei 15/19 untersuchten Leberkarzinomen (79%) ergab sich in der immunhistologischen Untersuchung ein positiver Nachweis von CEA. 65% (24/37) der Karzinome exprimierten AFP. Die immunhistologische Untersuchung auf

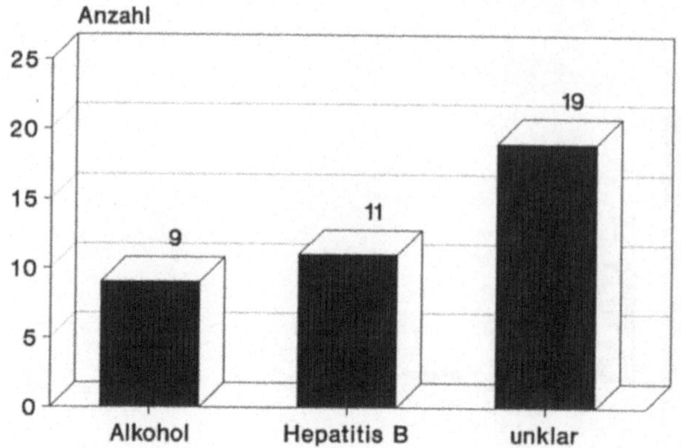

Abb. 3. Primäres Leberkarzinom – Ätiologie der vergesellschafteten Leberzirrhosen

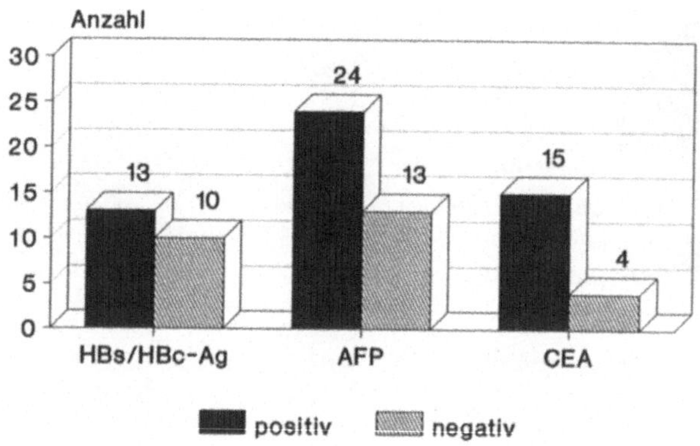

Abb. 4. Primäres Leberkarzinom – Immunhistologie

HBs/HBc-Ag konnte bei 23 Leberkarzinomen durchgeführt werden und erbrachte in 57% (13/23) eine positive Reaktion (Abb. 4).

Diskussion

Die vorliegende Untersuchung bestätigt frühere Mitteilungen [1], daß das primäre Leberkarzinom auch bei uns heute an Häufigkeit zunimmt. Die Prävalenz beträgt nach unseren Ergebnissen 1,5% und entspricht demnach den von Tiribelli et al. [4] 1989 veröffentlichten Daten aus Norditalien. Hsu et al. [2] berichteten 1989 aus Taiwan (Ostasien) über 258 diagnostizierte hepatozelluläre Leberkarzinome in einem Zeitraum von 9 Jahren, was einer mittleren Frequenz von 28,7 pro Jahr entspricht. Wir diagnostizierten 77 primäre Leberkarzinome in 2,8 Jahren, also im Durchschnitt 27,5 pro Jahr.

Das Verhältnis von betroffenen Männern zu Frauen mit primärem Leberkarzinom betrug in unserer Untersuchung 2,7 : 1. Dies entspricht den Ergebnissen von Ringe et al. [3] 1991, der ein Verhältnis von 2,1 : 1 angab. Wenn man allerdings frühere Ergebnisse zugrunde legt, z. B. Tiribelli et al. [4], bei dem das Geschlechterverhältnis 4–6 : 1 betrug, müßte man demnach von einer geschlechtsspezifischen Zunahme von primären Leberkarzinomen speziell bei Frauen ausgehen.

Der Anteil von hepatozellulären Karzinomen (86%) an der Gesamtzahl der diagnostizierten Leberkarzinome stimmt exakt mit den Angaben von Ringe et al. [3] von 1991 überein. In dieser Untersuchung wurde allerdings die Häufigkeit des fibrolamellären Leberkarzinoms, das eine gute Prognose haben soll und bisher als Sonderform der primären Leberkarzinome galt [1], mit 10% der operativ behandelten Leberkarzinome angegeben. Im Gegensatz hierzu war in unserer Untersuchung das hepatocholangiozelluläre Karzinom mit 9% das zweithäufigste diagnostizierte Leberkarzinom.

Die Rolle der Leberzirrhose in der Ätiologie des primären Leberkarzinoms bleibt auch aus heutiger Sicht ungeklärt und reduziert sich nach Mitteilungen von Altmann [1] von 1984 auf die proliferationsfördernde Wirkung. Daß Leberkarzinome aber häufiger mit einer Leberzirrhose vergesellschaftet sind [4], bestätigen unsere Ergebnisse (70% mit und 30% ohne Zirrhose). Interessant ist auch die Frage nach der Ätiologie der vergesellschafteten Leberzirrhosen. Neben klar nachgewiesenen alkoholischen und posthepatitischen (Hepatitis B) Leberzirrhosen blieb in unserer Untersuchung die Ätiologie in 19 Fällen (49%) unklar. Es sind zu einem möglicherweise nicht unbeträchtlichen Teil abgelaufene Hepatitis-C-Infektionen verantwortlich zu machen [5]. Hier könnten neue verläßliche Hepatitis-C-Nachweisverfahren weiterhelfen. Die Ergebnisse unserer immunhistologischen Untersuchungen zeigen jedenfalls, daß ein sinnvoller Einsatz der Marker für HBs/HBc-Ag, AFP und CEA bei der Diagnosestellung des primären Leberkarzinoms möglich ist. In der Literatur schwanken die Angaben für den positiven Nachweis von HBs-Ag von 18% [3] bis 98% [2]; in unserer Untersuchung erbrachte die immunhistologische Untersuchung auf HBs/HBc-Ag in 57% eine positive Reaktion.

Grundvoraussetzung für die rechtzeitige Diagnosestellung ist aber die frühzeitige Erkennung eines Lebertumors und die folgerichtige feingewebliche Untersuchung. Dann ist eine kurative chirurgische Therapie möglich. So beträgt die 5-Jahres-Überlebensrate bei T_2-Leberkarzinomen nach Leberteilresektion ca. 60% [3].

Zusammenfassung

Über einen Zeitraum von 2,8 Jahren wurden am Institut für Pathologie des Klinikums Nürnberg 77 primäre Leberkarzinome diagnostiziert. Männer waren gut doppelt so häufig betroffen wie Frauen. Der Häufigkeitsgipfel lag im 7. Lebensjahrzehnt. In der histologischen Differenzierung dominierte mit 86%

das rein hepatozelluläre Karzinom. In 70% der Fälle waren die Karzinome mit einer Leberzirrhose vergesellschaftet, deren Ätiologie bei 19 Patienten unklar war. Hier konnten v.a. auch abgelaufene Hepatitis-C-Infektionen nicht ausgeschlossen werden. Die immunhistologischen Untersuchungen erbrachten in 79% einen positiven Nachweis von CEA, 65% der Karzinome exprimierten AFP und in 57% war die Reaktion mit HBs/HBc-Ag positiv. Da die Häufigkeit der primären Leberkarzinome zuzunehmen scheint und eine kurative chirurgische Therapie bei frühzeitiger Diagnosestellung möglich ist, sollte bei unklaren Lebertumoren immer auch an die Möglichkeit eines Leberkarzinoms gedacht werden.

Literatur

1. Altmann HW (1984) Neubildungen der Leber. Verh Dtsch KrebsGes 5:423–435
2. Hsu HC, Wu TT, Shen JC, Wu CY, Chiou TJ, Lee CS, Chen DS (1989) Biologic significance of the detection of HBsAg and HBcAg in liver and tumor from 204 HBsAg-positive patients with primary hepatocellular carcinoma. Hepatology 9:747–750
3. Ringe B, Pichlmayer R, Wittekind C, Tusch G (1991) Surgical treatment of hepatocellular carcinoma: experience with liver resection and transplantation in 198 patients. World J Surg 15:270–285
4. Tiribelli C, Melato M, Crocé LS, Giarelli L, Okuda K, Ohnishi K (1989) Prevalence of hepatocellular carcinoma and relation to cirrhosis: comparison of two different cities of the world – Trieste, Italy, and Chiba, Japan. Hepatology 10:998–1002
5. Wünsch PH, Woltmann A (1991) Primäre Leberkarzinome – Klinische Pathologie, Immunhistologie und Histogenese. Zentralbl Pathol 137:302–303

1.2.4 Indications and Results of Hepatic Resection

J. Kalff, K.-J. Walgenbach, B. Theilig, and U. Kania

Surgical treatment of malignant hepatic lesions represents the only chance of long-term tumor-free survival. This treatment consists mainly in resection of anatomically and nonanatomically defined portions of the liver. Major hepatic tumors can be resected quite safely nowadays. This has led to less restrictive indications for both malignant and benign disease of the liver. The improvement in results among surgically treated patients with mass lesions of the liver is based on the anatomical definition (Couinaud 1957; Bismuth et al. 1982), standardized techniques (Bismuth et al. 1982; Iwatsuki et al. 1989), and technical progress (CUSA, intraoperative ultrasound). Another surgical treatment – liver transplantation – became a competitive option for these lesions.

Case Material

From February 1989 to October 1991, 81 patients underwent a total number of 83 hepatic resections at the Department of Surgery, Bonn University Medical School. Fourty-two (51.9%) were women and 39 (48.1%) men. The ages ranged from 1 month to 77 years (mean age and standard deviation: 48.9±16.3 years; median: 52 years). Distribution by age groups was as follows: under 40 years, 21 (25.9%); 41–50 years, 16 (19.7%); 51–60 years, 26 (32.1%); 61–70 years, 15 (18.5%); over 70 years, 3 (3.7%). Of these 81 patients 23 were operated on for benign liver lesions. Malignant disease was found in 49 patients, of which 26 had primary liver neoplasms and 23 liver metastases from various origin. Six patients suffered from severe trauma, mostly blunt abdominal trauma, with rupture of the liver. The remaining three patients underwent hepatic resection for different reasons. The indications for hepatic resection of those patients are listed in Table 1.

Types of Hepatic Resection

The various kinds of resection which are defined either by anatomical segments or nonanatomically are of seven different categories: segmentectomy,

Table 1. Indications for hepatic resections (n = 81)

	n	%
Benign lesions	23	28.4
Focal nodular hyperplasia	6	7.4
Hemangioma	7	8.6
Adenoma	1	1.2
Echinococcal cyst	4	4.9
Cystadenoma	2	2.4
Hemangioendothelioma	1	1.2
"Benign tumor"	1	1.2
Congenital cyst	1	1.2
Malignant lesions	49	60.5
Primary malignancy	26	32.1
Hepatocellular carcinoma	16	19.7
Cholangiocarcinoma	3	3.7
Adenocarcinoma of gallbladder	4	4.9
Klatskin's tumor	1	1.2
Sarcoma	1	1.2
Adenocarcinoma, unknown primary	1	1.2
Secondary hepatic malignancy	23	28.4
Colorectal cancer	15	18.5
Testicular teratoma	1	1.2
Esophageal cancer	1	1.2
Breast cancer	1	1.2
Malignant schwannoma	1	1.2
Sarcoma	1	1.2
Anal cancer	1	1.2
Neuroendocrine tumor	1	1.2
Unknown origin	1	1.2
Trauma	6	7.4
Others	3	3.7
Colorectal cancer with hepatic infiltration	1	1.2
Malignant histiocytoma with hepatic infiltration	1	1.2
Portal hypertension (resection of segment 1)	1	1.2

left lateral segmentectomy, left and right lobectomy, left and right trisegmentectomy, and nonanatomical resection (Fig. 1). The anatomy of the liver, which is confusing due to different classifications and names of lobes and segments, was clearly defined by Couinaud (1957). Both lobes of the liver (left and right), which are separated through a line passing through the bed of the gallbladder and posteriorly toward the vena cava (Cantlie's line), are divided into four segments, leading to a total of eight segments (Bismuth and Castaing 1990). Each is supplied by an arterial and a portal branch and is drained by a venous and bile duct branch. These segments can be shown by dye injection in their supplying branches. The venous branches are distributed differently, and the margins of these segments vary from organ to organ. The segmental partition is shown in Fig. 1, including the German and American classification of hepatic resections.

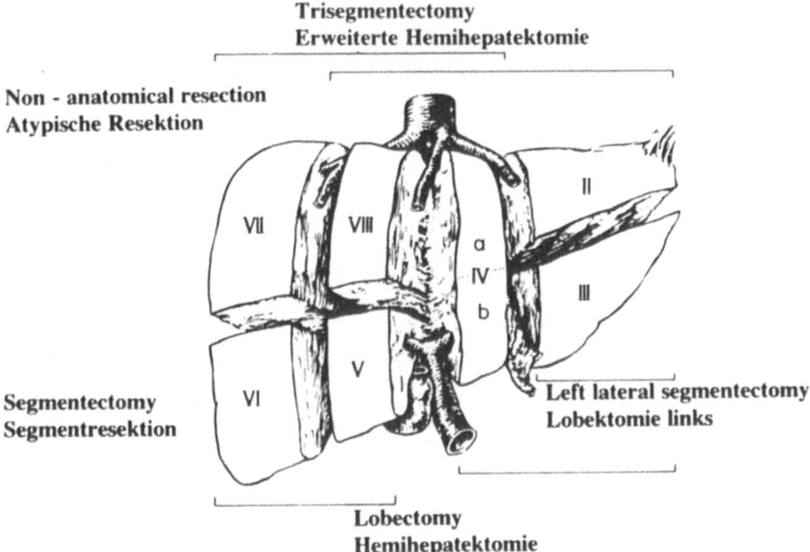

Fig. 1. Types of resection. German and American classifications

Indications

With the recent advances in liver surgery, hepatic resection may now be used for a number of liver diseases. Operative safety has improved in recent decades, and benign lesions are surgically treated more frequently. The indications for hepatic resection must be discussed separately for the different diseases. There are benign and malignant liver lesions as well as traumatic liver injury (Table 2).

Benign Lesions

The indications for a surgical intervention in benign lesions of the liver can be for diagnostic or for therapeutical reasons. Even with the latest imaging techniques there are still cases of liver tumors of unknown status. Exploratory laparotomy and tumor biopsy or removal remains the most accurate diagnostic procedure. Needle biopsy can be helpful, but in a large number of cases the results are not decisive. Furthermore, there exists a potential risk of hemorrhage, especially in hemangioma, which requires emergency operative intervention.

The solid benign tumors which are the most frequently seen and suspected are hemangioma, adenoma of the liver, and focal nodular hyperplasia. The treatment of choice for congenital cysts is fenestration and for echinococcal cysts cystectomy. Resectional therapy is needed only in special cases.

Table 2. Indications and extent of resection ($n = 81$)

	Benign	Malignant	Traumatic
Nonanatomical resection	9	32	1
Segmentectomy	6	7	2
Left lateral segmentectomy	7	3	0
Lobectomy	2	7	3
Trisegmentectomy	0	4	0

Hemangioma represents an indication for resection only in the case of giant hemangioma, which is associated with symptoms such as abdominal pain and displacement or obstruction of organs and bears the potential danger of a rupture causing hemobilia or hemoperitoneum. Asymptomatic hemangioma of moderate size can be managed by close observation. The danger of a rupture is low. Central necrosis of a cavernous hemangioma larger than 10 cm shows an increased possibility of a rupture and should be treated surgically (Iwatsuki et al. 1989).

Liver cell adenoma carries a high risk of rupture, which can lead to a life-threatening hemorrhage. The preoperative differential diagnosis is often difficult, and there may be malignant degeneration of the tumor. Operative therapy is therefore the treatment of choice. A nonanatomical resection or segmentectomy is often sufficient to remove the lesion (Iwatsuki et al. 1990; Shortell and Schwartz 1991).

Focal nodular hyperplasia does not meet the criteria for a tumor; histological findings are similar to those in localized cirrhosis. A connection with contraceptive drugs has been proposed but is controversial in the literature (Iwatsuki et al. 1989; Shortell and Schwartz 1991). Symptoms are mostly associated with large lesions. Uncertainty of the tumor status with a potential danger of a malignant lesion should lead to surgical intervention. Other indications are symptoms such as pain, hemorrhage, or displacement of other abdominal structures. HIDA radionuclide imaging plays a major role in diagnosis.

Malignant Lesions

Primary hepatic malignancies are of different histologic differentiation. Hepatocellular and cholangiocellular carcinomas make up the majority of these lesions. Worldwide, the hepatocellular carcinoma is one of the most frequent malignant tumors. In Europe and North America primary hepatic carcinoma is rare, but especially in Asia (China and Japan) the prevalence of this tumor is high (Okuda et al. 1984). The surgical treatment of primary hepatic tumors is still the only curative option. The prognosis is poor; chemotherapy and radiation therapy do not offer an improvement over the spontaneous course of the disease.

The histologic diagnosis is irrelevant for the type of resection. The metastatic paths of these lesions require an anatomical resection such as lobectomy or trisegmentectomy in most cases (Broelsch 1990). The need for a functional reserve in cirrhotic livers may lead to smaller resections of malignant tumors than needed. The survival of these patients is even worse, and other surgical options such as liver transplantation seem to be more effective (Neuhaus and Blumhardt 1990; Bismuth 1982; Nagasue et al. 1990). Due to a shortage of organs and a high incidence of recurrent tumor in the transplant the indication is still a matter of discussion (Otto et al. 1990; Iwatsuki et al. 1989). The primary malignancies are resectable in only 15%–25% of these patients. Limiting factors for surgical resection are poor functional reserve in cirrhosis, infiltration of major vessels, and multiple lesions in both lobes. The treatment for these and recurrent lesions should be chemoembolization (Nagastu et al. 1990; Takayasu et al. 1989).

Surgical treatment of secondary malignancies of the liver has gained increasing acceptance in recent years. The majority of these patients suffer from colorectal metastases. Colorectal cancer is one of the most frequent malignant tumors in the Western countries. Even with improved preoperative, intraoperative and postoperative therapy no essential improvement in long-term survival has been shown. The occurrence of hepatic metastases greatly worsens the prognosis of these patients. The only curative treatments are hepatic resection and transplantation. Survival rates show better results in the surgically treated patients than in the untreated groups (Hughes et al. 1988; Starzl and Demetris 1990).

Preconditions for hepatic resection are: (a) resection of the primary malignant tumor, (b) no other organ metastases, (c) portal type of metastatic spread (Scheele 1990), and (d) limited hepatic replacement by the metastases. Factors with negative prognostic relevance are extrahepatic tumor spread, tumor-free margins of resection, and high percentage of hepatic replacement by tumor. Other factors such as stage of primary tumor, localization of metastases, time interval to surgical treatment, and grading of primary tumor show no statistical significance for survival (Hughes et al. 1988; Ringe et al. 1990; Gennari et al. 1986).

Results

Mortality in the 83 hepatic resections was 8.4% (seven patients; Table 3). This includes emergency and elective surgery. The elective group ($n = 76$) showed a mortality of 3.9% (three patients), compared to 57% (four patients) in the emergency group (seven patients; Fig. 2). The high mortality in the emergency group was due to multiple trauma with other abdominal organ trauma and trauma of the chest and extremities. These patients suffered mostly from automobile accidents and died of multiorgan failure. Two of them had nonanatomical resections because of multiple lacerations and rupture of the liver; both died shortly after surgery. One patient was operated on because of a bleeding hepatocellular carcinoma in an emergency situation; he died on the ninth post-

Table 3. Hospital mortality

Age	Sex	Diagnosis	Time of death (day post-op.)	Cause of death
28	F	Cardiopulmonary shock, S/P cholecystectomy, sepsis, renal failure	49	Cardiopulmonary insufficiency, sepsis, ARDS, MOF
47	M	Metastasized colorectal cancer, S/P RTX	29	Pulmonary insufficiency, sepsis, MOF
59	M	Bleeding hepatocellular carcinoma, alcohol-induced liver cirrhosis, Child B	9	MOF
36	F	Automobile accident, blunt abdominal trauma, multiple organ trauma, hypovolemic shock	11	MOF, acute renal failure, liver failure, ARDS
19	F	Automobile accident, penetrating abdominal trauma, multiple organ trauma, hypovolemic shock, multiple liver injuries, gastric rupture, perforated small and large bowel	5	MOF, coagulopathy, multitransfusion injury
59	M	Klatskin's tumor, alcohol-induced liver cirrhosis, Child C necrotizing pancreatitis	11	Cardiopulmonary insufficiency, end-stage tumor disease
54	M	Hepatocellular carcinoma, liver cirrhosis, Child B portal hypertension	12	Cardiovascular insufficiency, esophageal varices, hemorrhage

ARDS, Adult respiratory distress syndrome; MOF, multiple organ failure

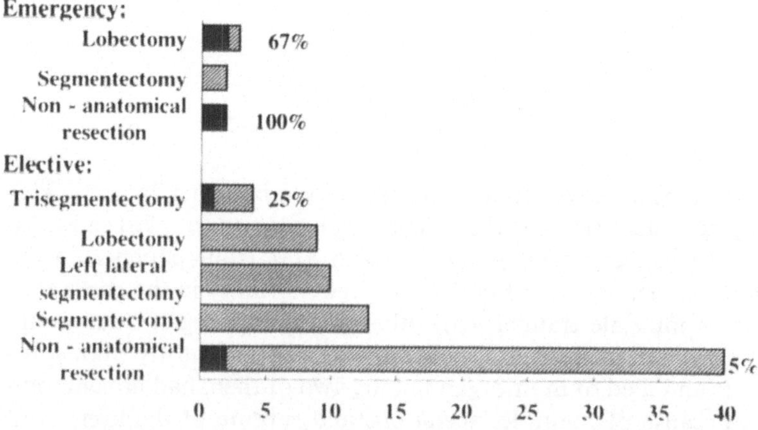

Fig. 2. Results of hepatic resection. Number of resections and hospital mortality (total of 83 resections)

operative day due to multiorgan failure. Two of the three elective patients who died had severe liver cirrhosis combined with a malignant lesion. The other patient who underwent elective surgery had a renal transplantation prior to hepatic surgery and died of septic complications. In retrospect this patient should not have been chosen for surgical therapy.

Resection of hepatic lesions is considered an effective and safe procedure in elective surgery with low morbidity and mortality. The indication for such an operation should be broadened.

References

Bismuth H (1982) Surgical anatomy and anatomical surgery of the liver. World J Surg 6:3–9

Bismuth H, Castaing D (1990) Leberanatomie und ihre intraoperative Anwendung. Chirurg 61:679–684

Bismuth H, Houssin D, Castaing D (1982) Major and minor segmentectomies "regleés" in liver surgery. World J Surg 6:10–24

Broelsch CE (1990) Erweiterte Leberresektionen. Chirurg 61:692–700

Couinaud C (1957) Le foie. Études anatomiques et chirurgicales. Masson, Paris

Gennari L, Doci R, Bignami P, Bozzetti F (1986) Surgical treatment of hepatic metastases from colorectal cancer. Ann Surg 203:49–54

Hughes KS et al. (1988) Resection of the liver for colorectal carcinoma metastases: a multi-institutional study of indications for resection. Surgery 103:278–288

Iwatsuki S, Sheahan DG, Starzl TE (1989) The changing face of hepatic resection. Curr Probl Surg 26:281–379

Iwatsuki S, Todo S, Starzl TE (1990) Excisional therapy for benign hepatic lesions. Surg Gynecol Obstet 171:240–246

Nagasue N, Yukaya H, Chang YC, Yamanoi A, Kohno H, Hayashi T, Nakamura T (1990) Assessment of pattern and treatment of intrahepatic recurrence after resection of hepatocellular carcinoma. Surg Gynecol Obstet 171:217–222

Neuhaus P, Blumhardt G (1990) Atypische und Segmentresektionen der Leber. Chirurg 61:685–691

Okuda K, Peters RL, Simson IW (1984) Gross anatomic features of hepatocellular carcinoma from three disparate geographic areas. Cancer 54:2165–2173

Otto G, Heuschen U, Hofmann W, Schlag P, Herfarth C (1990) Zur Prognose und Therapie primärer epithelialer Lebertumoren. Chirurg 61:705–710

Ringe B, Bechstein WO, Raab R, Meyer HJ, Pichlmayr R (1990) Leberresektion bei 157 Patienten mit colorectalen Metastasen. Chirurg 61:272–279

Scheele J (1990) Die gefäßorientierte Segmentresektion der Leber. Langenbecks Arch Chir 375:308–317

Shortell CK, Schwartz SI (1991) Hepatic adenoma and focal nodular hyperplasia. Surg Gynecol Obstet 173:426–431

Starzl TE, Demetris AJ (1990) Liver transplantation. A 31-year perspective. Year Book Medical Publishers, Chicago

Stone MD, Cady B, Jenkins RL, McDermott WV, Steele GD (1990) Surgical therapy for recurrent liver metastases from colorectal cancer. Arch Surg 125:718–722

Takayasu K, Muramatsu Y, Moriyama H, Hasegawa H, Makuuchi M, Okazaki N, Hirohashi S, Tsugane S (1989) Clinical and radiologic assessment of the results of hepatectomy for small hepatocellular carcinoma and therapeutic arterial embolisation for postoperative recurrence. Cancer 64:1848–1852

1.2.5 Treatment of Klatskin's Tumors

S. Arens, T. Riemenschneider, J. Worbes, and A. Hirner

Patients

In our Department 17 patients (nine women and eight men) suffering from Klatskin's tumors were treated between 1 February 1989 and 1 October 1991. The mean age was 63.8 years, with a range of 37–89 years.

The average period from appearance of the first symptoms to diagnosis was 28.8 days (range 7–180 days). The principal symptom in all patients was jaundice. Nine patients (53%) complained of weight loss, nine had a loss of appetite, seven (41%) suffered from pruritus and six (35%) from upper abdominal pain associated with nausea and vomiting. Rare symptoms were nocturnal sweating, colic, and a palpable tumor.

In all 17 cases adenocarcinoma was confirmed either by intraoperative biopsy or postmortem examination. Table 1 presents the number of patients in each tumor stage grouping (TNM classification). Tumor localization was classified according to Bismuth and Corlette [6]. Type I and type II tumors were found in two cases each. In 12 patients the tumor was of type III (III A, two cases; III B, four cases; bilateral, six cases; nonclassified, one case). There was involvement of the local vascular structures in eight patients (47%).

Preoperative drainage via PTC or ERCP was performed in six patients. In five cases a needle biopsy was taken under computed tomography guidance. The histological work-up showed a positive result in two specimens.

Table 1. Tumor staging and TNM classification (n = 17)

Stage	TNM classification			n
0	pTis	N0	M0	0
I	pT1	N0	M0	1
II	pT2	N0	M0	2
III	pT1,2	N1	M0	1
IV a	pT3	any N	M0	12
IV b	pT4	any N	M1	1

Treatment

Klatskin's tumors are often locally resectable. In about 30%–50% of cases a part of the liver needs to be resected (four patients, 23.5%), either as a hilar-limited resection (one patient, 6%) or as an extended right or left hemi-hepatectomy (three patients, 17.5%). In 10%–20% the large vessels must be resected and reconstructed. Table 2 presents the various therapeutic procedures performed in our patients.

The rate of resection for hilar cholangiocarcinoma of 23.5% (17.5% with curative intent) in our group is very close to the average of 30% described in the literature [1–3, 5–8, 10, 13, 15, 17–20, 22–27, 30–37, 39–43]. Worldwide, the rate of resection has been increasing over the past 15 years (Fig. 1). However, German authors still seem to range at a lower level.

The mortality rate after resection of hilar cholangiocarcinoma (Fig. 2) is limited in most publications to 30 days, ranging between 0% and 25% [1, 2, 5, 11–17, 19–21, 23, 26, 28, 31, 33, 34, 36–40]. In our own results it was 0%. The most important causes of death are infection, bleeding, and hepatic failure after extended liver resection.

After curative resection of Klatskin's tumors, most authors report a survival time between 5 and 50 months, with an average of 21 months [1, 2, 4, 5, 9, 12, 14, 15, 17, 20, 21, 26, 29, 31, 33, 36, 37, 39, 40]. Two of our three patients who underwent curative resection died 3 or 17 months following surgery; one is still alive without signs of recurrence 4 months after resection.

Table 2. Therapeutic procedures (n = 17)

	n
Curative	**4**
Resection	
Tumor	0
Liver and tumor	3
Liver, tumor and vascular structures	0
Transplantation	1[a]
Palliative	**13**
Surgical drainage (hepatojejunostomy)	6
Including resection	1
Excluding resection	5
Diagnostical laparotomy	5
Including percutaneous jejunostomy (Intestofix tube)	5
Including cholecystectomy	5
Including stent implantation	1
Nonoperative procedures only	
PTC drainage	1
ERCP drainage	0
Interventional stent implantation	1

[a] Medizinische Hochschule Hannover; Prof. Dr. R. Pichelmayr

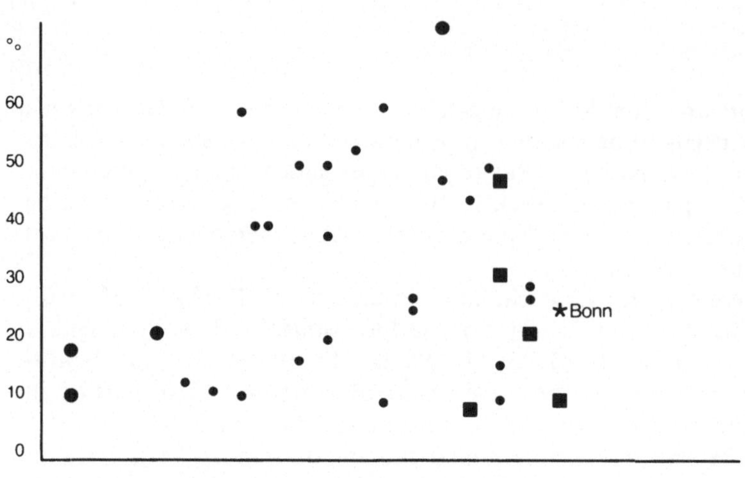

Fig. 1. Rate of resection. *Squares*, German authors

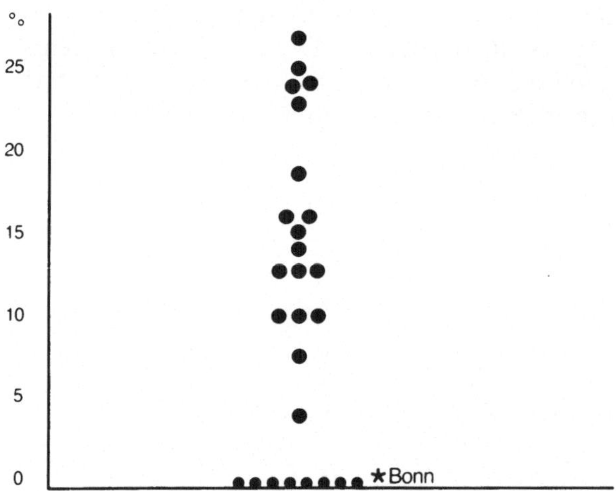

Fig. 2. Hospital mortality after resection (30 days)

Case Report

The need for liver resection, including resection of the large vessels, is evident in one of our cases, presenting an infiltrating tumor type and growing along the biliary tree up into the liver parenchyma (Fig. 3). Preoperative angiography showed circular narrowing of the right hepatic artery (Fig. 4) and complete occlusion of the right branch of the portal vein caused by the tumor (Fig. 5). The

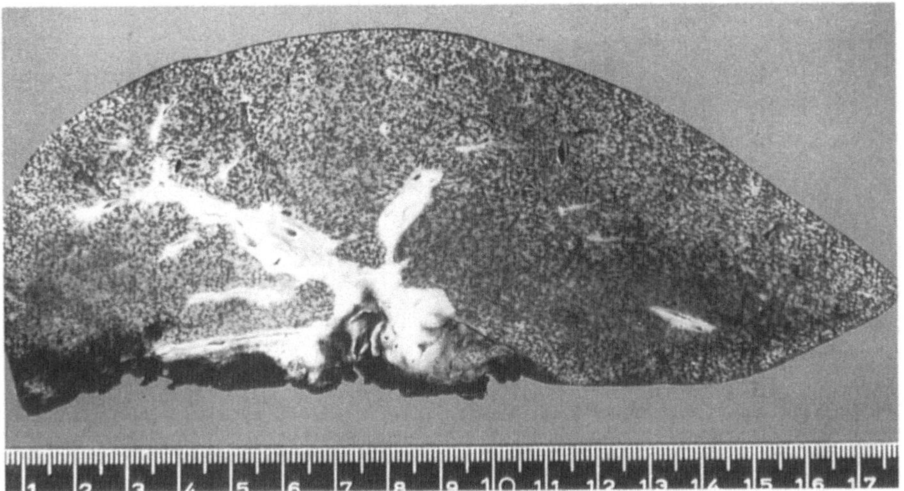

Fig. 3. Pathology. Infiltrating growth of Klatskin's tumor (photography of the specimen by the Department of Pathology, Bonn University)

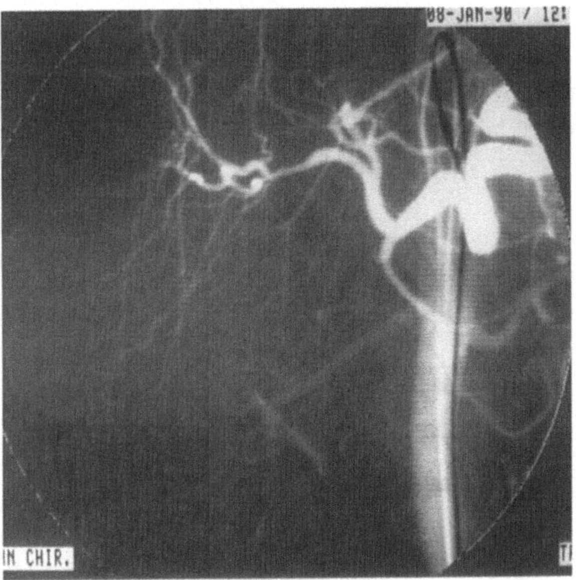

Fig. 4. Arterial angiography. Circular narrowing of the right hepatic artery (X-ray by the Department of Radiology, Bonn University)

patient underwent extended right hemihepatectomy (Fig. 6). Reconstruction of biliary-digestive continuity was done by adaptation of the segmental hepatic ducts (segments II/III and I) and intrahepatic cholangiojejunostomy with a Roux-en Y jejunal loop. The postoperative course was uneventful, apart from a temporary encephalopathy.

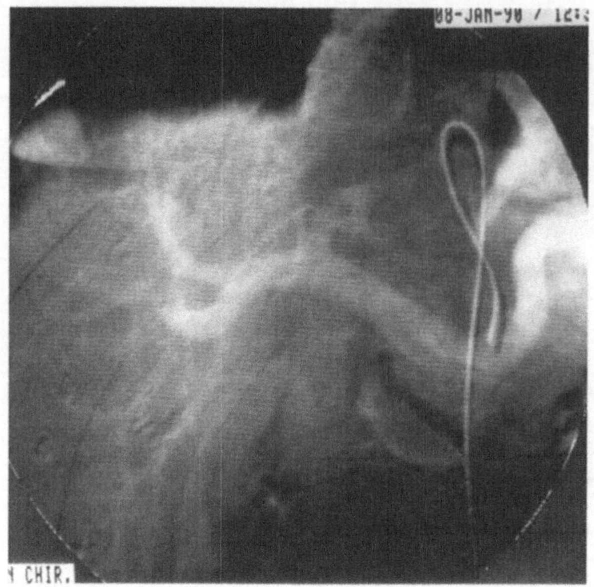

Fig. 5. Venous angiography. Complete occlusion of right branch of the portal vein

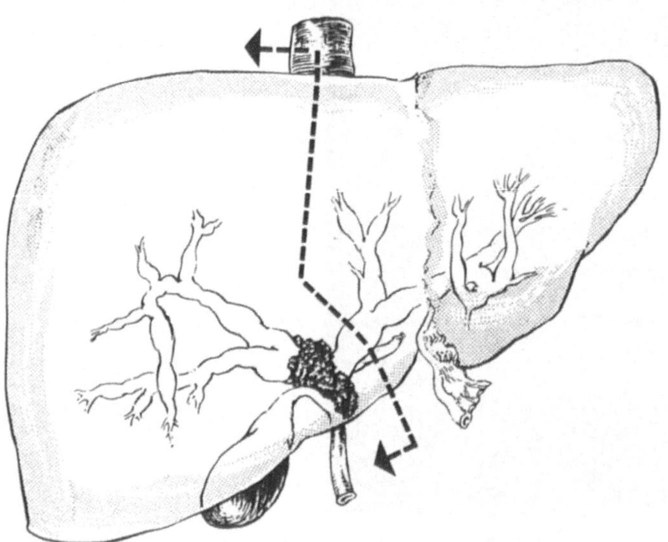

Fig. 6. Operation. Extended right hemihepatectomy (Type III B)

Conclusion

In spite of the bad prognosis, resection of the tumor and reconstruction of continuity seems to offer the best therapy. All patients suffering from Klatskin's tumors must be approached with assessment for resection in mind.

References

1. Akwari OE, Kelly KA (1979) Surgical treatment of adenocarcinoma, location: junction of the right, left and common hepatic ducts. Arch Surg 114:22
2. Alexander F, Rossi RL, O'Brian M, Khettry S, Braasch J, Watkins E Jr (1984) Biliary carcinoma. Am J Surg 147:503
3. Andersson A, Bergdahl L, van der Linden W (1977) Malignant tumors of extrahepatic bile ducts. Surgery 81:198
4. Bengmark S, Ekberg H, Evander A, Klofver-Stahl B, Tranberg K (1987) Major liver resection of hilar cholangiocarcinoma. Ann Surg 207:120
5. Berchtold D, Sulser T, Akovbiantz A (1989) Therapie und Verlauf der malignen extrahepatischen Gallenwegstumoren. Helv Chir Acta 56:183
6. Bismuth H, Corlette MB (1975) Intrahepatic cholangioenteric anastomosis in carcinoma of the hilus of the liver. Surg Gynecol Obstet 140:170
7. Bismuth H, Castaing D, Traynor O (1988) Resection or palliation: priority of surgery in the treatment of hilar cancer. World J Surg 12:39
8. Black K, Hanna LS, Langer B, Jirsch DW, Rider W (1978) Management of carcinoma of the extrehepatic bile ducts. Can J Surg 21:542
9. Blumgart LH, Kelley CJ (1984) Hepatojejunostomy in benign and malignant high bile duct strictures: approaches to the left hepatic ducts. Br J Surg 71:257
10. Blumgart LH, Hadjis NS, Benjamin IS, Beazley R (1984) Surgical approaches to cholangiocarcinoma at the confluence of hepatic ducts. Lancet 1:66
11. Blumgart LH (1987) Surgical approaches to the left hepatic duct. Langenbecks Arch Chir 370:235
12. Boerma EJ (1983) The surgical treatment of cancer of the hepatic duct confluence: a clinical, anatomical and experimental study and literature survey. In: Veenmann H, Zonen BV (eds) Wageningen, Netherlands, p 252
13. Böttger T, Perlia P, Weber W, Junginger T (1990) Chirurgische, endoskopische oder radiologisch interventionelle Therapie beim Gallengangscarcinom. Langenbecks Arch Chir 375:39
14. Cameron J, Broe P, Zuidema G (1982) Proximal bule duct tumors: surgical management with silastic transhepatic biliary stents. Ann Surg 196:412
15. Chitwood WR, Meyers WC, Heaston DK, Herskovic AM, McLeod ME, Jones RS (1982) Diagnosis and treatment of primary extrahepatic bile duct tumors. Am J Surg 143:99
16. Coutsoftides T, Macdonald J, Shibata HR (1977) Carcinoma of the pancreas and periampullary region: a forty-one year experience. Ann Surg 186:730
17. Evander A, Fredlund P, Hoevels J, Ihse I, Bengmark S (1980) Evaluation of aggressive surgery for carcinoma of the extrahepatic bile ducts. Ann Surg 191:23
18. Fortner G, Kallum BO, Kim DK (1976) Surgical management of carcinoma of the junction of the main hepatic ducts. Ann Surg 184:68
19. Fortner G, Vitelli E, Maclean J (1989) Proximal extrahepatic bile duct tumors. Arch Surg 124:1275
20. Hart MJ, White TT (1980) Central hepatic resection and anastomosis for stricture or carcinoma at the hepatic bifurcation. Ann Surg 192:299
21. Iwasaki Y, Ohtto M, Todoroki T, Okamaru T, Nishimura A, Sato H (1977) Treatment of carcinoma of the biliary system. Surg Gynecol Obstet 144:219

22. Iwasaki J, Okamuka T, Ozali A (1986) Surgical treatment for carcinoma at the confluence of the major hepatic ducts. Surg Gynecol Obstet 162:457
23. Kremer B, Henne-Bruns D, Soehendra N, Grimm H, Pieper F (1988) Die biliod.uodenale Jejunuminterposition als technische Alternative zur Roux-Y-Rekonstruktion nach Resektion von Hepaticusgabelcarcinomen. Chirurg 59:472
24. Lai ECS, Tumpkins RK, Roslyn JJ, Mann LL (1987) Proximal bile duct cancer. Ann Surg 205:111
25. Langer JC, Langer B, Taylor BR, Zeldin R, Cummings B (1985) Carcinoma of the extrahepatic bile ducts: results on an aggressive surgical approach. Surgery 98:752
26. Launois B, Campion JP, Brissot P, Gosselin M (1979) Carcinoma of the hepatic hilus: surgical management and the case for resection. Ann Surg 190:151
27. Longmire W, McArthur MS, Bastounis EA, Hiatt J (1973) Carcinoma of the extrahepatic biliary tract. Ann Surg 178:333
28. Lygidakis NJ, van der Heyde MN, Houthoff HJ (1988) Surgical approaches to the management of primary biliary cholangiocarcinoma of the porta hepatis: the decision-making dilemma. Hepatogastroenterology 35:261
29. Lygidakis NJ, Tytgat GNJ et al. (1988) Hepatobiliary and pancreatic malignancies. Diagnosis, medical and surgical management. Thieme, Stuttgart, p 36
30. Mizumoto R, Kawarada Y, Suzuki H (1986) Surgical treatment of hilar carcinoma of the bile ducts. Surg Gynecol Obstet 162:153
31. Ouchi K, Matsuno S, Sato T (1989) Long-term survival in carcinoma of the biliary tract. Arch Surg 124:248
32. Paquet KJ, Koussouris P (1987) Ist die intrahepatische Cholangio-Jejunostomie bei im Leberhilus lokalisiertem malignem Verschlußikterus eine bessere Alternative zur endoskopisch-transhepatischen Drainage? Chirurg 58:663
33. Pichelmayr R, Ringe B, Lauchart W, Bechstein W, Gubernatis F, Wagner E (1988) Radical resection and liver grafting as the two main components of surgical strategy in the treatment of proximal bile duct cancer. World J Surg 12:68
34. Pinson W, Rossi L (1988) Extended right hepatic lobectomy, left hepatic lobectomy and skeletonization resection for proximal bile duct cancer. World J Surg 12:52
35. Rossi RL, Heiss F, Beckmann CF, Braasch JW (1989) Management of cancer of the bile duct. Surg Clin North Am 65:59
36. Skoog V, Thoren L (1982) Carcinoma of the junction of the main hepatic ducts. Acta Chir Scand 148:411
37. Smith R (1981) Carcinoma of the gallbladder and common hepatic duct. In: Smith R, Sherlock S (eds) Surgery of the gallbladder and bile ducts, 2nd edn. Butterworth, Sevenoaks, p 419
38. Strong RW (1987) Surgical resection for cholangiocarcinoma involving the confluence of the major hepatic ducts. Aust NZJ Surg 57:911
39. Tompkins RK, Thomas D, Wile A, Longmire WP (1981) Prognostic factors in bile duct carcinoma: analysis of 96 cases. Ann Surg 194:447
40. Tsuzuki T, Ogata Y, Iida S, Nakanishi I, Takenaka Y, Yoshii H (1983) Carcinoma of the bifurcation of the hepatic ducts. Arch Surg 118:1147
41. Warren KW, Jefferson MF (1973) Carcinoma of the exocrine pancreas. In: Carey IC (ed) The pancreas. Mosby, St. Louis, p 243
42. White TT (1988) Skeletonisation resection and central resection in the treatment of bile duct cancer. World J Surg 12:48
43. Wolff H, Ridwelski K, Lorf T (1990) Die chirurgische Behandlung maligner Tumoren der Hepaticusgabel. Zentralbl Chir 115:1

1.2.6 Surgical Treatment of Klatskin's Tumors

B. Launois and G. Maddern

Introduction

In 1965 Klatskin drew attention to the unusual clinical and pathological features of adenocarcinomas that arise in the hepatic duct at its bifurcation within the porta hepatis. At this time, "Klatskin's tumors" were regarded as a relatively rare lesion, but with the advancement of modern medical technology they are now more frequently diagnosed. Malignancies at the hepatic bifurcation can be broadly divided into two types of lesions. First, there are true extrahepatic bile duct cancers (Klatskin's tumors) and, secondly, those malignancies which involve the hepatic bifurcation (e.g., hepatocellular carcinoma, metastatic spread, carcinoma of the gallbladder).

Extrahepatic bile duct cancer can be a diffuse disease or more localized. When confined to the proximal third of the extrahepatic biliary tract it is variously described as proximal bile duct cancer, carcinoma of the junction of the main hepatic ducts, high bile duct cancer, cancer of the hepatic duct confluence, cholangiocarcinoma, or Klatskin's tumor. The discussion presented here focuses on the surgical treatment of such Klatskin's tumors.

Diagnosis

Patients usually present with a history of increasing, painless jaundice. Laboratory investigations confirm a cholestatic picture with elevation of bilirubin and alkaline phosphatase. Radiological investigation often includes endoscopic retrograde cholangiopancreatography (ERCP), which may be helpful in excluding a pancreatic lesion and usually demonstrates the distal limit of the obstruction. Unfortunately, it usually fails to reveal the proximal limit of the occlusion and is unable to provide a histological diagnosis or to distinguish reliably between benign and malignant lesions. Percutaneous transhepatic cholangiography can help to define the proximal limits of the obstruction but, again, does not provide histological confirmation of a Klatskin's tumor. Based on the cholangiography, malignancy at the hepatic bifurcation can be classified into three types. Type I is situated at the main hepatic junction but not obstructing the main confluence, type II obstructs the confluence, and type III obstructs both the main and secondary confluences of the biliary tree (Bismuth and Corlette 1975).

The use of ERCP may in fact be considered hazardous in type II and III lesions as it may introduce infection into an obstructed system and precipitate cholangitis. Ultrasound, on the other hand, carries no such risk and is usually capable of showing dilated intrahepatic bile ducts with a normal-caliber common bile duct. With this finding and a cholestatic jaundice there is usually sufficient indication for surgery. At the time of operation a cholangiogram can be performed below the lesion if desired, and histology can be obtained.

Preoperative arteriography adds little information with respect to resectability of the lesion; however, computer tomography provides additional information regarding the spread and extent of the tumor within the liver and is generally valuable as part of the preoperative assessment.

Preoperative Biliary Drainage

Retrospective reports have suggested that preoperative biliary drainage decreases both the mortality and morbidity of surgery (Nakayana et al. 1978). However, more recent prospective, randomized studies were unable to show any significant difference. Indeed, they suggested that preoperative drainage increases the incidence of postoperative complications (Hatfield et al. 1982; McPherson et al. 1982; Pitt et al. 1985). In the series of Lewis et al. (1987) preoperative biliary decompression was attempted in a group of ten patients undergoing palliative procedures; five developed septic shock, and in one patient biliary decompression was not possible. For the group, the hospital stay increased from 17 to 31 days.

Operability and Resectability

Operability can be defined as the ability of a patient to support the anesthetic, the operative procedure, and the postoperative course. Factors such as age, aortic stenosis, myocardial ischemia, respiratory disease, and general condition need to be considered when deciding on the operability of any given patient. On the other hand, resectability describes the ability to remove the malignancy at the hepatic hilus during the operation. This very much depends on the surgical experience of the surgeon performing the operation and the procedures in which he is competent. Procedures such as tumor resection including the hepatic hilus, resection of segment IV, hepatic resection, and tumor resection with vascular reconstruction should as a minimum be at the command of the surgeon. In certain cases, the use of liver transplantation (Pichlmayr et al.

1988) or even the "cluster" operation should be considered (Launois and Jamieson 1991).

Treatment of Klatskin's Tumors

Palliative. Endoprosthetic palliation of cholangiocarcinoma can be obtained by a percutaneous approach, endoscopic approach, or a combined internal and external access. In patients unfit for surgery it is the only palliative option available. However, such palliation is not always successful, with 10% of patients failing to obtain efficient drainage. In type II and III lesions with one endoprosthesis the 30-day mortality is reported to be 29% (Deviere and Cremer 1988), and 38% have an episode of cholangitis; however, if both lobes are drained with two endoprostheses the 30-day mortality falls to 8%. Surgical palliation usually involves a bypass to either the segment III duct on the left side or segment V on the right.

Curative. Surgery still offers the only chance of cure for tumors of the hepatic hilus. In 1974 we adopted a radical and potentially curative surgery as our systematic approach to Klatskin's tumors. The operative technique without hepatic resection was first reported in 1979 (Launois et al. 1979) and further developed by Cameron et al. (1982), Blumgart et al. (1984), and Lygidakis et al. (1988). This technique should be used only if there is no extension of the tumor into the secondary confluences (type III). The tumor is dissected from below toward the hilus. On completion of the dissection, the stripped portal vein and hepatic artery should be the remaining structures visible at the hilus of the liver. The common bile duct is divided at the upper border of the duodenum only when it has been ascertained that there are no local contraindications to resection. Reconstruction is most easily done by joining a Roux-en-Y jejunal loop to the preserved upper part of the junction. Elsewhere the difficulties of the techniques depend mainly on the topography of the resected lesions. Resection of segment IV and excision of the major confluence is followed by cholangioenteric anastomosis with the left or right reconstructed bile ducts. The indication to include hepatectomy depends on the extent of the lesion into the biliary tract and involvement of the vascular structures.

New Surgical Directions

Posterior Approach. Recently described (Launois and Jamieson 1992) is the so-called "posterior approach" to the hepatic pedicle. The main hepatic pedicle is clamped en masse, and incisions are made into the liver capsule in two regions, the first posterior and second anterior to the hilus (Fig. 1). The anterior incision is made in front of the hilum and through the liver capsule from

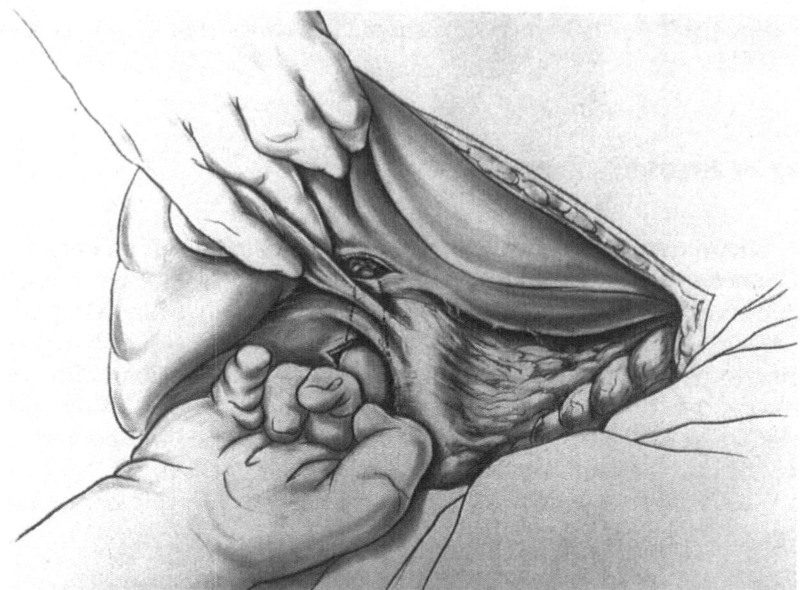

Fig. 1. The anterior and posterior incisions used in the posterior approach. The surgeon's finger is passed until the superior surface of the hilar confluence is reached

the gallbladder bed to the umbilical fissure. The liver parenchyma is pushed upward and backward away from the sheaths of the confluence. An identical incision is made posterior to the hilum, the surgeon's index finger is insinuated through this incision, and liver tissue is blindly pushed away until the superior surface of the confluence is reached. A large curved clamp is then used to place a tape around the right main sheath. Traction on the tape brings the sheaths into a more accessible superficial position, in essence making them extrahepatic. The first branch encountered is the sheath to segment VI. The division of the right main sheaths into right lateral and right medial branches is never quite as clear as shown in the stylized anatomical drawings, and variations are common. We have found that the right medial sheath (to segments V and VIII) can usually be freed by this approach, but the sheath to segment VII remains buried as it passes posteriorly and to the right.

Caudate Lobe. In 1986 Mitzumodo et al. pointed out the necessity of resecting the caudate lobe and the caudate process during hepatectomy. After a right hepatectomy it is possible to resect it from right to left. When wishing only to remove the caudate lobe, we commence by removing segment IV. The caudate lobe is pyramidal in shape, limited to the right by the main fissure and the middle hepatic vein, to the left by the ligamentum venosum and the lesser omentum, superiorly by segment IV, and inferiorly by the vena cava. It has two parts, a free part to the left and a right part just behind the dorsal fissure. After resection of segment IV, the fissure of the ligamentum venosum is opened, and

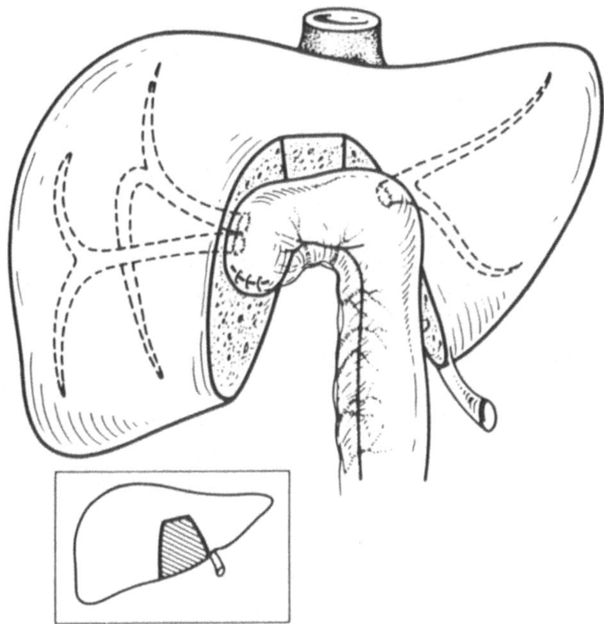

Fig. 2. A Roux-en-Y cholangioenteric reconstruction after excision of segment IV and caudate lobe. (Reproduced with permission from Launois et al. 1979)

the caudate lobe is dissected from the vena cava, pushed to the right above the confluence, and removed from its attachment to segments VI and VII (Fig. 2).

Venous Allografts. With the advent of multiorgan harvesting we always have available venous allografts in an allograft bank, kept at 4 °C in University of Wisconsin solution. In the presence of bilateral venous involvement it is possible to remove a lobe and replace the vein on the other side by a venous allograft from an identical blood group. Such allograft can be kept stored for up to 1 month with excellent results (Launois et al. 1992).

Liver Transplantation. Although a controversial and generally unsuccessful approach, in certain young fit patients with irresectable lesions liver transplantation has been used (Pichlmayr et al. 1988), with an 80% survival of 2 years in patients with negative lymph nodes at definitive histology. More recently the "cluster" operation, which includes liver transplantation, resection of the hepatic hilum, pancreas duodenum, and right colon has been described as successful in a few cases (Launois and Jamieson 1991; Starzl et al. 1989).

Results of Surgical Treatment

To assess the outcome of surgery for biliary cancer the French Association of Surgery undertook a retrospective, multicenter survey covering the period 1955–1987 which involved 43 French surgical centers and 12 centers in other countries (Reding et al. 1991). There were 321 upper third cancers, of which 63 were type I, 93 type II, and 165 type III, in a total group of 572 patients. The resectability rate was 32% for upper third cancers, 41% for middle third, and 50% for diffuse cancers. Overall the 5-year survival was 20.5% in those patients undergoing "curative" surgery but 0% for the "palliative" group, with a median survival of 23 months in the curative group compared with 8 months in the palliative group. For upper, middle, and lower third cancers undergoing resection the 5-year survival was 10%, 14%, and 51%, respectively. Similarly, median survival was 23, 13, and 64 months for the three groups.

In this study no significance difference was found between palliation provided by transtumoral intubation or cholangioenteric anastomosis. The addition of a hepatic resection did not significantly alter survival.

Not surprisingly, the TNM stage of the tumor resected influenced the survival at 5 years (T1, 54%; T2, 16%; T3, 25%; T4, 0%), with similar expected results for lymph node and metastatic involvement.

Conclusions

Surgical treatment of Klatskin's tumors remains the only possible chance of cure, while stent placements, either endoscopic or percutaneous, can offer palliation similar to surgery. Resection requires a biliary enteric anastomosis be constructed between a Roux-en-Y loop of jejunum and the divided ends of the biliary tree. New surgical approaches to aid in hilar dissection and the use of venous allograft may increase the number patients able to benefit from "curative" surgery. The place of liver transplantation or the "cluster" operation remains controversial, and greater patient numbers are required before of its role can be more clearly determined.

References

Bismuth H, Corlette MB (1975) Intrahepatic cholangioenteric anastomosis in carcinoma of the hilus of the liver. Surg Gynecol Obstet 140:170–177

Blumgart LH, Benjamin IS, Hadjis NS, Beazley RM (1984) Surgical approaches to cholangiocarcinoma at confluence of hepatic ducts. Lancet 1:66–70

Cameron JL, Broe P, Zuidema GD (1982) Proximal bile duct tumors. Surgical management with silastic transhepatic stents. Ann Surg 196:412–419

Deviere J, Cremer M (1988) Traitement palliatif nonchirurgical des cancers des voies biliaires extrahépatiques. Un regard "endoscopique". In: Launois B, Cubertafond B (eds) Les cancers des voies biliaires extrahépatiques. Masson, Paris, pp 125–138

Hatfield ARW, Tobias R, Terblanche J, Girdwood AH, Fataar S, Harries-Jones R, Kernoff L, Marks IM (1982) Preoperative external biliary drainage in obstructive jaundice. Lancet 2:896–899

Klatskin G (1965) Adenocarcinoma of the common bile duct: report of a case of successful resection. Am J Med 38:241–256

Launois B, Jamieson GG (1991) Pylorus-preserving "cluster" operation. Br J Surg 78:1015

Launois B, Jamieson GG (1992) The posterior intrahepatic approach for hepatectomy or removal of segments of the liver. Surg Gynecol Obstet (in press)

Launois B, Campion JP, Brissot F, Gosselin M (1979) Carcinoma of the hepatic hilus: surgical management and the case for resection. Ann Surg 190:151–157

Launois B, Jamieson GG, Landen S, Campion JP, Coeurdacier P, Maddern G, Bardaxoglou E (1992) Venous allografts: a useful alternative to venous autografts in digestive surgery. Surg Gynecol Obstet (in press)

Lewis WD, Cady B, Rohrer RJ, Jenkins RL, Benotti PM, McDermott WJ (1987) Avoidance of transhepatic drainage prior to hepatico-jejunostomy for obstruction of the biliary tract. Surg Gynecol Obstet 165:381–386

Lygidakis NJ, Van der Heyde MM, Van Dongem RJAM, Krommout JG, Tytgat GMJ, Huitbretse K (1988) Surgical approaches for unresectable primary carcinoma of the hepatic hilus. Surg Gynecol Obstet 166:107–114

McPherson GAD, Benjamin IS, Habib NA, Bowley NB, Blumgart LH (1982) Percutaneous transhepatic drainage in obstructive jaundice: advantages and problems. Br J Surg 69:261–264

Mitzumoto R, Kawarada Y, Suzuki H (1986) Surgical treatment of hilar carcinoma of the bile duct. Surg Gynecol Obstet 162:153–158

Nakayama T, Ikeda A, Okuda K (1978) Percutaneous transhepatic drainage of the biliary tract technique and results in 104 cases. Gastroenterology 74:554–559

Pichlmayr R, Ringe B, Lauchart W, Bechstein WO, Cubernatis G, Wagner E (1988) Radical resection and liver grafting as the two main components of surgical strategy in the treatment of proximal bile duct cancer. World J Surg 12:68–77

Pitt HA, Gomes AS, Lois JF, Mann LL, Deutsch LS, Longmire WP Jr (1985) Does preoperative percutaneous transhepatic biliary drainage reduce operative risk or increase hospital cost. Ann Surg 201:545–553

Reding R, Buard JL, Lebeau G, Launois B (1991) Surgical management of 552 carcinomas of hepatic bile ducts (gallbladder and periampullary tumors excluded). Results of the French Surgical Association. Ann Surg 213:236–241

Starzl TE, Todo S, Tzakis A, Podesta L, Mieles L, Demetris A, Teperman L, Selby R, Stevenson W, Stieber A, Gordon R, Iwatsuki S (1989) Abdominal organ cluster transplantation for the treatment of upper abdominal malignancies. Ann Surg 210:374–386

1.2.7 Das Zystadenom der Leber – eine seltene Neoplasie

A. Woltmann, P.H. Wünsch, C. Gebhardt, R. Broll
und H.-P. Bruch

Zystische Leberprozesse sind häufig, die Differentialdiagnosen sehr variantenreich [24]. Eine seltene zystische, neoplastische Läsion ist das biliäre, multilokuläre Zystadenom der Leber. Dieses zeichnet sich durch eine typische Anamnese [9, 33] und eine einheitliche Morphologie [1, 19, 27] aus. Dieser Umstand erleichtert die Diagnose und fordert die rechtzeitige kurative Therapie.

Am Klinikum Nürnberg konnte unlängst bei einer 29jährigen Patientin ein multilokuläres Zystadenom der Leber am Institut für Pathologie diagnostiziert und im Zentrum für Chirurgie kurativ operiert werden.

Diskussion

Ätiologie

Die Ätiologie des Zystadenoms der Leber ist unbekannt [28]. Das Auftreten zusammen mit Pankreaszystadenomen ist durch die gemeinsame Embryonalentwicklung beider Organe zu erklären [30]. Eventuell entstehen sie auf dem Boden hamartomatöser oder aberrierender Gallengänge [3]. Auf jeden Fall handelt es sich um einen neoplastischen Prozeß [5, 19, 24].

Bei Hunden bzw. Hamstern ist eine Induktion dieses Tumors durch Plutonium-238-Dioxid-Aerosol bzw. N-Methyl-N'-Nitro-N-Nitrosoguanidine möglich [11, 18]. Bei Mäusen gelang die experimentelle Induktion durch Inokulation von epithelialen isogenetischen Zellkulturen [23]. Das karzinogene Aflatoxin scheint aber in der Ätiologie keine Rolle zu spielen [12].

Klinik

Die Prävalenz des Zystadenoms der Leber ist besonders niedrig [3, 8, 34]; bisher wurden weniger als 100 Fälle publiziert. Frauen im mittleren Lebensalter erkranken weit häufiger als Männer [5, 9, 16, 33]; das Verhältnis beträgt etwa 4:1 [25]. Für die klinische Symptomatik ist das typische langsame Wachstum von entscheidender Bedeutung [24]. Der Tumor wird häufig sehr groß (⌀ > 20 cm) und verdrängt dadurch die topographisch benachbarten Strukturen [7, 16, 22, 30]. Neben uncharakteristischen Bauchschmerzen führt er bei weiterem Fortschreiten schließlich zu einem generalisierten Ikterus mit typischem Pruritus und Erhöhung der eine Cholestase anzeigenden Leberwerte [32]. Ansonsten bleiben die Leberwerte normal [21, 22].

Diagnostik

Eine Röntgen-Abdomen-Übersichtsaufnahme kann erste morphologische Hinweise auf einen verdrängendten Lebertumor geben [3, 19]. Das Oberbauchsonogramm zeigt meist schon charakteristische Kriterien: multilokuläre Raumforderung mit echoarmen Bezirken, die eine dorsale Schallverstärkung aufweisen und von echoreichen Septierungen durchzogen werden [1, 10, 19, 22]. Im Computertomogramm kommt der Tumor in ähnlicher Weise zur Darstellung [10, 22]. Angiographisch imponiert er als hypovaskuläre Raumforderung, wobei kleine Tumorneovaskularisationen möglich sind. Die umgebenden Gefäße verlaufen gestreckt und werden durch den Tumor verdrängt [8, 9]. Die Radionuklidleberszintigraphie zeigt einen großen Defekt verminderter Aktivität [8, 20]. Indirekte Hinweise können der Bariumbreischluck und -kontrasteinlauf sowie das Ausscheidungsurogramm ergeben [22]. Eine endoskopisch retrograde und eine perkutane transhepatische Cholangiographie oder ein orales Cholezystogramm können nützlich sein [26]. Bei einem positiven Befund führt die Feinnadelpunktion bzw. eine laparoskopisch gewonnene Probeexzision nach histologischer Untersuchung zur definitiven Diagnose [1, 22].

Pathologische Anatomie

Morphologisch handelt es sich beim biliären Zystadenom um einen von den Gallengängen ausgehenden, meist intrahepatisch gelegenen, multilokulären, multizystischen, gutartigen Tumor (Abb. 1), der selten auch in den extrahepa-

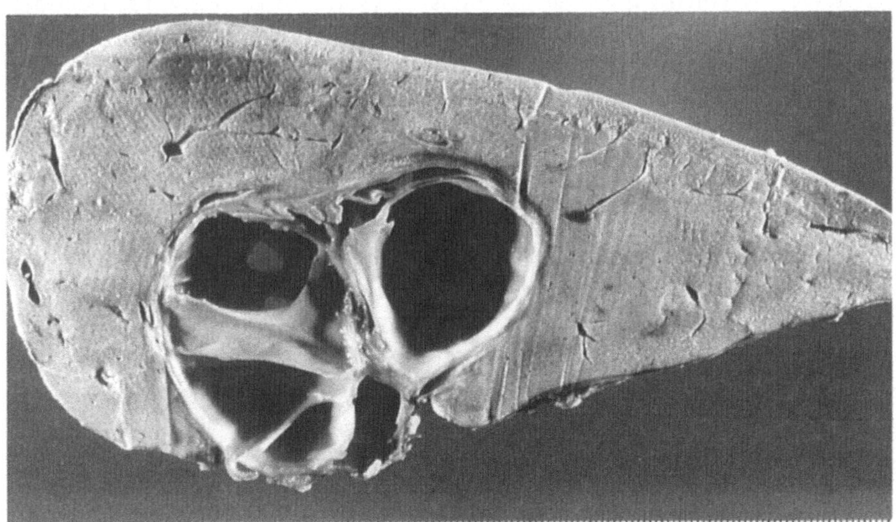

Abb. 1. Multilokuläres Zystadenom der Leber

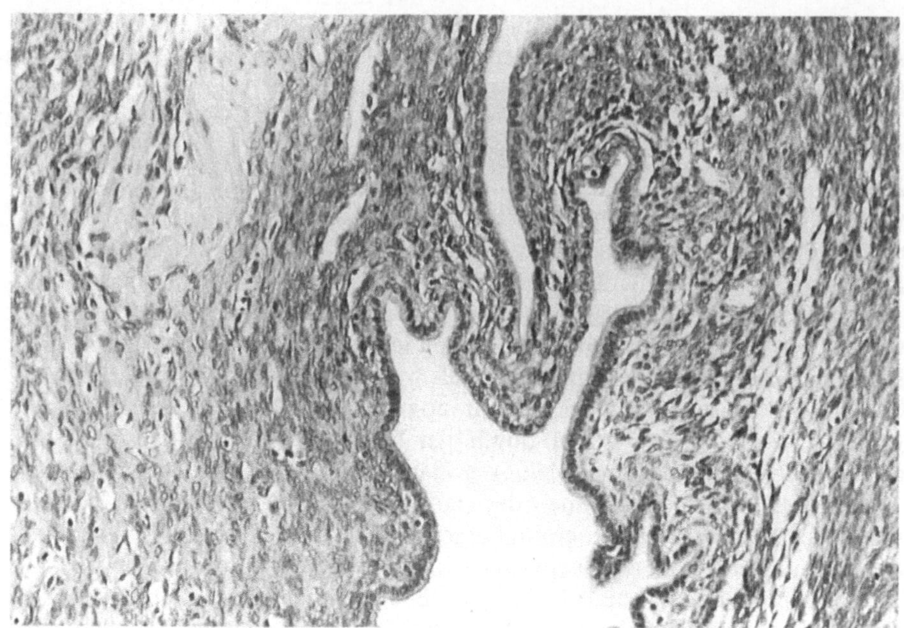

Abb. 2. Zystadenom der Leber mit mesenchymalem Stroma (CMS)

tischen Gallengängen wächst [1, 3, 19, 24, 27–29]. Auf Einschnitten kann eine schokoladenbraune Flüssigkeit zur Darstellung kommen [30].

Die Auskleidung der Zysten besteht aus einem einreihigen kubischen schleimbildenden Epithel (Abb. 2). Daneben kommen Cholesterineinlagerungen vor [1]. Atypien sind nicht nachweisbar [16]. Die Zysten werden bei der klassischen Form von einem starken Bindegewebsgerüst gestützt und von einer bindegewebigen Kapsel umgeben. Es kommen partielle und komplette Septierungen vor. Das Bindegewebe besteht aus spindelförmigen Zellen, Fibroblasten, glatter Muskulatur, Fettgewebe und Kapillaren [19, 22, 33]. Nach dem Bindegewebsgehalt und Zellbild werden 3 Formen unterschieden: das klassische CMS (Zystadenom mit mesenchymalem Stroma), das COMS (Zystadenom ohne mesenchymales Stroma) und das azidophile Zystadenom der Leber [24, 33]. Die Topographie verteilt sich nach der Häufigkeit wie folgt: rechter Leberlappen: 50%, linker Leberlappen: 30% und beide Leberlappen: 20% [3].

Therapie

Die Therapie des biliären Zystadenoms ist chirurgisch [4, 6]. Wegen möglicher Malignität, die erst durch vollständige Aufarbeitung des Materials ausgeschlossen werden kann, ist ein vorsichtiges Vorgehen nötig [14]. Eine Marsupialisation erscheint aus heutiger Sicht ungeeignet [4]. Bei günstigen Voraussetzungen kommt zunächst die Enukleation in Frage [25]. Meist wird allerdings wegen des multilokulären Wachstums eine Lobektomie bzw. eine Hemihepatektomie notwendig sein [1, 4, 8, 20]. Wenn beide Lappen betroffen sind, sollte heute außerdem die Lebertransplantation diskutiert werden. Bei extrahepatischen Zystadenomen ist die radikale Resektion anzustreben [32]. Die operative Letalität beträgt nach früheren Angaben 2,5% [21].

Prognose

Bei totaler Exstirpation ist die Prognose exzellent [19]. Bei subtotaler Resektion ist das Zystadenom der Leber sehr rezidivfreudig [1]. Komplikationen des an- oder nichtoperierten Zystadenoms sind die Blutung, Ruptur oder die Infektion (z. B. eitrige Cholangitis) [21, 26, 28]. Bei dem zunächst als gutartig einzustufenden Tumor soll die Möglichkeit der malignen Entartung gegeben sein [13, 16, 30, 33, 34].

Differentialdiagnose

Alle zystischen Läsionen, wie die einfache kongenitale und die traumatische Leberzyste, das zystische Hamartom oder eine Zystenleber, sind in Betracht zu ziehen [22, 24]. Außerdem müssen infektiöse Ursachen wie Echinokokkuszysten oder eine Amöbiasis ausgeschlossen werden [19]. Hämatome und nekrotische Tumoren sowie Abszesse sind in Erwägung zu ziehen [22]. Daneben sollten maligne Veränderungen wie das papilläre Zystadenokarzinom oder zystische Metastasen bedacht werden [1, 24].

Das Zystadenokarzinom [2, 14, 15, 17] zeichnet sich im Gegensatz zum Adenom durch eine erhöhte Zellpolymorphie, Anaplasie, infiltratives Wachstum und das Vorkommen von Atypien aus [16]. Für die feingewebliche Differenzierung zwischen Zystadenom und Zystadenokarzinom kann das immunhistologische CEA-Verteilungsmuster (karzinoembryonales Antigen) hilfreich sein [31]. Das Zystadenokarzinom kommt auch bei Männern höheren Alters vor [17]. Peritonealkarzinosen, Lymphknoten- und Fernmetastasen (Pankreas, Magen, Duodenum, Nieren, Knochen und Lunge) wurden beschrieben [2, 14–16, 30]. Die Prognose des Zystadenokarzinoms ist schlecht [16]. Radio- und Chemotherapie sind hier zusätzlich versucht worden [2].

Zusammenfassung

Das Zystadenom der Leber ist eine sehr seltene benigne Neoplasie. Am Klinikum der Stadt Nürnberg konnte unlängst ein Fall diagnostiziert und erfolgreich operiert werden. Die Ätiologie ist unbekannt. Meist sind Frauen im mittleren Lebensalter betroffen. Die Symptome sind abhängig von der oft monströsen Größe des Tumors. Sonographie, Computertomographie, Angiographie, ERCP und Biopsie führen zur richtigen Diagnose. Meist wächst der intrahepatisch gelegene Tumor multilokulär und multizystisch. Die klassische Form weist reichlich mesenchymales Stroma auf (CMS). Die Therapie ist chirurgisch; wegen der Rezidivfreudigkeit ist die totale Exstirpation anzustreben. Bei frühzeitiger Entdeckung, exakter pathomorphologischer Diagnose und folgerichtiger radikaler chirurgischer Therapie ist die Prognose exzellent.

Literatur

1. Beretta E, de Franchis R, Staudacher C, Faravelli A, Primignani M, Vecchi M, Conti E, Di Carlo V (1986) Biliary cystadenoma: an uncommon cause of recurrent cholestatic jaundice. Am J Gastroenterol 81:138–140
2. Berjian RA, Nime F, Douglass HO, Nava H (1981) Biliary cystadeno-carcinoma: report of a case presenting with osseous metastasis and a review of the literature. J Surg Oncol 18:305–316
3. Cahill CJ, Bailey ME, Smith MGM (1982) Mucinous cystadenomas of the liver. Clin Oncol 8:171–177
4. Cahill CJ, Bailey ME (1983) Biliary cystadenoma. AJR 140:630
5. Corrin B (1962) Cystadenoma of the liver. J Pathol Bacteriol 84:441–443
6. Datta PK, Dallachy R (1982) Solitary cystadenoma of the liver. JR Coll Surg Edinb 27:306–308
7. Edmondson HA, Peters RL (1983) Tumors of the liver: pathologic features. Semin Roentgenol 18:75–83
8. Forde KA, Wolff M, Fuld SL, Price JB (1974) Hepatic lobectomy for biliary cystadenoma. Am Surg 40:647–650
9. Freeny PC (1983) Angiography of hepatic neoplasmas. Semin Roentgenol 18:114–122
10. Frick MP, Feinberg SB (1982) Biliary cystadenoma. AJR 139:393–395
11. Gillett NA, Muggenburg BA, Mewhinney JA, Hahn FF, Seiler FA, Boecker BB, McClellan RO (1988) Primary liver tumors in beagle dogs exposed by inhalation to aerosols of plutonium-238 dioxide. Am J Pathol 133:265–276
12. Herrold K (1969) Aflatoxin induced lesions in syrian hamsters. Br J Cancer 23:655–660
13. Hodel C (1966) Primäres Cystadenocarcinom der Leber. Zentralbl Allg Pathol 109:62–66
14. Iemoto Y, Kondo Y, Fukamachi S (1981) Biliary cystadenocarcinoma with peritoneal carcinomatosis. Cancer 48:1664–1667
15. Iemoto Y, Kondo Y, Nakano T, Tsuchiya K, Ohto M (1983) Biliary cystadenocarcinoma diagnosed by liver biopsy performed under ultrasonographic guidance. Gastroenterology 84:399–403
16. Ishak KG, Willis GW, Cummins SD, Bullock AA (1977) Biliary cyst-adenoma and cystadenocarcinoma. Report of 14 cases and review of the literature. Cancer 38:322–338
17. Kanamori H, Kawahara H, Oh S, Mine T, Osawa H, Murakami T, Ogata E (1985) A case of biliary cystadenocarcinoma with recurrent jaundice. Diagnostic evaluation of computed tomography. Cancer 55:2722–2724
18. Kogure K, Sasadaira H, Kawachi T, Shimosato Y, Tokunaga A, Fujimura S, Sugimura T (1974) Further Studies of induction of stomach cancer in hamsters by N-Methyl-N'-Nitro-N-Nitrosoguanidine. Br J Cancer 29:132–142
19. Marcial MA, Hauser SC, Cibas ES, Braver J (1986) Intrahepatic biliary cystadenoma. Clinical, radiological, and pathological findings. Dig Dis Sci 31:884–888
20. Marsh JL, Dahms B, Longmire WP (1974) Cystadenoma and cystadeno-carcinoma of the biliary system. Arch Surg 109:41–43
21. Merchant FJ (1973) Multiloculated cystadenoma of the liver. Ill Med J 144:129–130
22. Organ B, Petrek J (1984) Biliary cystadenoma. South Med J 77:262–265
23. Owens RB, Smith HS, Hacket AJ (1974) Epithelial cell cultures from normal glandular tissue of mice. J Natl Cancer Inst 53:261–269
24. Peters RL, Craig JR (1986) Liver pathology. Churchill Livingstone, New York
25. Pinson WC, Munson JL, Rossi RL, Braasch JW (1989) Enucleation of intrahepatic biliary cystadenomas. Surg Gynecol Obstet 168:534–537

26. Roeckel van V, Marx WJ, Baskin W, Greenlaw RL (1982) Cystadenoma of the liver. J Clin Gastroenterol 4:167–172
27. Scheuer PJ (1988) Liver biopsy interpretation, 4th edn. Bailliere Tindall, London
28. Short WF, Nedwich A, Levy HA, Howard JM (1971) Biliary cystadenoma. Arch Surg 102:78–80
29. Skaliczki J, Füzesi K, Altorjay I (1968) Operativ entferntes Gallengangszystadenom. Zentralbl Allg Pathol 111:131–135
30. Thompson JE, Wolff M (1965) Intra-hepatic cystadenoma of bile duct origin, with malignant alteration. Report of a case, treated with total left hepatic lobectomy. Milit Med 130:218–224
31. Tomioka T, Tsuchiya R, Harada N, Tsunoda T, Matsuo T (1986) Cystadenoma and cystadenocarcinoma of the liver: localization of carcinoembryonic antigen. Jpn J Surg 16:62–67
32. van Steenbergen W, Ponette E, Marchal G, Vanneste A, Geboes K, Rijkel van JP, Fevery J, Groote de J (1984) Cystadenoma of the common bile duct demonstrated by endoscopic retrograde cholangiography: an uncommon cause of extrahepatic obstruction. Am J Gastroenterol 79:466–470
33. Wheeler DA, Edmondson HA (1985) Cystadenoma with mesenchymal stroma (CMS) in the liver and bile ducts. A clinicopathologic study of 17 cases, 4 with malignant change. Cancer 56:1434–1445
34. Woods GL (1981) Biliary cystadenocarcinoma: case report of hepatic malignancy originating in benign cystadenoma. Cancer 47:2936–2940

1.2.8 Leberoperationen im Säuglingsalter

J. Jakschik, U. Kania, T. Harder und G. Knöpfle

Häufigkeit

Die Neoplasien der Leber stellen 0,5–2% aller kindlichen Tumoren dar. Unter den malignen Lebertumoren nimmt das Hepatoblastom mit ca. 50% die Spitze ein, gefolgt vom hepatozellulären Karzinom mit ca. 40%. Die Inzidenz der Lebertumoren zeigt eine Spitze im 1. Lebensjahr und nimmt dann kontinuierlich ab. Die fokal-noduläre Hyperplasie (FNH) stellt eine Rarität im Säuglingsalter dar. Im Alter von 7–14 Jahren spielt sie differentialdiagnostisch eine größere Rolle.

Beim Hämangioendotheliom (HE) handelt es sich ebenfalls um einen seltenen Lebertumor. In 4/5 der Fälle tritt es in den ersten 6 Lebensmonaten auf. Es kann klinisch und bei der Operation als maligner Tumor imponieren. Es ist ein ungewöhnlich stark vaskularisierter Tumor. Hier können die hämodynamischen Veränderungen infolge der starken Vaskularisierung in Form einer Herzinsuffizienz im Vordergrund stehen. Durch die Verdrängung des Leberparenchyms ist sekundär eine Leberinsuffizienz möglich. Da der Tumor eine spontane Rückbildungstendenz besitzt und kaum je metastasiert, überlebt ungefähr die Hälfte der an einem Hämangioendotheliom erkrankten Kinder. Bei Ruptur des HE ist eine tödliche Blutung möglich. Bisher wurden wenig mehr als 130 Fälle in der Literatur veröffentlicht.

Symptomatik

Die meisten Lebertumoren beim Kind sind asymptomatisch. Auffällig ist eine schmerzlose Hepatomegalie. Zunahme des Bauchumfangs ist oft der erste Hinweis. Bei weniger als 25% der Patienten treten abdominelle Schmerzen, Gewichtsverlust und Fieber auf. Ein Ikterus ist sehr selten. Differentialdiagnostisch muß bei einem Tumor im rechten Oberbauch auch an Nierenzysten bzw. an Nebennierenneoplasien oder Choledochuszysten bzw. Leberzysten gedacht werden.

Diagnostik

Die Diagnostik umfaßt die klinische Untersuchung, laborchemische Untersuchungen, das Alpha-2-Fetoprotein eingeschlossen, die Sonographie, die Angiographie und mitunter die Computertomographie.

Therapie

Generell stellt die chirurgische Therapie der Lebertumoren die Behandlung der ersten Wahl dar. Vereinzelte Spontanrückbildungen stellen dieses Konzept nicht in Zweifel. Es gibt Beobachtungen, daß das Hämangioendotheliom unter der Gabe von Steroiden spontane Rückbildungstendenzen zeigt, oft ist jedoch eine eindeutige histologische Klassifizierung präoperativ nicht möglich, so daß die primäre chirurgische Therapie nicht in Frage gestellt wird. Je nach Lokalisation und Tumorgröße kommt eine Lobektomie bzw. Hemihepatektomie in Betracht (Abb. 1). Lediglich kleine Hämangiome rechtfertigen eine engmaschige sonographische Verlaufsbeobachtung. Die beim Hämangioendotheliom durch das große Shuntvolumen bedingte Herzinsuffizienz erfordert meist ein rasches chirurgisches Vorgehen.

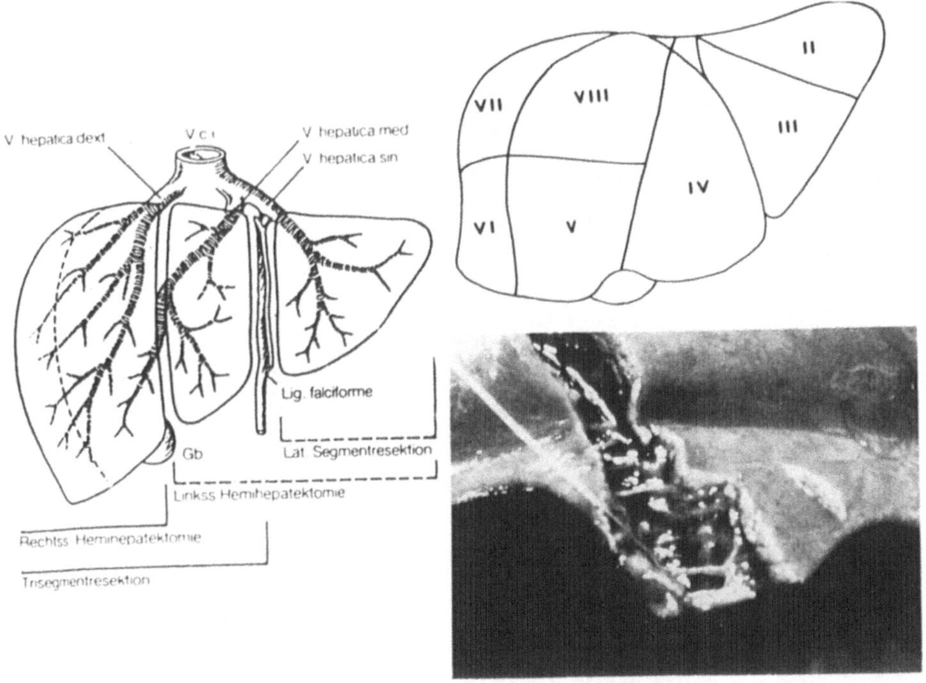

Abb. 1. Schema der Leberresektion

Kasuistiken

1. L. D., weiblich, geboren in der 38. Schwangerschaftswoche. In den ersten Lebenstagen entwickelte sich eine rasch progrediente Herzinsuffizienz. Das Herz war dilatiert. Laborchemisch imponierte eine ausgeprägte Thrombopenie (20000). Palpatorisch fand sich eine große Leber. Die Sonographie (Abb. 2) zeigte eine Raumforderung im linken Leberlappen. Szintigraphisch bestand der Verdacht auf einen gefäßreichen Tumor. Die daraufhin durchgeführte Angiographie (Abb. 3) zeigte einen gefäßreichen Tumor mit einer großen Lebervene, die durch das große Shuntvolumen für die Herzinsuffizienz verantwortlich war. Die Thrombopenie muß als Folge eines gesteigerten Verbrauchs in den arteriovenösen Shunts interpretiert werden. Es erfolgte dann die Laparotomie (Abb. 4) und die Resektion des Tumors im Sinne einer atypischen Segmentresektion. Histologisch handelte es sich um ein Hämangioendotheliom der Leber (Abb. 5). Der postoperative Verlauf gestaltete sich unauffällig. Die Herzinsuffizienz bildete sich komplett zurück. Das Kind konnte in gutem Allgemeinbefinden entlassen werden.

2. Y. D., weiblich, unauffällige Geburt in der 39. Schwangerschaftswoche. Postpartal wurde eine Resistenz im Oberbauch festgestellt. Die Sonographie (Abb. 6) und Szintigraphie zeigten einen hyperreflexiblen und vaskularisierten Tumor. Der Tumor nahm an Größe zu; daher erfolgte in der 2. Lebenswoche die Laparotomie und die Entfernung des Tumors ebenfalls durch atypische Segmentresektion. Der Tumor befand sich an der Unterseite des rechten Leber-

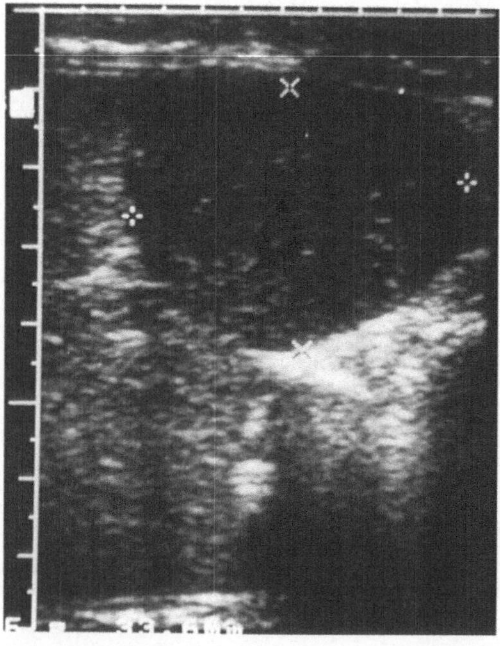

Abb. 2. L. D., weiblich, 1,5 Wochen alt, Hämangioendotheliom der Leber; Sonogramm

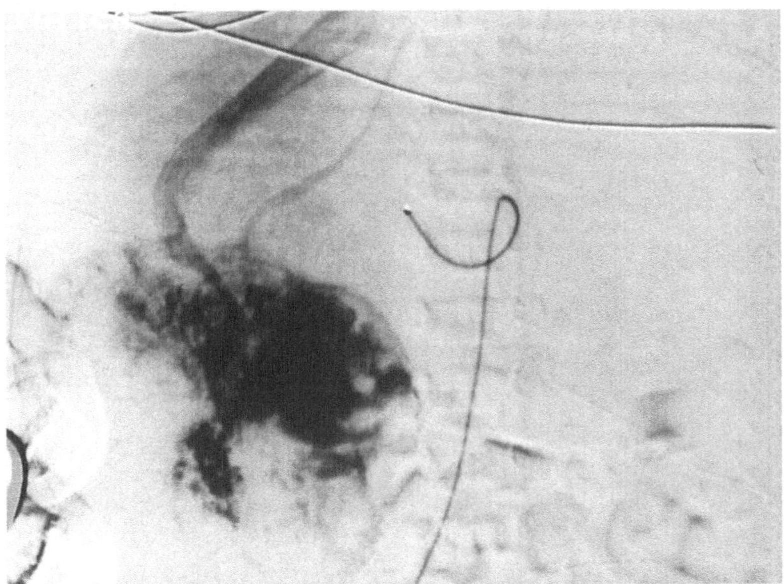

Abb. 3. L. D., weiblich, 1,5 Wochen alt, Hämangioendotheliom der Leber; Angiogramm

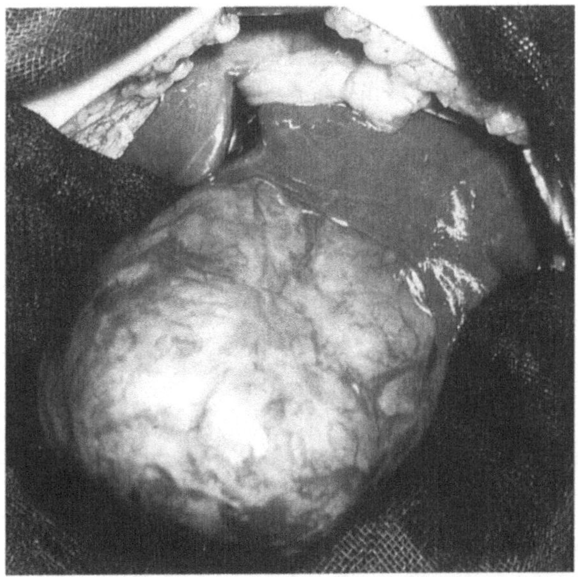

Abb. 4. L. D., weiblich, 1,5 Wochen alt: Intraoperativer Befund eines Hämangioendothelioms

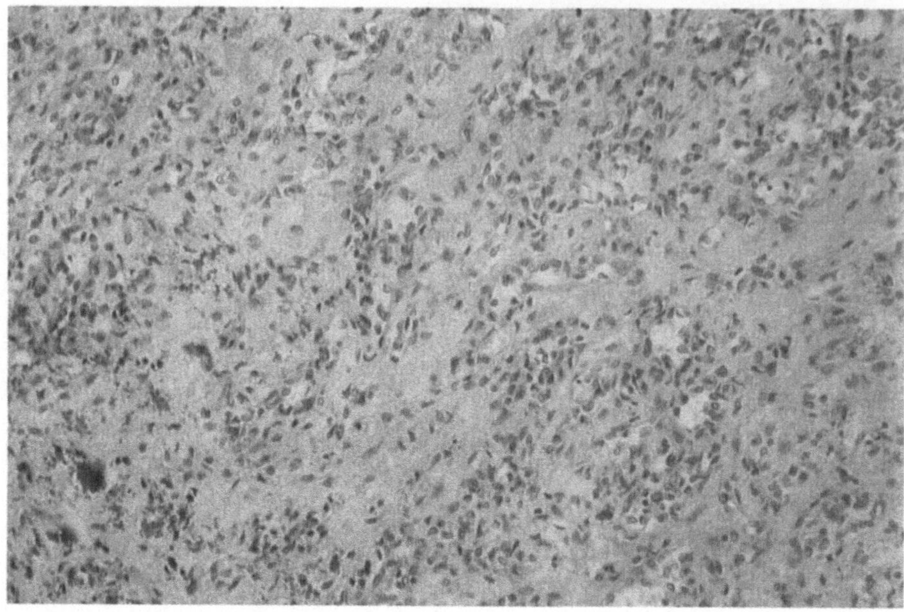

Abb. 5. L. D., weiblich, 1,5 Wochen alt: Histologisches Detailbild eines infantilen Hämangioendothelioms der Leber: kleinkalibrige Gefäßproliferate in einem fibrösen Grundstroma und granulären Kalkablagerungen (K 1337/91). PAS-Fbg. 200×

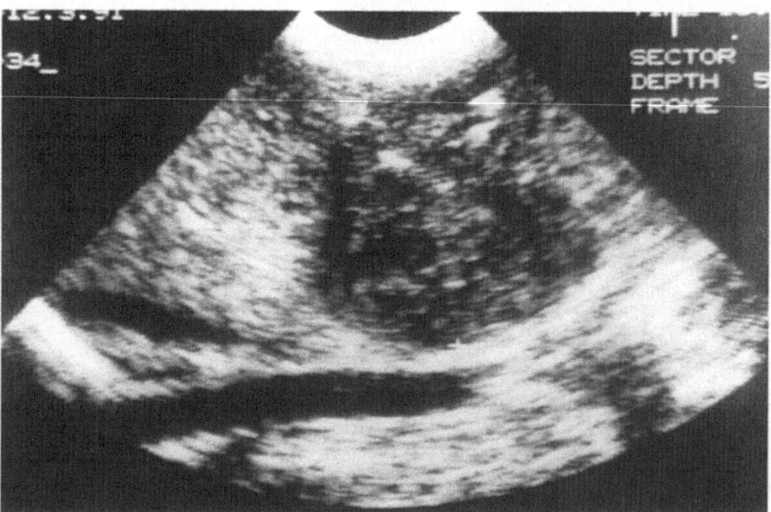

Abb. 6. Y. D., weiblich, 2 Wochen alt, fokal-noduläre Hyperplasie; Sonogramm

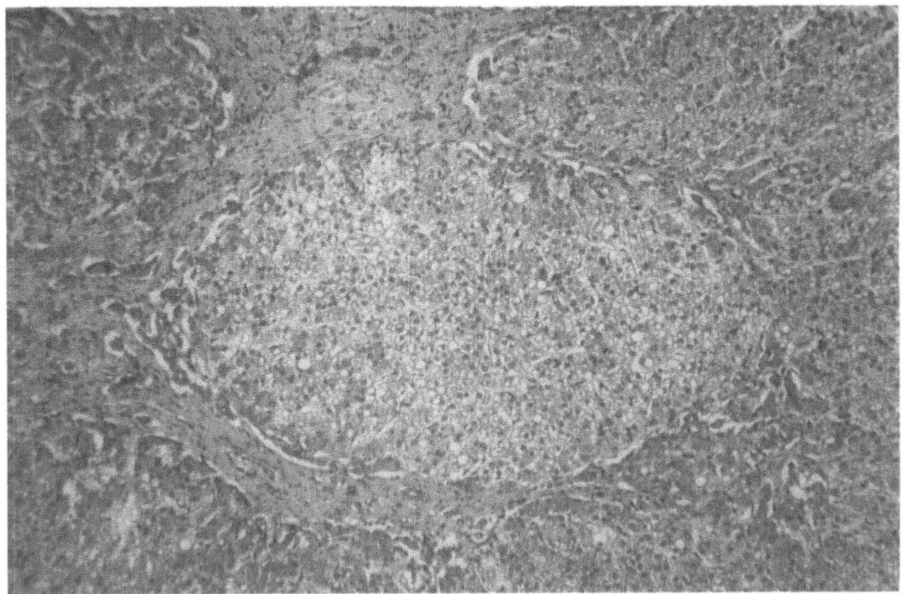

Abb. 7. Y. D., weiblich, 2 Wochen alt, fokal-noduläre Hyperplasie der Leber: Pseudolobulusbildung des Parenchyms mit septaler Gliederung und sog. Gallengangsproliferaten (K 2465/91). HE-Fbg. 60×

lappens. Histologisch handelt es sich um eine fokal-noduläre Hyperplasie (Abb. 7). Der postoperative Verlauf war ungestört. Das Kind konnte in gutem Allgemeinbefinden entlassen werden.

Histologie

Im Spektrum der primären mesenchymalen Lebertumoren im Kindesalter nimmt das infantile Hämangioendotheliom mit einer Häufigkeit von 50% die erste Stelle ein [1]. Feingeweblich besteht die Neubildung aus Gefäßwucherungen, eingebettet in ein lockeres Stroma. Es lassen sich hinsichtlich der Detailarchitektur 2 histologische Subtypen unterscheiden: Der Subtyp I ist charakterisiert durch kleine, zumeist englumige, von einer einreihigen primitiven Endothelzellage ausgekleidete Kapillaren mit eingestreuten Gallengängen und fokalen Hämatopoesezellnestern und einem mancherorts myxomatösen Stroma. Der Subtyp II hingegen ist gekennzeichnet durch weitlumige, ausgeprägt formvariable, teils gewundene bzw. bizarr konfigurierte Gefäßräume mit einer proliferierenden, lokal papillenbildenden hyperchromatischen Endothelauskleidung [2]. In den zentralen Geschwulstarealen finden sich oftmals größere venolenartige bzw. sinusoidale, teils auch ektatische, mit fibrinthrombotischem Material gefüllte Gefäßwucherungen und -konvolute. In ihrer Umgebung lassen sich häufig Diapedesisblutungen, hämorrhagische Nekrosezonen und dystrophe Verkalkungsherde nachweisen. Die benignen epithelialen Neubildungen bzw. tumorähnlichen Läsionen der Leber stellen lediglich 4% der primären hepatischen Neubildungen im Kindesalter dar [2]. Ihr Hauptvertreter ist abgesehen von den sehr seltenen hepatozellulären Adenomen die fokal-noduläre Hyperplasie. Letztere tritt in Form von scharf begrenzten, jedoch nichtumkapselten „Knoten" in Erscheinung, die feingeweblich aus unterschiedlich großen Pseudolobuli bestehen. Die erwähnten Einzelläppchen lassen eine übliche lobuläre Grundarchitektur vermissen, sind aus leicht größenvariablen, in Strängen oder Platten angeordneten Hepatozyten aufgebaut und werden von teils schmalen, teils breiten Bindegewebssepten umgeben. Diese enthalten vielfach kleine Gallengänge und Gallengangssprossen, arterielle und venöse Gefäßverzweigungen sowie lockere Infiltrate aus Granulozyten und Lymphozyten. An den septalen Venolen lassen sich zudem häufiger umschriebene fibromyxoide Intimapolster und eine Verbreiterung der Tunica media nachweisen [2, 4]. Großkalibrige intraparenchymatöse Gefäßverzweigungen finden sich vielfach an der Grenze bzw. in unmittelbarer Nachbarschaft zum Lebergewebe [5].

Literatur

1. Dehner LP (1978) Hepatic tumors in the pediatric age group: a distinctive clinicopathologic spectrum. Perspect Pediatr Pathol 4:217–268
2. Dehner LP (1987) Liver, gallbladder and extrahepatic biliary tract. In: Pediatric surgical pathology. Williams and Wilkins, Baltimore, p 418, 482
3. Joyce D, Howard R (1989) Hepatobiliary tumours of childhood. Prog Pediatr Surg 22:69–91
4. Knowles DM, Wolff M (1976) Focal nodular hyperplasia of the liver. A clinicopathologic study and review of the literature. Hum Pathol 7:533–545
5. Stockner IT, Ishak KG (1981) Focal nodular hyperplasia of the liver: a study of 21 pediatric cases. Cancer 48:336–345
6. Willetal GH (1982) Atlas der Kinderchirurgie. Schattauer, Stuttgart, S 136–141
7. Zürcher B, Caflisch U, Hofer B, Laissue J (1982) Das infantile Hämangio-Endotheliom. Z Kinderchir 35:26–31
8. Sheldon A, Martin W (1985) Hepatoblastoma and hepatocellular carcinoma. Surg Clin North Am 65(6):1403, 1406

1.2.9 Technical Aspects of Various Port Systems for Regional Chemotherapy

P. Decker, U. Kania, and A. Hirner

A mere 25% of liver metastases resulting from colorectal carcinomas are resectable. Untreated, the other 75% of patients have a median life expectancy of 6–8 months. In these cases, regional chemotherapy of the liver may be indicated. Since, however, regional intra-arterial chemotherapy extends the median life expectancy at best to approximately 15 months [4], the treatment must meet especially high requirements in regard to comfort and freedom from complications. Our study pursued two aims: to compare the technical aspects of various port systems to find the one with the most points in its favor and then to describe experiences made with this system.

Operative Methods

After excluding the possibility of extrahepatic tumorous tissue in irresectable liver metastases, it is our practice to perform celiacography and mesentericography. During the operation, possible resectability is again evaluated and, in the case of inoperability, cholecystectomy is carried out. Afterwards, the gastroduodenal artery is ligated away from the liver. After arteriotomy, the catheter is pushed up into the hepatic artery and fixed with unresorbable material (Fig. 1). A port site is created in the area of the lower aperture of the thorax, and the port is connected with the catheter. Then the port is fixed at the fascia with unresorbable stitching material.

Port Systems

Characteristics of the port systems on offer from various manufacturers were compared. The following points were found to be of particular importance:

- From now on only synthetic materials or amagnetic metals should be implanted, to allow a nuclear spintomography, which is much more comfortable and less harmful to patients. Metal port chambers can lead to distor-

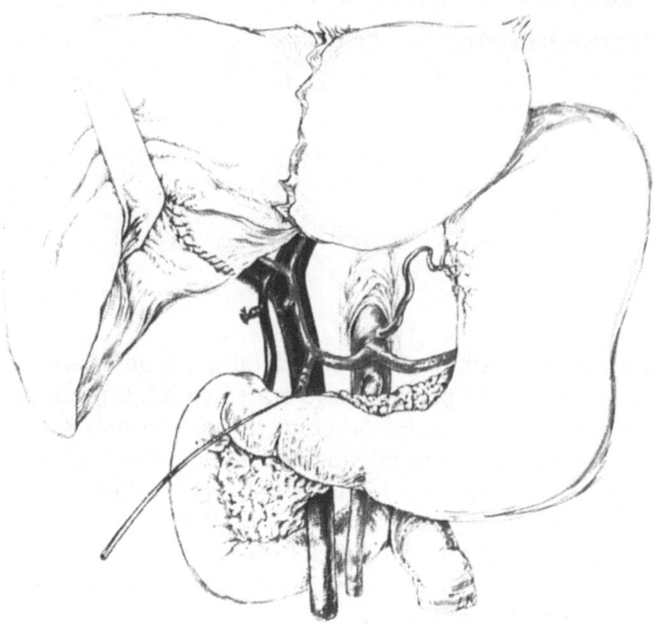

Fig. 1. Operative site after implantation of the catheter

tions in the computed tomographic image. However, most of the port systems on offer fulfill this requirement.
- Arterial port systems come in various heights. Flat port chambers are especially appropriate for cachectic patients.
- One of the port systems features a particularly effective protection against bending (Fig. 2). This prevents the catheter from bending near the port chamber – a frequent problem.
- Weight seems to us to be another important factor: as far as we can see, the lighter the weight, the lower the rate of dislocation.
- All port systems are provided with fixation slots.
- Table 1 shows the pressure at which the port chambers offered by various manufacturers are tested. In practice this is of little moment, since these pressures are never reached in proper use.

Because of what seem to us its superior technical features, we have decided in favor of the port system made by Staeb Medical (Port D). This port system is made of synthetic materials (no distortions in the computed tomographic image), it is offered in various heights, has an effective protection against bending, is light, and has a well-designed fixation slot.

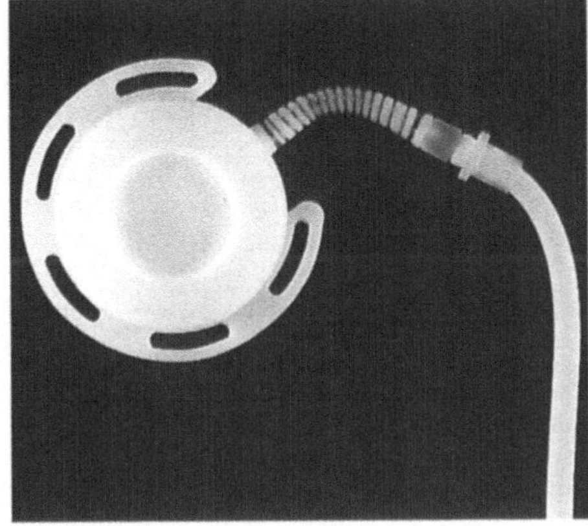

Fig. 2. Protection against bending of Staeb Medical system

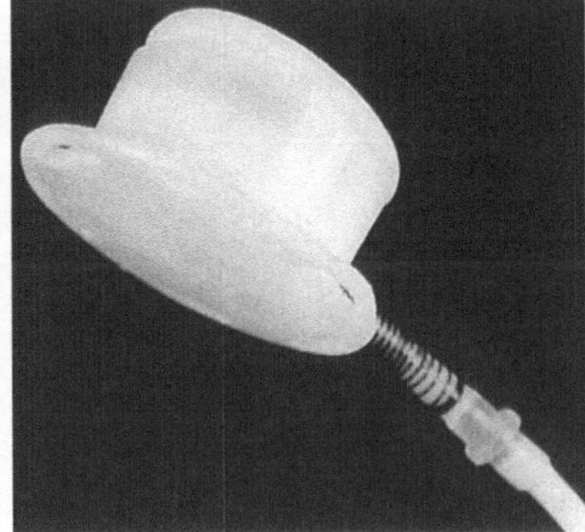

Fig. 3. Luxation of the membrane

Results

We implanted 21 arterial Polysite-Ports made by Staeb Medical between February 1989 and August 1989. As to complications for which the catheter might be held responsible, we observed only one luxation of the membrane (Fig. 3), which might have been the result of inappropriate use.

Discussion

The superiority of locoregional chemotherapy over systemic chemotherapy has yet to be established conclusively. The acceptability of locoregional chemotherapy in the case of colorectal liver metastases must be decided by consideration of the average rate of side effects, the length of life expectancy, and the rate of technical complications. The rate of technical complications, in turn, is determined by the surgical technique and the technical properties of the implanted system of catheters. Judged by these standards, the arterial port system manufactured by Staeb Medical compares favorably with other systems. Our experience with the 21 port systems that we implanted shows this clearly. Among all these, there was only one technical complication, which corresponds to a failure rate of 5%. This is a very low rate of complication as compared with the rate described in the literature available on the subject (Table 2) [1, 3, 5, 6, 8]. There were no dislocations of the port chambers, possibly a result of their lightness.

We observed no catheter thromboses or thromboses of the hepatic artery. However, this can be assured only if two conditions are met: the tip of the cath-

Table 1. Comparison of the technical aspects of various port systems

	Pressure tolerance (atm)	Amagnetic	Bending protection	Various heights	Fixation slots	Weight (g)
Port A	7	+	–	+	+	17
Port B	9.4	–	–	–	+	26
Port C	12	+	(+)	–	+	17
Port D	7	+	+	+	+	7

Table 2. Comparison of previously published data regarding technical complications

Reference	Number of systems	Year	Technical complication rate
Gross-Fengel et al. [1]	18	1987	8%
Hottenrott and Lorenz [3]	126	1987	13%
Laffer et al. [5]	29	1989	20%
Lange et al. [6]	72	1990	9.7%
Walther et al. [8]	24	1991	0%
Our results	21	1991	5%

eter must be placed accurately (as long as the liver is sufficiently supplied with blood, the tip of the catheter should not reach into the arteria hepatica propria), and there must be an anatomically correct approach – the anatomical situation depicted in Fig. 1 is found in only 58% of cases [2, 6]. Variations in blood vessels – these may be discovered by preoperative digital subtraction angiography – require a different surgical procedure.

After every chemotherapeutic application, as well as every 14 days during the interval, we rinse the port system thoroughly with 5000 IE heparin (in 10 ml 0.9% NaCl). In the case of a catheter thrombosis we attempt a local lysis with streptokinase. Because of the very secure connection mechanism of the port system used, no disconnection between port chamber and catheter was observed. Infections of the port chamber are frequently the result of inappropriate use – the puncture of the port chamber must occur under conditions of strict asepsis. In one case we noticed a luxation of the membrane (Fig. 3). This might have been the result of inappropriate use – the injection had been made rapidly with a 1-ml hypodermic, and this may have caused pressure above the permissible rates.

Surgical precision and an efficient port system can keep the rate of complications down to a minimum. By means of our procedure we were able to extend patients' life expectancy without essentially impairing their quality of life.

References

1. Gross-Fengels W, Beyer D, Krüger J, Friedmann G, Ghussen F (1987) DSA zur Darstellung tumorbedingter Gefäßveränderungen und Komplikationen bei lokaler Chemotherapie der Leber über „Portsysteme" Fortschr Geb Röntgenstr 146:419–424
2. Hoffmann W, Wandt S, Janson R, Seeber S (1990) Klinische Erfahrungen mit intraarteriellen, angiographisch gesteuerten Chemotherapie von Lebermetastasen. Tumordiagn Ther 11:111–115
3. Hottenrott C, Lorenz M (1987) Aktuelle Standortbestimmung in der gastroenterologischen Chirurgie – Stellenwert der regionalen Chemotherapie der Leber. Z Gastroenterol 25:364–373
4. Hottenrott C, Lorenz M (1989) Europäisches Thema: Leberchirurgie II – Regionale Chemotherapie. Langenbecks Arch Chir II:273–277
5. Laffer U, Dürig M, Bloch HR, Zuber M, Stoll HR (1989) Implantierbare Kathetersysteme. Dtsch Med Wochenschr 114:653–656
6. Lange J, Gossmann A, Fink U (1990) Regionale Chemotherapie. In: Siewert JR, Harder F, Allgöwer M, Blum AL, Creutzfeldt W, Hollender LF, Peiper H-J (Hrsg) Chirurgische Gastroenterologie. Springer, Berlin Heidelberg New York, pp 1491–1499
7. Rubin RN (1983) Local instillation of small doses of streptokinase for treatment of thrombotic occlusion of long-term access catheter. J Clin Oncol 1:572–575
8. Walther H, Kahle M, Filler RD (1991) Ergebnisse der intraarteriellen Chemotherapie von Lebermetastasen über ein implantiertes Kathetersystem. Tumordiagn Ther 12:161–165

1.2.10 Die spontane Leberruptur

J. Sturm, M. Raute, H. Massoun und M. Trede

Die spontane Leberruptur ist selten. Sie ist als eine akute oft lebensbedrohliche Einblutung in die Leber – ohne vorhergehendes Trauma – definiert, häufig mit freier Blutung in die Bauchhöhle.

Kasuistiken

Fall 1

Eine 25jährige Frau wurde mit den Zeichen eines akuten Abdomens, lokaler Abwehr im Oberbauch und einem Hb von 9 g% aufgenommen (Abb. 1). Sie gab seit 2 Tagen anhaltende, dumpfe Oberbauchbeschwerden an, die sich akut verschlimmert hatten. Sonographie und Bolus-Ct wiesen eine unregelmäßig begrenzte Raumforderung im linken Leberlappen, sowie freie intraabdominelle Flüssigkeit nach. Aufgrund der zunehmenden klinischen Symptome wurde die Patientin umgehend laparotomiert. Neben 1 l freien Bluts im Bauch zeigte sich als Blutungsquelle ein doppeltfaustgroßer Tumor an der Unterseite des linken Leberlappens. Nach Pringle-Manöver wurde der eingeblutete Tumor, histologisch ein Adenom, durch eine linkslaterale Bisegmentektomie in toto entfernt. Die Patientin ist bis heute rezidiv- und beschwerdefrei. Die Patientin hatte 10 Jahre lang einen Ovulationshemmer eingenommen.

Fall 2

Kollaps, Hb-Abfall und Zeichen eines akuten Abdomens waren die Symptome bei einem 58jährigen Mann. Ursache war ein rupturiertes primäres hepatozelluläres Karzinom (HCC) im 6. Segment, das wir primär in sano resezierten.

Den prognostisch entscheidenden Faktor machen Ultraschallbild und das Magnetresonanztomogramm (MRT) bei der Kontrolluntersuchung nach 2 Jahren jedoch deutlich (Abb. 2). Durch die Ruptur kommt es zu einer peritonealen Aussaat. Der Patient hat die Ruptur des primären HCC dennoch bis jetzt 3 Jahre überlebt.

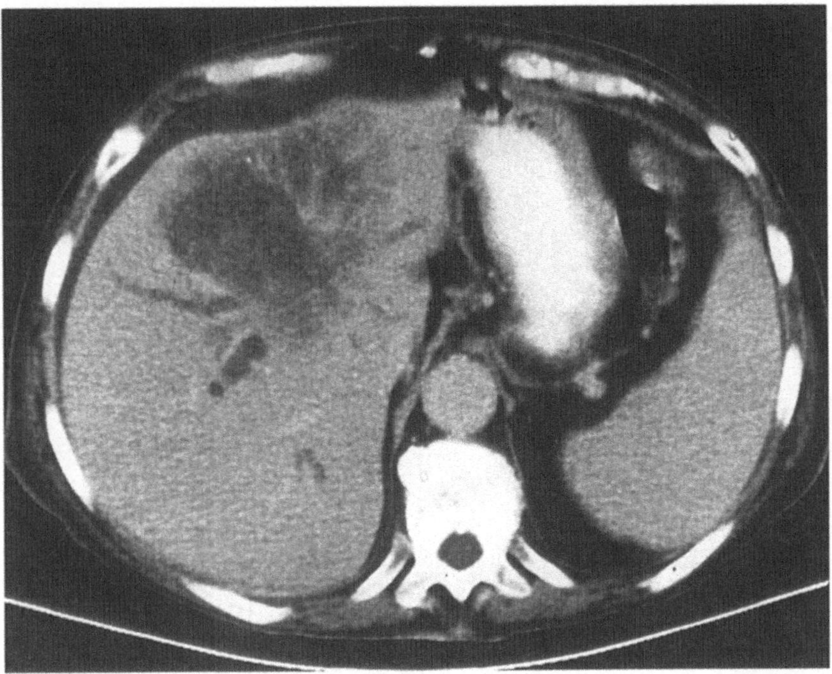

Abb. 1. (F.C., 25 J., weibl.) Computertomogramm: spontan rupturiertes Adenom im linken Leberlappen

Fall 3

Eine 35jährige Patientin wurde mit der Einweisungsdiagnose „akute Galle" und einem Hb von 8 g% aufgenommen. Im Ultraschall jedoch fiel eine 17 cm durchmessende Raumforderung im rechten Leberlappen auf (Abb. 3), die Gallenblase war steinfrei und reizlos, im Bolus-Ct keine richtungsweisende Aussage. Eine Aszitespunktion ergab altes Hämatin. Bei stabilen Kreislaufverhältnissen der Patientin entschlossen wir uns zum weiteren Abklären. Auch im MRT imponierte der Tumor als zum Teil organisiertes Hämatom, das fast den gesamten Leberlappen einnahm. In der Angiographie zeigte sich ein avaskulärer Tumor. Sämtliche Tumormarker waren im Normbereich. Bei bis zuletzt unklarer Dignität des Tumors entschlossen wir uns bei der sonst gesunden jungen Frau zur Laparotomie. Wir fanden dann einen fast den gesamten rechten Leberlappen aufbrauchenden blutreichen Tumor mit einer koagelgefüllten septierten Zerfallshöhle, die sich bis zum Lobus quadratus hin erstreckte. Der Tumor konnte nur durch eine rechtsseitige Hemihepatektomie entfernt werden (Abb. 4). Die histologische Aufarbeitung ergab dann den ungewöhnlichen Befund mit dem eindeutigen Aspekt einer Endometriose (Abb. 5). Dies ist unseres Wissens erst der 2. in der Literatur beschriebene Fall einer spontan rupturierten Endometriose der Leber [2].

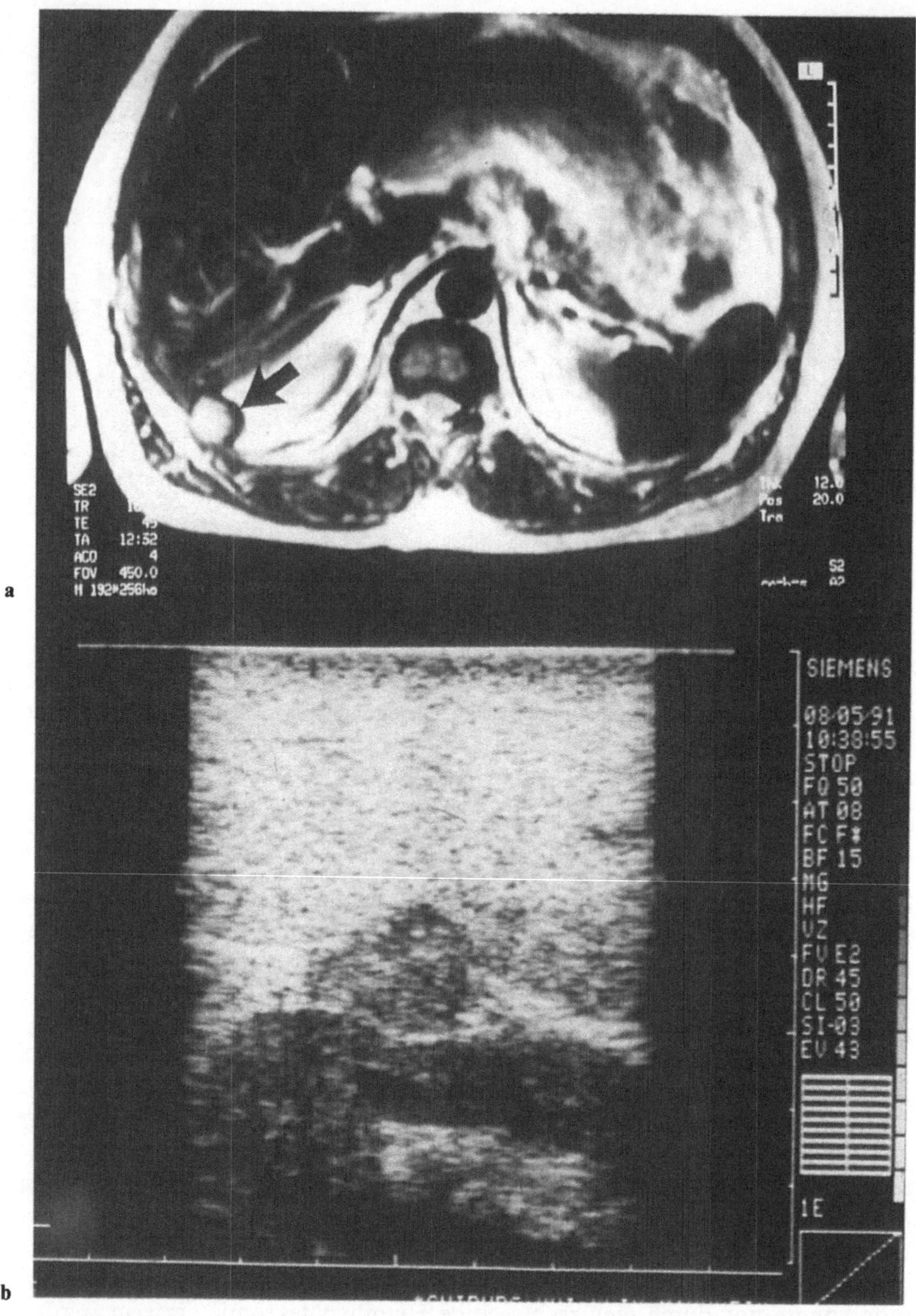

Abb. 2a, b. (S.K., 58 J., männl.) **a** Kernspintomogramm, **b** Sonogramm: 2 Jahre nach Resektion eines spontan rupturierten primären Leberzellkarzinoms (↑ extrahepatische Metastase)

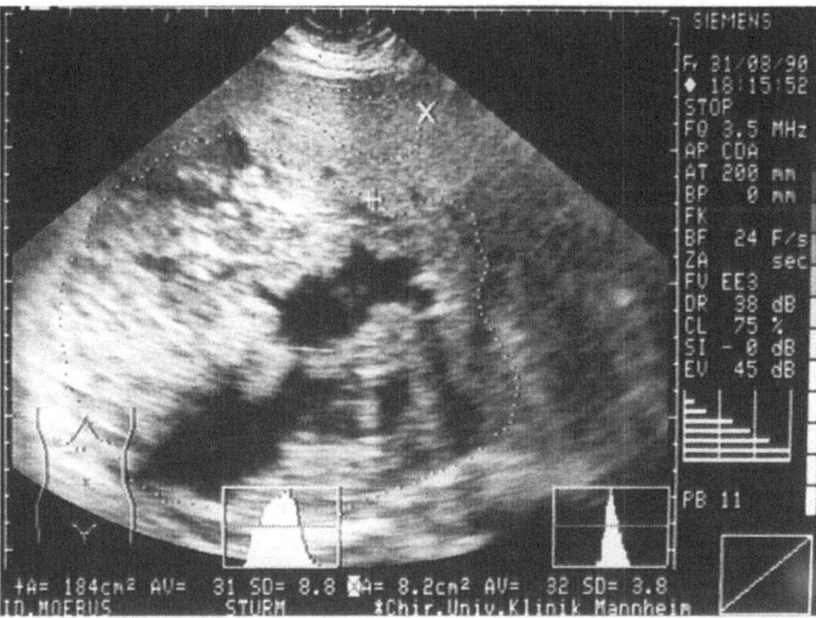

Abb. 3. (M.S., 35 J., weibl.) Oberbauchsonogramm: Spontan rupturierte Endometriose der Leber

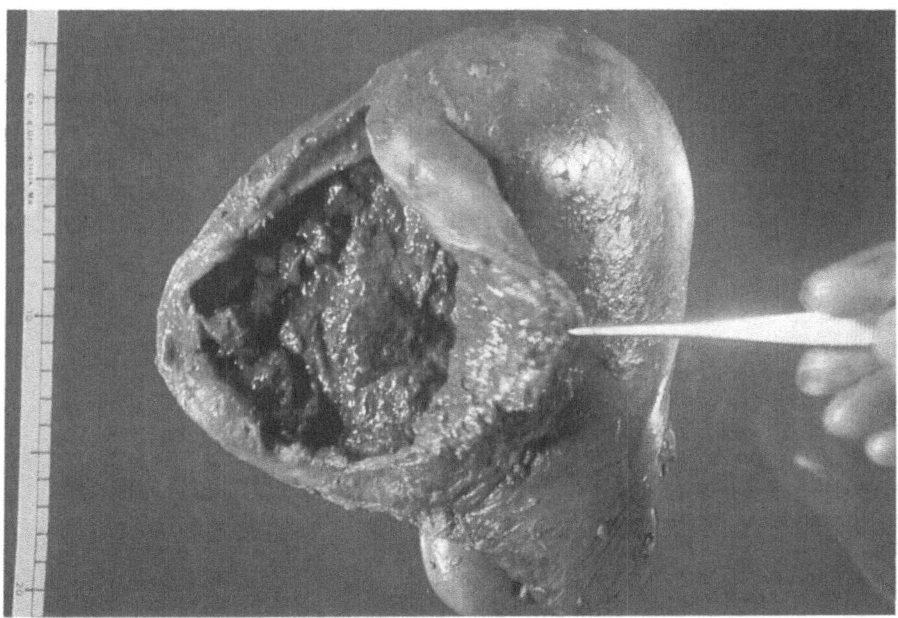

Abb. 4. (M.S., 35 J., weibl.) Spontan rupturierte Endometriose der Leber. Rechtsseitiges Hemihepatektomiepräparat mit septierter Zerfallshöhle

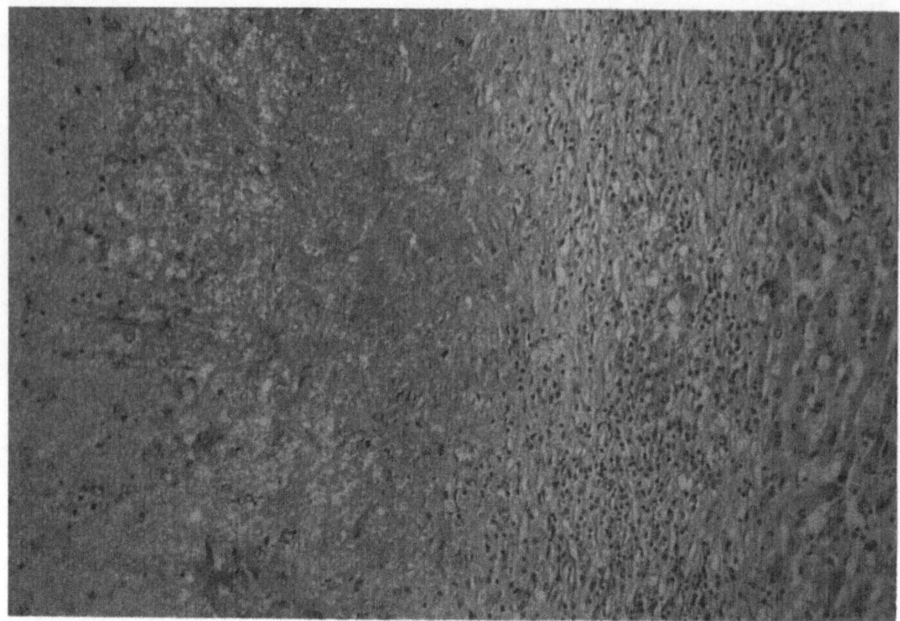

Abb. 5. (M.S., 35 J., weibl.) Spontan rupturierte Endometriose der Leber. Lichtmikroskopischer Schnitt durch die Zystenwand mit charakteristischen Endometrioseanteilen (Vergr. 36 : 1)

Patienten

Wir haben in dem Zeitraum von 1973 – 1991 20 Patienten mit einer spontanen Leberruptur operiert (Tabelle 1). Das Durchschnittsalter betrug 50,8 Jahre. Entsprechend der höheren Inzidenz benigner Lebertumoren bei Frauen waren 2/3 unserer Patienten mit einer spontanen Leberruptur weiblichen Geschlechts. Nur in einem Drittel der Fälle war ein Malignom die Ursache. Die Leberruptur war insgesamt rechts etwas häufiger lokalisiert.

Tabelle 1. Patienten (n = 20)

Weibl./männl.	13/7
Alter	50,8 Jahre (25 – 91)
Benigne/maligne Ursache	13/7
Rechte/linke Leberhälfte	12/8

Tabelle 2. Symptome (n = 20)

Schmerzen	19
Kollaps/Schock	4/6
Hb-Abfall	19
Bauchumfangszunahme	8
Peritonismus	5
Übelkeit	6

Tabelle 3. Ursachen (n = 20)

Adenom	7
Hämangiom	3
Hämatom	2
Endometriose	1
Prim. Leberzellkarzinom	3
Thorotrastom	1
Filia	2
Hämangiosarkom	1

Symptome

Rechtsseitige, akute Oberbauchschmerzen und Hb-Abfall hatten 19 der 20 Patienten. 4 Patienten hatten einen Kollaps, 6 waren im hämorrhagischen Schock. Eine Zunahme des Bauchumfangs hatten 8 Patienten bemerkt.

Kreislaufwirksame Blutungen mit Kollaps bis hin zum hämorrhagischen Schock sind entscheidend für die therapeutische Strategie, ebenso die Zeichen des akuten Abdomens (s. Tabelle 2).

Ursachen

Gutartige Prozesse waren in 13 Fällen die Blutungsursache (s. Tabelle 3).

Am rupturgefährdetsten – auch in unserem Krankengut bei 7 Patienten – sind hepatozelluläre Adenome. Aus Bismuths Arbeitsgruppe wurde über 24 Patienten mit Adenomen im Zeitraum von 12 Jahren berichtet, bei 50% war der Tumor spontan rupturiert [8]. Selbst recht kleine Adenome können massiv einbluten [3].

Wesentlich seltener rupturieren Hämangiome. Hobbs [4] hat die Gefahr mit 5% angegeben. Wir mußten 3 Riesenhämangiome, eines davon mit einem Kasabach-Merritt-Syndrom, wegen einer Ruptur und Einblutung operieren.

Eine Patientin wurde im hämorrhagischen Schock nach Ruptur eines Hämangioms zu uns verlegt. Vorangegangen war eine Streptokinasetherapie wegen tiefer Beinvenenthrombose. Nach Packing, Embolisation und Second-look-Operation stabilisierte sich der Zustand der Patientin, und sie erholte sich gut. 5 Jahre später verstarb diese Patientin mit einer symptomatischen Lebermetastase eines metastasierenden Sigmakarzinoms.

Eine Patientin hatte ein fast beide Leberlappen bedeckendes Kapselhämatom mit Parenchymeinriß nach Marcumartherapie ohne Tumornachweis. Ein kindskopfgroßer eingebluteter Leberinfarkt mit atypischen Pfortaderthrombosen ungeklärter Genese war in einem anderen Fall die Ursache.

Spontane Leberrupturen in der Schwangerschaft besonders bei Präeklampsie [6, 10] und in Verbindung mit dem HELLP-Syndrom („*H*ypoproteinaemia, *e*levated *l*iver enzymes and *l*ow *p*latelet count") oder als Folge davon, werden immer wieder als Kasuistik berichtet [9]. Klatskin [5] ist in seiner Analyse von 400 benignen Lebertumoren auf die Bedeutung der Kontrazeptiva bei der Tumorentstehung eingegangen und hat insbesondere den Einfluß der Hormonpräparate auf Größe und Rupturgefahr der Tumoren deutlich gemacht. Auch 8 unserer 10 Patienten mit einem spontan rupturierten benignen Tumor haben langjährig Kontrazeptiva eingenommen!

Bekannt und als schlechtes Prognosekriterium einzustufen sind Rupturen primärer Leberzellkarzinome. Die Rupturhäufigkeit beträgt über 10% [7]. So hat Dewar [1] aus Hong Kong von über 41 Patienten mit spontan rupturierten primären HCC mit einer Mortalität von 53,9% berichtet. Häufig sind Rupturen auch bei den malignen primären Gefäßtumoren wie dem Thorotrastom. Wir übernahmen einen Patienten im schweren hämorrhagischen Schock – trotz sofortiger Operation mit Tamponade und Embolisation war eine Massivblutung aus einem großen Thorotrastom Grund für eine disseminierte Gerinnungsstörung mit Multiorganversagen, an deren Folgen der Patient verstarb.

Therapie

Bei stabilen Kreislaufverhältnissen ist eine primäre diagnostische Abklärung angezeigt (s. Tabelle 4). Generell sollte die kurative Resektion suspekter Tumoren angestrebt werden, jedoch steht in der Akutsituation die Stabilisierung des Patienten und der Blutungsstopp im Vordergrund.

Die selektive Embolisation [10], Packing oder/und A.-hepatica-Ligatur [7] ggf. mit sparsamem Débridement ermöglichen die rasche Stabilisierung des Patienten und bringen Zeitgewinn zur Ursachenklärung. Oft stellen diese Maßnahmen auch schon bei einem Großteil der Fälle die definitive Therapie dar. So haben wir bei 2/3 unserer Patienten vor allem blutstillende Maßnahmen und eine histologische Sicherung initial durchgeführt. Nur bei 3 Patienten haben wir uns für eine sofortige Resektion entschlossen.

Nach weiterführender Diagnostik haben wir 5 große anatomische sowie 2 atypische Resektionen durchgeführt.

Tabelle 4. Therapie (n = 20)

Notfalloperationen	
Débridement, Naht, Drainage	5
Tamponade	7
Resektion	3
Embolisation	3
Geplante Operationen	
Hemihepatektomie rechts	3
Hemihepatektomie links	2
Atypische Resektion	2

Tabelle 5. Ergebnisse

Operation sofort/geplant	13/7
Freies Blut intraabd.	1,4 l
Komplikationen	8 Pat.
Hospitalletalität ges.	2/20 Pat.

Zusammenfassung

Spontane Leberrupturen sind akute, lebensbedrohliche – meist tumorbedingte – Blutungen *ohne Trauma*.

In 2/3 unserer Fälle waren wir zu einem Notfalleingriff gezwungen (s. Tabelle 5). Massiver intraabdomineller Blutverlust mit entsprechender Schocksymptomatik und akute Oberbauchschmerzen sind die Hauptsymptome.

Zwei von 20 Patienten verstarben an den direkten Schockfolgen – der eine nach Ruptur eines Thorotrastoms, der andere nach Ruptur eines Adenoms durch ARDS und Multiorganversagen.

Komplikationen traten bei 8 Patienten in Form von respiratorischer Insuffizienz und Pleuraergüssen auf.

Frauen sind deutlich häufiger betroffen. Kontrazeptiva scheinen eine spontane Leberruptur, insbesondere bei den benignen Tumoren, zu begünstigen.

Neben den primären Malignomen sollten insbesondere Adenome und große, symptomatische Hämangiome nach Risikoabklärung reseziert werden, um das Risiko der lebensbedrohlichen spontanen Leberruptur zu vermeiden.

Literatur

1. Dewar G, Griffin S, Ku K, Lau W, Li A (1991) Management of bleeding liver tumors in Hong Kong. Br J Surg 78(4):463–466
2. Finkel L, Marchevsky A, Cohen B (1986) Endometrial cyst of the liver. Am J Gastroenterol 81(7):576–578
3. Flowers B, Burney R, Vera S (1990) Ruptured hepatic adenoma. Am Surg 6:380–383
4. Hobbs K (1990) Hepatic hemangiomas. World J Surg 14:468–471
5. Klatskin G (1977) Hepatic tumors: possible relationship to use of oral contraceptives. Gastroenterology 73:386–394
6. Krueger K, Hoffman B, Lee W (1990) Hepatic infarction associated with eclampsia. Am J Gastroenterol 85(5):588–592
7. Lai E, Wu K, Choi T, Fan S, Wong J (1989) Spontaneous ruptured hepatocellular carcinoma. Ann Surg 210:24–28
8. Leese T, Farges O, Bismuth H (1988) Liver cell adenomas. Ann Surg 208:558–564
9. Loevinger E, Vujic I, Lee W, Anderson M (1985) Hepatic rupture associated with pregnancy: treatment with transcatheter embolotherapy. Obstet Gynecol 65:281–284
10. Terasaki K, Quinn M, Lundell C, Finck E, Pentecost M (1990) Spontaneous hepatic hemorrhage in preeclampsia: treatment with hepatic arterial embolisation. Radiology 174: 1039–1041

1.2.11 Chirurgische Behandlung des Lebertraumas

T. Riemenschneider, J. Kalff und T. Harder

Die prognostischen Faktoren beim Lebertrauma sind großteils als traumaabhängig und nur partiell als eigenständig zu bezeichnen.

Die entscheidende Rolle spielt die Schwere der Leberverletzung selbst, die auch das therapeutische Vorgehen beeinflußt (Cogbill et al. 1988). Dabei ist die Prognose der penetrierenden Verletzung deutlich besser als die der stumpfen Bauchtraumen (Aldrete et al. 1979; Defore et al. 1976), die häufiger mit einem Polytrauma einhergehen. Auch die Anzahl der Begleitverletzungen selbst bestimmt den weiteren Verlauf (Aldrete et al. 1979; Pratschke et al. 1991; Prêtre et al. 1988). Damit im Zusammenhang stehen auch weitere Faktoren wie der prä- und intraoperative Blutverlust und die Schocksituation (Carmona et al. 1984; Fabian et al. 1991; Prêtre et al. 1988). Für Chirurgen teilweise beeinflußbar sind das relativ komplexe therapeutische Management und die richtige Wahl der operativen Taktik und Technik.

Die Validierung der möglichen Operationsverfahren erweist sich dabei aus zwei Gründen als schwierig: erstens werden die Zielkriterien der Morbidität sehr unterschiedlich angegeben und bewertet; zweitens sind die vorhandenen Daten aufgrund der heterogenen Verletzungsmuster und der fehlenden Klassifikation nur unvollständig zu vergleichen.

Patienten und Methode

Es soll versucht werden, die Ergebnisse der wenigen praktikablen chirurgischen Verfahren aus unserer bisherigen Erfahrung (Februar 1989–Oktober 1991; n = 28) zusammen mit der Literatur zu analysieren.

Als Zielkriterien wurden die beiden schwerwiegendsten Komplikationen, die Rate der Nachblutungen und der perihepatischen Infektionen (Cogbill et al. 1988; Fabian et al. 1991; Feliciano et al. 1986) sowie der Todesrate, ausgewertet.

Aus den zahlreichen Klassifikationen, die die Art der Kapsel- und Parenchymläsionen, Blutungsaktivität, Größe und Tiefe der Läsion, Lokalisation, Ursachen und notwendig werdende Therapie als Kriterien verwenden (Aldrete et al. 1979; Cox et al. 1988; Fabian et al. 1991; Feliciano et al. 1986; Hollands and Little 1990; Pachter et al. 1983), wurde die Einteilung von Moore (1984) ausgewählt und die anderen Daten daran orientiert.

Ergebnisse und Diskussion

Die *gezielte Naht* von blutenden Gefäßen und verletzten Gallengängen sollte immer, soweit möglich, verwendet werden und reicht bei den Verletzungen vom Typ II und III als alleinige Maßnahme meist aus. Die Gefäße tiefer Rupturen können häufig erst nach Erweiterung der Läsion umstochen werden (Pachter et al. 1983). Tiefe Lazerationen sollten nicht mit durchgreifenden Nähten versorgt werden, denn die Blutstillung ist ungenügend, Gallefisteln und Drucknekrosen sind unvermeidlich (Cogbill et al. 1988). Die Ergebnisse der punktuellen Naht sind bei geringer Komplikationsrate als gut zu bezeichnen (Tabelle 1).

Verbessert werden können sie wahrscheinlich durch Einlage einer gestielten *Omentumplombe* auf die Ruptur- oder Resektionsfläche, die neben einer zusätzlichen Hämostase noch die Rate der Gallelecks und die der Infektionen senken soll (Tabelle 2).

Eine atypische oder fallweise auch anatomische *Resektion* kann bei ausgedehnten Zertrümmerungen vom Typ IV, bei massiven Blutgerinnungsstörungen, falls durch keine andere Methode eine suffiziente Blutstillung erreicht wird, durchgeführt werden. Die Ergebnisse sind nicht besonders gut, wir haben in 7 solchen Situationen eine große Resektion unternommen und 4 dieser Patienten verloren.

Drei dieser Patienten kamen mit ausgedehnten, subkapsulären Hämatomen, die schon dem Typ III zuzuordnen waren, und die gleichzeitig schwere Gerin-

Tabelle 1. Operationsergebnisse mit der gezielten Naht

Autoren	n	Blutdruck (%)	Infekt (%)	Tod (%)
Fabian et al. 1991	23	–	3	3
Pachter et al. 1983	125	0	0	0
Prêtre et al. 1988	52	–	–	25
Riemenschneider et al. 1991[a]	12	12	8	0

[a] Riemenschneider T, Kalff J, Müller A et al.: Eigene Ergebnisse

Tabelle 2. Operationsergebnisse mit der gezielten Naht und Omentumplombe

Autoren	n	Blutung (%)	Infekt (%)	Tod (%)
Stone u. Lamb 1975	37	10	–	–
Fabian et al. 1991	289	10	8	7
Feliciano et al. 1986	–	–	3,5	–

Tabelle 3. Operationsergebnisse – Resektion

Autoren	n	Rel. Anteil (%)	Tod (%)
Cogbill et al. 1988	30	30	50
Cox et al. 1988	9	2,8	100
Defore et al. 1976	39	2,5	59
Hollands u. Little 1990	35	14	36
Trunkey et al. 1974	53	6,5	47,2
Riemenschneider et al. 1991	7	25,9	57,2

Tabelle 4. Operationsergebnisse nach Tamponade

Autoren	n	Blutdruck (%)	Infekt (%)	Tod (%)
Cox et al. 1988	6	–	33	50
Fabian et al. 1991	14	13	30	29
Feliciano et al. 1986	22	–	–	36
Riemenschneider et al. 1991	7	29	37	37

Tabelle 5. Infektionshäufigkeit ohne und mit perihepatischer Drainage

Autoren	n	Infekt ohne Drain. (%)	Infekt mit Drain (%)
Cox et al. 1988	323	4,0	26
Fabian et al. 1991	472	3,5 (steril)	13,0 (unsteril)
Fischer et al. 1978	254	4,8	7,4
Gillmore et al. 1987	56	3,1	4,2
Mullins et al. 1985	161	8	8
Riemenschneider et al. 1991	28	16 (n = 6, Typ 1, Ruptur)	23 (n = 22)

nungsstörungen aufwiesen. Diese Situation führte einmal zu einer Hemihepatektomie rechts, zweimal zu einer atypischen Resektion, die zweimal tödlich endeten. Ausgedehnte Dekapsulierungen in Kombination mit Gerinnungsstörungen scheinen bisher wenig beachtete, gefährliche Verletzungsmuster zu sein.

Die internationale Fachliteratur gibt für die Resektion ähnlich ungünstige Ergebnisse an (Tabelle 3).

Wird mit diesen Methoden eine einigermaßen suffiziente Blutstillung erreicht, bestehen aber bei Gerinnungsstörungen weiter diffuse Blutungen aus Verletzungs- oder Resektionsflächen, kann additiv eine *Tamponade* mit mehreren trockenen Bauchtüchern erfolgen, die idealerweise mäßig hohen Druck ohne Kompression der V. cava und Niere ausüben sollten. Die Ergebnisse sind, gemessen an der ungünstigen Ausgangssituation, nicht so schlecht (Tabelle 4). Nur der Anteil der septischen Komplikationen liegt hoch, die Tücher müssen frühzeitig nach 48–72 h entfernt oder gewechselt werden.

Unter den adjuvanten Maßnahmen werden wesentlich Pro und Contra einer perihepatischen *Drainage* diskutiert: Von Vorteil ist die gute Ableitung von

Hämatomen und Gallefisteln, nachteilig eine möglicherweise gesteigerte Infektionsgefahr. Die kontrollierten Studien zeigen keinen oder einen nicht signifikanten Anstieg der Infektionsrate, wobei Fabian et al. (1991) einen signifikanten Unterschied zwischen sterilen und unsterilen Drainagesystemen festgestellt haben (Tabelle 5). Es muß bei den schweren Verletzungen ein steriles, geschlossenes Drainagesystem empfohlen werden.

Zusammenfassung

Insgesamt scheinen die parenchymerhaltenden Verfahren, d.h. die gezielte Naht, evtl. mit Omentumplombe und die perihepatische Tamponade unter restriktiver Verwendung eines sterilen Drainagesystems bei den Verletzungen vom Typ II–IV nach Moore (1984) die günstigsten Ergebnisse zu erbringen.

Literatur

Aldrete JS, Halpern NB, Ward S, Wright JO (1979) Factors determining the mortality and morbidity in hepatic injuries. Ann Surg 189:466–475

Carmona RRH, Pech DZ, Lim RC (1984) The role of packing and planned reoperation in severe hepatic trauma. J Trauma 24:779–784

Cogbill TH, Moore EE, Jurkovich GH, Feliciano DV, Morris JA, Mucha P (1988) Severe hepatic trauma: a multi-center experience with 1335 liver injuries. J Trauma 28:1433–1438

Cox EF, Flancbaum L, Dauterive AH, Paulson RL (1988) Blunt trauma to the liver. Ann Surg 109:126–134

Defore W, Mattox KL, Jordan GL, Beall AC (1976) Management of 1590 consecutive cases of liver trauma. Arch Surg 111:493–497

Fabian TC, Croce MA, Stanford GG, Payne LW, Mangiante EC, Voeller GR, Kudsk KA (1991) Factors affecting morbidity following hepatic trauma. Ann Surg 213:540–548

Feliciano DV, Jordan GL, Bitondo CG, Mattox KL, Burch JM, Cruse PA (1986) Management of 1000 consecutive cases of hepatic trauma (1979–1984). Ann Surg 204:438–443

Fischer RP, O'Tende KA, Perry JF (1978) The value of perihepatic drains in the treatment of liver injuries. J Trauma 18:393–398

Gillmore D, McSwain NE, Browder IW (1987) Hepatic trauma: to drain or not to drain. J Trauma 27:898–902

Hollands MJ, Little JM (1990) The role of hepatic resection in the management of blunt liver trauma. World J Surg 14:478–482

Moore EE (1984) Critical decisions in the management of liver trauma. Am J Surg 148: 712–715

Mullins RJ, Stone HH, Dunlop WE, Stone PR (1985) Hepatic trauma: evaluation of routine drainage. South Med J 78:259–261

Pachter HL, Spencer FC, Hofstetter SR, Coppa GF (1983) Experience with the finger fracture technique to achieve intrahepatic hemostasis in 75 patients with severe injuries of the liver. Ann Surg 197:771–777

Pratschke E, Koebe HG, Hofmann GO, Schildberg FW (1991) Chirurgische Therapie von Leberverletzungen nach stumpfem Bauchtrauma. Aktuel Chir 26:22–26

Prêtre R, Mentha G, Huber O, Meyer P, Vogel J, Rohner A (1988) Hepatic trauma: risk factors influencing outcome. Br J Surg 75:520–524

Stone HH, Lamb DM (1975) Use of pedicled omentum as an autogenous pack for control of hemorrhage in major injuries of the liver. Surg Gynecol Obstet 141:92–94

Trunkey DD, Shires GT, McClelland (1974) Management of liver trauma in 811 consecutive patients. Ann Surg 179:722–728

1 Lebertumoren

1.3 Therapeutische Interventionen

1.3.1 Pathologie primärer maligner Lebertumoren nach Chemoembolisation

H.-P. Fischer

Obwohl die Zahl der durch regionale Therapieformen behandelten primären Lebermalignome sicher mehrere Tausend beträgt, finden sich nur relativ wenige systematische pathomorphologische Untersuchungen über therapieinduzierte Veränderungen des Tumor- und Lebergewebes. Diese meist aus dem ostasiatischen Raum stammenden Studien (Sakurai et al. 1984; Matsu 1985; Hsu et al. 1986; Sasaki et al. 1987; Kuroda et al. 1991) kommen jedoch zu ähnlichen Befunden, die mit hier dokumentierten, an einem eigenen Kollektiv erarbeiteten Ergebnissen (Fischer et al. 1989) übereinstimmen.

Material und Methoden

Die Tumoren wurden durch verschiedene, meist kombinierte Verfahren der regionalen Chemotherapie behandelt: Chemoembolisation mit Ethiblock als Embolisationsmaterial, regionale Zytostatikainfusion über die A. hepatica, bei 2 frühkindlichen embryonalen Lebertumoren zusätzliche systemische Chemotherapie mit Adriamycin, Mitomycin C und Cisplatin. Alle Tumoren waren primär inoperabel und standen meist in fortgeschrittenem Stadium Lausanne III (Hepatomegalie und Erhöhung der alkalischen Phosphatase). Alle Tumoren wurden komplett im Resektat oder im Autopsiematerial morphologisch ausgewertet.

Ergebnisse und Diskussion

In der eigenen Tumorgruppe führte die regionale Therapie durchweg zu einer ausgedehnten Zerstörung des Geschwulstgewebes. Die Nekroserate von 8 Tumoren betrug mehr als 90%. Demgegenüber lag die Spontannekroserate aller Tumoren eines Vergleichskollektivs von unbehandelten Leberkarzinomen weit unter 40% des Geschwulstgewebes (Abb. 1). In 3 der behandelten Tumoren, hierunter ein Hepatoblastom und ein embryonales Sarkom des Kindesalters,

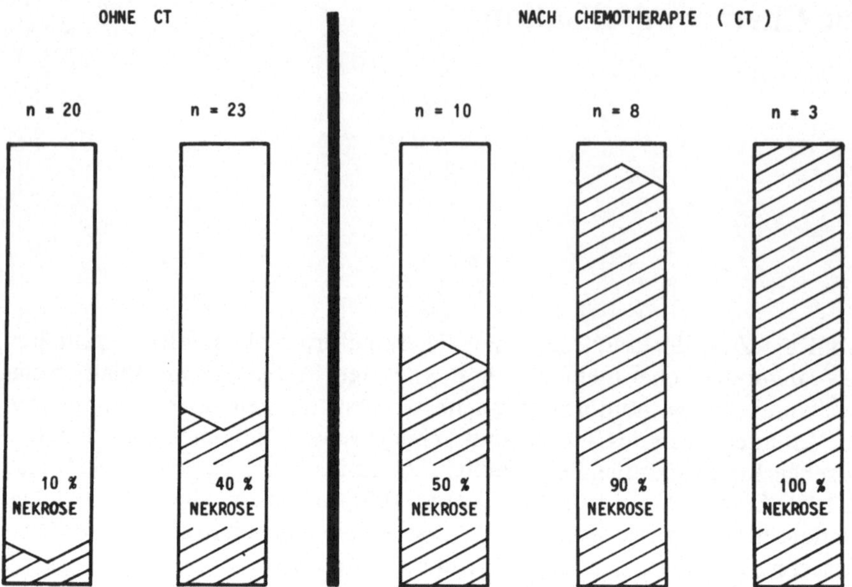

Abb. 1. Ausmaß der Tumornekrosen in 23 unbehandelten Leberzellkarzinomen (links) und 11 primären Malignomen der Leber nach Chemotherapie einschließlich Chemoembolisation (rechts)

ließen sich trotz sorgfältiger Aufarbeitung keine vitalen Tumorreste mehr entdecken. In 3 Fällen, bemerkenswerterweise alle drei embryonale Lebertumoren des Kindesalters, ist bis jetzt ein krankheitsfreier Verlauf von 70–106 Monaten dokumentiert. Diese Kinder können als geheilt gelten. Die morphologischen Befunde und der klinische Verlauf zeigen, daß die regionale Chemotherapie in Verbindung mit der Tumorchirurgie insbesondere in embryonalen Tumoren des Kindesalters Teil einer potentiell kurativen Therapie sein kann.

Allerdings trifft die regionale Therapie primärer maligner Lebertumoren auch auf Grenzen, die sowohl vom makroskopischen Aufbau als auch von der Histologie der Tumoren mitbestimmt werden. Der Makrotyp des Leberzellkarzinoms beeinflußt signifikant sowohl das initiale Ansprechen auf die Therapie wie auch den Verlauf (Yamashita et al. 1991). Im einzelnen lassen sich unino

Abb. 2a–e. Primäre Lebermalignome nach Chemoembolisation. **a** Multinoduläres hepatozelluläres Karzinom mit vitalen und nekrotischen Tumorknoten (Vergr. 32:1). **b** Diffuses hepatozelluläres Karzinom mit nur teilweise zerstörten portalen Tumoremboli und Nekrosen des umgebenden Lebergewebes (Vergr. 32:1). **c** Weitgehend nekrotisches Cholangiokarzinom. **d** Derselbe Tumor mit vitalem invasivem Tumorrand (*L* Lebergewebe, *T* invasive Tumorresiduen, *N* narbig organisierte Tumornekrose) (Vergr. 80:1). **e** Ödem und Nekrose um eine Tumorkapillare eines hepatozellulären Karzinoms (Vergr. 200:1)

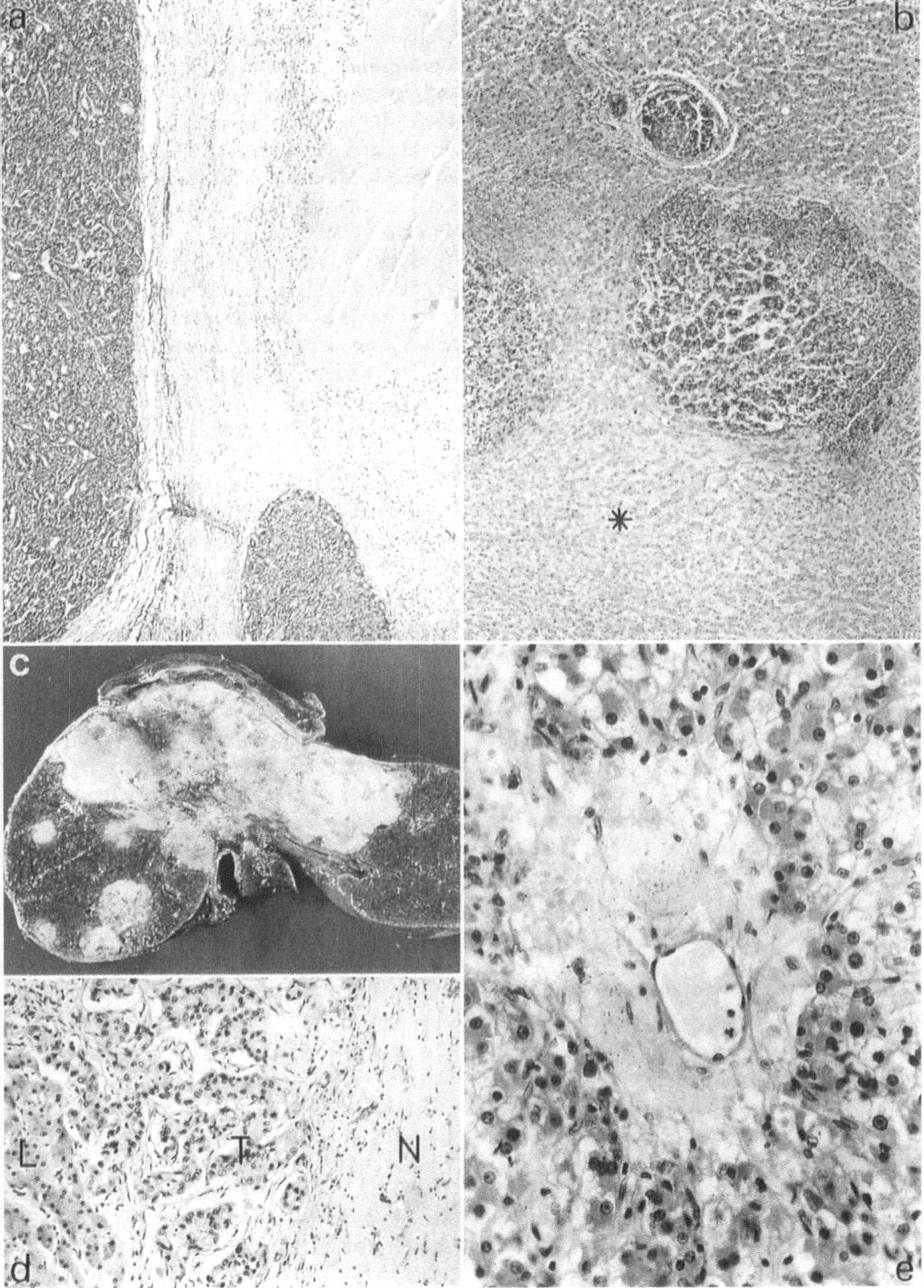
a
b
c
L
T
N
d
e

dale, multinoduläre und diffuse Leberzellkarzinome unterscheiden. Sodann müssen umkapselte, vornehmlich expansiv wachsende invasiven Lebertumoren gegenübergestellt werden. Umkapselte *uninodale Leberkarzinome* werden durch Chemoembolisation sehr zuverlässig in weitgehende oder vollständige Tumornekrosen umgewandelt, insbesondere dann, wenn auch das gefäßführende Tumorstroma mitzerstört wird. Gerade aus stromaarmen soliden Neoplasmen resultieren über lange Zeit bestehende Koagulationsnekrosen oder seltener rasch resorbierte Kolliquationsnekrosen. Stromareiche Tumoren hingegen werden häufig binnen weniger Wochen in Narbengewebe umgewandelt, das sich nach elektiver Zerstörung der Tumorzellen aus verbliebenen Stromazellen ausbildet. In *multinodalen Leberkarzinomen* lassen sich hingegen nekrotische und vitale Knoten unmittelbar benachbart beobachten (Abb. 2a). Der dritte Makrotyp, das *diffuse Leberkarzinom*, ist durch Chemoembolisation besonders schwer zu treffen. Da diese Tumoren sich typischerweise massiv in den intrahepatischen Portalvenen ausbreiten, droht durch zusätzliche Embolisation der Leberarterien ein tödliches Leberversagen durch Leberzerfall (Abb. 2b) (Fischer et al. 1989).

Ein weiterer lokaler Faktor, der das Ansprechen auf die Therapie bestimmt, ist die Beschaffenheit des Tumorrands. So gelingt es mit Hilfe der Chemoembolisation zwar, vitale und nekrotische Tumoranteile bindegewebig vom umgebenden Leberparenchym abzugrenzen, dennoch bleibt der Tumorrand ein Ort erhöhter Therapieresistenz, wie eine Studie an uninodalen kleinen Leberzellkarzinomen belegt (Kuroda et al. 1991) und in eigenen Befunden bestätigt werden kann: Vornehmlich infiltrative *nicht umkapselte Tumoren* sind besonders schwer zu treffen. So blieb in einem fortgeschrittenen Cholangiokarzinom des eigenen Kollektivs 5 Wochen nach Chemoembolisation trotz nahezu vollständiger Zerstörung des Geschwulstgewebes lediglich der Tumorrand erhalten (Abb. 2c, d). Die hohe Therapieresistenz der invasiven Tumorfront dürfte zumindest teilweise eine Folge der kombiniert arteriohepatischen und portovenösen Perfusion des unmittelbaren Tumorrandes sein, die an tierexperimentellen wie auch an menschlichen Lebertumoren nachgewiesen werden konnte (Nilsson u. Zettergren 1967; Lin et al. 1984). Während kleine *umkapselte Leberzellkarzinome* sehr zuverlässig vollständig oder weitgehend zerstört werden können, bleiben innerhalb der Tumorkapsel gelegene Tumorverbände oder gar extrakapsuläre, das umgebende Leberparenchym infiltrierende Tumordurchbrüche trotz der Zerstörung des Haupttumors häufig unbehelligt. Gleiches gilt für nicht umkapselte Satelliten neben nekrotischen Haupttumoren. *Portovenöse Tumoremboli* (Abb. 2b) sind ein weiterer Geschwulstbereich erhöhter Therapieresistenz, der bei rein arteriohepatischem Zufluß des Zytostatikums oder arteriohepatischem Block verständlich ist. So muß gerade bei einer auf das arterielle System konzentrierten regionalen Therapie die Neigung vieler hepatozellulärer Karzinome, sich in Portalvenen auszubreiten, als limitierender Resistenzfaktor bedacht werden.

Bei lokaler intraarterieller Therapie sind die *Tumorgefäße* von besonderem Interesse: Bindegewebig organisierte therapieinduzierte Nekrosen werden von fibrohyalinisierten, oft obliterierten Blutgefäßen durchzogen. Gleichermaßen veränderte Arterien lassen sich in geringer Zahl im unmittelbar tumorbenachbarten Lebergewebe nachweisen. Auch in partiell geschädigten Abschnitten treten ein für die zytostatische Therapie ganz typisches perivaskuläres Ödem und perivaskuläre Geschwulstnekrosen auf (Abb. 2e), die sowohl nach intraarterieller Zytostatikainfusion wie auch nach Chemoembolisation beobachtet werden können. In unbeeinträchtigtem Geschwulstgewebe hingegen fehlen Gefäßschäden. Gefäßbezogene Schädigungsmuster sind demnach ein Indiz für die heterogene Zytostatikadurchflutung gerade multinodaler Tumoren. Vaskularisation und Perfusion erweisen sich somit als wichtige Ursache einer topischen Resistenz.

Zusammenfassung

Die pathomorphologische Auswertung zytostatisch behandelter Lebertumoren läßt Rückschlüsse auf die Ursachen einer Therapieresistenz zu. Geschwulstresiduen in zytostatisch weitgehend zerstörten, also offensichtlich therapiesensiblen Malignomen weisen auf lokale Ursachen der Tumorresistenz hin, die im geweblichen Aufbau und in der örtlichen Ausbreitungsweise begründet sind: Makrotyp, Invasionszone, portale Tumoremboli, heterogene Vaskularisation und Perfusion müssen als topische Resistenzfaktoren bei der Weiterentwicklung der regionalen Therapie maligner Lebertumoren berücksichtigt werden.

Literatur

Fischer HP, Aigner KR, Schwemmle K (1989) Regression of primary liver tumors after high dosage regional chemotherapy. A pathomorphologic study. Reg Cancer Treat 2:149–156

Hsu HC, Wei TC, Tsang YM, Wu MZ, Lin YH, Chuang SM (1986) Histologic assessment of resected hepatocellular carcinoma after transcatheter hepatic arterial embolization. Cancer 57:1184–1191

Kuroda C, Sakurai M, Monden M, Marukawa T, Hosoki T et al. (1991) Limitation of transcatheter arterial chemoembolization using iodized oil for shmall hepatocellular carcinoma. A study in resected cases. Cancer 67:81–86

Lin G, Hägerstrand I, Lunderquist A (1984) Portal blood supply of liver metastases. Am J Roentgenol 143:53–55

Matsu K (1985) Pathological study on hepatocellular carcinoma. A study of histological changes after transcatheter embolization therapy. Acta Hepatol Jpn 26:1207–1216

Nilsson LAV, Zettergren L (1967) Blood supply and vascular pattern of induced primary carcinoma of the liver in rats. A microangiographic and histologic investigation. Acta Pathol Microbiol Scand 71:179–186

Sakurai M, Okamura J, Kuroda C (1984) Transcatheter chemoembolization effective for treating hepatocellular carcinoma. A histopathologic study. Cancer 54:387–392

Sasaki Y, Imaoka S, Kasugai H et al. (1987) A new approach to chemoembolization therapy for hepatoma using ethiodized oil, cisplatin, and gelatine sponge. Cancer 60:1194–1203
Yamashita Y, Takahashi M, Koga Y, Saito R, Nanakawa S et al. (1991) Prognostic factors in the treatment of hepatocellular carcinoma with transcatheter arterial embolization and arterial infusion. Cancer 67:385–391

1.3.2 Ultrasound-Guided Ablation of Liver Tumors by Cryosurgery

G. Onik

Introduction

Cryosurgery is the in situ destruction of abnormal tissue using subzero temperatures. The tissue that is destroyed is usually left to slough (as in dermatological cryosurgery) or be reabsorbed by the body (as in hepatic cryosurgery). The cryosurgical treatment of dermatological malignancy is facilitated by the usually small size of the lesions being treated and their accessibility, which allows for visual monitoring of the cryosurgical procedure.

The use of cryosurgery for treatment of hepatic malignancies has been proposed in the past. The initial work by Gage et al. (1967) and Dutta and Gage (1979) showed that a large amount of hepatic tissue could be safely frozen and then left in situ with gradual resolution of the cryolesion to a fibrotic scar. These studies revealed that cryosurgery had a technical advantage in that large blood vessels, because of the heating nature of flowing blood, protected themselves from destruction. In addition, cryosurgery, being a focal treatment, spared large amounts of normal liver tissue, thus allowing multiple lesions affecting both lobes of the liver to be treated. Tumors that could not be resected because of their location or multiplicity might be treated with cryosurgery.

The major problem with cryosurgery in the past has been the lack of an adequate method for visualizing the procedure. Although dermatological tumors can be observed visually, hepatic tumors are often buried deep within the liver. The advent of real-time ultrasound has made hepatic cryosurgery clinically safe and effective.

Intraoperative ultrasound meets all three criteria necessary for an imaging modality to guide in tumor treatment: (a) it is sensitive to viewing the tumor; (b) it provides stereotactic guidance of the probe into the lesion; and (c) it can visualize and monitor the freezing process and confirm that it has encompassed the full area of the tumor. Sheu et al. (1985) and Rifkin et al. (1987) have shown that intraoperative ultrasound is better than computed tomography, external ultrasound, or magnetic resonance imaging in determining disease extent. It is also superior to surgical palpation when deep lesions exist. In addition, intraoperative ultrasound shows the relationship of tumors to major vascular structures, preventing unneeded resections.

Intraoperative ultrasound is accurate for guiding needle placement into tumors deep within hepatic parenchyma. All ultrasound stereotactic guides basically follow the same general pattern, using a needle guide that holds a needle in a fixed relationship to the ultrasound transducer. A biopsy line predicting the path of the needle is displayed on the ultrasound screen showing where the needle will traverse. In this way vessels can be avoided, allowing for an accurate placement within the target. Using the standard Seldinger technique, an accurate placement can be made for large cryoprobes (up to 8 mm in diameter) without fear of major vascular injury.

Once the cryoprobe is placed within the lesion, the ultrasound is used to monitor the freezing process. The ultrasound beam reflects off the interface between the frozen and unfrozen tissue. Thus, the margin of freezing appears as a bright line on the ultrasound screen. This line can be monitored as it encompasses the tumor. In addition, normal liver tissue that has been frozen and thawed appears hypoechoic, so that the cryosurgical margin can be confirmed (Onik et al. 1984, 1985, 1986).

Results of Several Hepatic Cryosurgery Studies

In a preliminary study published by Onik et al. in 1991, 18 patients with unresectable hepatic tumors from colon carcinoma met the prospective study criteria and underwent the procedure. Fourteen patients had bilobar disease, one had unilobar disease, and three patients had previous right lobectomies with recurrences in their remaining left lobe prior to cryosurgery. A mean of 6.08 lesions (range 1–12) per patient were frozen. Of the 18 patients, four (22%) were in complete remission as determined by follow-up computed tomograph and carcinoembryonic antigen levels at the time that this paper was written. The mean follow-up was 28.8 months (range 11–60), with a mean survival rate of patients with recurrence of 21.4 months.

The same results were found in a study by Kuramoto (1989), in which 20 patients with metastatic colon carcinoma were treated with cryosurgery. After a follow-up of 5 years or longer, five patients (25%) in this group were disease free. This experience is also consistent with that of Zhou et al. (1988) in which 21 patients with unresectable hepatocellular carcinoma having tumors of less than 5 cm had a 5-year survival of 37.5%. Also, Ravikumar (1991) reported a study in which 28% of patients were in complete remission (n = 32).

Like most procedures, cryosurgery has some complications. Although large blood vessels protect themselves against the cold, the bile duct does not protect itself. If a main duct is frozen, it is likely to necrose, causing a fistula. We therefore now drain the biliary tree prophylactically in these cases. Other possible complications from hepatic cryosurgery include asymptomatic pleural effusion, hepatic cracking, hepatic abscess, and myoglobinuria (Onik et al. 1991).

Since cryosurgery is focal, patients with bilobar disease and multiple lesions can undergo cryosurgery. However, patients with large, bilobar lesions must be excluded from cryosurgery since complete treatment of these patients might risk inducing hepatic failure.

Conclusions

Real-time intraoperative ultrasound-guided cryosurgery offers a new alternative to those patients with unresectable hepatic malignant disease. Ultrasound can identify tumors, safely guide cryoprobes, and monitor the actual freezing process. However, hepatic cryosurgery, because of its investigational nature, should be reserved for only those patients who cannot have a traditional hepatic resection due to the location or multiplicity of the lesions. In addition, cryotherapy should not replace chemotherapy but may be used as an adjunct to it. Onik et al. (1991) found that local recurrence was greatest with larger lesions that outstripped the freezing capacity, but that most patients failed due to recurrence in the liver distant from where it was frozen, as well as in an extrahepatic location. A combination of systemic adjuvant chemotherapy with intrahepatic infusion, after the cryotherapy had destroyed the bulk macroscopic disease, may be a most efficacious treatment, although this remains to be proven by clinical trials. It would certainly be of value, however, to treat patients with cryotherapy earlier, prior to their receiving chemotherapy, while their disease is less in volume and easier technically.

The preliminary data indicate that further development of instrumentation and techniques for cryosurgery are warranted. Controlled studies need to be undertaken to further define the role of cryosurgery in the treatment of patients with hepatic malignant disease.

References

Dutta MM, Gage AA (1979) Large volume freezing in experimental hepatic cryosurgery. Cryobiology 16:50–55

Gage A, Fazekas G, Riley E (1967) Freezing entry to large blood vessels in dogs. Surgery 61:748–754

Kuramoto S (1989) Hepatic cryosurgery for unresectable tumors. American College of Cryosurgery, Venezuela

Onik G, Coooper C, Goldberg HI, Moss AA, Rubinsky B, Christianson M (1984) Ultrasonic characteristics of frozen liver. Cryobiology 21:321–328

Onik G, Gilbert J, Hoddick W, Filly R, Callen P, Rubinsky B, Farrel L (1985) Sonographic monitoring of hepatic cryosurgery in an experimental animal model. Am J Roentgenol 144:1043–1047

Onik G, Kane R, Steele G, McDermott W, Khettry U, Cady B, Jenkins R, Katz J, Clouse M, Rubinsky B, Chase B (1986) Monitoring hepatic cryosurgery with sonography. Am J Roentgenol 147:665–669

Onik G, Rubinsky B, Zemel R, Weaver L, Diamond D, Cobb C, Porterfield B (1991) Ultrasound-guided hepatic cryosurgery in the treatment of metastatic colon carcinoma. Preliminary results. Cancer 67/4:901–907

Ravikumar TS (1991) Hepatic cryosurgery. Society of Surgical Oncology, Orlando
Rifkin MD, Rosato FE, Branch M, Foster J, Yang S-L, Barbot DJ, Marks GJ (1987) Intraoperative ultrasound of the liver. Ann Surg 205:466–472
Sheu J, Lee C, Sung J, Chen D, Yang P, Lin T (1985) Intraoperative sonography. An indispensable procedure in resection of small hepatocellular carcinomas. Surgery 97:97–103
Zhou X-D, Tang Z-Y, Yu Y-Q, Ma M-C (1988) Clinical evaluation of cryosurgery in the treatment of primary liver cancer: report of 60 cases. Cancer 61:1889–1892

1.3.3 Percutaneous Alcoholization of Adenomatous Hyperplastic Nodules in Cirrhosis

R. Lencioni, D. Caramella, P. Bagnolesi, A. Cilotti, G. Di Coscio, and C. Bartolozzi

Introduction

Cirrhotic patients, a high-risk group for the development of hepatocellular carcinoma (HCC), have been followed largely with ultrasonographic (US) monitoring and serum alpha fetoprotein (AFP) measurements to detect small HCC in preclinical stage (Okuda 1986a; Cottone et al. 1988; Oka et al. 1990). However, the widespread use of US studies has also led to increased detection of nonneoplastic lesions of the cirrhotic liver. Among these, the adenomatous hyperplastic nodules (AHNs), considered likely to evolve as HCC, are the most frequent (Arakawa et al. 1986a, b; Okuda 1986b; Ohta and Nakanuma 1987; Tsuda et al. 1988; Sakamoto et al. 1991).

The management of AHNs is difficult, since the surgical exeresis of a not definitely confirmed neoplastic lesion does not seem advantageous when the operative hazards are considered. Therefore, percutaneous ethanol injection (PEI) under US guidance, already used in the treatment of small HCC, has recently been proposed as a viable therapeutic alternative (Livraghi et al. 1989). In this study our experience of 16 AHNs submitted to PEI over a 2-year period is reported.

Materials and Method

Between March 1989 and February 1991, 16 AHNs (detected in ten patients) were submitted to PEI. The patient population was composed of eight men and two women, with ages ranging between 51 and 73 years (mean 62.8). The nodules were solitary in five cases, four patients had two nodules, and one patient had three nodules. In one case a small HCC (less than 3 cm in diameter) was treated with PEI as well. One patient had previously undergone a segmentectomy (8th hepatic segment) for HCC. Cirrhosis was posthepatitic in eight cases, while in two cases its etiology was alcoholic. AFP values were normal (<20 ng/ml) in 4/10 patients and increased in the remaining ones (20–200 ng/ml).

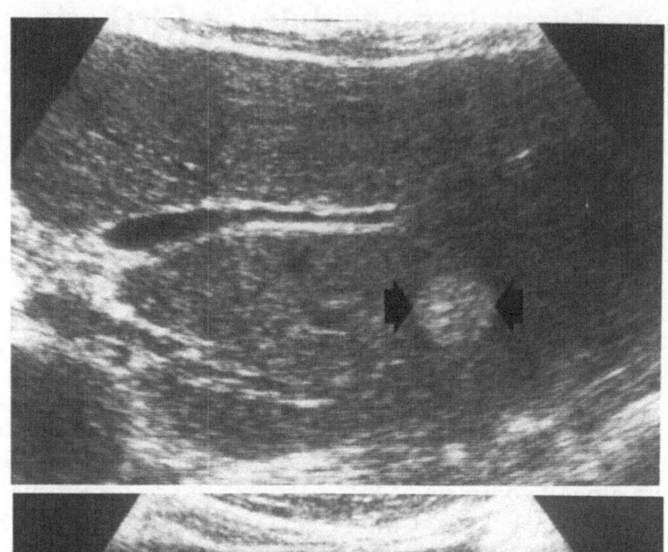

a

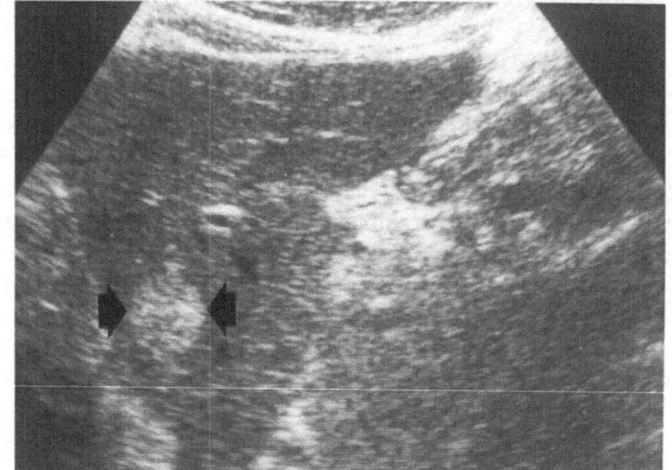

b

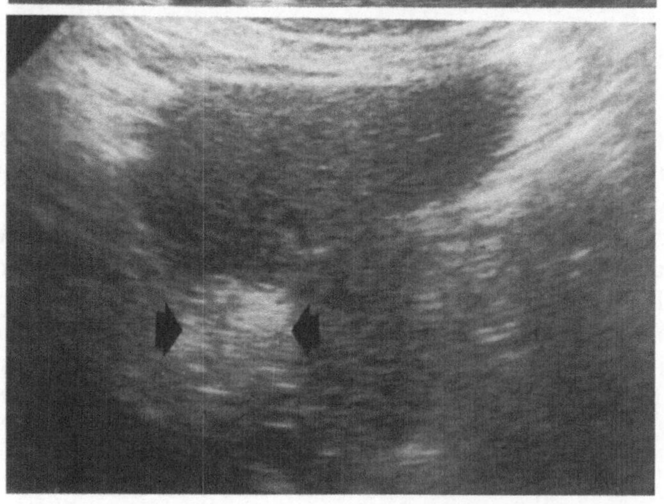

c

Fig. 1a–f. AHN. Hyperechoic lesion in the left lobe, axial (**a**) and longitudinal (**b**) scan (*arrows*). **c** Just after ethanol injection the nodule appears highly hyperechoic (*arrows*). One month after PEI, a blurred appearance of AHN can be noticed at US (**d**); no enhancement of the lesion was observed on a CT performed before (**e**) or after (**f**) contrast administration (*arrows*)

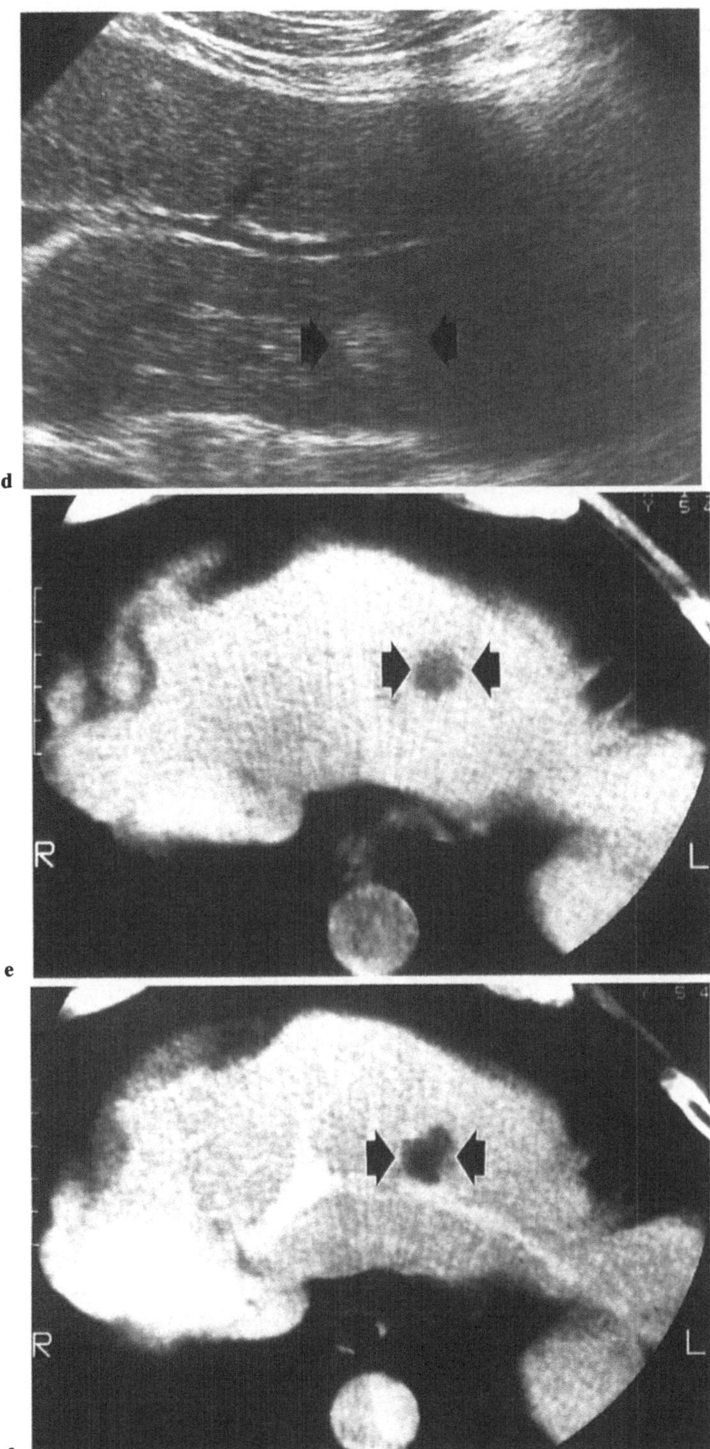

Fig. 1 d – f

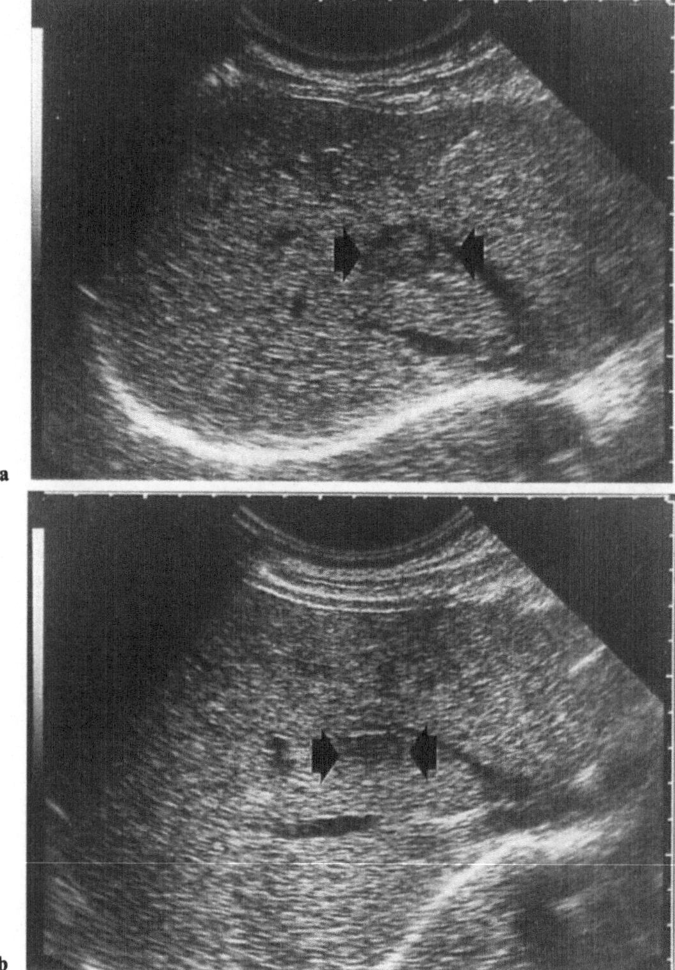

Fig. 2. a Hypoechoic AHN of the right lobe (*arrows*). **b** One month after PEI, the lesion shows increased echogenicity and is hardly recognizable from the surrounding parenchyma (*arrows*). No enhancement of the lesion was observed on a CT performed before (**c**) or after (**d**) contrast administration (*arrows*)

The size of the lesions ranged between 0.7 and 2.3 cm (mean 1.6 cm). The US appearance was hypoechoic in 13 cases and hyperechoic in 3. On computed tomography (CT), performed in each patient before the beginning of the treatment, only 6/16 AHNs were detected. The diagnosis of AHN was reached by means of US-guided biopsy (cytology and microhistology were both performed in all cases). The main pathological feature of AHNs was the presence of dysplastic hepatocytes showing enlarged nuclei although with regular chromatine distribution. Occasionally, prominent nucleoli were seen as well.

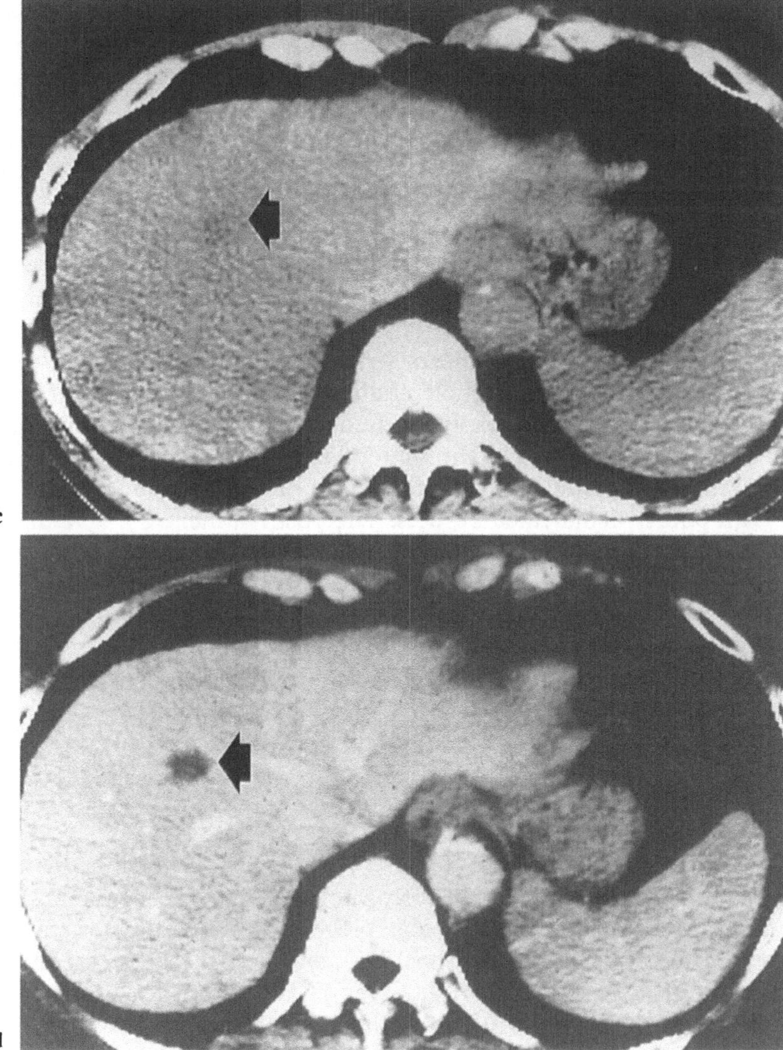

Fig. 2 c, d

No nuclear atypia, either moderate or severe, were observed. Trabecular or pseudoglandular patterns were also absent.

Each nodule was treated on outpatient basis, with 6-weekly ethanol injections (1 – 3 ml for each therapeutic session). A 22-G spinal needle was used. The total amount of alcohol delivered on each lesion was 8 – 17 ml. All patients completed the planned treatment schedule. After the third and the last ethanol injection, as well as 1 month after the end of treatment, hepatic functional serum indices were assessed. Moreover, 1 month after the end of treatment, a CT examination and a cytohistological US-guided fine-needle biopsy (FNB) were performed. Later follow-up included US studies and AFP measurements performed every 3 months.

Results

No complications were observed after a total amount of 96 alcohol injections. Furthermore, in none of the ten patients did a worsening of the hepatic functional tests occur.

PEI induced volumetric reduction and/or structural modifications of all the lesions on US images. The 13 hypoechoic nodules showed an increased echogenicity due to fibronecrotic changes; ten were hardly differentiable from the surrounding hepatic parenchyma at the time of this study. As for the three hyperechoic nodules, they retained their US pattern, though showing a blurred appearance with poorly demarcated borders. The posttreatment CT examination allowed the detection of 13/16 AHNs. All of them presented with an hypodense appearance unmodified after contrast medium injection. US-guided percutaneous biopsies produced necrotic material in all cases.

During follow-up (10–33 months, mean 18.3) no recurrences were observed. One patient developed another small AHN 12 months after the end of treatment.

Discussion

AHN has been defined variously in previously published studies: adenomatoid hyperplasia (Ohta and Nakanuma 1987), macroregenerative nodule (Furuya et al. 1988), nodular hyperplasia (Edmonson 1958), and hepatocellular pseudotumor in cirrhosis (Nagasue et al. 1984). It seems to have finally found a more definite taxonomic position, especially after the fruitful research of Japanese authors (Ohta and Nakanuma 1987; Arakawa et al. 1986a, b; Okuda 1986b; Furuya et al. 1988; Tsuda et al. 1988; Sakamoto et al. 1991).

The possibility of AHN to evolve toward HCC is now established even though the natural history of AHN has not been fully elucidated. In particular, it is not yet known whether these lesions unfailingly evolve as HCC, and, in this case, how long is the time needed for such evolution. In two series in which AHNs were carefully monitored with US and FNB, the results appear quite different. While in the first (Rapaccini et al. 1990) 10/12 AHNs did evolve toward HCC during the follow-up (3–22 months, mean 10.2), in the second study (Kondo et al. 1990) among 17 nodules none showed a malignant transformation after a minimum observation period of 12 months.

Since no certainty criterion is presently available for predicting the evolution toward HCC, some authors have suggested that every discrete lesion imaged in the cirrhotic liver should be considered as HCC and treated consequently, even though the histological specimen shows no evidence of malignancy (Okuda 1986b).

The first therapeutic choice for small HCCs is still by surgical resection. However, in the series published by experienced hepatic surgeons, the intra- and perioperative mortality rate for the ablation of small HCC in cirrhotic patients is usually in the range 6%–12% (Lee et al. 1986; Kinami et al. 1986). Such operative hazards, which may be acceptable for the exeresis of a neoplastic lesion, do not seem worth taking in the case of an AHN. Moreover, it may be hypothesized that some of these lesions either do not evolve or undergo a rather slow malignant transformation, so that the surgical treatment may result superfluous. On the other hand, in some cases surgery may be unable to cope with a rapid and multifocal evolution toward HCC.

PEI is now recognized as an effective treatment for small HCC. Large series have demonstrated the possibility of obtaining a complete ablation of small neoplasms, without major adverse effects (Sheu et al. 1987; Shiina et al. 1987; Livraghi et al. 1986, 1988; Livraghi and Vettori 1990; Ebara et al. 1990; Sironi et al. 1991). Most frequently, AHNs have a diameter less than 3 cm, which makes them eligible for PEI. Indeed, in our series all AHNs submitted to PEI resulted in a complete necrosis, as shown by posttreatment biopsies and by imaging follow-up.

Although further study is necessary for reaching a definite conclusion, our study demonstrates that PEI seems to be the most appropriate therapeutic approach for AHNs since it guarantees their complete ablation in a safe and reliable manner.

References

Arakawa M, Sugihara S, Kenmochi K et al. (1986a) Small mass lesions in cirrhosis: transition from benign adenomatous hyperplasia to hepatocellular carcinoma? J Gastroenterol Hepatol 1:3–14

Arakawa M, Kage M, Sugihara S et al. (1986b) Emergence of malignant lesion within an adenomatous hyperplastic nodule in a cirrhotic liver. Gastroenterology 91:198–208

Cottone M, Turri M, Caltagirone M et al. (1988) Early detection of hepatocellular carcinoma associated with cirrhosis by ultrasound and alpha-fetoprotein: a prospective study. Hepatogastroenterology 35:101–103

Ebara M, Ohto M, Sugiura N et al. (1990) Percutaneous ethanol injection for the treatment of small hepatocellular carcinoma: study of 95 patients. J Gastroenterol Hepatol 5: 616–626

Edmonson HA (1958) Tumors of the liver and intrahepatic bile ducts: atlas of tumor pathology. Fasc 25. Armed Forces Institute of Pathology, Washington

Furuya K, Nakamura M, Yamamoto Y (1988) Macroregenerative nodule of the liver: a clinicopathologic study of 345 autopsy cases of chronic liver disease. Cancer 61:99–105

Kinami Y, Takashima S, Miyazak I (1986) Hepatic resection for hepatocellular carcinoma associated with liver cirrhosis. World J Surg 10:294–301

Kondo F, Ebara M, Sugiura N et al. (1990) Histological features and clinical course of large regenerative nodules: evaluation of their precancerous potentiality. Hepatology 12/3:592–598

Lee CS, Sung JL, Hwang LY et al. (1986) Surgical treatment of 109 patients with symptomatic and asymptomatic hepatocellular carcinoma. Surgery 99:481–490

Livraghi T, Vettori C (1990) Percutaneous ethanol injection therapy of hepatoma. Cardiovasc Intervent Radiol 13:146–152

Livraghi T, Festi D, Monti F et al. (1986) US-guided percutaneous ethanol injection of small hepatic and abdominal tumors. Radiology 161:309–312

Livraghi T, Salmi A, Bolondi L et al. (1988) Small hepatocellular carcinoma: percutaneous alcohol injection – results in 23 patients. Radiology 168:313–317

Livraghi T, Sangalli G, Vettori C (1989) Adenomatous hyperplastic nodules in the cirrhotic liver: a therapeutic approach. Radiology 170:155–157

Nagasue N, Akamizu H, Yukaya H et al. (1984) Hepatocellular pseudotumor in the cirrhotic liver. Cancer 54:2487–2494

Ohta G, Nakanuma Y (1987) Comparative study of three nodular lesions in cirrhosis: adenomatoid hyperplasia, adenomatoid hyperplasia with intermediate lesion and small hepatocellular carcinoma. In: Okuda K, Ishak KG (eds) Neoplasms of the liver. Springer, Berlin Heidelberg New York, pp 177–188

Oka H, Kuriola N, Kim K et al. (1990) Prospective study of early detection of hepatocellular carcinoma in patients with cirrhosis. Hepatology 12:680–687

Okuda K (1986a) Early recognition of hepatocellular carcinoma. Hepatology 6:729–738

Okuda K (1986b) What is the precancerous lesion for hepatocellular carcinoma in man? J Gastroenterol Hepatol 1:79–85

Rapaccini GL, Pompili M, Caturelli E et al. (1990) Focal ultrasound lesions in liver cirrhosis diagnosed as regenerating nodules by fine-needle biopsy: follow-up of 12 cases. Dig Dis Sci 35/4:422–427

Sakamoto M, Hirohashi S, Shimosato Y (1991) Early stages of multistep hepatocarcinogenesis: adenomatous hyperplasia and early hepatocellular carcinoma. Hum Pathol 22:172–178

Sheu JC, Sung JL, Huang GT et al. (1987) Intratumor injection of absolute ethanol under ultrasound guidance for the treatment of small hepatocellular carcinoma. Hepatogastroenterology 34:255–261

Shiina S, Yasuda H, Muto H et al. (1987) Percutaneous ethanol injection in the treatment of liver neoplasms. AJR Am J Roentgenol 149:949–952

Shiina S, Tagawa K, Unuma T et al. (1990) Percutaneous ethanol injection therapy for the treatment of hepatocellular carcinoma. AJR Am J Roentgenol 154:947–951

Sironi S, Livraghi T, Del Maschio A (1991) Small hepatocellular carcinoma treated with percutaneous ethanol injection: MR imaging findings. Radiology 180:333–336

Tsuda H, Hirohashi S, Shiosato Y et al. (1988) Clonal origin of atypical adenomatous hyperplasia of the liver and clonal identity with hepatocellular carcinoma. Gastroenterology 95: 1664–1666

1.3.4 Percutaneous Ethanol Injection for Hepatocellular Carcinoma

T. Livraghi

One of the therapies for cirrhotic patients with hepatocellular carcinoma (HCC) is percutaneous ethanol injection (PEI) performed under ultrasound (US) guidance [4–8]. The rationale for PEI rests on the following points: (a) the expanding form of HCC initially shows regional growth; (b) US screening of cirrhotic population permits the recognition of HCC at its initial stage; (c) alcohol shows a selective perfusion of HCC because its softer consistency; and (d) PEI does not involve loss or damage of cirrhotic tissue as surgery or intraarterial therapies.

Clinical Material

Our protocol requires the following conditions for PEI treatment: (a) presence of a single focal lesion with a diameter under 5 cm (group S) or of up to three focal lesions (group M); (b) no extrahepatic spread detectable by routine diagnostic aids (US, computed tomography, chest X-ray) and no portal thrombosis detectable by US; (c) patients considered high surgical risks or having refused surgery or, more recently, even operable with some prognostic adverse factors for surgery; (d) prothrombin time over 40%, partial thromboplastic time within normal limits and platelet count over $40000/mm^3$; (e) Child's A or B stages; (f) age under 75 years.

From July 1985 to September 1991, 77 patients with 107 lesions (range 0.8–5 cm) underwent PEI treatment. Their ages ranged from 39 to 75 years (mean 63 years). There were 61 men and 16 women. According to our baseline, 53 were of group S and 24 of group M. There were 64 in Child's stage A, 12 in Child's B, and one without cirrhosis. The serum alpha-fetoprotein level was greater than 200 ng/ml in ten patients.

Results

After 1005 treatments no important complications or untoward sequelae emerged. In five out of ten patients with AFP above 200 ng/ml the values dropped to below 20 ng/ml, in three they decreased and remained below 200 ng/ml, and in two they decreased but later increased again. At follow up of more than 24 months 25 out of 41 patients developed new focal lesions (61%), 51% in group S and 78% in group M, usually treated by PEI again. The 1-, 2-, and 3-year Kaplan-Meier survival rates were 87%, 79%, 61% for group S (100%, 85%, 76% for lesions less than 3 cm and 80%, 80%, 55% for lesions of 3–5 cm) and 95%, 66%, 46% for group M.

Discussion

The natural history of small HCC was studied by Ebara et al. [1] and Cottone et al. [3] in 27 and 12 patients, respectively, the corresponding 1-, 2-, and 3-year survival rates were 91%, 62%, 7% and 100%, 44%, 25%, respectively. The difference is probably due to the fact that the first series included Child's C patients, while the second was confined to those with Child's stage A. Surgery has to date been considered the only modality of treatment that significantly increases survival. In the series of the most experienced surgeons the 1-year survival rate with lesions smaller than 5 cm ranged from 66% to 91% and the 3-year rate from 41% to 76%; these percentages include peroperative mortality, mostly due to hemorrhage or to acute liver failure, the range being 2%–19%. The differences probably depend on the extent of the resection and on patient selection.

Two series of 75 and 41 patients treated with PEI were reported by Ebara et al. [2] and Shiina et al. [9]; the 1-, 2-, and 3-year survival rates were 93%, 81%, 65% and 89%, 74%, 68%, respectively. After a 6-year study we conclude the following about PEI. (a) PEI is safe because no important complications occurred, versus the mean of 7% of peroperative mortality. (b) PEI involves no loss or damage of cirrhotic tissue as surgery or intraarterial therapies; this advantage is important because these patients have limited functional reserve, and every intervention that reduces it can hasten the onset of liver failure. (c) PEI is inexpensive, and material is easily available, so the treatment can be performed at peripheral centers and in poorer countries. Furthermore, PEI is feasible in outpatient departments, thus keeping hospital costs low. (d) Results are fairly similar although obtained from different centers are thus probably reliable.

There are unfortunately no controlled trials comparing no treatment, surgical treatment, PEI, and other alternative therapies. Although the studies to date have been conducted on unrandomized series and at different centers, patients treated by PEI presented a survival similar to surgically treated patients with comparable HCC and certainly longer than untreated patients. In the case of multiple lesions no method is more than palliative; however, the 3-year survival rate of patients with multiple lesions treated by PEI was appreciable, and partial remissions were always obtained. For the latter patients the most rational approach seems a combination of therapies, as is sometimes attempted.

In conclusion, PEI is a safe, inexpensive and appropriate treatment for cirrhotic patients with small HCC. In our opinion the indications for PEI are, in decreasing order:
(a) single lesion under 5 cm in size, in Child's stage A or B patients at surgical risk or already resected for HCC; (b) single operable lesion under 5 cm, with some adverse prognostic factors for surgery, as a difficult approach, old age, Child's stage B, no capsule or likely heavy loss of hepatic tissue; (c) single non-operable lesion larger than 5 cm or multiple lesions, probably in association with intraarterial therapies.

References

1. Ebara M, Ohto M, Shinagawa T, Sugiura N, Kimura K, Matsutami S, Morita M, Saisho H, Tsuchiya Y, Okuda K (1986) Natural history of minute hepatocellular carcinoma, smaller than three centimeters complicating cirrhosis. Gastroenterology 90:289–298
2. Ebara M, Ohto M, Sugiura N, Okuda K, Kondo F, Kondo K (1990) Percutaneous ethanol injection for the treatment of small hepatocellular carcinoma. Study of 95 patients. J Gastroenterol Hepatol 5:616–626
3. Cottone M, Virdone R, Fusco G, Orlando A, Turri M, Caltagirone M, Maringhini A, Sciarrino E, Demma I, Nicola N, Tine F, Sammarco S, Pagliaro L (1989) Asymptomatic hepatocellular carcinoma in Child's A cirrhosis. A comparison of natural history and surgical treatment. Gastroenterology 96:1566–1571
4. Livraghi T, Festi D, Monti F, Salmi A, Vettori C (1986) US-guided percutaneous alcohol injection of small hepatic and abdominal tumors. Radiology 161:309–312
5. Livraghi T, Salmi A, Bolondi L, Marin G, Arienti V, Monti F, Vettori C (1988) Small hepatocellular carcinoma: percutaneous alcohol injection. Results in 23 patients. Radiology 168:313–317
6. Ohto M, Ebara M, Watenabe Y, Sugiura N, Shinagawa T, Okuda K (1988) Percutaneous ethanol injection therapy for small hepatocellular carcinoma. JpnJ Med Imaging 7:25–33
7. Sheu JC, Sung JL, Huang GT, Chen DS, Yang PM, Lai MY, Wei TC, Su CT, Tsang YM, Lee CZ, Chen JC, Hsu HC (1988) Intratumor injection of absolute ethanol under ultrasound guidance for the treatment of small hepatocellular carcinoma. Hepatogastroenterology 34:255–261
8. Shiina S, Yasuda H, Muto H, Tagawa K, Unuma T, Ibukuro K, Inoue Y, Takanashi R (1987) Percutaneous ethanol injection in the treatment of liver neoplasms. AJR Am J Roentgenol 149:949–952
9. Shiina S, Tagawa K, Unuma T et al. (1990) Percutaneous ethanol injection therapy of hepatocellular carcinoma: analysis of 77 patients. AJR Am J Roentgenol 155:1221–1226

1.3.5 Lokoregionäre Chemotherapie und Chemoembolisation aus chirurgischer Sicht

K. Schwemmle, K.-H. Schultheis, C. Kelm, T. Zimmermann, J. Binder und B. Rieck

Regionale zytostatische Therapie nutzt die direkte Beziehung zwischen Dosis und Wirkung aus und strebt Verbesserungen der Therapieergebnisse über eine hohe lokale Konzentration der Medikamente an. Im Prinzip kann man mit den modernen Kathetertechniken jedes Organ und jede Körperregion über den arteriellen Weg erreichen (Schwemmle u. Aigner 1989). Als Beispiel sei die erfolgreiche Behandlung starker Schmerzen infolge eines Tumorrezidivs im kleinen Becken genannt. Über einen kontralateral eingeführten Katheter wurde die rechte A. iliaca interna kanüliert und hochdosiert 5-Fluorouracil (5-FU) infundiert. Ein weiteres Beispiel für regionale Chemotherapie ist die isolierte Extremitätenperfusion. Durch Freilegung oder Kanülierung von Aorta und unterer Hohlvene kann sogar das ganze Becken durchströmt werden, wobei mit Kompressionsverbänden die unteren Extremitäten vollständig oder partiell ausgespart bleiben.

Am häufigsten wird regionale Chemotherapie jedoch zur Behandlung primärer und sekundärer Lebertumoren angewandt.

Theoretische Grundlagen

Die regionale Therapie der Leber erfolgt entweder mit hochkonzentrierten Zytostatikalösungen oder über eine Blockierung des arteriellen Blutstroms. Etwa 70% der Leberdurchblutung stammen aus der Pfortader (Tittor u. Schwalbach 1981), und man kann daher, ohne ischämische Schäden befürchten zu müssen, die A. hepatica verschließen. Man weiß, daß Lebertumoren während ihres Wachstums das arterielle System anzapfen, darüber versorgt werden (Breedis u. Young 1954; Healey u. Sheena 1963; Ackerman 1974; Archer u. Gray 1989) und geradezu einen Steal-Effekt auf die Arterie auslösen (Cluse et al. 1983). Es liegt daher nahe, die A. hepatica definitiv oder intermittierend zu unterbrechen. Der erwünschte therapeutische Effekt blieb jedoch begrenzt, da das Hindernis über Kollateralen sehr rasch umgangen wird. Nur der periphere Verschluß im Bereich der präkapillären kleinen Arterien, wie man ihn mit einer Embolisation anstrebt, verhindert die Entstehung solcher Kollateralen.

Methoden der regionalen Chemotherapie der Leber

Für die arterielle Zytostatikaapplikation in die Leber gibt es mehrere Möglichkeiten. Am einfachsten ist es, transfemoral, seltener transaxillär einen *Seldinger-Katheter* in die A. hepatica propria einzuführen, wobei die Spitze des Katheters jenseits des Abgangs der A. gastroduodenalis liegen muß, um zu verhindern, daß die Zytostatika in Richtung Magen oder Zwölffingerdarm abfließen und unerwünschte Nebenwirkungen, insbesondere gastroduodenale Ulzera verursachen können. Ein Nachteil der Kathetertechnik ist allerdings die 3- bis 6tägige Bettruhe, die während eines Behandlungszyklus eingehalten werden muß.

Demgegenüber belasten *Portkatheter* oder *vollimplantierbare Pumpsysteme* (Balch u. Urist 1984; Lorenz et al. 1986), obwohl mit einem operativen Eingriff verbunden, die Patienten deutlich weniger. Sie bleiben mobil, und die Chemotherapie kann vielfach ambulant durchgeführt werden.

Die *isolierte regionale Leberperfusion* folgt dem Prinzip der Extremitätenperfusion: Die Leber wird während der 1- bis 2stündigen Behandlung völlig vom übrigen Kreislauf abgekoppelt und mit einem Pumpoxygenator durchströmt. Den Vorteilen dieser eleganten Methode stehen der erhebliche operative Aufwand und die fehlende Möglichkeit, die Behandlung zu wiederholen, gegenüber. Letztlich waren die Behandlungsergebnisse nicht besser als nach einer konventionellen arteriellen Infusionsbehandlung (Schwemmle et al. 1987).

Lebermetastasen kolorektaler Karzinome

In der Behandlung von Lebermetastasen haben Metastasen kolorektaler Karzinome die größte praktische Bedeutung (Schlag u. Hohenberger 1988). Bei etwa 50% aller Patienten mit bösartigen Tumoren von Kolon und Rektum muß man mit Lebermetastasen rechnen. 10%–25% sieht man schon bei der Primäroperation. 30%–40% werden im weiteren Krankheitsverlauf diagnostiziert (metachrone Metastasen; Weh et al. 1990).

Unbestritten hat die chirurgische Entfernung der Metastasen die besten Erfolgsaussichten mit 5-Jahres-Überlebensraten von bis zu 50%. Allerdings liegt der Anteil der Patienten, die für eine Resektion geeignet sind, bei höchstens 10%.

Ob die regionale Chemotherapie wirklich einen therapeutischen Effekt hat, bleibt leider trotz ermutigender Einzelerfolge und optimistischer Literaturberichte immer noch unklar. Die in der Literatur angegebenen medianen Überlebenszeiten liegen zwischen etwa 10 Monaten und 2 Jahren. Dies scheint ein Erfolg zu sein, wenn man durchschnittliche Überlebenszeiten von 5–7 Monaten ohne Behandlung dagegenhält. Die Prognose schwankt aber je nach Tumorstadium sehr deutlich. Von unseren eigenen Patienten lebten die mit frühen Stadien durchschnittlich doppelt so lange wie die mit sehr ausgeprägtem Leberbefall. Es bleibt unklar, ob günstige Therapieresultate bei sog. Respondern wirklich der regionalen Behandlung zuzuschreiben sind oder lediglich einer primär günstigeren Prognose.

Wir haben in 8 Jahren 629 Patienten mit Lebermetastasen behandelt, wobei ebenfalls kolorektale Karzinome (423 Patienten) mit Abstand der häufigste Primärtumor waren. 101 Patienten wurden reseziert, 322 mit regionaler Chemotherapie behandelt. Deren globale mediane Überlebenszeit betrug 330 Tage.

Lebermetastasen von Patientinnen mit Mammakarzinom

Von insgesamt 206 Patienten mit Lebermetastasen nichtkolorektalen Ursprungs hatten 59 ein Mammakarzinom. Auch wenn man natürlich darüber streiten kann, ob man Lebermetastasen dieses Tumors behandeln soll, möchten wir ihn nicht unbedingt aus der Indikationsliste der regionalen Chemotherapie streichen. Es gibt Patientinnen, die auf eine systemische Behandlung mit Ausnahme der Leber gut ansprechen, und ich meine, daß es sich lohnt, dann auch die Lebermetastasen gezielt zu behandeln. Bei 39% unserer Patientinnen sahen wir Remissionen. Die mediane Überlebenszeit war 149 Tage, die maximale Überlebenszeit 1009 Tage. In Einzelfällen waren die Lebermetastasen radiologisch nicht mehr nachzuweisen.

Chemoembolisation

Für die Behandlung kolorektaler Lebermetastasen wurde neuerdings auch die Chemoembolisation empfohlen (Wallace et al. 1990; Allison et al. 1990). 13 eigene Patienten überlebten median 20 Monate nach Therapiebeginn und 6 Monate nach der Chemoembolisation. Diese schlechten Ergebnisse sind darauf zurückzuführen, daß es sich ausnahmslos um Patienten in fortgeschrittenen Tumorstadien handelt, die vorher erfolglos mit anderen regionalen Therapieverfahren behandelt worden waren.

Hauptindikation für die Chemoembolisation sind neben Metastasen maligner endokriner Tumoren fortgeschrittene Stadien hepatozellulärer Karzinome. Sie gehören in Südostasien zu den häufigsten Neoplasien. In Japan verdoppelte sich seit 1970 die Leberkarzinomsterblichkeit. Die männliche Mortalität betrug dort 1988 20, in der Bundesrepublik-West jedoch nur 4,1 auf 100000 Einwohner. Nur bei etwa 1/5 der Patienten kann der Tumor operativ entfernt werden. Bei dem großen Rest soll es nach Chemoembolisation immerhin in 75% zu partiellen Remissionen kommen (Yamada et al. 1990). In einer 1990 erschienenen Studie von Pelletier et al. konnten diese Ergebnisse für Europa allerdings nicht nachvollzogen werden.

Die Anforderungen an eine ideale embolisierende Substanz schließen den Verschluß überwiegend der peripheren Arterien, die gute Verträglichkeit und vor allem die Kombinationsmöglichkeit mit Zytostatika ein. Uns scheint, daß diesen Wunschvorstellungen die alkohollösliche Prolaminlösung Ethibloc am nächsten kommt (Schultheis 1985; Schultheis et al. 1990). Sie präzipitiert in wäßrigem Milieu, also auch im Blutgefäßsystem, wobei man die Ausfällung durch Vorspritzen hochkonzentrierter Glukoselösung bis zu einem gewissen Grad steuern kann. Die arteriellen Hauptstämme bleiben in aller Regel offen. Ethibloc läßt sich mit Zytostatika in flüssiger oder pulverisierter Form ohne weiteres mischen. Sie diffundieren aus dem erstarrten Material und werden dann lokal wirksam. Die Embolisation wird zur Chemoembolisation.

Natürlich gibt es für die embolisierende Behandlung auch Kontraindikationen, vor allem verminderte oder blockierte portale Durchblutung. Man sollte außerdem auf die Embolisation verzichten, wenn mehr als 75% des Lebervolumens mit Metastasen durchsetzt sind oder wenn eine ausgeprägte Leberzirrhose besteht.

Bei doppelseitigem Befall der Leber empfiehlt es sich, die Embolisation auf zwei Sitzungen zu verteilen. Aber auch dann lassen sich Nebenwirkungen nicht ganz ausschließen. Schmerzen, Übelkeit und Fieber klingen in der Regel nach wenigen Tagen ab. Erhöhte Leberfermente normalisieren sich rasch. Tumornekrosen sind Ausdruck des Behandlungserfolgs. Sie können sich aber infizieren und müssen dann operativ behandelt werden (2 eigene Patienten). Wir plädieren daher für eine antibiotische Behandlung vor und nach der Chemoembolisation. Nekrosen der Gallenblasenwand mit entsprechender klinischer Symptomatik erfordern die Cholezystektomie.

Vorteile und Einschränkungen der regionalen Chemotherapie

Letztlich handelt es sich bei der Chemoembolisation wie bei allen anderen Verfahren der regionalen Therapie um immer noch experimentelle Methoden mit Vorteilen und Einschränkungen. Ich möchte versuchen, Pro und Kontra in Form einiger Thesen zu präzisieren.

1. These: Regionale Therapie der Leber ist vom Ansatz her ein vernünftiges Verfahren.

– Wir wissen aus vielen Untersuchungen, daß Metastasen auch dann überwiegend arteriell versorgt werden, wenn sie ursprünglich via Pfortader in die Leber gelangt sind. Es ist daher sinnvoll, die Zytostatika auf dem arteriellen Weg an das Zielorgan zu bringen. Sie werden nicht im gesamten Organismus verdünnt, und man muß kaum mit systemischen Nebenwirkungen rechnen, da die Medikamente im Sinne des First-pass-Effekts zum großen Teil an die Tumorzellen gebunden und vom normalen Lebergewebe abgebaut werden.

2. These: Regionale Chemotherapie ist ein therapeutischer Kompromiß.

– Solide Tumoren, insbesondere die Adenokarzinome des Gastrointestinaltrakts sprechen auf eine zytostatische Behandlung nur ungenügend an. Bei systemischer Anwendung von 5-FU beträgt die Remissionsrate höchstens 20%. Auch in Kombination mit Folinat sind die Ergebnisse kaum besser. Regionale Chemotherapie ist also ein Versuch, den ungenügenden Effekt an sich unzureichend wirksamer Medikamente durch eine besondere hohe lokale Konzentration auszugleichen.

3. These: Regionale Chemotherapie hat keinen Anspruch auf Heilung. Sie bleibt immer eine palliative Behandlungsmethode.

– Nach Anfangserfolgen wachsen viele Lebermetastasen weiter. Selbst bei den Respondern kommt es leider häufig zu Fernmetastasen, vor allem in der Lunge und im Peritoneum, und zu lokalen Rezidiven. Daraus folgt die nächste These.

4. These: Regionale Chemotherapie alleine ist unzureichend.

– Metastasen unter 1 cm Durchmesser und die Randbereiche von großen Knoten werden auch über die Pfortader mit Blut versorgt (Taylor et al. 1979; Lin et al. 1984), so daß dort der angestrebte hohe Wirkungsspiegel nicht erreicht wird. Schließlich bleibt eine nicht erkennbare Tumoraussaat in andere Organe unbeeinflußt. Man muß daher prüfen, ob eine zusätzliche intraportale Behandlung (Gerard 1988) oder eine begleitende systemische Therapie oder beides die Behandlungsergebnisse verbessern kann.

5. These: Regionale Chemotherapie ist ein chirurgisches Verfahren.

– Dies soll nicht als Arroganz eines Chirurgen verstanden werden. Natürlich beherrscht der Radiologe die Seldinger-Technik und der internistische Onkologe den Umgang mit Zytostatika besser als wir. Es besteht aber kein Zweifel daran, daß, jedenfalls zur Zeit, die Resektion von primären und sekundären Lebermetastasen ungleich bessere Erfolgschancen eröffnet als jede andere Behandlungsmethode. Nur der Chirurg kann aber die Indikation zur Leberresektion stellen. Außerdem müssen Portkatheter und Pumpen operativ eingesetzt werden, und schließlich darf man nicht vergessen, daß eine aggressive Therapie auch Komplikationen verursacht, die einer chirurgischen Therapie bedürfen, z. B. Leberabszesse, nekrotisierende Cholezystitiden, Dislokationen der Kathetersysteme oder Hautnekrosen nach Extravasaten.

6. These:

– Die 6. These ist eine Hypothese, da sie sehr viel Spekulation enthält. Ich könnte mir aber vorstellen, daß die *regionale Behandlung einschließlich der portalen Infusion eine sinnvolle Ergänzung der primären Krebsoperation*, also z. B. einer Kolonresektion, aber auch einer kurativen Leberresektion *sein kann*. Ich meine, daß diese Frage einer Prüfung wert ist.

Anatomische Variationen der arteriellen Leberdurchblutung

Regionale Chemotherapie, vor allem wenn sie mit chirurgischen Eingriffen verbunden ist, setzt die Kenntnis der anatomischen Variationen der Leberarterien voraus. Nur bei 60% der Menschen besteht eine normale Gefäßanatomie an der Leberpforte (Michels 1960; Charnsangavej et al. 1982). Am häufigsten ist eine getrennte Versorgung des linken und rechten Leberlappens. In 20% entspringt die linke Leberarterie aus der A. gastrica sinistra, in 14% ist die rechte Leberarterie ein Ast der A. mesenterica superior, und in immerhin 4% wird die Leber völlig über die obere Mesenterialarterie versorgt.

Trotz dieser häufigen Varianten haben wir in unserer Klinik nicht die Konsequenz gezogen, grundsätzlich eine präoperative Angiographie zu fordern, da auch ein typisches Röntgenbild den Operateur nicht von seiner Pflicht enthebt, die Leberarterie vom Ursprung bis zur Trennung in den rechten und linken Leberast freizupräparieren. Eine von der Norm abweichende Anatomie sollte einem also nicht entgehen. Außerdem wird nach der Einführung des Katheters mit Blaulösung geprüft, ob sich die Leber insgesamt anfärbt oder ob Teile ausgespart bleiben. Wenn getrennte Leberarterien gefunden werden, kann man zwei Portkatheter benutzen oder die im Kaliber dünnere Arterie durchtrennen und mit dem anderen Gefäß anastomosieren.

Schlußbemerkung

Die technische Durchführung der regionalen Chemotherapie der Leber macht kaum mehr Probleme. Trotz 10jähriger Erfahrung wissen wir aber immer noch nicht, ob diese Behandlung den betroffenen Patienten wirklich nützt. Um ungelöste Fragen zu beantworten, sind multizentrische Studien mit sorgfältig ausgearbeiteten Protokollen begonnen worden, und es wäre zu hoffen, daß möglichst viele der Patienten, die mit regionaler Chemotherapie behandelt werden, in diese Studien mit eingebracht werden.

Literatur

Ackerman NB (1974) The blood supply of experimental liver metastases. Changes in vascularity with increasing tumor growth. Surgery 75:589–596

Allison DJ, Booth A (1990) Arterial embolization in the management of liver metastases. Cardiovasc Intervent Radiol 13:161–168

Archer SG, Gray BN (1989) Vascularisation of small liver metastases. Brit J Surg 76:545–548

Balch CM, Urist MM (1984) Intraarterielle Chemotherapie mit einer implantierbaren Infusionspumpe bei Lebermetastasen colorectaler Tumoren und Hepatomen. Chirurg 55:485–493

Breedis C, Young G (1954) The blood supply of neoplasms in the liver. Am J Pathol 30:969–985

Charnsangavej C, Chuang VP, Wallace S, Soo CS, Bowers T (1982) Angiographic classification of hepatic artery collaterals. Radiology 147:51–55

Cluse ME, Lee RG, Duszlank EJ, Lokisch JJ, Treu C (1983) Peripheral hepatic embolization for primary and secondary hepatic neoplasms. Radiology 147:407–411

Gerard A (1988) Pilot study on the regional treatment of colorectal liver metastases by intermittent arterial ischaemia with degradable starch microspheres and arterial and portal infusion with mitomycin C plus 5-fluorouracil – a clinical trial led by the gastrointestinal tumour cooperative study group EORTC. Jpn J Cancer Chemother 15:2627–2632

Healey JE, Sheena K (1963) Vascular patterns in metastatic liver tumors. Surg Forum 14:121–122

Lin G, Hagerstrand I, Lunderquist A (1984) Portal blood supply of liver metastases. AJR 143:53–55

Lorenz M, Hottenrott C, Seufert RM, Kirkowa-Reimann M, Encke A (1986) Dauerhafter intravenöser oder intraarterieller Zugang mit einer subkutan liegenden implantierbaren Infusionskammer. Dtsch Med Wschr 111:772–779

Michels NA (1960) Newer anatomy of the liver-variant blood supply and collateral circulation. J Am med Ass 172:125–132

Pelletier G, Roche A, Ink O, Anciaux ML, Derhy S, Rougier P, Lenoir C, Attali P, Etienne JP (1990) A randomized trial of hepatic arterial chemoembolization in patients with unresectable hepatocellular carcinoma. J Hepatol 11:181–184

Schlag P, Hohenberger P (1988) Regionale Chemotherapie von Lebermetastasen. Eine Situationsanalyse. Chirurg 59:218–224

Schultheis KH (1985) Embolisation – Chemoembolisation. Zur Behandlung maligner primärer und sekundärer Lebertumoren. In: Aigner KR (ed) Regionale Chemotherapie der Leber. Isolierte Perfusion, intraarterielle Infusion und Resektion. Beiträge zur Onkologie, Bd 21. Karger, Basel, S 201–208

Schultheis KH, Gebhardt Ch, Schwemmle K, Richter EI, Schumacher F (1990) Chemoembolisation kolorektaler Lebermetastasen. Zbl Chir 115:933–947

Schwemmle K, Aigner KR (1989) In: Heberer G, van Dongen RJAM (eds) Vascular Surgery. Springer, Berlin Heidelberg New York, p 667–677

Schwemmle K, Link KH, Rieck B (1987) Rationale and indications for perfusion in liver tumors: Current data. World J Surg 11:534–540

Taylor J, Bennet T, Sheriff S (1979) The blood supply of colorectal liver metastases. Br J Cancer 39:749–756

Tittor W, Schwalbach G (1981) Leberdurchblutung und Kreislauf. G Thieme, Stuttgart New York

Wallace S, Carrasco C (1990) Hepatic artery infusion and chemoembolization in the management of liver metastases. Cardiovasc Intervent Radiol 13:153–160

Weh HJ, Steiner P, Crone-Münzebrock W, Hossfeld DK (1991) Diagnostik und Spontanverlauf von Lebermetastasen. Chirurg 62:710–714

Yamada R, Kishi K, Sonomura T, Tsuda M, Nomura S, Satoh M (1990) Transcatheter arteria embolization in unresectable hepatocellular carcinoma. Cardiovasc Intervent Radiol 13:135–139

1.3.6 Der Stellenwert der lokoregionären Chemotherapie in der Behandlung kolorektaler Lebermetastasen: Analyse von 322 Patienten

C. Kelm, K. Henneking, T. Zimmermann und W. Padberg

Bei 30% der Patienten mit einem kolorektalen Karzinom bestehen schon zum Zeitpunkt der Diagnose Lebermetastasen. Metachrone Lebermetastasen entwickeln sich bei 40%–50% der Patienten, aber nur bei 20% dieser Patienten kann eine elektive Leberresektion durchgeführt werden. Für die übrigen gibt es zahlreiche palliative Behandlungsmaßnahmen:

Die systemische Chemotherapie mit 5-Fluorouracil (FU), auch in Kombination mit der Folinsäure, konnte bisher eine signifikante Verlängerung der Überlebenszeit nicht nachweisen. Dies gilt auch für die intraperitoneale Chemotherapie, die isolierte Leberperfusion, die Chemoembolisation und die Bestrahlung. Ob die regionale intraarterielle Chemotherapie der Leber einen besseren Nutzen hat, soll im folgenden untersucht werden.

Anatomische und pathophysiologische Grundlagen

Folgende Überlegungen liegen der regionalen intraarteriellen Chemotherapie der Leber zugrunde:

1. Die Leber bildet das primäre Filterorgan einer hämatogenen Metastasierung gastrointestinaler Tumoren über die Pfortader.
2. Die A. hepatica propria ist ein Endgefäß und eignet sich somit hervorragend für eine regionale Chemotherapie.
3. Die Zytostatikakonzentrationen im Tumorgewebe sind bei der regionalen intraarteriellen Chemotherapie deutlich höher als bei der systemischen Chemotherapie [2]. Auch die Remissionswerte sind höher.
4. Breedis und Young konnten schon 1954 eine überwiegend arterielle Versorgung der Lebertumoren nachweisen [3].

Allerdings gibt es 2 Ausnahmen von diesem Versorgungsprinzip. Einerseits sehr kleine Tumoren, d.h. unter 1 cm Durchmesser, und andererseits die Peripherie großer Tumoren, die über die Pfortader versorgt werden [1].

Voraussetzungen

Absolute Voraussetzungen für die Durchführung der regionalen Chemotherapie der Leber sind die komplette Entfernung des Primärtumors und die Inoperabilität der Lebermetastasen. Extrahepatische Metastasen gelten ebenfalls als eine Kontraindikation wie auch ein Karnowsky-Index unter 70. Weiter sollte auf eine ausreichende Restfunktion der Leber geachtet werden. Denn je weniger gesundes Lebergewebe zur Verfügung steht, wie z. B. bei einem fortgeschrittenen Tumorbefall (>75%) oder einer Leberzirrhose, desto höher ist die Gefahr eines unzureichenden Abbaus der Zytostatika in der Leber. Dadurch würde der Vorteil gegenüber einer systemischen Chemotherapie entfallen.

Technik

Die einfachste Möglichkeit zur Durchführung einer regionalen Chemotherapie der Leber ist das Legen eines Angiographiekatheters in Seldinger-Technik über die A. femoralis. Allerdings erfordert diese Behandlung während ihrer gesamten Dauer Bettruhe des Patienten. Die andere Möglichkeit besteht in der operativen Implantation eines Portkatheters über die A. gastroduodenalis, in der von Watkins beschriebenen Methode [6]. Wegen der Gefahr des Auftretens einer toxischen Cholezystitis oder Gastritis sollte in gleicher Sitzung eine Cholezystektomie durchgeführt und auch die A. gastrica dextra unterbunden werden.

Der große Vorteil der „Ports" besteht in der erhaltenen Mobilität der Patienten, da die Zytostatika über ein subkutanes Anspritzteil verabreicht werden können. Durch die Benutzung von tragbaren Pumpsystemen ist auch eine ambulante Behandlung der Patienten möglich. Dadurch erhöht sich natürlich der Komfort und die Lebensqualität der Patienten. Der Nachteil beim Portkatheter besteht in der Notwendigkeit einer zusätzlichen Operation bzw. in der Erweiterung der primären Operation.

Eigene Patienten

Zwischen 1983 und 1990 haben wir 629 Patienten mit Lebermetastasen behandelt. Am häufigsten, nämlich bei 423 Patienten (das entspricht 67%), lag ein kolorektales Karzinom vor. Bei 9% handelte es sich beim Primärtumor um ein Mammakarzinom und bei 5% um ein malignes Melanom. Die übrigen Primärtumoren waren zahlenmäßig unbedeutend (Tabelle 1).

Von den 423 Patienten mit kolorektalen Lebermetastasen konnten 101 mit einer Leberteilresektion behandelt werden, die übrigen 322 Patienten wurden palliativ behandelt. Nach der internationalen Klassifikation fällt eine deutliche

Tabelle 1. Lebermetastasen (1983 – 1990)

Primärtumor	Patienten	
	n	(%)
Kolorektales Karzinom	423	(67,2)
Mammakarzinom	59	(9,4)
Malignes Melanom	30	(4,7)
davon Retinamelanome	20	(3,2)
Magen-, Dünndarm-, Ösophaguskarzinom	30	(4,7)
Gallenblasenkarzinom	14	(2,3)
Bronchialkarzinom	14	(2,3)
Unterschiedliche Karzinome	31	(4,9)
Unbekannter Primärtumor	28	(4,5)
Gesamt	629	

Tabelle 2. Kolorektale Lebermetastasen (1983 – 1990)

Tumorstadium	Reseziert		Palliativ behandelt	
	n	(%)	n	(%)
Stadium I	68	(67)	52	(16)
Stadium II	28	(28)	167	(52)
Stadium III	5	(5)	103	(32)
Gesamt	101		322	

Verschiebung der palliativ behandelten Patienten zu den ungünstigen Stadien hin auf, was natürlich auch zu erwarten war. Nur 52 (16%) der palliativ therapierten Patienten wiesen das Tumorstadium I auf gegenüber 68 (67%) der leberteilresezierten Patienten. Für das Tumorstadium II lauten die Zahlen 52% bzw. 28%, für das Tumorstadium III 32% bzw. 5% (Tabelle 2). Alle Patienten erhielten die Zytostatika intraarteriell, über die A. hepatica. Die Methode der Wahl war dabei die operative Implantation eines Hepatikaports. 88 Patienten erhielten die Zytostatika über einen Angiographiekatheter.

Unser Therapieplan bestand am 1. Tag aus 15 mg Mitomycin C. Vom 2.–6. Tag wurden 850 – 1200 mg 5-FU je nach Körperoberfläche verabreicht. Mitomycin C applizierten wir als Kurzinfusion über 15 min und 5-FU als Infusion über 2 – 4 h. In letzter Zeit erhalten unsere Patienten zusätzlich 200 mg Kalziumfolinat direkt vor der 5-FU-Gabe zur Wirkungsverstärkung. Auf Grund von Portkomplikationen wie Infektion oder Dislokation des Katheters oder auch durch frühzeitiges Versterben der Patienten erhielten nicht alle Patienten 6 Therapiezyklen. Bei Progression der Metastasen wurde zudem ein Teil der Patienten chemoembolisiert.

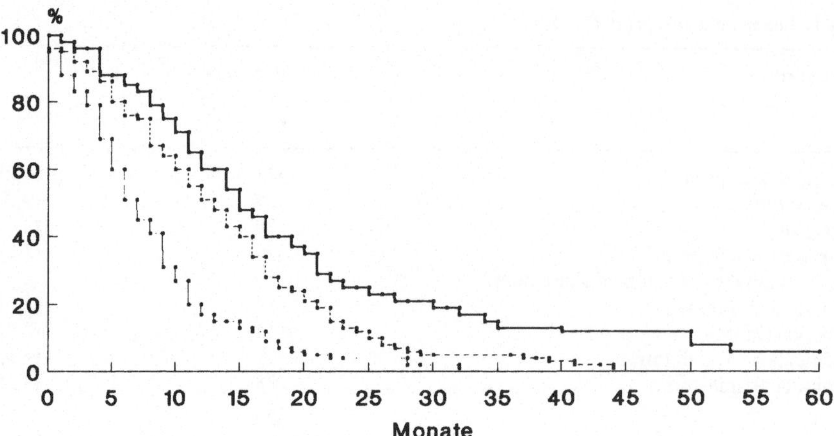

Abb. 1. Überlebenszeit in Relation zum Tumorstadium (—— Tumorstadium I; – – – Tumorstadium II; · · · Tumorstadium III)

Ergebnisse

Die mediane Überlebenszeit des gesamten Kollektivs betrug 330 Tage. Betrachtet man die Überlebenszeit in Relation zum Tumorstadium, so finden sich wie erwartet signifikante Unterschiede (Abb. 1). Die mediane Überlebenszeit betrug 472 Tage für das Tumorstadium I, 391 Tage für das Tumorstadium II und 224 Tage für das Tumorstadium III.

Schlußfolgerung

Das große Problem bei der regionalen, intraarteriellen Chemotherapie besteht in dem Auftreten extrahepatischer Metastasen, die in bis zu 50% der Patienten nachzuweisen sind. Ob hier eine zusätzliche systemische Chemotherapie, im Intervall durchgeführt, eine Verbesserung erbringt, ist noch unklar. Ferner konnte eine signifikante Verlängerung der medianen Überlebenszeit gegenüber dem natürlichen Verlauf noch nicht nachgewiesen werden, obwohl Remissionsraten zwischen 30% und 90% beschrieben werden. Immerhin liegen die Überlebenszeiten bei spontanem Verlauf zwischen 5 und 21 Monaten (Tabelle 3). Prospektive Studien fehlen oder bestehen aus einem zu kleinem Patientenkollektiv. Ferner werden die Lebermetastasen nach unterschiedlichen Klassifikationen eingeteilt, so daß ein Vergleich kaum möglich ist.

Somit ist auch für die regionale intraarterielle Chemotherapie der Leber ein Nutzen an Hand der vorgestellten Daten nicht nachweisbar. Bis zur weiteren Klärung sollte die intraarterielle regionale Chemotherapie nur an Zentren durchgeführt werden, die sich an kontrollierten Studien beteiligen.

Tabelle 3. Natürliche Überlebenszeiten

Autor	Stadium	Überlebenszeit (Monate)	
		Mittlere	Mediane
Wagner 1984 [5]	Solitär		21
	Multiple		15
	Ausgedehnt		10
Pettavel 1978 [4]	Solitär	22	
	Mittelgradig	7	
	Ausgedehnt	1	

Literatur

1. Ackermann NB, Hodgson WB (1986) Vascular pattern of liver tumors and their consequences for different therapeutic approaches. In: Herfarth C, Schlag P, Hohenberger P (eds) Recent results in cancer research. Springer, Berlin Heidelberg New York
2. Aigner KR (1987) Regionale Leberperfusion. In: Schumpelick V, Pichlmayr R (Hrsg) Chirurgie der Leber. Springer, Berlin Heidelberg New York
3. Breedis C, Young G (1954) The blood supply of neoplasms in the liver. Am J Pathol 30:969
4. Pettavel J, Morgenthaler F (1978) Protracted arterial chemotherapy of liver tumors: An experience of 107 cases over a 12-year period. Progr Clin Canc 7:217–225
5. Wagner JS, Adson MA (1984) The natural history of hepatic metastases from colorectal cancer. Ann Surg 199:502–507
6. Watkins E, Khazei A, Nahra K (1970) Surgical basis for arterial infusion chemotherapy of disseminated acrcinoma of the liver. Surg Gynecol Obstet 130:581

1.3.7 New Techniques for Tumor Embolization of the Liver

R. M. Walter

This chapter presents a brief overview of the evolution of techniques in interventional radiology for the treatment of hepatic tumors. Therapeutic strategies and their rationale are described briefly. The impact of these forms of treatment on the quality of life and future prospects are discussed.

(Patho-)physiology

While perfusion volumes of normal liver tissue are contributed by 20% via the hepatic artery and 80% via the portal vein, hepatic oxygen supply is equally contributed by both vessels. All (benign and malignant) hepatic neoplasms are predominantly perfused by neovascularity from the hepatic artery. Thus, ligation of the hepatic artery leads to a reduction of perfusion volumes of 90% for tumors and 35% for normal liver tissue. These facts are the cornerstone for tumor control by devascularization. However, there is also a dual blood supply of small tumors (<1 cm) and margins of larger tumors by branches of the portal vein and the hepatic artery (Lin 1984).

Evolution

Early attempts to control tumors or their function (as for carcinoid syndrome) by ligature of the hepatic artery (or, as an equivalent angiographic method, endoluminal placement of Gianturco coils) had only temporary effects. It was learned that there is an enormous potential of both the liver and liver tumors to induce collateral blood flow after ligature or occlusion of the hepatic artery via diaphragmatic or capsular arteries. This led to the concept of embolization of the tumor vascularity itself with embolization particles small enough to reach the tumor vascular bed. Alternatively, liquid materials were injected which then polymerized and thus occluded the tumor vascularity. Permanent (Ivalon, cyanoacrylate) and temporary (collagen particles) materials were used. However, repeated embolizations are necessary with these concepts to detect and sufficiently occlude new tumor feeding arteries. For enhancing the tumor control by means of embolization, combinations of particles and cytostatic agents (cisplatinum, mitomycin, or doxorubicin) were used. Better tumor control and survival was reported with these protocols.

In parallel, the concept of interarterial application of Lipiodol for enhancing the sensitivity of computed tomography for daughter nodules of hepatocellulary carcinoma was developed and later found useful in combination with chemoembolization. Lipiodol accumulates in and closely around hepatic tumors and stays in the tumors in high concentrations for weeks or months. All substances dissolved in Lipiodol (cytostatic agents, iodine-131) can thus be targeted "selectively" to hepatic tumors. However, after all transarterial embolization modalities, the resection specimen can not confirm total tumor necrosis, which would be the desired finding. A more detailed discussion of these developments and a literature review are presented by Olbert and Walter (1989).

Ekelund et al. (1984) demonstrated with Microfil preparations of experimental animal tumors that after embolization tumors are more likely perfused by portal vein branches. A logical development, but a more radical approach was published as a small clinical series of 15 patients by Nakao et al. (1986). After a successful combined arterial and transhepatic segmental portal vein embolization complete tumor necrosis was found. Combinations of interarterial chemoembolization with other forms of treatment seem necessary to ablate the portal collaterial vascularization. Livraghi's results and the study by Tanaka et al. (1991) suggest that percutaneous injection of absolute alcohol into and around lesions is safe and efficient.

Quality of Life

The postembolization syndrome occurs in about 50% of patients after hepatic artery embolization. Associated symptoms are nausea, right upper quadrant pain, elevated white blood cell counts with negative blood cultures, and fever. Postembolization syndrome is thought to be induced by ischemic gall bladder changes and by-products of tumor necrosis.

After chemoembolization, quality of life is severely impaired for 2–10 days. If, as in our treatment protocol, repeated monthly chemoembolizations are performed, which are followed by systemic intravenous chemotherapy, overall quality of life is impaired, although survival may be dramatically improved in some cases. To prevent severe postembolization syndromes, superselective techniques with coaxial catheter systems (Tracker, Target Therapeutics, California) have been developed. Only visible tumor feeders are embolized. In addition to prolonged procedure times and higher irradiation levels for both patient and the physician, there is another potential disadvantage. Small, nonvisualized nodules which had been "unmasked" after the first chemoembolization procedure are neither detected nor treated with superselective techniques. Whether this will have an impact on survival will require further studies.

Future Prospects

Combined therapies including chemoembolization, percutaneous tissue ablation with alcohol or heat or portal embolizations will probably be the most promising strategies for larger study groups. Combinations of small C-arm angiography with computed tomography will be needed to identify correctly the subsegmental anatomy of the portal vein for embolization. Initial hepatic debulking embolizations of the whole liver may be used to ablate the arterially perfused parts of tumors and unmask small metastases. Additional percutaneous alcohol injection therapy seems to be safe, cheap, and feasible on an outpatient basis. Also, this therapy hardly impairs the quality of life.

References

Ekelund L, Lin G, Jeppsson B (1984) Blood supply of experimental liver tumors after intraarterial embolization with Gelfoam powder and absolute ethanol. Cardiovasc Intervent Radiol 7:234–239

Lin G, Hägerstrand I, Lunderquist A (1984) Portal blood supply of liver metastases. Am J Roentgenol 143:53–55

Nakao N, Miura K, Takahashi H, Ohnishi M, Miura T, Okamoto E, Ishikawa Y (1986) Hepatocellular carcinoma: combined hepatic arterial and portal venous embolization. Radiology 161:303–307

Olbert F, Walter RM (1989) Therapeutische Embolisierung bei Lebererkrankungen. Hämostaseologie 9:21–36

Tanaka K, Okazaki H, Nakamura S, Endo O, Inoue S, Takamura Y, Sugiyama M, Ohaki Y (1991) Hepatocellular carcinoma: treatment with a combination therapy of transcatheter arterial embolization and percutaneous ethanol injection. Radiology 179:713–717

1.3.8 Chemoembolization of the Liver: Results of More than 300 Embolization Procedures

D. Lierman, M. Lorenz, J. Kollath, D.C. Hottenrott, and A. Encke

Introduction

The median survival time for patients with tumors of the liver depends on tumor localization and diameter, patients, sex, and the Karnofsky index. In cases of inoperability and no therapy the median survival time for liver cell carcinoma (LCC) ranges between 3 and 6 months [1] and for metastases of colorectal carcinoma (CRC) is about 6 months [2]. Systemic therapies did not enhance significantly the median survival time [3–6]. While a significant increase in survival time for CRC to about 16–19 months in cases of regional intraarterial chemotherapy were achieved with floxuridine, there was no significant improvement in the survival time for LCC using regional chemotherapy [7, 8]. Because of the ineffectness of regional chemotherapy for LCC and the high reccurence of secondary liver malignancies after initially succesful response to regional intraarterial chemotherapy, we searched for another effective therapy.

As the ligature of the hepatic artery was ineffective [9] because of developing collaterals with nutrition of the tumor tissue, the use of transcatheteral embolization therapie seems to be effective because of a peripheral occlusion effect with less development of collaterals and the possibility of repeating the procedure [10, 11]. The combined administration of chemotherapeutic drugs and embolization material allows a longer exposition time for the drug to the tumors tissue with tumor ischemia and cytotoxic effects [9], a higher metabolism of the drug, and thus a less systemic concentration [12]. Since the first description of the use of Lipiodol [13] in 1961, it has become a well known therapeutic agent because of its affinity to tumor cells [14–17]. Konno et al. [18] first reported the combined use of chemotherapeutic agent and Lipiodol in 1983. Later, cisplatin, doxorubicin, and mitomycin were combined successfully with Lipiodol [19, 20]. Because of the parallel treatment of tumor tissue and healthy tissue using chemoembolization of the liver, the mortality of patients with poor liver function (70% of all liver cell tumors resulted from liver cirrhosis) increased after the first treatment to 10% [11, 21]. Abrahams in 1964 described epinephrine, norepinephrine, and angiotensin as drugs which allow a better visibility [22]; Iwaki et al. in 1978 also reported the therapy of tumors

[23]. Because of morphological changes in the development of tumor vessels, with a reduction in smooth muscle cells and nervous structures, there is only low or no vasoconstriction in the tumor vessels after intraarterial administration of norepinephrine [24]. Using these characteristics of tumor vessels, norepinephrine causes a good vasoconstriction of healthy vessels, with subsequent protection of healthy liver tissue, while tumor vessels remain wide. Thus the blood flow is directed against the tumor tissue and the tumor selectivity increased significantly, as own experience have shown.

Patients, Materials and Method

Since 1986 we have performed more than 300 embolization procedures of the liver in 202 patients. Median age was 63 years (range 18–82). Patients in an inoperable status of tumor expansion, those treated unsuccessfully by regional intraarterial chemotherapy, and those with symptomatic aspects in cases of tumor generalization are accepted for the chemoembolization procedure with a palliative intent. Patients waiting for liver transplantation are accepted for chemoembolization with a curative intent. In cases of LCC about 98% of our patients receive chemoembolization as the first therapy. In cases of CRC or any other primary chemoembolization is under normal conditions the second choice after surgical treatment or chemotherapy. Occlusion of the portal vein is not a contraindication to norepinephrine-based chemoembolization. The Karnofsky index must be above 50%, spontaneous thromboplastin time should be not lower than 35%, bilirubin should not be higher than 10 mg/dl, and there should be no encephalopathy. Results of coagulation and liver laboratory examinations, tumor markers, and computer tomography (CT) should be present as well as the histology of the tumor before starting with chemoembolization therapy. The indication for any case is discussed in an interdisciplinary session.

After puncture of the femoral artery and positioning of an introducer sheath, a sidewinder catheter is placed with its tip in the celiac trunk or, if visible, in a vessel with the main nutrition of the tumor in the liver such as a side tree of the superior mesenteric artery. An angiographic CT with and without norepinephrine is performed to determine the extent to which a positive effect of norepinephrine before embolization therapy can be achieved. The technique and results are presented in more detailed in a separate chapter of this volume. After CT a catheter is positioned in the central aortic vessel, and two series of digital subtraction angiography (DSA) are performed to obtain an impression of the anatomy of the vessels. Of importance is the detection of an additional nutrition of the liver, for example, by a side tree of the superior mesenteric artery to the right or the left gastric artery to the left lobe of the liver. Such a nutrition of additional vessels may disturb embolization procedure effective. Exclusion of a stenosis of the celiac trunk is also important. Finally, an indirect splenoportography by administering contrast medium over the splenic artery is performed to exclude occlusion of the portal vein. After positioning of a catheter in the hepatic artery behind the origin of the gastroduodenal artery in a good but more central position, 0.1 – 0.8 mg norepinephrine is given to cause the above effect, with blood pool change toward the tumor tissue under vasoconstriction of the healthy liver vessels. Because of the individually different dose of the drug which may cause the effect, several series with DSA must be performed before the sufficient effect appears. Even the time interval of the drug effect differs, ranging between 3 and 20 min. The method can be performed only by DSA; otherwise a sufficient documentation of the degree of vasospasm is not possible. Following the exact choice of the dose of norepinephrine, a simultaneous administration of Lipiodol and NaCl with 10 – 20 mg mitomycin C follows. To minimize the symptoms associated with mitomycin during embolization therapy, an antiemetic drug such as metoclopramide together with an analgesic drug such as dipidolor piritramide is given in advance. Central anesthesia is not necessary.

After administration of Lipiodol together with mitomycin in a first step, a suspension of small dura particles suspended in Lipiodol is introduced carefully up to stasis in the vessel periphery. The size of the particles ranges from 50 to 200 μm in a well-defined ratio. A final DSA shows the success of the embolization therapy. A control CT to determine the acute distribution 24 h after the therapy is performed routinly as well as control CT after 1 and 3 months to allow a decision as to whether chemoembolization was successful, or whether another embolization is necessary. Depending on the change in the size of the tumor, the degree of tumor activity visualized by the degree of degradation of the Lipiodol in the tumor region, and of course the clinical and laboratory parameters the decision regarding subsequent therapy is made.

Results

Up to now we have performed more than 300 chemoembolization procedures in 202 patients with primary or secondary malignant lesions of the liver under the protection of norepinephrine. In 47,5% we performed one, in 34,2% two, in 12,9% three, and in 5,4% four or more embolization procedures. The histological finding in 48% was CRC, 38% LCC, 2% carcinoid, 2% tumor of the bile duct, 4% mammary cancer, 1% ovarian tumor, 1,5% pancreatic tumor, 1,5% renal tumor, 1,5% hemangioproliferative tumor, and 3,5% other tumors. In 98% of LCCs chemoembolization was the first therapy. The 46% of the total series which had been treated prior to chemoembolization therapy by surgery or regional chemotherapy belonged entirely to the group of CRC. In about 20% a transfemoral approach was not sufficient because of catheter positioning problems in kinkings of the celiac trunk or other anomalies. In these cases a transbrachial approach proved successful. In fewer than 10% embolization therapy was impossible because of occlusions of the celiac trunk, kinkings of the aortic vessel or other factors such as a hepatofugal flow in the portal vein or greater shunts in the liver. In 15 patients an occlusion of the portal vein was seen. In all these cases chemoembolization therapy under the protection of norepinephrine was performed without any failure or resulting liver insufficiency after the therapy. The protection of norepinephrine brought a positive effect in 95% with exclusion of the healthy tissue during embolization procedure. In 78% the embolization reached exactly its target tissue. CT 24 h after embolization showed in 80% Lipiodol as marker for the embolization material in the tumor tissue. In 18% Lipiodol was detected in healthy liver tissue and in 2% also in other organs such as the lung or kidneys. Even using a correct analgesic and antiemetic drug management, we found queasiness in 39%, pain in 53%, and arrhythmic disorders in 21% (WHO grades 1+2). Fever resulted in 45%. According to the WHO definition, we found a reaction to the chemoembolization therapy in 17% and a stop in the growth of the tumor in 60%.

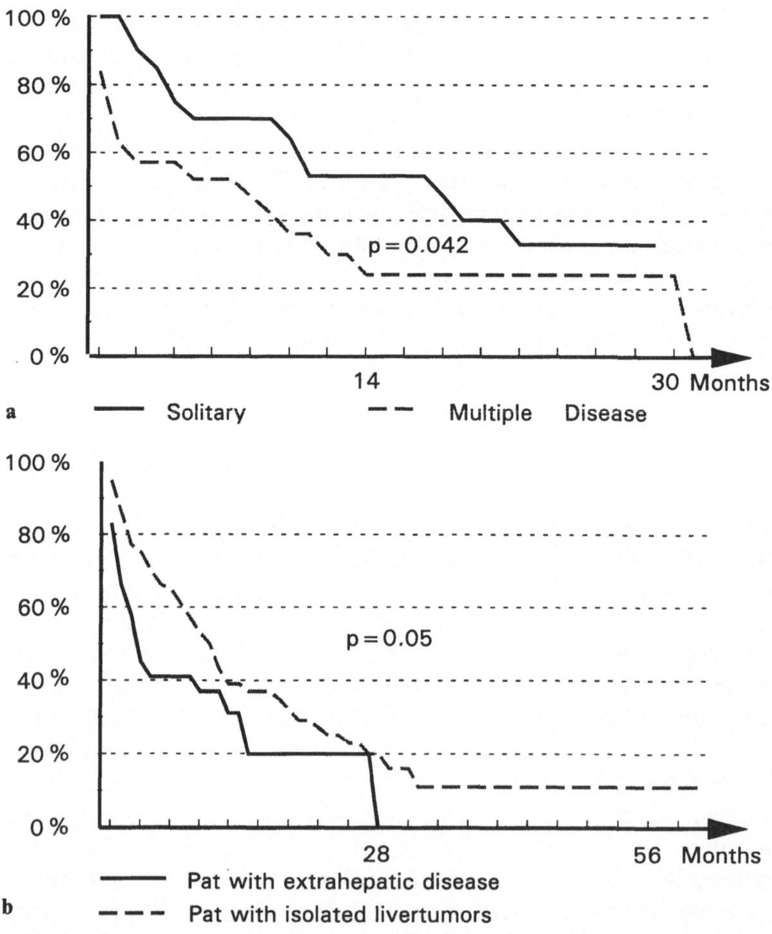

Fig. 1 a, b. Survival after first chemoembolization. **a** Primary liver cancer. **b** Metastatic or primary liver tumor

The total median survival time was 12 months (Kaplan-Meier). Regarding only the LCC the median survival time was 14 months. In cases of extrahepatic manifestation, the median survival time was only 3 months (2–26 months). In cases of solitary tumors the median survival time was about 18 months. A liver cirrhosis as the basis of a hepatic tumor reduced the median survival time significantly. Patients with metastases of a CRC survived a median of 11 months after the first chemoembolization of the liver (Fig. 1). One patient died after successful chemoembolization because of an undetected shunt in the liver. This patient had a severe decompensated insufficiency of the lung and subsequent cardiac insufficiency. As seen in the CT, embolization material including mitomycin was shunted into the lung, and this caused his death in the following 48 h. In one case an occlusion of the brachial artery followed a successful transbrachially performed embolization with minor clinical symptoms. In about 10% of our procedures we found a spasticity of the hepatic artery, caused mostly by catheter manipulations and seldom after norepinephrine administration. While we must wait for a longer period or interrupt the procedure in the first half of our study, we used later successful papaverine hydrochloride (up to 50 mg) to disturb spasticity (Figs. 2, 3).

Discussion

Although resection of liver malignancies seems up to now the only curative therapy, only 15%–30% may be resectable, in some reports less than 1% [1, 25]. These experiences are in some cases identical to our own findings in laparoscopic examinations, where not only the solitary tumor was found, as expected in CT and ultrasound. In an increasing number, small subcapsular metastases were visualized and led to unresectability. While patients with CRD have shown a partial remission under regional chemotherapy in some series, LCC showed no significant response to this type of treatment. Additional problems result from the cirrhosis and poor liver functions, which diminish the chances for surgical interventions. Japanese groups have used the temporary embolization effect by selective retention of Lipiodol in tumor tissue as a therapeutic concept [15, 18, 20, 23]. With this combination, they obtain a significantly higher median survival time for LCC in comparison to other methods [26]. In November 1986 we started with first studies using the norepinephrine effect for primary selective chemoembolization procedures [23, 27, 28]. Our results showed that in nearly 78% a primary selective chemoembolization was possible. The use of our method allows treatment of patients even in Childs stage C and patients with an occlusion of the portal vein.

As animal studies show, Lipiodol has a 50 LD of 95 ml after intravenous injection [29]. The concentration that we used (together with dura) was about 20 ml and compared to other substances such as Ivalon and Angiostat is less toxic.

There are only few publications on chemoembolization of metastases of the CRC [29–31], which showed a significantly lower success rate in comparision

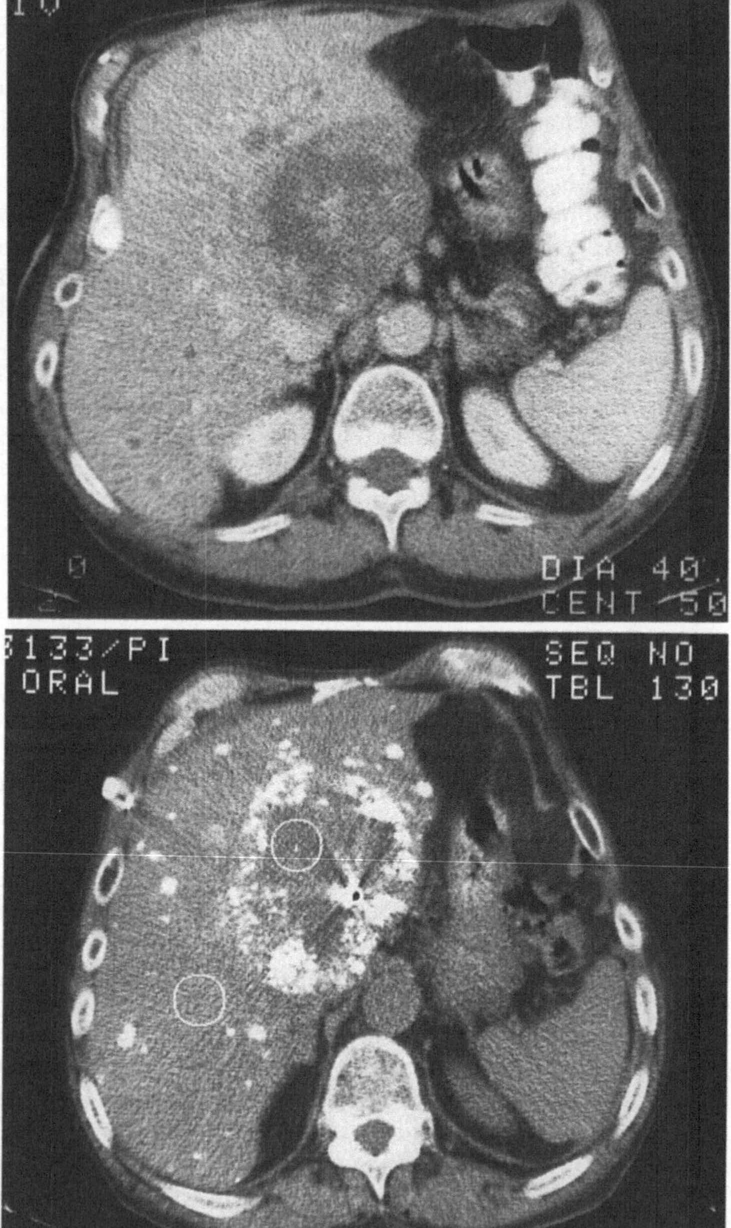

Fig. 2a, b. CT of LCC in a 58-year-old man. **a** Before embolization procedure. **b** After chemoembolization under norepinephrine. The embolization material visualized by Lipiodol shows selective enhancement in the tumor tissue. The small spots are satellite metastases

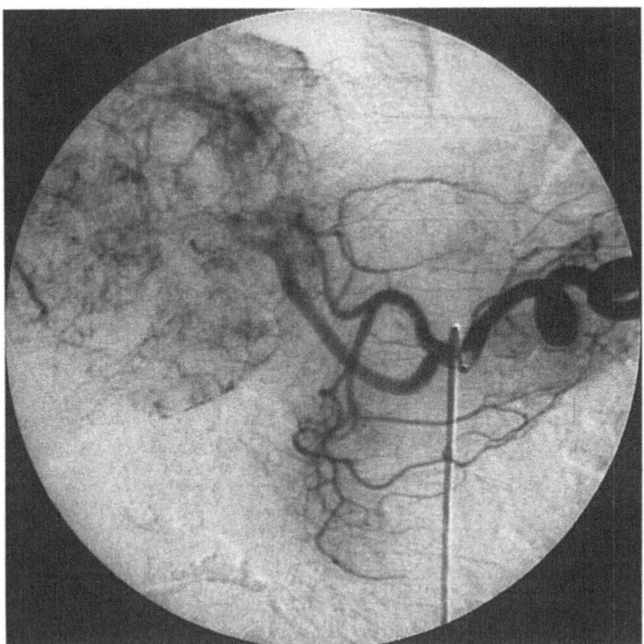

a

Fig. 3. **a** Angiography in a 65-year-old man shows a large LCC before chemoembolization. **b** CT 3 months after norepinephrine-based chemoembolization. **c** CT 9 months after therapy, with a significant reduction in the diameter of the tumor

to LCC, especially in the case of diffuse tumors of the liver. In contrast, Kobayashi et al. [31] showed a better success rate (up to 80%) and determined that Lipiodol is also useful in hypovascularized tumors because of the viscosity of Lipiodol. Our own experiences showed Lipiodol only in the margin of the hypovascularized tumors, but in contrast to LCC not in the central parts of the tumor. The use of an additional chemotherapeutic agent to improve the median survival time in CRC as proposed by some authors [30, 32] is limited by the increasing, severe side effects and toxicity for healthy liver tissue [33].

In conclusion, norepinephrine-based chemoembolization should be the first choice for all nonresectable LCC (nearly 100%) and as second choice in all other tumors, especially for CRC after surgical treatment or and regional chemotherapy as well as for symptomatic therapy in cases of generalization for palliative intent. A curative aspect remains for such cases (up to now five) where a waiting time before transplantation of the liver must be prolonged in embolizing the liver to prevent tumor growth and to minimize the risk of metastatic growth.

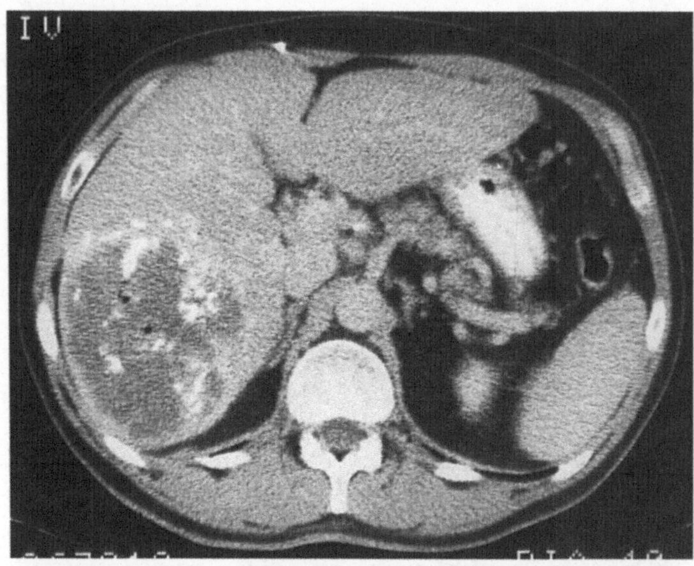

b

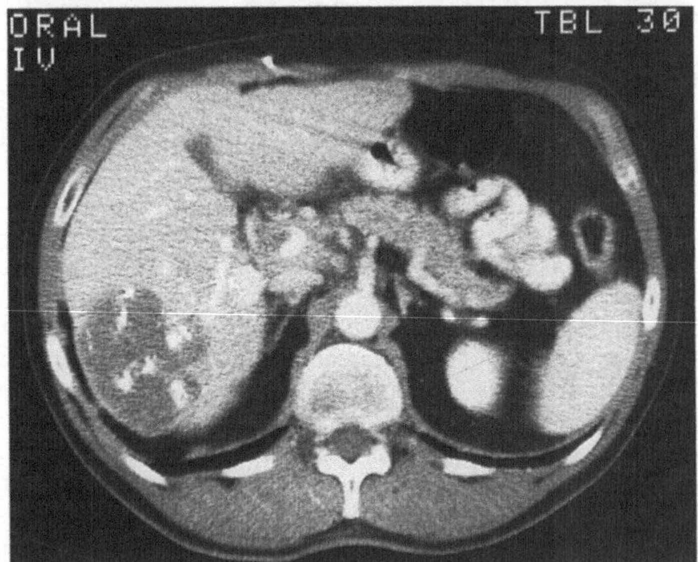

c

Fig. 3b, c

References

1. The Liver Cancer Study Group of Japan (1987) Primary liver cancer in Japan. Sixth report. Cancer 60:1400–1411
2. Bengston G, Carlson G, Hafström L, Jönssen PE (1981) Natural history of patients with untreated liver metastases from colorectal cancer. Am J Surg 181:586–589

3. Scheithauer W (1989) Palliative Chemotherapie und Immuntherapie des colorectalen Karzinoms. Übersicht über den heutigen Stand. Tumordiagn Ther 10:1–12
4. Sciarrino E, Simonetti RG, Le Moli S (1985) Adriamycin treatment for hepatocellular carcinoma – experience with 109 patients. Cancer 56:2751–2755
5. Kennedy PS, Lehane DE, Smith FE, Lane M (1977) Oral fluouracil therapy of hepatoma. Cancer 39:1930–1935
6. Choi TK, Lee NW, Wong J (1984) Chemotherapy for advanced hepatocellular carcinoma – adriamycin versus quadruple chemotherapy. Cancer 56:2751–2755
7. Kajanti M, Rissanen P, Virkkunen P, Franssila K, Mäntylä M (1986) Regional intra-arterial infusion of cisplatin in primary hepatocellular carcinoma. A phase II study. Cancer 58:2386–2388
8. Hottenrott C, Lorenz M (1987) Stellenwert der regionalen Chemotherapy der Leber. Z Gastroenterol 25:364–373
9. Bengmark S, Fredlund P, Hafström LO, Vang J (1974) Present experiences with hepatic dearterialisations of liver neoplasms. Prog Surg 13:141–166
10. Dayon D, Mouzon A, Jourde AM, Regensberg C, Frileux C (1974) L'embolisation artérielle hépatique dans les tumeurs malignes du foie. Ann Radiol 17:593–603
11. Goldstein HM, Wallace S, Anderson JH, Bree RL, Gianturco C (1976) Transcatheter occlusion of abdominal tumors. Radiology 120:539–545
12. Ensminger WD, Gyves JW (1983) Regional chemotherapy of neoplastic diseases. Pharmacol Ther 21:277–293
13. Leger L, Buchet R, Bitry-Boely C, Premont M (1961) Introduction à l'étude de la lymphographie hepatique. Presse Med 69:1981–1982
14. Nakaruma H, Tashiro S, Hiraoka T, Uemura K, Konno T, Miyauchi Y, Yokoyama I (1983) Studies of anticancer treatment with an oily anticancer drug injected into the ligated feeding hepatic artery for liver cancer. Cancer 52:2193–2200
15. Nakajo M, Kobayashi H, Shimabukuro K, Shirono K, Sakata H, Taguchi M, Uchiyama N, Sonoda T, Sinohara S (1988) Biodistribution and in vivo kinetics of 131 Lipiodol infused via hepatic artery of patients with hepatic cancer. J Nucl Med 29:1066–1077
16. Iwai K, Malda H, Konno T (1984) Use of oily contrast medium for selective drug targeting to tumor-enhanced therapeutic effect of X-ray image. Cancer Res 44:2115–2121
17. Miller DL, O'Leary TJ, Girton M (1987) Distribution of iodized oil within the liver after hepatic arterial injection. Radiology 162:849–852
18. Konno T, Maeda H, Iwai K (1983) Effect of arterial administration of high-molecular-weight anticancer agents (SMANC) with lipid lymphographic agent on hepatoma: a preliminary report. Eur J Cancer Clin Oncol 19:1053–1065
19. Sasaki Y, Imaoka S, Ksugai H, et al. (1987) A new approach to chemoembolization therapy for hepatoma using ethiodized oil, cisplatin and gelating sponge. Cancer 60:1586–1594
20. Shibata J, Fujiyama S, Sato T, Kishimoto S, Fukishima S (1989) Hepatic arterial injection chemotherapy with cisplatin suspended in an oily lymphographic agent for hepatocellular carcinoma. Cancer 64:1586–1594
21. Blumgart LH, Allison DJ (1982) Resection and embolization in the managment of secondary hepatic tumors. World J Surg 6:32–45
22. Abrahams HL (1964) The response of neoplastic renal vessels to epinephrine in man. Radiology 82:217–223
23. Iwaki A, Nagasue N, Kobayashi M, Inokuchi K (1978) Intraarterial chemotherapy with concomitant use of vasoconstrictors for liver cancer. Cancer Treat Rep 62:145–146
24. Papadimitrou JM, Woods AE (1975) Structural and functional characteristics of the microcirculation in neoplasm. J Pathol 65:116–121
25. Maraj R, Kew MC, Hyslop RJ (1988) Resectability rate of hepatocellular carcinoma in rural southern Africans. Br J Surg 75:335–338
26. Nakamura H, Hashimoto T, Oi H, Swada S (1989) Transcatheter oily chemoembolization of hepatocellular carcinoma. Radiology 170:783–786
27. Liermann D (1987) Tumorembolisation, Möglichkeiten zur Verbesserung der Tumorselektivität. Radiologe 27/20:433

28. Hottenrott C, Liermann D, Lorenz M (1988) Gezielte Beeinflussung der Lebergefäße mittels Noradrenalin zur Durchführung selektiver Tumortherapien der Leber. Z Gastroenterol 26:35–36
29. Konno T, Maeda H, Iwai K, Maki S, Tashiro MS, Uchida M, Miyauchi Y (1984) Selective targeting of anti-cancer drug and simultaneous image enhancement in solid tumors by arterially administered lipid contrast medium. Cancer 54:2374
30. Daniels J, Daniels A, Quinn M, et al. (1988) Phase I trial with cisplatin or mitomycin hepatic chemoembolization (CE) with angiostatic collagen for embolization (CFE) in patients with colo-rectal cancer. Proc Am Soc Clin Oncol 7:101
31. Kobayashi H, Inove H, Shimada J, Yano T, Maeda T, Oyama T, Shinora S (1987) Intra-arterial injection of Adriamycin/mitomycin C, Lipiodol suspension in liver metastases. Acta Radiol 28:275–280
32. Venook AP, Stagg RJ, Lewis BJ, Chase JL, Ring EJ, Maroney P, Hohn DC (1990) Gelfoam chemoembolization for hepatocellular carcinoma. J Clin Oncol
33. Sternlicht M, Daniels JR, Daniels A (1987) A new approach to chemoembolization – pharmacokinetics and tissue tolerance of cisplatin in liver and kidney. Abstracts, 3rd International Conference of Advances in Regional Cancer Therapy, Ulm, September 8–11, 1987, p 87

1.3.9 Periodische Chemoembolisation hepatozellulärer Karzinome

P.E. Huppert, S.H. Duda, W. Lauchart und C.D. Claussen

Ziel der Studie

Die Chemoembolisation (ChE) hepatozellulärer Karzinome (HCC) ist eine etablierte palliative Behandlungsmethode [7, 8]. Suspensionen aus jodhaltigen öligen Kontrastmitteln und verschiedenen Zytostatika sind erfolgreich zur ChE eingesetzt worden [3, 5]. Der temporäre Okklusionseffekt öliger Kontrastmittel macht die Notwendigkeit wiederholter ChE bei längerem Krankheitsverlauf wahrscheinlich. Über das Speicherverhalten des HCC bei mehrfach wiederholter ChE liegen bisher wenig Daten vor [1, 2, 6]. Ziel dieser prospektiven Studie war die Ermittlung von Effektivität und Nebenwirkungsrate der periodisch wiederholten ChE bei Patienten mit HCC.

Patienten

Im Zeitraum von August 1989 – Februar 1991 wurden 24 Männer und 2 Frauen im Alter von 51 – 71 Jahren (MW: 63,4 Jahre) mit histologisch gesichertem HCC durch periodische ChE im Rahmen dieses Studienprotokolls (Mindestdauer des Krankheitsverlaufs 6 Monate) behandelt. Die ChE wurde bei Inoperabilität (n = 23) palliativ und vor Lebertransplantation (n = 3) adjuvant vorgenommen. Die Patienten befanden sich in den Stadien I (n = 19), II (n = 6) und III (n = 1) der Tumorerkrankung (Klassifikation nach Okuda et al. 1985 [4] bzw. im Stadium Child A (n = 18) und Child B (n = 8). Patienten wurden von der Therapie ausgeschlossen, wenn ein Pfortaderverschluß, eine starke Minderung der Lebersynthesefunktion (Produkt aus Quick-Wert in % und Cholinesterase in kU/l < 100), ein massiver Stauungsikterus (Bilirubin > 6 mg/dl) oder eine extrahepatische Metastasierung vorlag.

Methodik

Die intrahepatische Tumorausdehnung wurde vor Therapiebeginn computertomographisch (intravenöse und arterioportale Kontrastmittelapplikation) be-

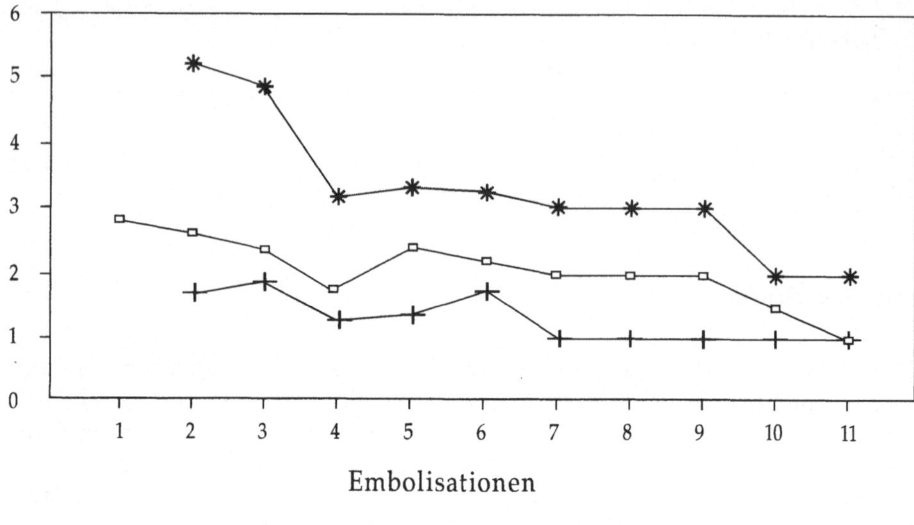

Abb. 1. Mittlerer Embolisatgehalt hepatozellulärer Karzinome bei periodisch wiederholter Chemoembolisation (2- bis 11mal). Quantifizierung des speichernden Tumorgewebes in Relation zum Gesamttumorvolumen in der Computertomographie (Grad 1–4) nach jeweiliger Embolisation; (*EA* = Aufnahme) sowie am Ende des Intervalls vor Reembolisation; (*ER* = Retention; *EA*·*ER* = Effektivitätsmaß der Embolisation). Grad 1: weniger als 25% des Tumorvolumens enthalten Embolisat, entsprechend Grad 2: 25–50%, Grad 3: 50–75%, Grad 4: >75%

stimmt. 2 oder 3 Tage nach jeder ChE wurde die Embolisatverteilung im Nativ-CT beurteilt und jeweils 1 Tag vor Reembolisation die im Intervall verbliebene Embolisatmenge (Nativ-CT) sowie das Tumorvolumen in Relation zum Lebervolumen (i.v.-Kontrast-CT) ermittelt. Zur Effektivitätsbeurteilung der Embolisation wurde in der CT das Ausmaß der Lipiodolspeicherung im Tumor in Relation zu dessen Volumen nach jeder Embolisation (Embolisataufnahme) und vor Reembolisation (Embolisatretention) semiquantifiziert (Grad 1: <25%; Grad 2: 25–50%; Grad 3: 50–75%, Grad 4: >75%).

Zur ChE wurde eine manuell hergestellte Suspension aus 6 ml Lipiodol (Byk Gulden, Konstanz), 6 ml Ultravist 300 (Schering AG, Berlin) und 60 mg Epirubicin (Farmitalia, Carlo Erba GmbH, Freiburg) bei Patienten mit nicht wesentlich eingeschränkter Lebersynthesefunktion (Produkt aus Quick-Wert und Cholinesterase >200) verwendet. Lag das Produkt zwischen 150 und 200 (150 und 100), wurde die Dosis des Epirubicin auf 50 mg (40 mg) reduziert, versetzt mit entsprechenden Anteilen der Kontrastmittel. Zusätzliche Injektionen von reinem Lipiodol erfolgten bei größeren Tumoren bis zur maximal erreichbaren Tumordevaskularisation. Die Applikation erfolgte nach Katheterisierung der A. hepatica so selektiv wie möglich. Bei 52/104 Embolisationen wurde in Segmentarterien injiziert, bei 24 Behandlungen (23%) unter Verwendung von Koaxialkathetern. Die Effektivität der Embolisation wurde angiographisch durch

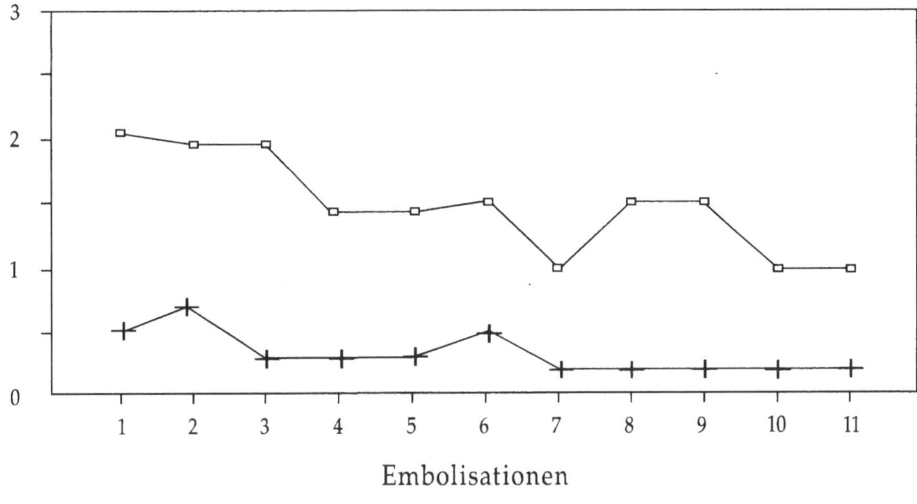

Abb. 2. Änderung des mittleren Vaskularisationsgrads hepatozellulärer Karzinome bei periodisch wiederholter Chemoembolisation (2- bis 11mal) vor und nach Embolisation. Quantifizierung von De- und Revaskularisation im Angiogramm bezogen auf den Vaskularisationsgrad bei Therapiebeginn. Grad 0: weniger als 25% des Tumors sind hypervaskularisiert, entsprechend Grad 1: 25–50%, Grad 2: 50–75%, Grad 3: >75%

Vergleich des Vaskularisationsgrads (Grad 0: Minderung <25%; Grad 1: 25–50%; Grad 2: 50–75%; Grad 3: >75%) vor und nach Embolisation beurteilt. Die ChE wurde nach einem mittleren Intervall von 2,4 Monaten (1–5 Monate) wiederholt, sofern zwischenzeitlich kein Ausschlußkriterium vorlag. Einen Tag vor und nach der ChE wurden Serumbilirubin, Quick-Wert und Cholinesterase bestimmt.

Ergebnisse

Die Zahl der Chemoembolisationen war in Abhängigkeit vom Krankheitsverlauf unterschiedlich und betrug bei 26 Patienten 2, bei 20 Patienten 3, bei 18 Patienten 4, bei 6 Patienten 6, bei 4 Patienten 8 und bei 2 Patienten 11. Bei jeder erneuten ChE war computertomographisch eine relative Zunahme des Embolisatgehalts im Tumor feststellbar. Diese Zunahme war für Patienten mit mindestens 4 ChE statistisch signifikant. Die Zunahme des Embolisats durch wiederholte ChE reduzierte sich jedoch mit steigender Zahl der Behandlungen. Das Produkt von im CT semiquantifizierter Embolisataufnahme und -retention sank folglich im Mittel, besonders deutlich nach der 3. ChE (Abb. 1).

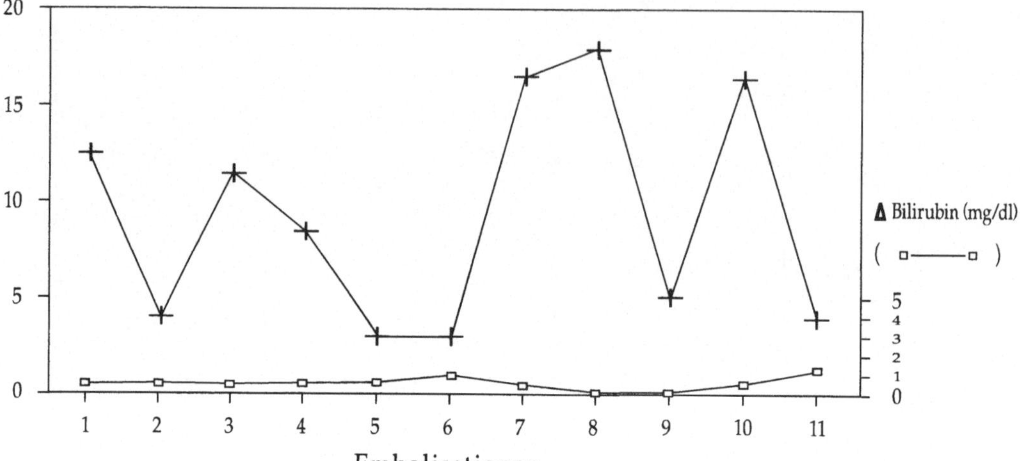

Abb. 3. Paraklinische Nebeneffekte bei periodisch wiederholter Chemoembolisation (2- bis 11mal). Mittlere Werte des prozentualen Abfalls des Produkts von Cholinesterase (*ChE*; kU/l) und Quick-Wert (%) bezogen auf die Werte vor jeweiliger Embolisation sowie mittlerer Anstieg des Serumbilirubins nach Chemoembolisation

Bei nahezu allen Patienten war angiographisch eine Neovaskularisation des HCC am Ende der Behandlungsintervalle erkennbar, und durch ChE konnte erneut eine Devaskularisation erzielt werden. Im Mittel war jedoch eine geringe Abnahme des Vaskularisationsgrads und damit auch des Embolisationseffekts, besonders nach der 3. ChE, erkennbar (Abb. 2). Durch endotheltoxischen Effekt des Zytostatikums tritt offenbar eine obliterierende Vaskulitis ein, die mit einem Fortschreiten des zirrhotischen Parenchymumbaus zu einer zunehmenden arteriellen Rarefizierung in Tumor- und Lebergewebe führt. Der Tumoranteil am Lebervolumen betrug im Mittel vor Therapie 16%, nach 6 Monaten (im Mittel 2,4 ChE) 14% und nach 12 Monaten (4,6 ChE; n = 12 Patienten) 12%. Eine Regression des absoluten Tumorvolumens war nach 6 (12) Monaten bei 16 (7) Patienten, eine Größenkonstanz (±5%) bei 5 (2) Patienten und eine Größenzunahme bei 5 (3) Patienten zu beobachten.

An Nebeneffekten traten Fieber bis 38 °C (30%), Übelkeit und Erbrechen (12%) und Druckschmerz (3%) auf. Laborchemisch zeigten sich geringe kumulative Schädigungseffekte am Leberparenchym. Die prozentuale Verminderung von Cholinesterase und Quick-Wert, bezogen auf Werte vor der ChE, schwankte zwischen 3 und 20%. Nach mehr als 6 ChE war ein stärkerer Abfall zu beobachten. Der Anstieg des Serumbilirubins nach der ChE war im Verlauf nicht progressiv (Abb. 3).

Schlußfolgerungen

Durch Wiederholung der ChE kann die Intensität der Speicherung des Embolisats in HCC bei Patienten mit längerem Krankheitsverlauf erhöht werden. Ein Behandlungsintervall von etwa 3 Monaten erscheint ausreichend. Nach 3–4 Behandlungen tritt eine zunehmende Rarefizierung arterieller Lebergefäße ein, die die Effektivität der Embolisation vermindert. Die ChE sollte daher nach etwa einem Jahr bei primären Respondern nur im Falle einer erneuten Tumorprogression fortgeführt werden. Die Rate subjektiver Nebenwirkungen erhöht sich bei wiederholter ChE nicht. Es finden sich jedoch Anzeichen, daß die Lebersynthesefunktion nach mehr als 6 Behandlungen beeinträchtigt wird. Langzeitbeobachtungen müssen darüber Aufschluß geben, ob wiederholte Therapien die Überlebensrate verbessern können.

Literatur

1. Bokemeyer B, Grote R, Schmoll E, et al. (1989) Chemoembolisation hepatozellulärer Karzinome mit Lipiodol, Epirubicin und Cisplatin. Dtsch Med Wochenschr 114:128–132
2. Lin D-Y, Liaw Y-F, Fee T-Y, et al. (1988) Hepatic arterial embolization in patients with unresectable hepatocellular carcinoma-a randomized controlled trial. Gastroenterology 94:453–456
3. Nakamura H, Hashimoto T, Oi H, et al. (1989) Transcatheter oily chemoembolization of hepatocellular carcinoma. Radiology 170:783–786
4. Okuda K, Ohtsuki T, Obata H, et al. (1985) Natural history of hepatocellular carcinoma and prognosis in relation to treatment. Study of 850 patients. Cancer 56:918–928
5. Sasaki Y, Imaoka S, Kasugai H, et al. (1987) A new approach to chemoembolization therapy for hepatoma using ethiodized oil, cisplatin, and gelatin sponge. Cancer 60:1194–1203
6. Shibata J, Fujiyama S, Sato T, et al. (1989) Hepatic arterial injection chemotherapy with cisplatin suspended in an oily lymphographic agent for hepatocellular carcinoma. Cancer 64:1586–1594
7. Soga K, Nomoto M, Ichida T, et al. (1988) Clinical evaluation of transcatheter arterial embolization and one-shot chemotherapy in hepatocellular carcinoma. Hepatogastroenterology 35:116–120
8. Venook AP, Stagg RJ, Lewis BJ, et al. (1990) Chemoembolization for hepatocellular carcinoma. J Clin Oncol 8:1108–1114

1.3.10 Sonographic Patterns of Liver Metastasis During Treatment with Systemic Chemotherapy and Selective Intraarterial Chemoembolization/Chemoperfusion

M. Steinhoff, R. Goldschmidt, R. Wickenhöfer, I. Hassan, J. Görich, and M. Reiser

Method

Chemoembolization/-perfusion and systemic chemotherapy are considered sufficient methods in the treatment of liver metastases. To confirm this, we conducted a study on the basis of sonographic examinations. The aim was to describe and to evaluate observable changes in the appearance of hepatic masses during therapy. All patients ($n = 35$) underwent an ultrasound examination before starting the treatment. Subsequently angiography, indirect splenoportography and angiographic computed tomography were performed as the next steps of the preparation for chemoembolization. The ultrasound examinations during and after therapy were scheduled in very close terms to avoid missing significant changes in the liver metastases. We performed examinations directly after the embolization and followed these up 1, 7, 14, and 30 days there after. Computed tomography was performed several times. In addition, we considered changes in laboratory results, especially regarding tumor markers.

Our special interest during the study focused on sonomorphological phenomena, which occur frequently, and on their interpretation, for example, the decrease or increase in reflectivity of the liver metastases, the anechoic halo, central and parietal necrosis, calcifications, and the size of the metastases.

Results

We observed an assimilation of the reflectivity of the metastases to the surrounding liver tissue in five cases. Diminishing of the anechoic halo was detected five times. The central necrosis was reorganized during the therapy in three cases. One patient showed parietal necrosis. Calcifications were seen in four cases. Almost all patients showed a very strong increase in reflectivity directly after chemoembolization due to the Lipiodol concentration in the liver tissue. In 16 cases we saw the typical snow-flurry appearance of metastases after embolization, which diminished in all cases during the first 7 days after embolization.

Conclusion

On the basis of these findings and well-known published studies, ultrasound appears a reliable method in the surveillance of liver metastases during either chemotherapy or chemoembolization/-perfusion.

Besides the snow-flurry appearance in embolized metastases, which indicates that the right liver segment has been perfused, we observed a diminishing of the anechoic halo. This reveals successful treatment. Assimilation of the echogenic appearance of hepatic metastases to the surrounding liver tissue, partial or total reduction of central necrosis, calcifications, and at last a reduction in size confirm the recurrence of metastases. Thus ultrasound is able to improve on the effectivity of the treatment.

Ultrasound should play a key role in monitoring chemotherapeutically treated liver metastases.

1.3.11 Sonomorphologische Veränderungen von nichtoperablen Lebermetastasen kolorektaler Karzinome nach kombinierter Chemoembolisation/Perfusion und systemischer Chemotherapie

M. Steinhoff, I. Hassan, H. Schüller, R. Wickenhöfer, J. Görich, T. Harder und M. Reiser

Lebermetastasen zeigen im Sonogramm häufig ein charakteristisches Erscheinungsbild, bedingt durch ihre vom umgebenden Lebergewebe differierende Echogenität, das Auftreten von echoarmen Randsäumen und die zentrale Nekrose. Durchlaufen sie eine Chemotherapie, so kommt es in einer Reihe von Fällen zu auffälligen Veränderungen der Sonomorphologie. Sowohl die ursprüngliche Echomorphologie als auch der Wechsel des Erscheinungsbilds unter Therapie sind durch die Arbeiten von Marchal, Tanaka, Wooten, Rubatelli und Lin überzeugend erklärt worden. In ihren experimentellen Arbeiten, auf der Basis mikroangiographischer und histologischer Untersuchungen, konnten sie die Metastasen in ihrem feingeweblichen Aufbau analysieren und strukturelle Veränderungen im Gefolge einer Chemotherapie aufdecken. So entspricht der echoarme Randsaum einer Kompression der die Metastase umgebenden Lebersinusoide und ist so Ausdruck des expansiven Wachstums der Metastase. Der Rückgang des echoarmen Randsaums bedeutet also eine Abnahme des Wachstumsdrucks der Metastase auf das umgebende Lebergewebe und somit einen Therapieerfolg. Die zentrale Nekrose impliziert den Zusammenbruch der zentralen Gefäßversorgung der Metastase infolge des raschen Wachstums. Die Reorganisation der Nekrose spricht gleichfalls für eine wirkungsvolle Therapie. Verkalkungen zeigen inaktiviertes Tumorgewebe auf. Die Angleichung der Echogenität der Metastasen an das sie umgebende Lebergewebe im Verlauf einer Therapie geschieht über den Mechanismus der fibrotischen Umwandlung der Metastasen.

Methode

30 Patienten mit Lebermetastasen kolorektaler Karzinome durchliefen vor, während und nach der Therapie ein festgesetztes Untersuchungsschema. Sie wurden unmittelbar vor und direkt nach der Chemoembolisation/Perfusion sonographiert. Die weiteren Untersuchungszeitpunkte waren für den 1., den 7., den 14. und den 30. Tag terminiert. Die anschließende systemische Chemotherapie wurde in ihren Auswirkungen in 14tägigen Intervallen sonographisch kontrolliert. Der mittlere Beobachtungszeitraum betrug 14,5 Monate. Das

Durchschnittsalter aller Patienten betrug 60,9 Jahre. 18 männliche und 12 weibliche Patienten wurden untersucht. Alle Patienten wurden mit einem 3,75 MHz-Schallkopf untersucht. 15 Patienten erhielten vor der Embolisation ein Angio-CT. Es folgten bei allen Patienten computertomographische Kontrollen in monatlichen Abständen.

Ergebnisse

5 Patienten zeigten 3 Monate nach Therapiebeginn Verkalkungen, meist im Zentrum der Metastasen. Eine Angleichung der Echogenität der Metastasen an das sie umgebende Lebergewebe, verbunden mit einem vollständigen Rückgang des echoarmen Randsaums, war in 3 Fällen zu beobachten. Schließlich kam es in 3 Fällen zu einer Reorganisation der zentralen Nekrose. 22 Patienten zeigten unter der Therapie keine Befundänderung.

Die Phänomene, die sich unmittelbar im Anschluß an eine Chemoembolisation/Perfusion registrieren ließen, waren charakteristisch für alle Patienten. So kam es regelmäßig zu einem allgemeinen Anstieg der Echogenität des Lebergewebes durch die Verteilung des verwendeten Lipiodols. Hypervaskularisierte Metastasen traten wegen des „trapping effect" besonders deutlich hervor. Im Einzelfall wurden sonographisch zuvor nicht erkannte Metastasen demaskiert. Andererseits kam es aber auch im Rahmen der allgemeinen Echogenitätsanhebung zu einer Maskierung von Metastasen. Diese zum Teil frappanten sonomorphologischen Veränderungen verloren sich allerdings in allen Fällen im Verlauf einer Woche. So gelang es häufig schon nach 7 Tagen nicht mehr, das Embolisat suffizient darzustellen. Hier war die Computertomographie der Sonographie in der Darstellung der Verteilung des Embolisats sowohl in den kurzfristigen Kontrolluntersuchungen als auch bei den Langzeitkontrollen überlegen.

Diskussion

Die Sonographie vermag die unmittelbaren Folgen einer Chemoembolisation/Perfusion zwar eindrucksvoll bildlich darzustellen, kann aber nur in Einzelfällen zu einer wirklich suffizienten Einschätzung des primären Therapieerfolges beitragen. Die genaue Verteilung des Embolisats wird durch die Sonographie nur selten hinreichend erfaßt. Diese Aufgabe wird eine Domäne der Computertomographie bleiben. Sie kann allerdings langfristig in der Bewertung der Therapie entscheidende Kriterien offerieren. Die Angleichung der Echogenität der Metastasen an das umgebende Lebergewebe, der Rückgang des echoarmen Randsaums, die Reorganisation der zentralen Nekrose und das Auftreten von Verkalkungen sind neben der Reduktion von Metastasenfläche und -zahl eindeutige Merkmale einer erfolgreichen Therapie. Diese sonomorphologischen Effekte sind experimentell gut erklärt und überprüft. So erweist sich die Sonographie als zuverlässige und einfach zu handhabende Methodik in der Verlaufskontrolle der Auswirkungen einer kombinierten Chemoembolisation/Perfusion und systemischen Chemotherpie auf Lebermetastasen. Literatur, Bildmaterial sowie weitergehende Informationen können beim Autor angefordert werden.

Zusammenfassung

30 Patienten mit inoperablen Lebermetastasen kolorektaler Karzinome wurden in einem Zeitraum von 24 Monaten in kurz hintereinander angelegten Intervallen sonographisch nachuntersucht. Alle Patienten waren sowohl chemoembolisiert/perfundiert als auch systemisch chemotherapiert worden. Im Verlauf der Studie konnten verschiedene sonomorphologisch faßbare Effekte registriert werden, die eine Einschätzung des Therapieerfolgs ermöglichten. Die unmittelbaren Auswirkungen der Chemoembolisation/Perfusion konnten im Gegensatz zu den längerfristig auftretenden Veränderungen nicht hinreichend dargestellt werden.

1.3.12 CT-Monitoring bei regionaler Chemotherapie von Lebermetastasen

M. D. Häussler, T. Pfeifer, F. Safi, J. M. Friedrich und G. Bargon

Die Computertomographie (CT) wird zumeist als geeignetes Verfahren zur Verlaufsbeurteilung der regionalen Chemotherapie von Lebermetastasen beschrieben (Rothmund et al. 1986; Lundstedt et al. 1990). Dabei finden unterschiedliche Techniken wie Angio-CT und i.v.-CT Verwendung (Roth et al. 1989). Obwohl die Sonographie die erste angewandte Methode ist, muß die Computertomographie zur genauen Beurteilung und als Grundlage volumetrischer Messungen eingesetzt werden. Die CT-Untersuchungen können sowohl zur Bestimmung des gesamten Lebervolumens (Fritschy u. Schneekloth 1983) als auch des Tumorvolumens (Friedmann et al. 1983) herangezogen werden. Unterschiedliche Wertungen der verschiedenen CT-Techniken ließen bisher keine Aussagen über die Zuverlässigkeit der Angio- vs. der i.v.-CT zu. Ziel unserer Arbei war es einerseits, die Wertigkeit von Angio-CT und i.v.-CT zu untersuchen, andererseits die Möglichkeit der Verlaufsbeurteilung durch Volumetrie abzuklären.

Material und Methoden

Das Kollektiv umfaßte 36 Patienten mit Lebermetastasen kolorektaler Karzinome; davon waren 23 männlich (Durchschnittsalter $60{,}6 \pm 8{,}3$ Jahre) und 13 weiblich (Durchschnittsalter $59{,}2 \pm 8{,}1$ Jahre). Alle Patienten wurden einer regionalen Chemotherapie in monatlichen Intervallen zugeführt. Dabei wurde 5-Fluoro-2-Deoxyuridin (FUDR) über eine subkutan implantierte Infusaid-Pumpe in die A. hepatica appliziert.

Die CT-Kontrolluntersuchungen erfolgten in 3monatigen Abständen, wobei jeweils eine Angio-CT und eine i.v.-CT innerhalb von 8 Tagen durchgeführt wurde. Zur Angio-CT erfolgte eine maschinelle Kontrastmittelgabe (Solutrast 300) über den arteriellen Pumpensideport mit einem Flow von 0,4 ml/s. Bei der i.v.-CT wurde ebenfalls maschinell Kontrastmittel (Solutrast 370) appliziert, mit einem Flow von 1 ml/s, nachdem ein Bolus von 100 ml vorgespritzt worden war. In beiden Techniken wurde eine lückenlose Schichtführung in 10 mm Schichtdicke angewandt (GE 9800 Quick highlight). Die Läsionen zeigten in beiden Techniken gegenüber dem gesunden, homogen kontrastierten Leber-

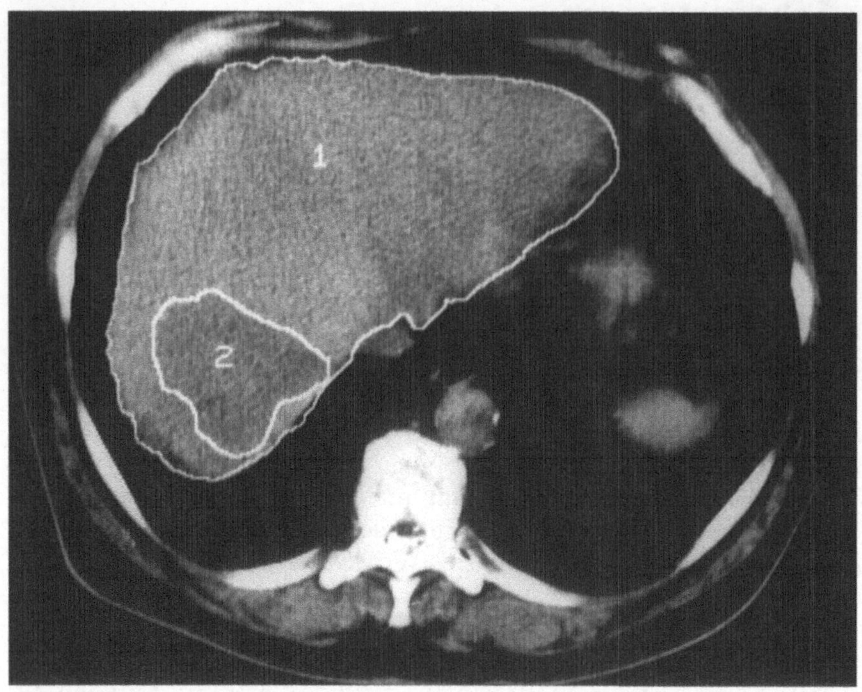

Abb. 1. Flächenbestimmung mittels „Region-of-interest-Technik" für die Metastase (*2*) und die gesamte Leber (*1*)

parenchym ein differentes Kontrastierungsverhalten, das ihre Abgrenzung ermöglichte.

Bei der Volumetrie wurde zuerst die Fläche in der jeweiligen Schicht mittels „Region-of-interest-Technik" bestimmt (Abb. 1). Die Multiplikation der Fläche mit der Schichtdicke ergab das Teilvolumen und die Summe aller Teilvolumina das Gesamtvolumen des Tumors bzw. der Leber. Die Einteilung der Befunde und die Verlaufsbeurteilung erfolgten gemäß der WHO-Klassifikation von 1981 respektive einer Volumenklassifikation:

(WHO-Klassifikation (1981):
- „No change": Größenabnahme < 50%, Größenzunahme < 25%;
- „Progressive disease": Größenzunahme > 25%, Auftreten einer neuen Läsion;

„Response": – „complete": keine Läsion mehr nachweisbar;
– „partial": Größenabnahme > 50%.

Volumenklassifikation:
- Status idem: Keine Änderung der Volumenklasse;
- Progression: Übergang in eine höhere Volumenklasse;
- Regression: Übergang in eine niedrigere Volumenklasse.

Der Volumenklassifikation lag eine Einteilung in 4 Volumenklassen: 0; <25%; 25%–75%; >75% zugrunde, entsprechend dem Ausmaß der Metastasierung.

Ergebnisse

Zu Beginn der regionalen Chemotherapie zeigte sich in nahezu allen Fällen (n = 35; 97%) eine Übereinstimmung der Befunde im Angio- und i.v.-CT, welche, abgesehen von der Metastasierung, eine weitgehend homogene Kontrastierung der Leber aufwiesen (Abb. 2a und b). Unter FUDR-Therapie kam es jedoch zu starken Veränderungen des Kontrastierungsverhaltens im Angio-CT. Es fanden sich deutliche Inhomogenitäten mit hypo- und hyperdensen Arealen sowie zum Teil ausgedehnte Perfusionsdefekte (Abb. 3a), während das i.v.-CT weiterhin eine homogene Kontrastierung des nicht metastatisch veränderten Lebergewebes zeigte (Abb. 3b). Diese Veränderungen im Angio-CT wiesen nach 6 Monaten Therapie 78% (n = 28) und nach 12 Monaten Therapie 94% (n = 34) der Patienten auf.

Nach Anwendung der WHO- und Volumenklassifikation auf die volumetrischen Ergebnisse unseres Kollektivs, ergaben sich die in den Tabellen 1 und 2 dargestellten Krankheitsverläufe. Nach der WHO-Klassifikation traten deutlich häufiger Progressionen auf als nach der Volumenklassifikation (45 gegenüber 11) und sie manifestieren sich früher im Krankheitsverlauf. Darüber hinaus fanden sich nach WHO-Klassifikation wesentlich kürzere „No-change-Phasen mit einem Median von 6 Monaten gegenüber den korrespondierenden Status-idem-Phasen mit einem Median von 12 Monaten.

Diskussion

Die beschriebenen Inhomogenitäten in der Angio-CT beruhen zum einen auf Flußphänomenen, die bereits bei anderen Techniken nachgewiesen wurden (Andrews et al. 1989). Bedingt durch einen niedrigen Kontrastmittelflow von 0,4 ml/s bei einem Flow von 3–12 ml/s in der A. hepatica kommt es zu Turbulenzen und Unregelmäßigkeiten in der Kontrastmittelverteilung.

Entscheidend für das inhomogene Bild waren jedoch die Strombahnveränderungen unter regionaler Chemotherapie, die zuerst von Forsberg et al. 1978 beschrieben wurden. So beobachtete man nach FUDR-Therapie arterielle Alterationen in Form von Thrombosierungen und Intimafibrosen (Schumacher et al. 1988). Daraus resultierte bei fast allen Patienten eine eingeschränkte Beurteilbarkeit der Angio-CT und die Tatsache, daß sie, obwohl sie der i.v.-CT vergleichbare Ergebnisse erbrachte (Lundstedt et al. 1987, 1990) und zur Volumetrie herangezogen wurde (Safi et al. 1990), keine Parenchymbeurteilung unter regionaler Chemotherapie erlaubt. Die Angio-CT kann aber Perfusionsver-

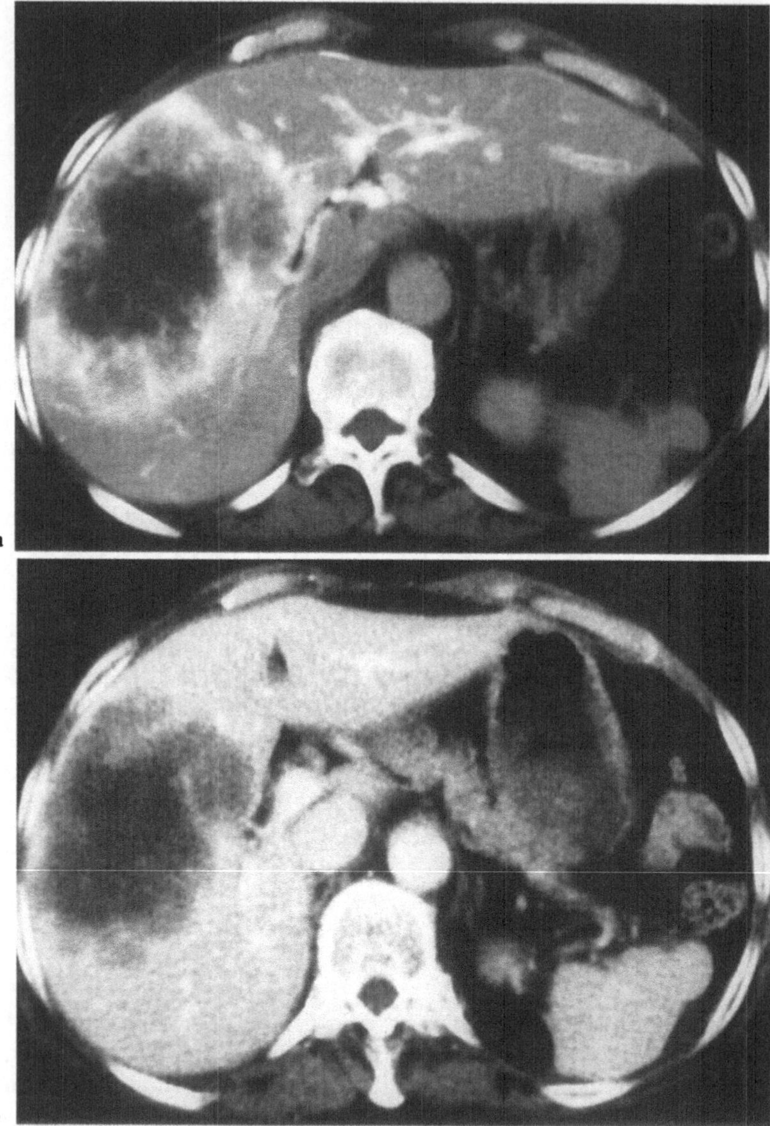

Abb. 2. a Angio-CT: Große, zentral zerfallene Metastase im rechten Leberlappen mit hyperdensem Randsaum. **b** i.v.-CT: Analoger Befund wie im Angio-CT

hältnisse klären und Aussagen darüber machen, ob Metastasen von der regionalen Chemotherapie erfaßt werden oder nicht.

Die Grundlage der volumetrischen Untersuchungen bildete aufgrund dieser erwähnten Problematik somit die i.v.-CT. Die von uns verwandte Volumenklassifikation war in ähnlicher Form bereits von Encke et al. (1987) erwähnt worden. In der WHO-Klassifikation traten häufiger Progressionen auf und daraus

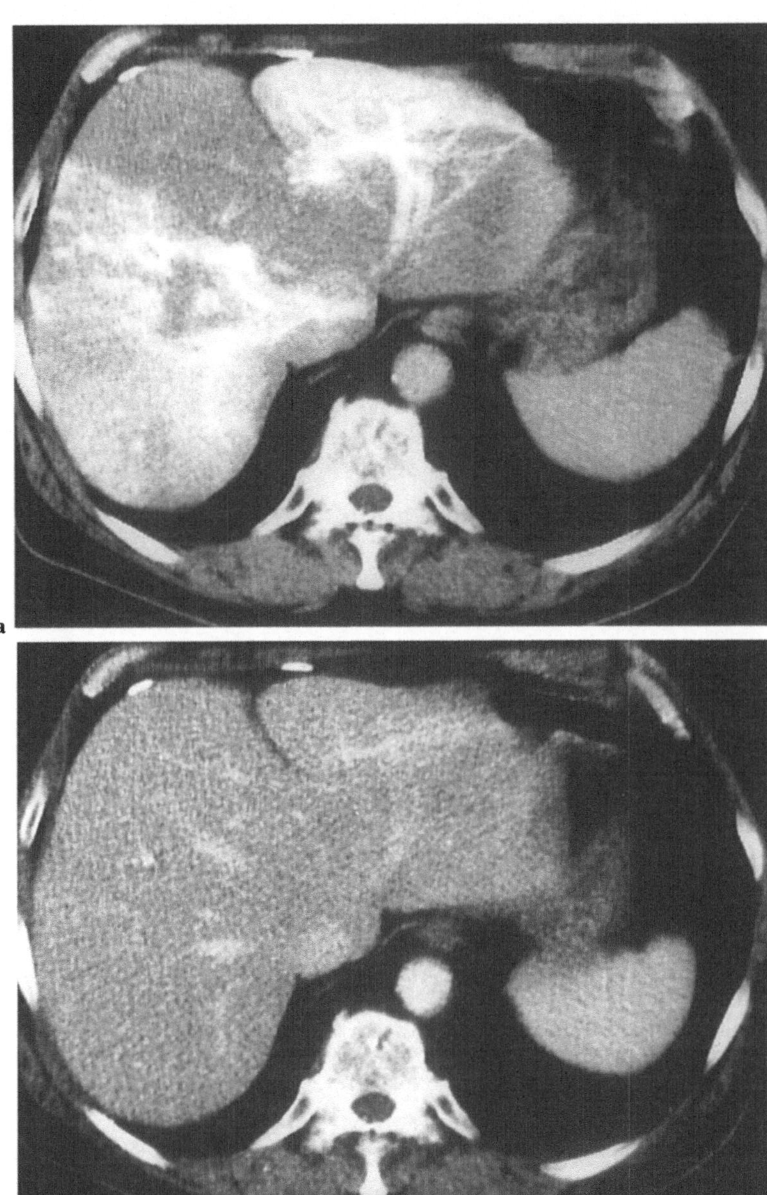

Abb. 3. a Angio-CT: Großer Perfusionsdefekt überwiegend im linken Leberlappen, insgesamt inhomogenes Bild mit V. a. Metastasierung. **b** i.v.-CT: Unauffälliges Parenchym

Tabelle 1. Krankheitsverlauf nach WHO-Klassifikation (n = 36)

Zeit (Monate)	No change n	Response n	Progressive disease n
3	11	4	15
6	19	4	16
9	14	4	8
12	4		5
15			
18			
21	1		
24			1
27			
Summe	49	12	45

Tabelle 2. Krankheitsverlauf nach Volumenklassifikation (n = 36)

Zeit (Monate)	Status idem n	Regression n	Progression n
3	1		
6	5	2	3
9	7	2	2
12	8		4
15	4	1	
18	2		1
21	1		
24	3		
27	2		1
Summe	33	5	11

resultierten kürzere „No-change-Phasen" im Vergleich zu den korrespondierenden Status-idem-Phasen. Dies beruht darauf, daß gemäß der WHO-Klassifikation im Gegensatz zur Volumenklassifikation das Auftreten jeder neuen Metastase als Progredienz bewertet wird, unabhängig von ihrer Größe respektive der Entwicklung der bereits vorhandenen Metastasen. Eine rein volumetrisch orientierte Verlaufsbeurteilung, wie sie durch die Volumenklassifikation erfolgte, erscheint deshalb ungeeignet, da sie vorhandene Progressionen im Sinne neu aufgetretener Metastasen häufig nicht erfaßt.

Zusammenfassung

Bei einem Kollektiv von 36 Patienten mit regionaler Chemotherapie von Lebermetastasen wurden Kontrolluntersuchungen mittels Angio-CT und i.v.-CT durchgeführt. Die Angio-CT ermöglichte keine Parenchymbeurteilung, da nach 6 Monaten 78% und nach 12 Monaten 94% der Patienten unter Therapie ein inhomogenes Bild aufwiesen. Dies beruht zum einen auf Flußphänomenen, zum anderen auf Veränderungen der arteriellen Strombahn durch die Therapie. Volumetrische Untersuchungen erfolgten anhand des i.v.-CT. Die Ergebnisse wurden gemäß WHO-Klassifikation bzw. einer Volumenklassifikation interpretiert und verglichen. Die Volumenklassifikation erwies sich als ungeeignet, da sie häufig Progressionen nicht erfaßte.

Literatur

Andrews JC, Williams DM, Shapiro B, Ensminger WD (1989) Low infusion rate digital subtraction angiography to predict regional perfusion in hepatic arterial chemotherapy. Cardiovasc Intervent Radiol 12:277–280

Encke A, Hottenrott C, Lorenz M (1987) Die regionale Chemotherapie von Lebermetastasen. Langenbecks Arch Chir 371:137–148

Forsberg L, Hafstrom L, Lunderquist A, Sundquist K (1978) Arterial changes during treatment with intrahepatic arterial infusion of 5-fluorouracil. Radiology 126:49–52

Friedmann MA, Resser KJ, Marcus FS, Moss AA, Cann CE (1983) How accurate are computed tomographic scans in assessment of changes in tumor size? J Med 75:193–198

Fritschy P, Schneekloth G (1983) Praktische Probleme der Lebervolumenbestimmung aus computertomographischen Transversalschnitten. Fortschr Röntgenstr 138:4:453–457

Lundstedt C, Ekberg H, Lunderquist A, Tranberg K-G (1987) Site and number of liver tumors recorded at angiography and computed tomography compared with the findings at laparatomy and of resected liver specimens. Acta Radiol 28 (Fasc. 2):153–160

Lundstedt C, Ekberg H, Hederström E, Tranberg K-G (1990) The accuracy of computed tomography of the liver in colo-rectal carcinoma. Clin Radiol 42:335–339

Roth J, Schumacher KA, Safi F (1989) Computertomographische und angiographische Untersuchungen der arteriellen Leberperfusion nach intraarterieller Infusionschemotherapie mit 5-Fluoro-2-Deoxyuridin. Röntgenbl 42:80–84

Rothmund M, Brückner R, Keller E, Quint B, Knuth A, Schicketanz K-H (1986) Regionale Chemotherapie bei Lebermetastasen kolorektaler Karzinome mit implantierbaren Gasdruckpumpen. Dtsch Med Wochenschr 111:652–658

Safi F, Schumacher K, Roscher R, Bittner R, Beger H-G (1990) Regional chemotherapy in liver metastases of colorectal carcinoma: monitoring with arterial computed tomography. Cancer Invest 8 (2):123–134

Schumacher KA, Roth J, Safi F, Friedrich JM, Weidenmeier WE (1988) Biliär und arteriell obstruierende Prozesse bei regionaler Chemotherapie mit FUDR. Fortschr Röntgenstr 149 (5):476–479

1.3.13 Kombinierte Chemoembolisation und Chemotherapie sekundärer Lebermalignome nach Versagen der Primärtherapie

R. Wickenhöfer, I. Hassan, J. Görich, M. Reiser und J. H. Hartlapp

Die Prognose vieler Tumorerkrankungen ist nicht so sehr vom Primärtumor, sondern vielmehr von der Fernmetastasierung abhängig. Dabei ist die Leber in ihrer Eigenschaft als Filterorgan häufig betroffen. In manchen Fällen kann durch eine systemische Chemotherapie eine Remission manifester Lebermetastasen erzielt werden. Bei einem Versagen der systemischen Therapie ist die weitere Prognose der Erkrankung infaust. Da wir mit der Chemoembolisation gute Erfahrungen in der Therapie des hepatozellulären Karzinoms gemacht haben, und da bei sekundären Lebermalignomen ein ähnlicher Gefäßversorgungstyp vorliegt wie bei den Leberzellkarzinomen, haben wir bei einem Versagen der systemischen Therapie dieses neue Verfahren eingesetzt. Die guten Ergebnisse der Chemoembolisation bei Leberzellkarzinomen konnten wir bei der Therapie von Lebermetastasen bislang nicht erzielen. Deshalb entschlossen wir uns, die Chemoembolisation mit einer systemischen Zusatztherapie zu kombinieren. In einer prospektiven, kontrollierte Pilotstudie haben wir die Wirksamkeit dieser kombinierten Chemoembolisation bei sekundären Lebermalignomen im fortgeschrittenen Stadium überprüft.

Material und Methoden

In unsere Studie wurden nur Patienten mit inoperablen Lebermetastasen eingeschlossen, bei denen es unter einer systemischen Chemotherapie zu einem erneuten Progress gekommen war. Von der Studie ausgeschlossen waren Patienten mit einer dekompensierten Leberzirrhose oder Patienten mit extrahepatischen Fernmetastasen. Als weiteres Ausschlußkriterium galt eine Tumorinfiltration der Pfortader mit Ausbildung einer portalen Hypertension oder einem Pfortaderverschluß.

Die Chemoembolisation wurde mit einer Emulsion aus Epirubicin A, Mitomycin C und Lipiodol vorgenommen. Wir bevorzugen Epirubicin A und Mitomycin C wegen ihrer guten Wirksamkeit auch unter hypoxischen Bedingungen, wie wir sie bei der Chemoembolisation vorfinden [8]. Die Dosierung für Epirubicin A betrug 50 mg/m^2 Körperoberfläche und für Mitomycin C 6 mg/m^2 Körperoberfläche.

Die adjuvante systemische Zusatztherapie wurde dem Primärtumor angepaßt. Bei Metastasen kolorektaler Tumoren verwandten wir 5-Fluoruracil und den Modulator Folinat. Die Dosierung von 5-Fluoruracil betrug 600 mg/m^2 Körperoberfläche und von Folinat 200 mg/m^2 Körperoberfläche. Die Zusatztherapie für die Metastasen der Mammakarzinome führten wir bei der Kombination aus Cyclophosphamid und Epirubicin A durch (EC-Schema). Die Therapie der Sarkommetastasen erfolgte simultan mit Ifosfamid.

Wir führten die Embolisation unmittelbar im Anschluß an eine Leberarterienangiographie durch. Hierbei wurde die Emulsion aus Lipiodol, Epirubicin A und Mitomycin C langsam unter Durchleuchtungskontrolle in die A. hepatica propria appliziert.

Da in den fortgeschrittenen Metastasierungsstadien II und III immer von einem disseminierten Leberbefall ausgegangen werden muß, sollte dieser peripheren Embolisationstechnik der Vorzug gegeben werden [5, 7].

Auf Abbildung 1 ist das Therapiedesign für die Patienten mit kolorektalen Tumoren graphisch erläutert. Nach der Chemoembolisation wird am Folgetag eine Computertomographie angefertigt, um die Suffizienz der Chemoembolisation zu dokumentieren. In der Folgewoche vervollständigen wir den Therapiezyklus durch 6 Serien der systemischen Therapie in wöchentlichen Abständen. Bei Mammakarzinommetastasen wurden 2 Serien des EC-Schemas verabreicht, bei den Sarkommetastasen 2 Serien Ifosfamid.

Danach nehmen die Patienten an einem ambulanten Nachsorgeprogramm teil. Die Nachsorgeuntersuchungen werden monatlich durchgeführt und beinhalten neben der körperlichen Untersuchung auch Laboruntersuchungen, bei denen u. a. die Tumormarker bestimmt werden, sowie eine Computertomographie der Leber. Sollte hierbei ein Tumorprogress festgestellt werden, wird ein neuer Therapiezyklus begonnen.

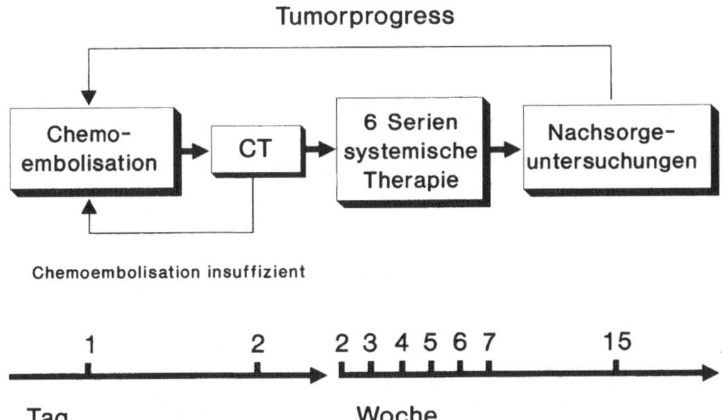

Abb. 1. Therapiedesign für Lebermetastasen kolorektaler Tumoren. Die Nachsorgeuntersuchungen erfolgen in monatlichen Abständen

Ergebnisse

Seit 1989 haben wir 28 Patienten mit dem vorgestellten Therapieschema behandelt. Es handelte sich um 18 männliche und 10 weibliche Patienten im Alter zwischen 49 und 70 Jahren. 20 Patienten wurden bisher mit 2 Therapiezyklen und 8 Patienten mit bisher einem Therapiezyklus behandelt.

Bei den Primärtumoren handelte es sich bei den 28 Patienten um 13 Patienten mit kolorektalen Tumoren, 4 Patienten mit Sarkomen und 7 Patientinnen mit Mammakarzinomen. Wir haben zusätzlich 4 Patienten mit einem cholangiozellulären Karzinom in die Studie aufgenommen. Die Stadieneinteilung wurde entsprechend den von Pettavel [10] gemachten Vorschlägen vorgenommen. Bei dieser Stadieneinteilung werden 2 Parameter bewertet: die Serumkonzentration der alkalischen Phosphatase sowie das Vorliegen einer Hepatomegalie. Ist die alkalische Phosphatase nicht erhöht und liegt keine Hepatomegalie vor, so wird dies als Stadium I bewertet. Bei erhöhter alkalischer Phosphatase oder dem Vorliegen einer Hepatomegalie liegt das Stadium II vor. Sind beide Parameter positiv, so wird ein Stadium III angenommen (Tabelle 1).

Wir benutzen dieses relativ grobe Einteilungsschema, da es leicht reproduzierbar ist und einen hohen Vorhersagewert besitzt.

Bei 14 Patienten mußten die Lebermetastasen in das Stadium III, bei 8 Patienten in das Stadium II und bei 2 Patienten in das Stadium I eingeteilt werden.

Im Verlauf der Therapie haben wir bisher keine schweren Komplikationen beobachtet. Die Patienten klagen unter der Therapie insbesondere über Übelkeit, leichte Temperaturerhöhung und Oberbauchbeschwerden, nach der systemischen Chemotherapie auch über Haarausfall.

Die Laboruntersuchungen zeigten keine nennenswerte Einschränkung der Leber- oder Nierenfunktion. Wir haben ebenfalls bei keinem Patienten die Symptomatik einer eingeschränkten Lungenfunktion beobachtet.

Mit Hilfe der Therapie konnte bei den 2 Patienten im Metastasierungsstadium I eine Vollremission erzielt werden. Bei den restlichen 26 Patienten war computertomographisch keine morphologische Änderung der Lebertumoren nachzuweisen. Die Abbildungen 2a und b zeigen den typischen morphologischen Verlauf vor und nach Therapiebeginn.

Bei 8 Patienten fand sich ein Tumorprogress in Form von extrahepatischen Metastasenmanifestationen. Hier haben wir bei 4 Patienten eine Peritonealkar-

Tabelle 1. Lausanner Stadieneinteilung der Lebermetastasierung. (Nach Pettavel u. Morgenthaler 1976 [10])

Stadium	Hepatomegalie	Alkalische Phosphatase
I	Nein	Nicht erhöht
II	Ein Parameter positiv	
III	Ja	Erhöht

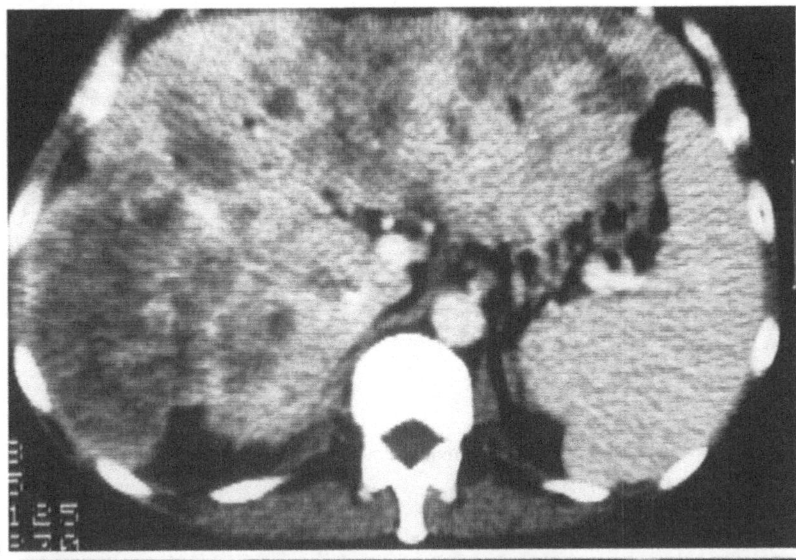

a

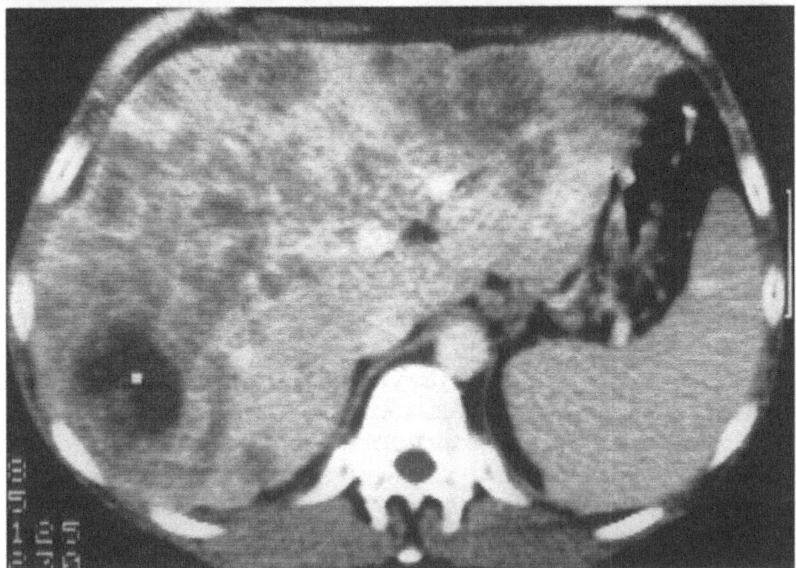

b

Abb. 2a, b. Leber-CT eines 43jährigen Patienten mit Lebermetastasen eines Sigmakarzinoms. **a** Ausgangsbefund vor Therapiebeginn. **b** 4 Monate nach kombinierter Chemoembolisation. Dorsal im rechten Leberlappen ist ein nekrotisches Tumorareal zu erkennen, die Ausdehnung der übrigen Metastasen ist unverändert

zinose, bei 2 Patienten eine Lungenmetastasierung und bei weiteren 2 Patienten ein lokales Tumorrezidiv beobachtet.

Die Überlebenszeiten unseres Patientenkollektivs haben wir mit der Kaplan-Meier-Methode bestimmt. Die mediane Überlebenszeit betrug 14 Monate

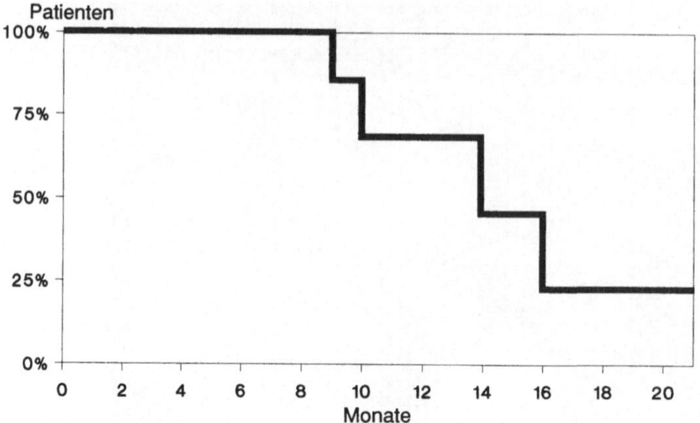

Abb. 3. Überlebensraten bei sekundären Lebermalignomen nach kombinierter Chemoembolisation (n = 28)

(Abb. 3). Die Überlebensraten nach 9 Monaten lagen bei 85,7%, nach 15 Monaten bei 45,7% und nach 18 Monaten bei 22,9%.

Der Verlauf der entsprechenden Tumormarker wie CEA, CA-15-3 und CA-19-9 ließ keine signifikanten Werte erkennen.

Diskussion

Die medianen Überlebenszeiten für den Spontanverlauf einer Lebermetastasierung bei kolorektalem Primärtumor wird in der Literatur übereinstimmend mit ca. 7 Monaten angegeben [4, 13]. Durch eine systemische Chemotherapie kann die mediane Überlebenszeit lediglich auf 9–12 Monate angehoben werden [1, 6, 11]. Erst nach Einführung der lokoregionalen, intraarteriellen Infusionstherapie wurden je nach Patientenkollektiv und Metastasierungsstadium mediane Überlebenszeiten zwischen 12 und 26 Monaten erzielt [2, 3, 9]. Mit dem Einsatz der Chemoembolisation allein als primärer Therapiemodalität sind vergleichbare Überlebenszeiten erreichbar [12]. Im Gegensatz zur intraarteriellen Infusionstherapie ist die Invasivität dieser Modalität jedoch wesentlich geringer, zumal die operative Implantation eines arteriellen Portsystems entfällt. In unserer Studie konnten wir die guten lokoregionalen Therapieergebnisse bestätigen. Bemerkenswert ist dabei, daß im Verlauf der Therapie bei den fortgeschrittenen Tumorstadien II und III keine nennenswerten morphologischen Befundänderungen zu verzeichnen waren. In jedem Fall konnte jedoch der auf die Leber beschränkte Tumorprogress aufgehalten werden.

Unsere Studie hat weiterhin gezeigt, daß für die Prognose der Erkrankung die Manifestation extrahepatischer Fernmetastasen entscheidend ist. Diese Tatsache bestätigt den Ansatz eines kombinierten lokoregional/systemischen Therapiekonzeptes.

Mit Hilfe dieser kombinierten Therapiemodalität konnten wir sogar nach Versagen der konventionellen Therapieverfahren akzeptable Überlebenszeiten erzielen.

Die *kombinierte* Chemoembolisation ist insgesamt ein nebenwirkungsarmes Therapieverfahren, mit dem neben einer Verlängerung der Überlebenszeit auch eine gute Lebensqualität erreicht werden kann. Es werden somit die Anforderungen einer palliativen Therapieform erfüllt.

In einer fortführenden, randomisierten Doppelblindstudie muß jetzt die Eignung der kombinierten Chemoembolisation nicht nur als Therapie der zweiten Wahl, sondern auch als primäre Therapie überprüft werden. Erfolgversprechend ist, daß in der vorliegenden Pilotstudie bei den Patienten im Metastasierungsstadium I eine vollständige Remission erzielt werden konnte.

Literatur

1. Ariel IM (1972) Systemic 5-fluorouracil in hepatic metastases from primary colon or rectal cancer. NY J Med 72:1041–1044
2. Balch CM, Urist MM, Soong SJ, McGregor M (1983) A prospective phase II clinical trial of continuous FUDR regional chemotherapy for colorectal metastases to the liver using a totally implantable drug infusion pump. Ann Surg 198:567–573
3. Cohen AM, Schaeffer N, Higgins J (1986) Treatment of metastatic colorectal cancer with hepatic artery combination chemotherapy. Am Surg 25:504–512
4. Dawson PM, Habib NA, Peck M, Blaxland JW, Luck RJ (1986) Patient survival with liver metastases from colorectal cancer – a district hospital experience. Eur J Surg Oncol 12:131–133
5. Fischer HP (1985) Therapieinduzierte Tumorregression. Morphologische Befunde an malignen primären und sekundären Lebertumoren nach hochdosierter regionaler Zytostase. Pathologe 6:16–23
6. Kemeny N, Yagoda A, Braun D, Golbey R (1980) Therapy for metastatic colorectal carcinoma with a combination of methyl CCNU, 5-fluorouracil, vincristin and streptozotozin (MOF-Strep). Cancer 45:876–881
7. Kondo Y, Wada K (1991) Intrahepatic metastases of hepatocellular carcinoma: a histopathologic study. Hum Pathol 22:125–130
8. Martini GA (1985) Leberkrebs. In: Gross R, Schmidt CG (Hrsg) Klinische Onkologie. Thieme, Stuttgart, S 28.1–28.19
9. Patt YZ, Mavligit GM, Chuang VP, Wallace S, Johnston S, Benjamin RS, Valdivieso M, Hersh EM (1980) Percutaneous hepatic arterial infusion (HAI) of mitomycin C and floxuridin for metastatic colorectal carcinoma in the liver. Cancer 46:261–265
10. Pettavel J, Morgenthaler F (1976) Dix ans d'expérience de chimiothérapie artérielle des tumeurs primaires et secondaires du foie. Ann Gastroenterol Hepatol (Paris) 12:349–363
11. Rapoport AH, Burleson RL (1970) Survival of patients treated with systemic fluorouracil for hepatic metastases. Surg Gynecol Obstet 130:773–777
12. Schultheis KH, Gebhardt C, Schwemmle K, Richter EI, Schumacher F (1990) Chemoembolisation kolorektaler Lebermetastasen. Zentralbl Chir 115:933–947
13. Wood CB, Gillis CR, Blumgart LH (1976) A retrospective study of the natural history of patients with liver metastases from colorectal cancer. Clin Oncol 2:285–288

1.3.14 Effect of Norepinephrine on Tumor Perfusion: Computed Tomography Angiography Before Tumor Embolization

U. Lörcher, D. Liermann, J. Peters, and J. Kollath

Introduction

The liver is supplied by two vascular systems: the hepatic artery and the portal vein system. These are connected at the level of the sinusoids. The arterial supply accounts for only 25% of liver blood flow. Malignant tumors and hepatic metastases are supplied by the arterial system only. When embolization of liver tumors is considered, great care must be taken not to destroy residual healthy liver parenchyma. Therefore some groups embolize vessels supplying the tumor selectively. They use special catheter systems and techniques to occlude tumor vessels. This procedure is very time consuming and rather expensive. In a considerable number of cases it is not possible to embolize tumor vessels selectively. Even if the diagnostic work-up shows solitary liver metastasis only, intraarterial injection of Lipiodol frequently discloses multiple metastases.

Therefore our therapeutic concept is basically different from that of other groups. We embolize the entire arterial bed of the liver using the pharmacological effect of norepinephrine to increase selectivity of the embolic agents. Norepinephrine leads to constriction of blood vessels. This is followed by blood flow reduction and increase in blood pressure and heart rate. It has been documented that tumorous blood vessels do not react to norepinephrine (Viamonte et al. 1973). This effect was used in pharmacoangiography to better visualize tumors in parenchymal organs (Johnsrude et al. 1987). In our study we first documented liver perfusion under angiography conditions by dynamic computed tomography (CT). We then studied the changes of perfusion that occurred after administration of norepinephrine.

Materials and Methods

The study consisted of 43 patients, 18 women and 25 men. Their ages ranged from 46 to 79 years (average 62) among the women and from 30 to 79 years (average 57) among the men. Twelve of our patients had hepatocellular carcinoma, 2 cholangiocarcinoma, 15 metastatic colon carcinoma, 8 metastatic breast carcinoma, and 6 metastatic carcinoma of unknown origin.

For the pretherapeutic examination the catheter was placed in the celiac trunk. Dynamic CT was used to show the arterial phase of perfusion of the liver and the portal vein supply via splenic vein. We chose a dynamic scanning mode (Siemens dynamic multiscan on a Somatom plus) with continuous scanning of 12 s. From this set of data 23 images were reconstructed, one every 0.5 s. The first scan was performed with 12 ml nonionic contrast medium (300 mg J/ml) with a flow rate of 2 ml/s. After image reconstruction a second scan was performed; 0.2 mg norepinephrine was injected, immediately followed by 6 ml contrast medium, with a flow rate of 1 ml/s. This reduction in contrast medium and flow was necessary because increased flow resistance due to norepinephrine would otherwise lead to backflow of contrast medium into the aorta and thus into other abdominal organs.

Results

We found two types of reaction in perfusion of liver and tumor after administration of norepinephrine: (a) tumor perfusion was increased in relation to healthy liver parenchyma, thus causing a visible difference to the series without norepinephrine (Fig. 1); (b) after norepinephrine the ratio of density of tumor to density of liver parenchyma was unchanged.

In the first category the ratio tumor density to liver density changed from 1:2 before to 6:1–12:1 after administration of norepinephrine. This type of reaction we found in 33/43 cases. This was demonstrated in 12/12 patients with hepatocellular carcinoma, 13/15 with metastatic colon carcinoma, 5/8 with metastatic breast carcinoma, and 3/6 with other metastatic carcinoma. As shown by time-density curves, perfusion of liver parenchyma after norepinephrine was reduced in 20/33 cases, whereas tumor perfusion was unchanged or increased dramatically. In eight patients hypervascularity of tumor was achieved by administration of norepinephrine only.

The second type of reaction showed reduction in perfusion of both liver parenchyma and tumor. There was no significant change in the density ratio of tumor to liver. This was found in ten patients (2/2 cholangiocarcinoma, 2/15 metastatic colon carcinoma, 3/8 metastatic breast carcinoma, 3/6 other metastatic carcinoma). After chemoembolization using Lipiodol as an indicator for embolic agents the distribution of Lipiodol in CT was the same as the contrast distribution in the pretherapeutic scan.

Discussion

As known clinically and from pharmacoangiography, norepinephrine leads to vessel constriction. But only normal and healthy vessels are able to react

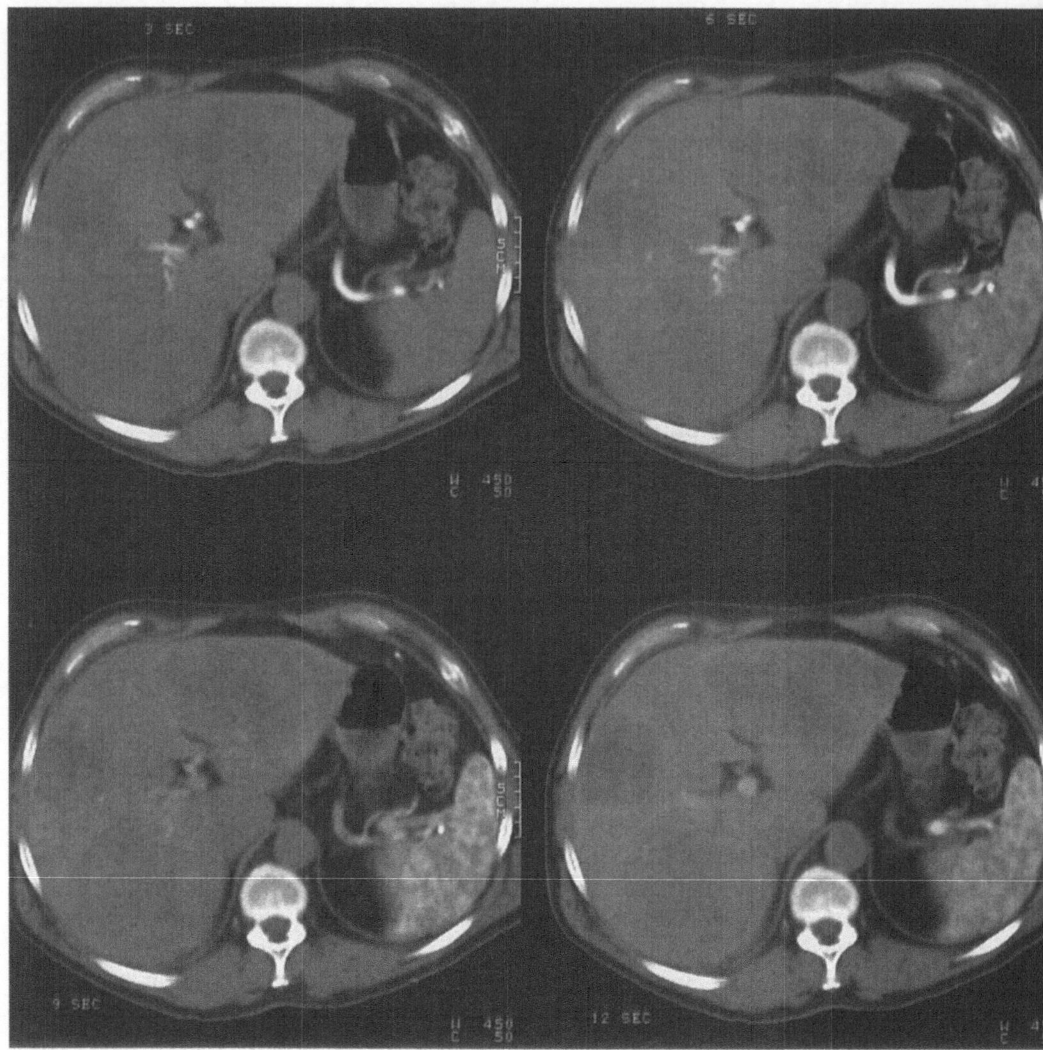

Fig. 1a

adequately. Therefore intraarterial administration of norepinephrine causes redistribution of blood flow into tumorous tissue. This effect cannot be predicted exactly. Therefore many groups doubt the effectiveness of this procedure. Angiographic embolization of liver tumors can be performed only if the lesion is hypervascularized as compared to healthy liver tissue. If hypervascularity is not present to begin with, it must be induced by the administration of norepinephrine. If there is no hypervascularity, and norepinephrine does not cause any hypervascularity of the tumor at all, chemoembolization does not promise to be effective and thus should not be performed. If there

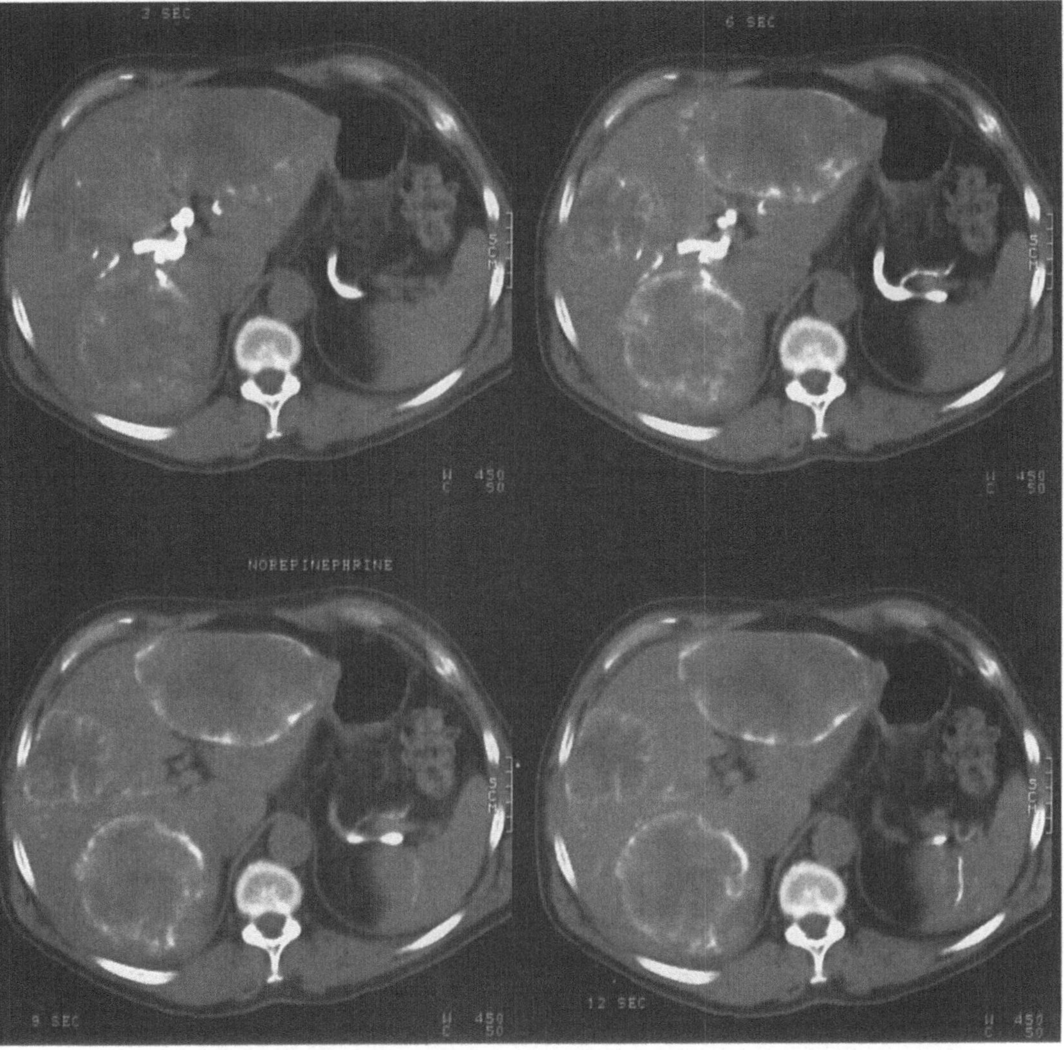

Fig. 1 a – d. Metastatic colon carcinoma. Dynamic CT before (**a**) and after (**b**) administration of norepinephrine. Time-density curves show the ratio of tumor density (*1*) to liver density (*2*) and spleen (*3*) before (**c**) and after (**d**) norepinephrine

is hypervascularity before norepinephrine which cannot be increased by the drug, chemoembolization can be performed without using the drug.

In about 75% of cases norepinephrine was effective and led to a marked increase in tumor perfusion in relation to healthy liver. Thus selectivity in embolization of liver tumors was improved without using selective catheter techniques.

Pre ima: 3
Ref ima: 3
ABSORP. DIFF. [HU]
60
40
20
0
3
1
0
5
10
W 450
C 50
TIME DIFF. [S]
c

Pre ima: 26
Ref ima: 48
ABSORP. DIFF. [HU]
1
20
10
3
2
0
0
5
10
W 450
C 50
TIME DIFF. [S]
NOREPINEPHRINE
d

Fig. 1c, d

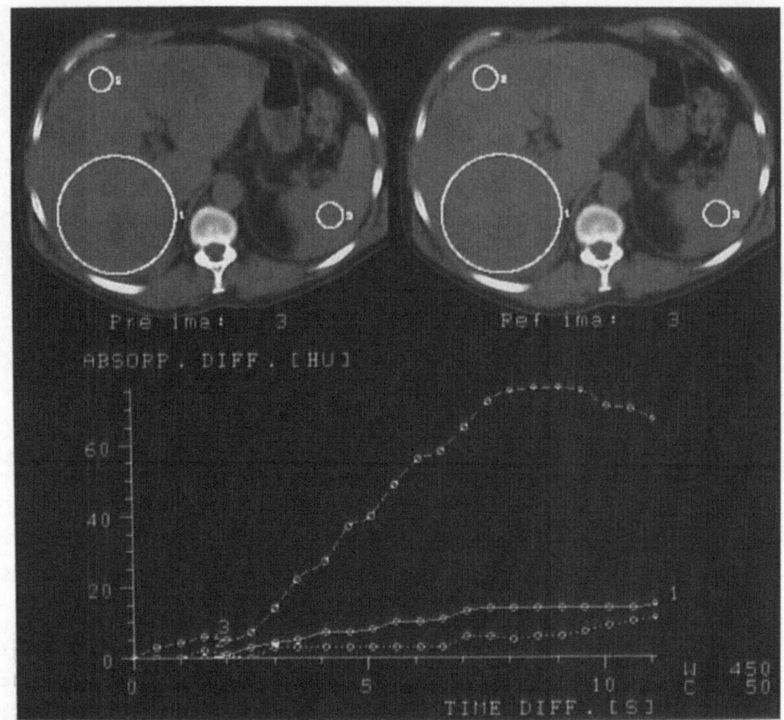

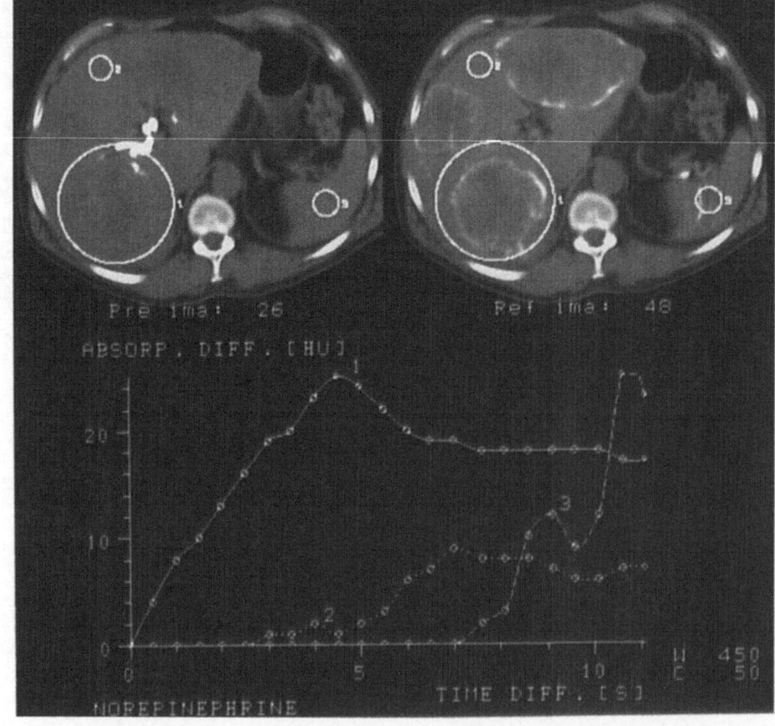

References

Johnsrude IS, Jackson DC, Dunnick NR (1987) A practical approach to angiography, 2nd edn. Little and Brown, Boston

Viamonte M Jr, Roes S, Lepage J (1973) Nonspecificity of abnormal vascularity in the angiographic diagnosis of malignant neoplasms. Radiology 106:59–66

1.3.15 Chemoembolization of Malignant Liver Tumors

W. Gross-Fengels, R. Fischbach, P. Siemens, U. Zieren, and K. Lackner

Complete operative resection of hepatic carcinoma or liver metastasis is regarded as the most favorable treatment in these patients. Due to tumor size and tumor localization, for example, involvement of the portal vein, only 10–20% of patients can undergo surgery. Thus regional therapy alone or in combination with other treatment methods have become increasingly important in recent years in the therapy of hepatic malignomas. Coaxial microcatheters helped to introduce new therapies into interventional radiology [2, 3, 6].

Patients and Methods

We performed 80 hepatic artery chemoembolizations (CE) in 50 patients (18 women, 32 men; ages 24–85 years, mean 59). Underlying diseases were colorectal carcinoma, 22 (44%); hepatocellular carcinoma, 18 (36%); gastric carcinoma, 4 (86%); breast carcinoma, 3 (6%); and pancreatic carcinoma, malignant melanoma, and carcinoma, one case (2%) each. The tumor extension was under 25% in 6 cases, between 25% and 75% in 43, and over 75% in one. Atypical arterial supply was observed in 22 of the 50 patients (44%). In seven, systemic chemotherapy, and in six others partial hepatic resection preceded CE. Conditions regarded as contraindications for CE are the following:

Karnofsky index:	≤50
Severe hepatic dysfunction	
Bilirubin:	>2.5 mg
Cholinesterase:	<1000 IE
Quick:	<50%
Severe renal dysfunction	
Creatinin:	>2.5 mg/dl
Myelodepression	
White blood cell count:	<2000
Platelets	<100000

Portal vein occlusion
Surgical resection feasible
Untreated extrahepatic
TU manifestation

For CE a catheter was usually placed in the segmental hepatic artery providing the tumor blood supply, but complete artery obstruction was intially avoided to ensure blood flow. Ivalon particles and a chemotherapeutic agent were administered, and complete right or left hepatic artery occlusion was reached with the injection of 0.2–0.5 ml Ethibloc. After embolization intravenous antibiotics (cephalosporins or extended spectrum penicillins) were given. Four to six weeks after initial chemoembolization a second CE was performed in 24 patients. The technique for the CE was as follows:

Introducer, F 6
Sidewinder I oder II, F 6 (*Cordis*)
Celiac, F 6 (*Cordis*)
Sidewinder Soft-Tip, F 5 (*Schneider*)
Heparin, 5000 intraarterial
Tracker 18, 3 F, 18 cm, Tip (*Target Therapeutics*)
Ivalon particles (Contour), ~150–250 μm (*Target Therapeutics*)
Drugs
 Mitomycin, 20 mg or
 Epirubicin, 40–60 mg
Ethibloc solution 0,2–1.0 ml
 1.5 ml alcohol
 1.5 ml Lipiodol (*Byk-Gulden*)
 8.0 ml Ethibloc (*Ethicon*)
Two-stage embolization procedure, interval 4–6 weeks

Two patients were treated in spite of extrahepatic metastasis. CE was used as a supplement to systemic therapy. One patient with widespread liver metastasis (>75%) was treated to control pain resulting from hepatomegaly.

Results

Superselective catherization was successful in all 80 CE, in spite of aberrant hepatic arteries or surgically changed anatomy (Fig. 1). Four to eight weeks afte the first or second CE 6 of 40 patients (15%) examined by computed tomography showed a decrease in maximum tumor diameter of more than 50%. In 25 patients (62.5%) there was partial or almost complete tumor necrosis without significant decrease in tumor size. No change or tumor pro-

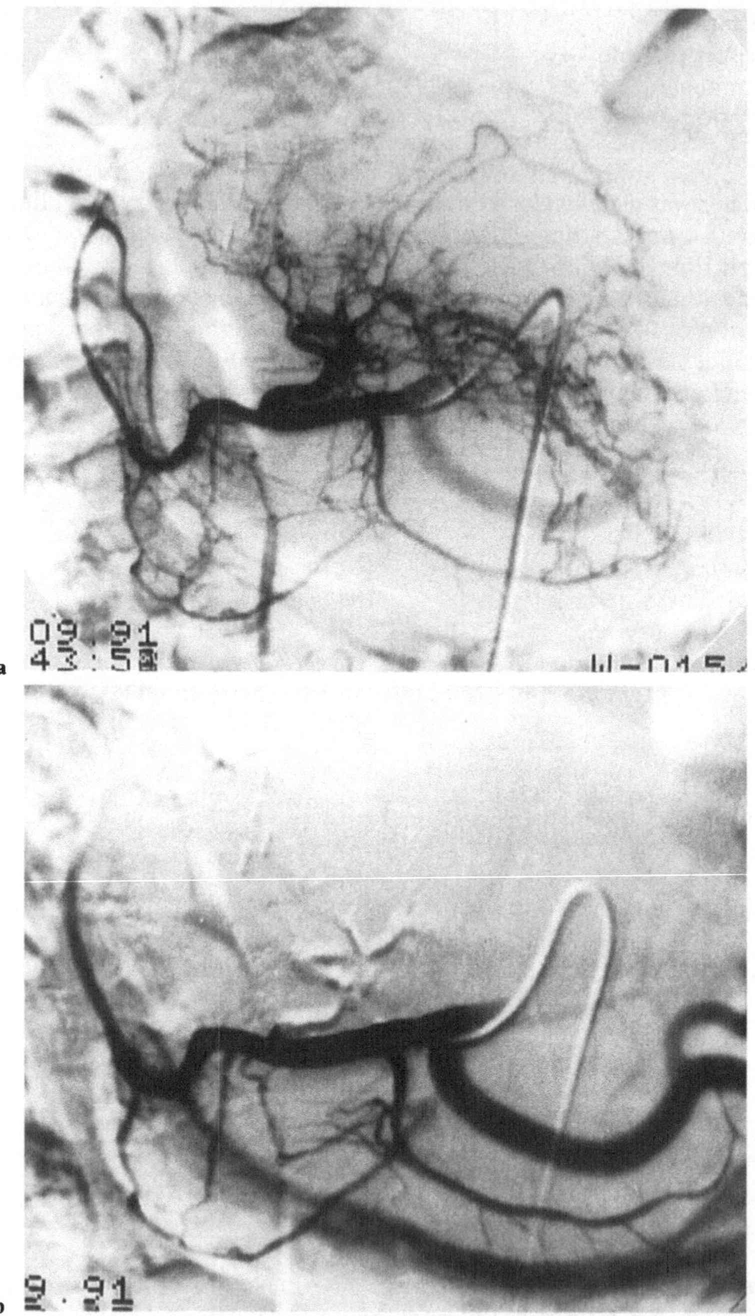

Fig. 1 a, b. Chemoembolization after two partial resections of the right lobe. Selective catheterization of the liver segments 2 and 3 is possible, despite postoperatively changed anatomy (**a**). After CE (**b**) the segmental arteries of the left lobe are occluded; the gastroduodenal artery is still perfused

gression was seen in nine cases (22.5%). Side effects, including upper abdominal pain, nausea, vomiting, and subfebrile temperatures, were observed in 71 of 80 CE (89%). Complications were seen in ten cases: subileus ($n = 3$), shivering ($n = 2$), cholecystitis ($n = 1$), gall bladder necrosis ($n = 1$), gastritis ($n = 1$), and pleural effusion ($n = 1$). One patient had acute renal insufficiency on the nineth day after CE, probably due to the administration of gentamicin. Two patients died within the first 2 weeks after CE, one of whom on the fifth day of an acute pulmonary edema, most likely due to metabolic-toxic factors. The other patient with extensive liver metastasis died after hospital discharge. No autopsy was carried out, but clinical symptoms had been compatible with pulmonary embolism.

The maximum follow up period to date is 123 weeks (median 29 weeks, 7 months). The estimated mean survival time (Kaplan-Meier, BMDP-PC; see Fig. 2) for all patients treated was 13.7 months (median 13.0). In patients suffering from hepatic carcinoma estimated mean survival time was 11.6 months. In nine patients operative ($n = 2$) or systemic therapy ($n = 7$) followed CE. Two patients with primarily unresectable hepatic carcinoma were successfully operated on. The histologic specimen in one patient showed extensive tumor necrosis without solid tumor tissue. During follow-up extrahepatic metastases were diagnosed in 18% of cases.

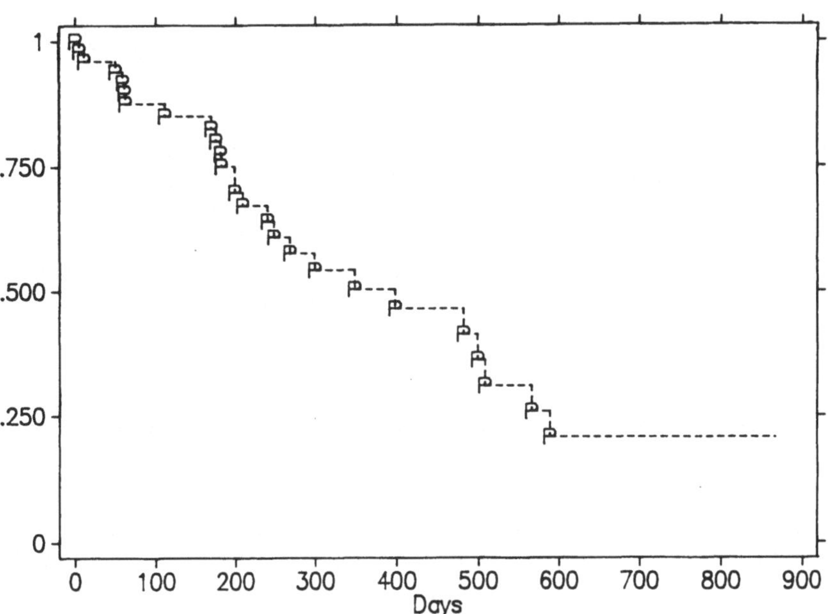

Fig. 2. Chemoembolization of malignant liver tumors in 50 patients. Results of the Kaplan-Meier calculation (estimated mean survival time 13.7 months)

Discussion

The portal vein supplies about 75% of the blood of the normal hepatic parenchyma, while only 25% is derived from the hepatic artery [1]. Critical ischemia of normal hepatic parenchyma usually does not occur in hepatic artery embolization. Breedis and Young in 1954 showed that primary and metastatic hepatic neoplasms received 80%–100% of their blood supply from the hepatic artery [1]. According to their experiments, a change in normal hepatic perfusion must also be expected in cirrhotic livers, where the nutritive parenchymal supply was shown to be reversed, with 90% of the blood derived from the arterial system. CE combines the therapeutic effects of peripheral arterial occlusion and local chemotherapy. Synergistic effects are to be expected due to increased potency of the drugs in hypoxia after embolization and increased drug concentration in the embolized liver segments. Daniels et al. 1988 [2] found the highest drug concentrations in the tumor periphery, then in decreasing order in the tumor center, the normal hepatic parenchyma, and extrahepatic tissues.

The substances used for embolization differ inter alia in their level of occlusion. Small Ivalon particles yield a more peripheral type of occlusion. Lipiodol is accumulated after intraarterial application in hepatic carcinomas for several months. Possible explanations for the selective storage include pathological capillary changes, permeability changes with passage of the oily contrast material into the interstitium, and reduced lymphatic drainage of the tumor and reduced wash out effects.

Aside from the embolization material employed controversy exists as to whether a short-term or a definite long-term occlusion is to be preferred. Temporary occlusion permits repeated interventions, but this may be associated with severe side effects when peripheral embolization using microspheres is performed. Sternlicht et al. observed higher local chemotherapeutic drug concentrations after chemoembolization using collagen fibers and regarded this as a major advantage in comparison with the short-acting Gelfoam [7]. To prevent early recanalization after CE we injected Ethibloc at the end of the intervention. The proportion of patients with primary hepatic carcinoma treated by CE surviving after 6 months varies between 61% and 89%, after 12 months between 44% and 69%. Favorable results have been reported in the treatment of endocrine active tumors. Patt et al. compared the therapeutic effects of local chemoperfusion with and without additional hepatic artery occlusion in patients with metastasis from colorectal cancer [5]. The median survival time increased from 8 to 15 months with additional hepatic artery embolization. In a study by Hirai et al. CE was superior to intraarterial perfusion alone [4]. Risks of CE must not be underestimated. The in-hospital mortality is as high as 4%. This figure will be lowered by antibiotic prophylactic therapy, improvements in embolization technique, and exclusion of patients with severely impaired portal venous perfusion. Major complications reported in the literature include reflectoric ileus, cholecystitis, mesenteric artery infarction, spleenig infarction, acute renal failure, pancreatitis and ischemic or toxic stomach, and small bowel ulceration [3–5]. In patients with diffuse hepatic parenchymal disease, cholestasis or decreased portal circulation liver failure may occur due to insufficient arterial hepatic blood supply.

Conclusion

Hepatic artery CE constitutes a primary and secondary palliative therapy that can be combined with surgical and systemic treatments. Technical success rate and risks can be optimized by coaxial microcatheters. More than 75% of patients treated in this study showed at least a temporary decrease in tumor size and/or tumor necrosis, but possible severe complications must be taken into consideration. Results from several groups indicate a favorable effect on survival time especially in hepatic carcinoma, colorectal carcinoma, and metastasis from endocrine active tumors. In this study a mean survival time after CE of 13.7 months was achieved. It can be expected that improved pre- and intraoperative diagnostic methods will reveal multiple hepatic tumors more often than in recent years. In unresectable cases CE may be performed.

References

1. Breedis C, Young G (1954) Blood supply of neoplasms in the liver. Am J Pathol 30:969–986
2. Daniels JR, Sternlicht M, Daniels AM (1988) Collagen chemoembolization: pharmacokinetics and tissue tolerance of cisplatin in liver and kidney. Cancer Res 48:2446–2450
3. Gross-Fengels, Friedmann G, Kuhn M, Huber R, Dommasck J, Neufang KFR (1991) Techniken, Ergebnisse und Risiken der Chemoembolisation von malignen Lebertumoren. Akt Radiol 1:97–104
4. Hirai K, Kawazoe Y, Yamashita K, Aoki Y, Fujimoto T, Sakai T, Majima Y, Abe M, Tanikawa K (1989) Arterial chemotherapy and transcatheter arterial embolization therapy for non-resectable hepatocellular carcinoma. Cancer Chemother Pharmacol 23:S 37–S 41
5. Patt YZ, Chuang VP, Wallace S, Hersh EM et al. (1981) The palliative role of hepatic arterial infusion and arterial occlusion in colorectal carcinoma metastatic to the liver. Lancet 349–350
6. Quinn MF, Lundell CJ, Daniels JR, Vegh GB, Engelson ET (1988) Transpancreatic catheterization of the right hepatic artery for chemoembolization using a new infusion system. Cathet Cardiovasc Diagn 14:115–117
7. Sternlicht M, Sales S, Daniels JR, Daniels A (1989) Renal cisplatin chemoembolization with Angiostat, Gelfoam, and Ethiodol in the rabbit: renal platinium distributions. Radiology 170:1073–1075

1.3.16 Chemoembolisation fortgeschrittener hepatozellulärer Karzinome mit Gelfoam/Epirubicin und Lipiodol

E. Schmoll, M. Galanski, G. Böhmer und H.-J. Schmoll

Von Januar 1986 bis April 1988 führten wir die Chemoembolisation mit Lipiodol und einer Zytostatikakombination aus Epirubicin und Cisplatin an 22 Patienten (3 w/19 m) mit gesichertem irresektablem hepatozellulärem Karzinom (HCC) durch. Es wurden nur eine komplette Remission und eine partielle Remission beobachtet, 7 Patienten waren für kurze Zeit im Krankheitsverlauf stabil, aber 13 Patienten (>50%) waren trotz Chemoembolisation progredient. Die nach Kaplan-Meyer berechnete Überlebenswahrscheinlichkeit ab Behandlungsbeginn lag bei 5 Monaten (10 Monate ab Diagnosestellung; [1, 2]).

Da wir bei anderen Krankheitsbildern gute Erfahrungen mit der Verwendung von Gelfoampowder gemacht hatten und Takayasu in seiner Studie der Tumornekroserate bei Addition von Gelfoampowder von 13 auf 83% in histologisch aufgearbeiteten Resektaten hepatozellulärer Karzinome belegen konnte, tauschten wir in der nachfolgenden Studie Cisplatin durch Gelfoam aus [1].

Material und Methode

Von Juli 1988 bis Juli 1990 embolisierten wir 22 Patienten (3 w/19 m) mit nichtresektablen HCC in einem medianen Alter von 61 (47–74) Jahren. 13 Patienten waren HbsAg- (2 w/11 m) und 2 Patienten waren HCV-positiv (2 m). Ein positives Alpha-Feto-Protein fand sich bei 15 Patienten, und bei 17 Patienten war eine Zirrhose gesichert. Nach der UICC-Stadienverteilung hatten 7 Patienten ein T_2- und 15 einen T_4-Tumor. Kein Patient hatte eine extrahepatische Metastasierung vor Behandlungsbeginn.

Über einen selektiv in die A. hepatica gelegten, perkutanen Katheter wurden unter Röntgenkontrolle nach parenteraler Analgetika- und Antiemetikagabe (50 mg Piritramid, 30 mg Metoclopramid) 5 ml Lipiodol (Lipiodol-Ultrafluid; Byk Gulden) verabreicht. In 10 ml Kontrastmittel wurden Gelfoampowder (500 mg; 40–50 μm mikrofibilares Kollagen) und Epirubicin (100 mg) gelöst und in 1-ml-Portionen in Tumor und intrahepatische Gefäße, bis zum Sistieren des Blutflusses an der Hepatikusgabel, verabreicht. Eine computertomographische Kontrolle erfolgte direkt vor und 5–7 Tage nach der Embolisation. Eine Reembolisation wurde nach 12 und 24 Wochen angestrebt. Zur einen

Hälfte wurde zur Analgesie ein Periduralkatheter eingesetzt, zur anderen periphere Morphine.

Ergebnisse

Es wurden insgesamt 48 Embolisationen durchgeführt. 20 Patienten sind für die Beurteilung der Tumoransprache auswertbar ($T_2 = 7/T_4 = 13$). Nach WHO-Kriterien fand sich bei 9/20 Patienten eine objektive Remission mit einer Dauer von im Median 55 (6–100) Wochen, darunter eine komplette Remission mit einer Dauer von 48 Monaten. 11 Patienten zeigten keinen weiteren Krankheitsprozeß (stabile Erkrankung) mit Markerabfall bei positivem Ausgangsbefund für im Median 29 (6–47) Wochen. Die progressionsfreie Zeit für die 13 auswertbaren Patienten im T_4-Stadium beträgt im Median 9 Monate, für die 7 Patienten im T_2-Stadium ist nach 18 Monaten der Median noch nicht erreicht (Abb. 1). An Toxizitätszeichen fanden sich bei allen 48 Patienten Schmerzen, WHO Grad 3. In je einem Fall beobachteten wir Pankreas- und Milzteilnekrose nach Redistribution und eine Gallenblasenperforation. Bei 3 symptomatischen Patienten nach Chemoembolisation konnte gastroskopisch ein Ulkus gesichert werden, das unter adäquater oraler Therapie problemlos

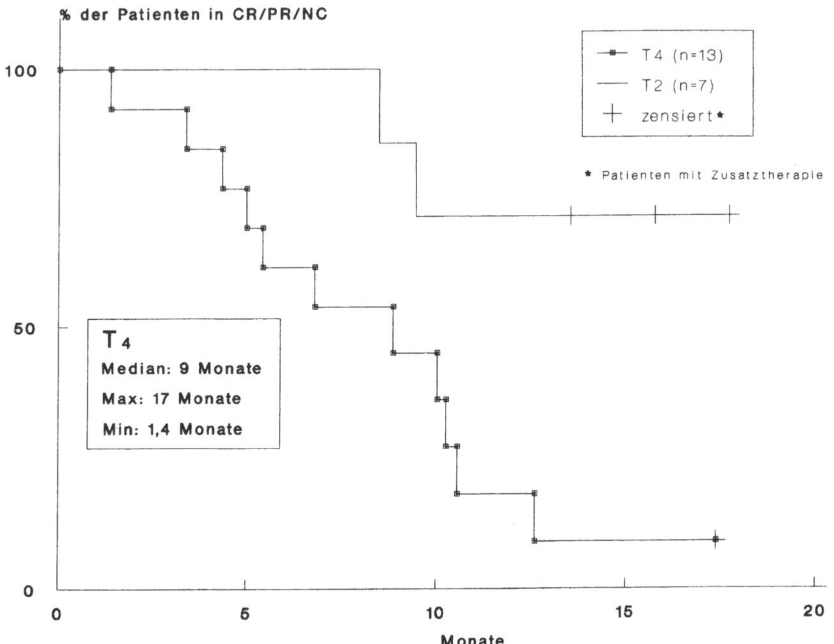

Abb. 1. Progressfreie Zeit, aufgeteilt nach den Stadien T_2 und T_4; CR = complete remission, PR = partial remission, NC = no chance

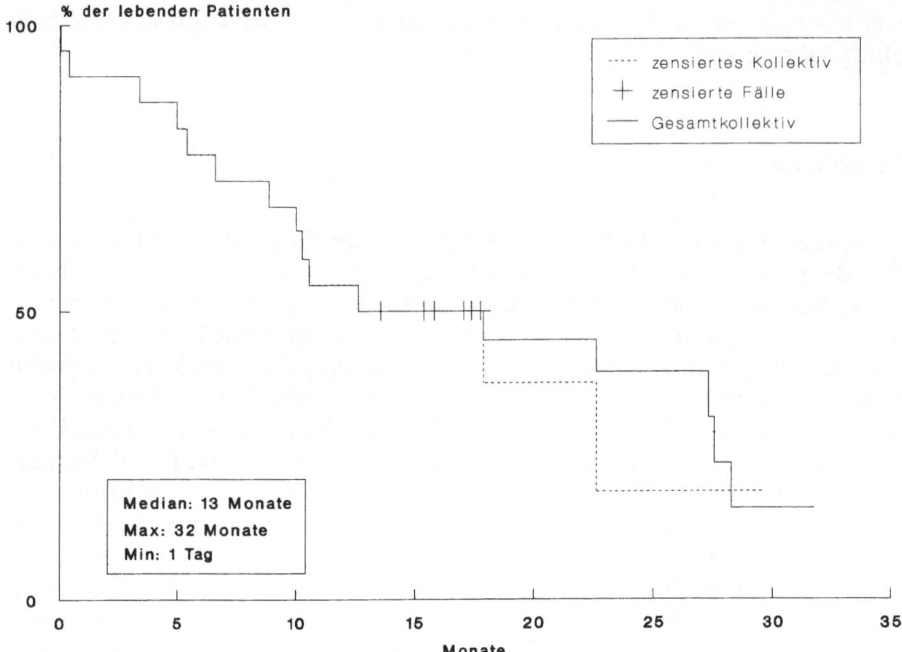

Abb. 2. Überlebensdauer (T_2- und T_4-Patienten, n = 22)

ausheilte. In einem Fall perforierte ein kaudal gelegener Tumor und der Patient verstarb kardial im Rahmen der eingetretenen Peritonitis. Ein anderer Patient verstarb an den Folgen eines sog. hohen Blocks durch den Peritonealkatheter. Bisher sind 12 von den 22 Patienten verstorben, so daß sich für das T_2- und T_4-Stadium eine Gesamtüberlebenswahrscheinlichkeit von 13 Monaten ab Behandlungsbeginn (18 Monate ab Diagnosestellung; Abb. 2) ergibt. Für das Stadium T_2 errechnet sich ab Behandlungsbeginn eine Überlebenswahrscheinlichkeit von 23 Monaten (ab Diagnosestellung 41 Monate) und für das Stadium T_4 von 10 Monaten (ab Diagnosestellung 14 Monate; Abb. 3). In 15% der Fälle verstarben die Patienten nichttumorbedingt an einem Zirrhoseversagen und an den Folgen einer gastrointestinalen Blutung.

Diskussion

Die vorliegende Studie belegt die Ergebnisse von Takayasu, daß die Addition von Gelfoam gegenüber der Lipiodol-Zytostatika-Kombination beeindruckend höhere Remissionsraten und Überlebenszeiten erzielen kann. Unsere Ergebnisse stehen im Einklang mit den Ergebnissen anderer Arbeitsgruppen [2]. Bemerkenswert sind die hohen Überlebenszeiten von Patienten mit T_2-Tumoren: Die Patienten, die die Chemoembolisation als einzige Behandlung erhielten

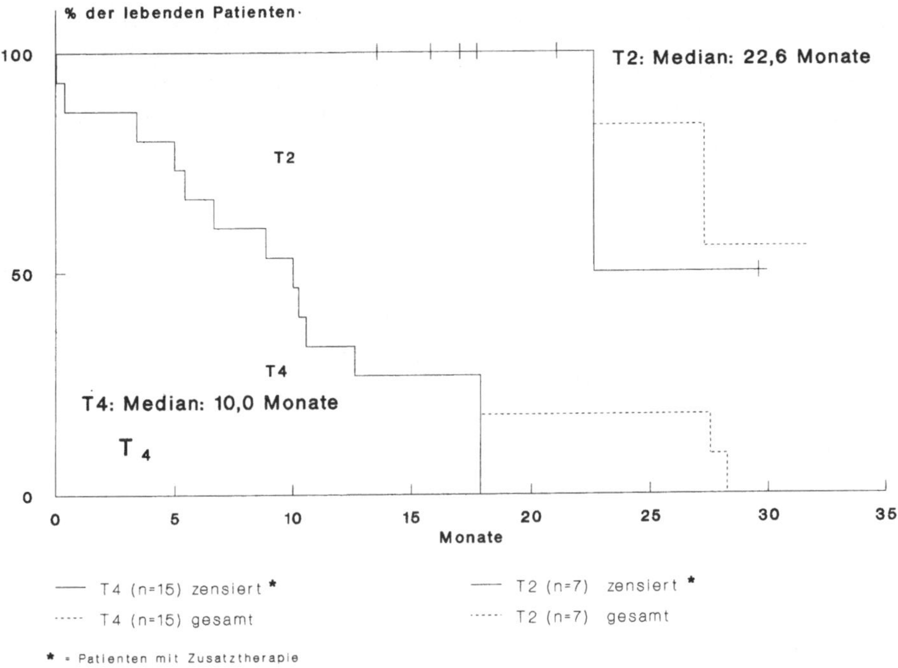

Abb. 3. Überlebensdauer (T_2- und T_4-Patienten getrennt aufgeführt, n = 22)

hatten eine mediane Überlebenszeit von 22,6 Monaten (nichtzensiert). Patienten aus dieser Gruppe, die wegen Progredienz der Erkrankung einer weiteren tumorspezifischen Therapie zugeführt wurden, haben die mediane Überlebenswahrscheinlichkeit nach 35 Monaten noch nicht erreicht (zensiert).

Die Toxizität der Chemoembolisation mit Gelfoam ist besonders bei zweizeitiger Vorgehensweise tolerabel und der einzeitigen vorzuziehen; die Analgesie mit peripher gegebenen Morphinen ist ausreichend, wobei sich die patientenkontrollierte Morphingabe bewährt hat.

Die Chemoembolisation ist eine effektive Behandlungsmethode, um die Lebenserwartung eines an einem HCC erkrankten Patienten zu erhöhen, wenn auch die Überlebenszeit zusätzlich durch andere Faktoren wie Tumorgröße, Zirrhosegrad und Zeitpunkt der Ösophagusblutung mitbestimmt wird. Zudem ist es wichtig, die HCC-Diagnose im frühen Stadium der Erkrankung zu stellen.

Zusammenfassung und Ausblicke

Die Gelfoam-Epirubicin-Lipiodol-Kombination stellt somit die stärkste nichtchirurgische zytoreduktive Therapie in unserer Untersuchung dar und ist das in der Literatur am häufigsten angewandte Chemoembolisationsverfahren nach der alleinigen Lipiodol-Zytostatika-Gabe. Die erneute Progredienz ist in der Regel intrahepatisch multilokulär und verlangt andere therapeutische Strategien. Inwieweit sich die stimulierenden Ergebnisse der intraarteriellen Chemotherapie mit einer Remissionsrate von 60% (Carr u. Patt; persönliche Mitteilung) bestätigen lassen, bleibt abzuwarten.

Literatur

1. Takayasu K, Shima Y, Muramatsu Y et al. (1987) Treatment with intraarterial iodized oil with and without chemotherapeutic agents. Radiology 162:345–351
2. Venook AP, Stagg RJ, Lewis BJ et al. (1990) Chemoembolisation for hepatocellular carcinoma. J Clin Oncol 8:1108–1114

1.3.17 Functional Control of Devices for Locoregional Chemotherapy of Liver Tumors

K. Buchali, K. Sydow, M. Tibeh, and M. Matthias

Locoregional chemotherapy has been introduced to reduce the side effects of chemotherapeutic agents by reduction in the load of these agents to the general circulation. A higher yield to the tumor areas is achieved, but the uptake in the cells of the liver parenchyma is high by the first-pass effect, i.e., a high clearance rate of the liver cells. Our study was directed at checking the proper insertion of the implanted catheter, demonstrating the distribution in the liver of material injected through the port system, and estimating the perfusion pattern of parenchym and tumor.

Material and Methods

A total of 48 patients were investigated with hepatocellular carcinoma (10), metastases of colorectal carcinoma (28), and other tumors (10). Of these, 40 had an arterial port system via gastroduodenal artery in the hepatic artery. Eight patients received a double port system with an additional catheter in the umbilical vein. Fifteen patients with arterial ports were studied again after 3–6 months of chemotherapy.

In 30 patients, 50–100 MBq ^{133}Xe dissolved in saline was injected into the port system and flushed with about 10 ml saline. In all patients, an injection of 40 MBq ^{99m}Tc-labeled microspheres (diameter 20 µm) was performed. If no previous scan was available, 40 MBq ^{99m}Tc-sulfur colloid was injected intravenously to delineate the liver and the tumor areas. At the time of injection of ^{133}Xe a dynamic study was started (3 min; 3 s/frame). Following the injection of microspheres or colloid, planar scintigrams were acquired in the supine position.

Results

Arterial port catheters via hepatic artery perfused the whole liver in 30 patients and only parts of the liver in 10 (25%).

Portal catheters revealed a perfusion of the whole organ in only one case, 5 patients had a perfusion of the left lobe only, and one catheter was dislocated. Among patients with arterial port systems ($n = 40$), 33 revealed a reduced relative perfusion of the metastases or tumors, as shown by the microsphere distribution pattern and confirmed by local wash-out curves of ^{133}Xe from the respective regions ($n = 26$). In two patients a perfusion equal to and in five a perfusion higher than that in liver parenchyma was found. A relatively higher perfusion was found in hepatocellular carcinoma ($n = 3$) and metastases from colorectal and breast cancers.

Scintigraphic control after chemotherapy revealed a reduction in the size of the tumor in only 3 out of 15 patients. The perfusion as measured by ^{133}Xe wash-out decreased in six, unchanged in two, and increased in two cases. There was no correlation between clinical success and the perfusion pattern of liver metastases.

Discussion

The main purpose of this update of our results is to demonstrate that nuclear medical methods cause no discomfort to the patient for the control of the proper function of an implanted port system for locoregional chemotherapy. The administration of microspheres through the system reveals dislocations of the catheters by a failure of accumulation in the liver sinusoids. This is an increasing indication for the examination.

More interesting is the uneven distribution inside the liver due to the individual vascular anatomy. The problem is well known, and a failure to reach all metastases should influence the efficacy of locoregional chemotherapy. Such an effect cannot be confirmed by our data. Remission of metastatic disease of the liver is multifactorial, and evidence can be obtained only in much higher numbers of patients. Quantification of perfusion following an injection of ^{133}Xe gives additional confirmation of the state of perfusion of the tumors. However, the results may be questioned, for in planar scintigrams most of the local processes are overlaid by normal tissue. Therefore, individual studies must be evaluated carefully.

In our view, the relatively low perfusion of tumors and metastases with the consequence of an inadequate distribution of chemotherapeutic agents to the malignant tissue is a limiting condition for locoregional therapy. A pharmacologically induced redistribution seems necessary in most cases. A portal access via umbilical vein was also discussed following evidence of blood supply from the portal vein. This has some drawbacks, as was shown again by our results. This vein normally drains into the left portal vein branch. With a fast injection of a high volume, a retrograde access to the right liver segments has been found, but this is not the situation during the application of chemotherapeutic agents.

In summary, the methods presented here may be recommended for the clinical control of implanted port systems and for the control of manipulations to redistribute intrahepatic blood flow.

2 Lebertransplantation

2.1 Bildgebende Diagnostik

2.1.1 Radiological Diagnostic Procedures Before and After Liver Transplantation

M. Galanski and B. Ringe

Over the past 25 years orthotopic liver transplantation (oLTX) has developed into an established surgical procedure. The most common indications for oLTX are chronic liver disease such as end-stage cirrhosis, acute liver failure, and malignant hepatobiliary tumors. At present the 1-year survival varies between 70% and 90% depending on the original disease; the long-term survival rate is between 60% and 70%. This success is attributable essentially to better patient selection, improved methods of organ preservation, refinement in operative technique, and advances in postoperative infection prophylaxis and graft rejection management.

Based on our experience with more than 700 oLTX performed at the Medical School of Hannover, we decided to define the role of imaging modalities before and after liver transplantation. Before oLTX the imaging modalities deal with (a) the exclusion of factors which may be contraindications to surgery (obligatory: exclusion of extrahepatic tumor manifestation and thrombosis of portal venous system; facultative: exclusion of vascular anomalies and estimation of organ volume) and (b) the clarification of anatomical details which may be of relevance to surgery, (especially the exclusion of vascular anomalies in children with biliary atresia). The majority of these questions may be answered with ultrasound and/or computed tomography (CT). In addition, other radiological procedures may be required for clarifying the underlying disease process; these, however, do not have a direct bearing upon the transplantation. In the postoperative period the situation is quite different. Even today infections, graft rejection, and complications associated with the operative technique are the main causes for morbidity and mortality after liver transplantation. Recognition and management of these complications require high diagnostic and therapeutic skills.

The most important complications are the following: initial non-/dysfunction, vascular complications (thrombosis/stenosis of the hepatic artery, portal vein, vena cava), biliary complications, organ rejection (acute/chronic), infection, and recurrence of underlying disease. The transitions between complications is fluid; overlapping of complications are very often seen, or one complication may be the consequence of another. An early diagnosis of complications and their differentiation is difficult because of the overlapping symptoms and the limited specificity of the various findings [7]. Hence a consistent

Table 1. Most common complications after liver transplantation

Type of complication	Frequency	Period of manifestation	Diagnostic techniques
Initial non-/dysfunction	5% – 7%	1 – 5 days	Clinical and biochemical parameters adequate
Vascular complications			US/Doppler
Hepatic artery	5%	Variable, most common in first 3 months	Angio/angio-CT depending on clinical indication
Portal vein	1% – 2%		US
Vena cava	Rare		US
Biliary complications	10% – 15%	Variable	T-tube/HBSS/PTC, US/Doppler
Rejection			
Acute	30%	First 3 months,	FNAB
Chronic	5% – 10%	variable	FNAB
Infection	>50%	First 3 months or consequent upon other complication	US/CT, if necessary puncture

FNAB, fine-needle aspiration biopsy

diagnostic strategy including imaging modalities is of particular importance. Besides the laboratory parameters, including microbiology, the routine postoperative investigations include fine-needle biopsy and, among imaging procedures, ultrasound with color Doppler and T-tube cholangiography. The other imaging modalities such as CT, magnetic resonance imaging (MRI), scintigraphy, and angiography are carried out only if there is a specific indication.

An excessive increase in liver enzymes, a qualitative and quantitative change in bile secretions, and a worsening of clotting factors are indicators of initial organ failure. This is generally noticed within the first 48 h after surgery and may be associated with circulatory instability, renal insufficiency, and altered sensorium. Based on the clinical symptoms and biochemical parameters, the diagnosis of initial organ failure does not pose significant problems. Among imaging modalities, only color Doppler ultrasound may be necessary to assess the perfusion status and to exclude early arterial complications (Table 1).

Vascular complications may affect the hepatic artery, the portal vein or the inferior vena cava (IVC). The incidence of thrombosis or stenosis of the hepatic artery is about 5% and that of the portal vein about 1% – 2%. Thrombosis of the IVC is extremely rare (Table 1). Arterial complications generally present within the first 3 months after surgery. Their clinical presentation is variable and ranges from an asymptomatic course to fulminant liver necrosis (Fig. 1). They may be accompanied by biliary leaks or residual bacteremia, on account of which arterial complications may mimic biliary complications or infectious

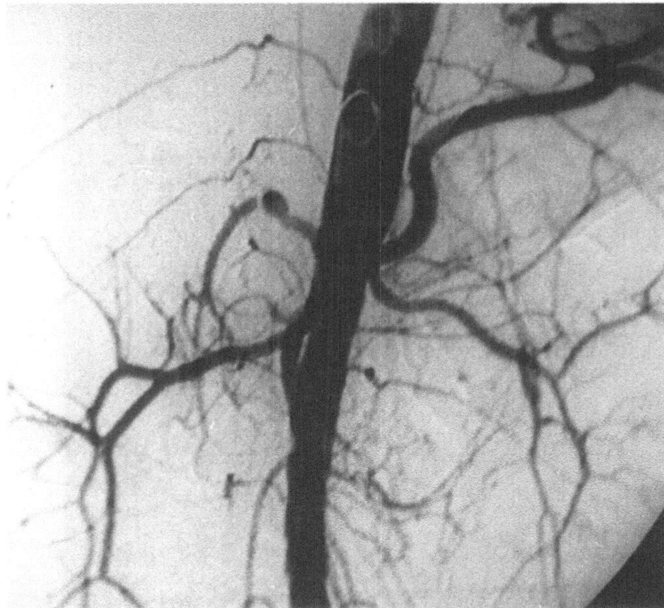

Fig. 1. Occlusion of the hepatic artery at the site of anastomosis following shortening of a long donor hepatic artery to avoid potential kinking of the vessel. Retransplantation was necessary

disease. Venous complications are usually less dramatic, as the transplanted liver can survive with retention of function if the arterial supply is intact (Fig. 2). Occlusion or stenosis of the portal vein, which generally manifests as late complications, presents with signs of portal hypertension; similar complications affecting the IVC present as Budd-Chiari syndrome or with signs of venous stasis in the lower half of the body. Nowadays, in the majority of cases vascular complications are detected by color Doppler ultrasound. In the case of an arterial thrombosis or occlusion it is impossible to detect an arterial signal anterior to the portal vein, and the hepatic parenchyma shows an inhomogeneous echo texture or areas of necrosis. Arterial stenosis is characterized by a jet-flow phenomenon with distal turbulence. The normal portal vein and IVC are enechoic structures with echogenic walls. Thrombosis is seen as intraluminal echos with a deficient flow signal. Differences in the caliber of the recipient and donor vessels may mimic stenosis. In vascular complications angiography or CT angiography are necessary only if (a) sonographic findings are equivocal, (b) the degree and localization of liver necrosis must be estimated with regard to surgery, or (c) the possibility of angioplasty is under consideration in case of stenosis (Fig. 1) [1,8].

The incidence of *biliary complications* is about 10%–15%. These may appear as early or late complications, possibly even after years. They are often a result of perfusion disturbances or graft rejections. Leakage of bile through the drains or signs of cholostasis or infection may serve as pointers to these

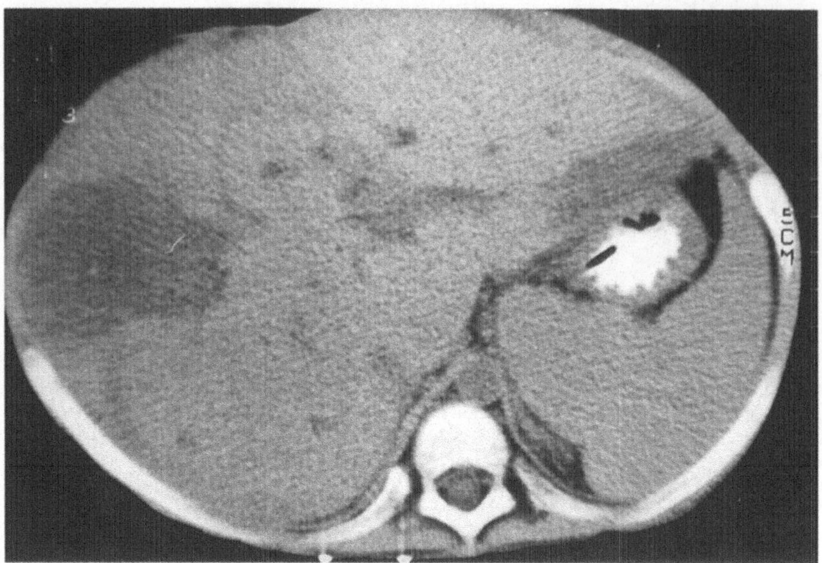

Fig. 2. Partial liver necrosis due to a vascular complication

complications (Fig. 3). In suspected biliary complications, the first imaging modality is ultrasound for the following reasons: (a) the intra- and extrahepatic biliary tree can be examined and the width of the bile duct and possible stenoses can be demonstrated, (b) ultasound can detect or exclude fluid collections (abscesses, biliomas), and (c) Doppler technique can be used to examine arterial organ perfusion to exclude arterial complication as a possible etiologic factor (20% – 30%). In the early postoperative period ultrasound may be supplemented by a T-tube cholangiogram; if the T-tube has been removed, hepatobiliary sequential scintigraphy (HBSS) may serve as a useful adjunct [6]. In HBSS the inference of cholestasis is drawn from a prolonged transit time and a delayed washout of the hepatobiliary tracer. The filling pattern of the extrahepatic bile ducts indicates the location of the obstruction, whether intra- or extrahepatic. Biliary leaks may be demonstrated and localized. Under favorable conditions it may be possible to confirm the biliary genesis or abscesses [3].

Graft rejection is one of the major diagnostic problems following liver transplantation. Acute rejection shows a preponderance for the first 3 postoperative months. Chronic rejection may occur at any time, at the earliest a few weeks after surgery. The clinical picture is characterized by an unwell feeling and a change in color of the bile draining from the T-tube if it is still in situ. The laboratory findings reflect the degree of derangement in liver function up to liver failure (Table 1). Confirmation of rejection depends on histology. None of the imaging modalities can verify rejection reliably; they

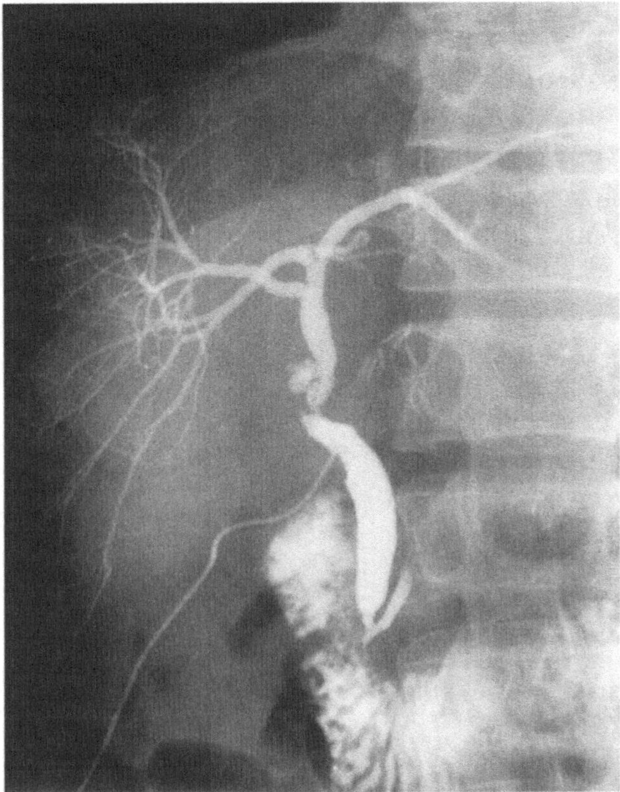

Fig. 3. T-tube cholangiography 2 weeks after liver transplantation showing a functionally nonsignificant narrowing of the side-to-side anastomosis of the common bile duct. Extraductal pooling of contrast medium just above the site of anastomosis indicating a small leak is also evident

serve only to exclude other complications [2]. The widened periportal hypodensities in CT which have been described in the literature as a sign of rejection are seen often, almost regularly in the first 3 months after oLTX. They are a result of disturbed lymph drainage (Fig. 4) [5]. In our experience neither this sign nor the differentiation between central and peripheral periportal hypodensities is of diagnostic value. Only progression or recurrence of the finding has a certain prognostic significance, as it frequently accompanies serious complications which may not always be graft rejections. The same limitations apply to other imaging modalities, be it ultrasound, MRI, nuclear medicine, angiography, or cholangiography.

After rejection, *infections* are the second most frequent complication. Patients are at highest risk in the first few postoperative months and in the wake of other complications, which always predispose to infections (Table 1). The clinical suspicion is based on the symptoms and laboratory findings. Diagnosis depends on the isolation of the pathogenic organism. This is possible in many cases by regular and meticulous bacteriological examination of the bile, of

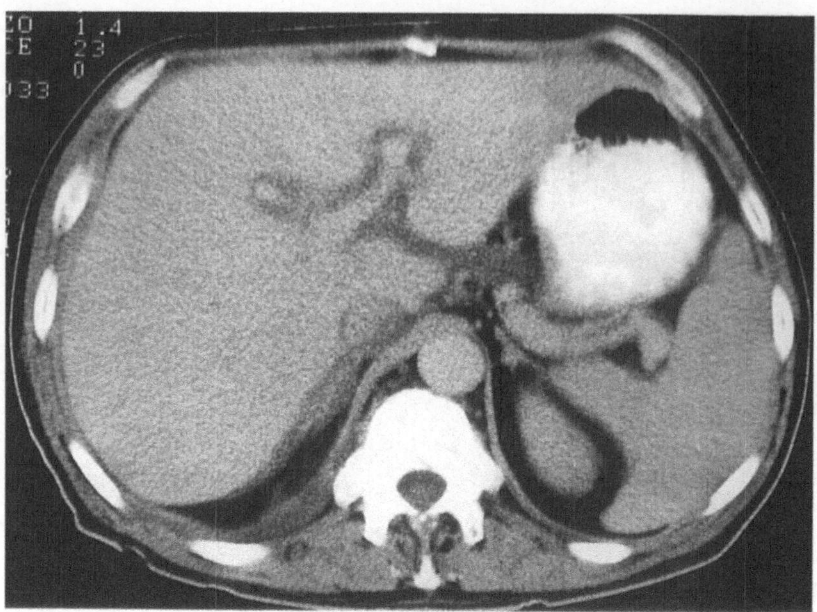

Fig. 4. Typical periportal hypodensities seen in a liver transplanted patient who had an absolutely complication-free postoperative course

swabs from all wound sites and body orifices, and of material obtained from punctures of fluid collections. In this situation it is the task of the imaging modalities to localize the focus. Ultrasound and CT are well suited for the detection and localization of abscesses (Fig. 5). A major shortcoming of both the modalities is that detection of a suspicious lesion does not always correspond to an infectious process. After liver transplantation, free or encapsulated, intra- or extrahepatic fluid collections are frequently seen; these unfortunately are nonspecific in their CT and sonographic morphology, and hence a definite differentiation between seromas, hematomas, biliomas, abscesses, and necroses may be extremely difficult or even impossible. Although in our experience the results of such a search for infected areas are often negative, this is one of the most frequent indications for CT. The discrepancy between the clinical frequency of septic complications and the relative rarity of positive CT findings may be explained by the fact that in this group of patients generalized septicemia is very common [4].

In summary, the following guidelines for a rational use of the various imaging modalities in case of complications after oLTX may be helpful. (a) Initial non- or dysfunction is diagnosed clinically and biochemically. Except for the demonstration of a patent hepatic artery, it does not require any further investigation. (b) Duplex or color Doppler ultrasound is the primary modality for exclusion of vascular complications. In cases of equivocal findings arteriography is indicated to clarify the arterial situation. Questions regarding

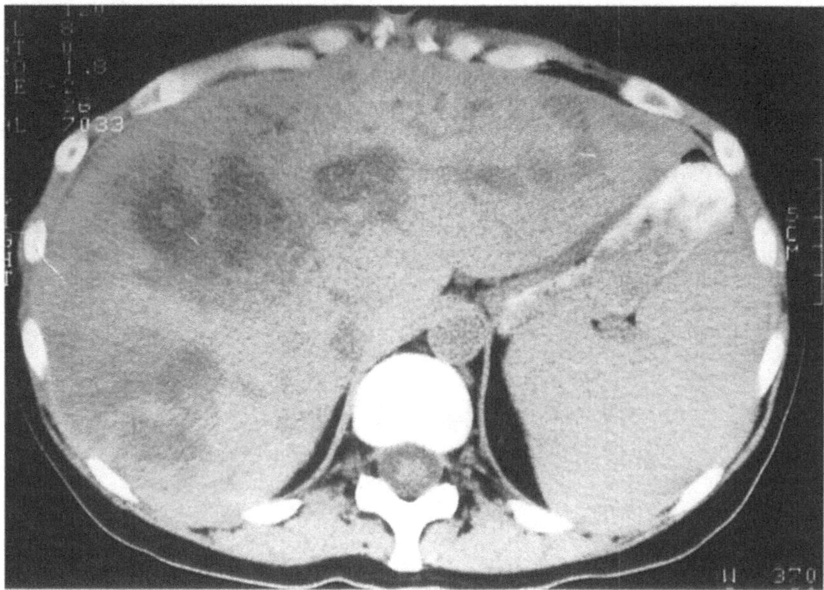

Fig. 5. Multiple inhomogeneous hypodense lesions within the liver graft which turned out to be abscesses. Based upon CT characteristics it was not possible to differentiate these lesions from areas of necrosis or tumor recurrence. Injection of contrast medium did not contribute significantly toward this differentiation

localization and extent of parenchymal necrosis can be answered, depending on the situation, either by CT, ultrasound or angiography. (c) The diagnostic method of choice for early biliary complications is T-tube cholangiography. For delayed complications after the removal of the T-tube, ultrasound and scinitigraphy are well suited. In all cases with biliary complications, an ultrasound examination of the graft arterial supply is necessary. (d) Ultrasound and/or CT are the mainstays of diagnosis in suspected infections; their main function is the localization of the infected area. Suspicious lesions should be punctured in order to obtain material for bacteriological examination. The diagnosis of rejection is purely a histologic one. None of the imaging modalities can specifically deliver this diagnosis.

References

1. Dalen K, Day DL, Ascher NL, Hunter DW, Thompson WM, Castenada-Zuniga WR, Letourneau JG (1988) Imaging of vascular complications after hepatic transplantation. Am J Roentgenol 150:1285–1290
2. Day DL (1991) Sonography, CT and MRI in liver transplantation. In: Letourneau JG, Day DL, Ascher NL (eds) Radiology of organ transplantation. Mosby, St. Louis, pp 179–202

3. Kuni CC (1991) Szintigraphy in liver transplants. In: Letourneau JG, Day DL, Ascher NL (eds) Radiology of organ transplantation. Mosby, St. Louis, pp 170–178
4. Letourneau JG, Day DL, Maile CW, Crass JR, Asher NL, Frick MP (1987) Liver allograft transplantation. Am J Roentgenol 148:1099–1103
5. Marincek B, Barbier PA, Becker CD, Mettler D, Ruchti C (1986) CT appearance of impaired lymphatic drainage in liver transplants. Am J Roentgenol 147:519–523
6. Raby N, Meire HB, Forbes A, Williams R (1988) The role of ultrasound scanning in management after liver transplantation. Clin Radiol 39:507–510
7. Tzakis AG, Gordon RD, Makowka L, Esquivel CO, Todo S, Iwatsuki S, Starzl TE (1987) Clinical considerations in orthotopic liver transplantation. Radiol Clin North Am 25:289–297
8. Zajko AB, Campbell WL, Bron KM, Schade RR, Koneru B, Van Thiel DH (1988) Diagnostic and interventional radiology in liver transplantation. Gastroenterol Clin North Am 17:105–143

2.1.2 CT- und MRT-Verlaufskontrollen nach Lebertransplantation

B. Marincek, R. Fehr, M. Decurtins und M. McPhillips

Nach Lebertransplantationen kann der Operationserfolg durch initiale Leberdysfunktion, Abstoßungsreaktion oder chirurgische Komplikation gefährdet sein. Bei Verdacht auf ein chirurgisches Problem werden zunehmend Schnittbildverfahren eingesetzt. Die erste bildgebende Untersuchung ist die Sonographie. Bei unklarem Befund wird sie durch eine Computertomographie (CT) ergänzt. Eine Magnetresonanztomographie (MRT) kann komplementär erfolgen. In der vorliegenden Studie haben wir die CT- und MRT-Befunde in der frühen postoperativen Phase analysiert und Langzeitverlaufsbeobachtungen durchgeführt.

Patienten und Methode

Am Universitätsspital Zürich ist von November 1986 bis Juli 1991 bei insgesamt 32 Patienten (15–57 J.) eine orthotope Lebertransplantation durchgeführt worden. Davon wurden 25 nach einer Abdomensonographie sekundär mittels CT und seit dem Jahr 1988 zusätzlich 17 Patienten mittels MRT untersucht. Die CT-Untersuchungen erfolgten zu einem früheren Zeitpunkt nach der Operation als die MRT. Die früheste CT-Untersuchung erfolgte am 3. postoperativen Tag und CT- bzw. MRT-Verlaufskontrollen erstreckten sich bis zum 28. postoperativen Monat. Insgesamt wurden 73 CT- und 24 MRT-Untersuchungen durchgeführt. Die MRT erfolgten auf einem 1,5-Tesla-Gerät. Routinemäßig wurden native T1- und T2-gewichtete axiale Spin-Echo-Sequenzen gemacht. In Abhängigkeit von der klinischen Fragestellung wurden diese durch sagittale oder koronale Schichten ergänzt. MR-Kontrastmittel sind nicht appliziert worden.

Resultate

Alle Untersuchungen zeigten eine *periportale und perikavale Lymphstase* (s. Tabelle 1). Diese gelangt in der CT als Hypodensität zur Darstellung. In der

Tabelle 1. Frühe postoperative CT- und MRT-Befunde (1. – 3. postoperativer Monat; n = 25)

Untersuchungsergebnisse	n
Periportale und perikavale Lymphstase	25
Perihepatische Flüssigkeit	21
Perihepatisches Hämatom	13
Subkapsuläres Hämatom	3
Parenchymnekrose	7
Thrombose V. portae	1
Thrombose V. cava inferior	1

MRT findet sich auf T 1-gewichteten Bildern eine signalarme, auf T 2-gewichteten eine signalreiche perivaskuläre Zone. Im Verlauf von 3 – 28 Monaten bildete sie sich weitgehend oder vollständig zurück. *Perihepatische Flüsigkeitsansammlungen* konnten erst nach Feinnadelpunktion charakterisiert werden (Serom, Galle, Pus). Bei 3/25 Patienten wurde eine Leckage im Bereich der T-Drain-Choledochotomie, bei 4/25 eine solche im Bereich der Gallengangsanastomose festgestellt. 1/25 Patienten mit Abszess wurde perkutan drainiert. *Perihepatische Hämatome* waren vorwiegend retrohepatisch/subphrenisch lokalisiert (Abb. 1). Sie bildeten sich in Abhängigkeit von der Größe spontan innerhalb von 2 – 14 Monaten zurück. Diesen Verlauf zeigten auch *subkapsuläre*

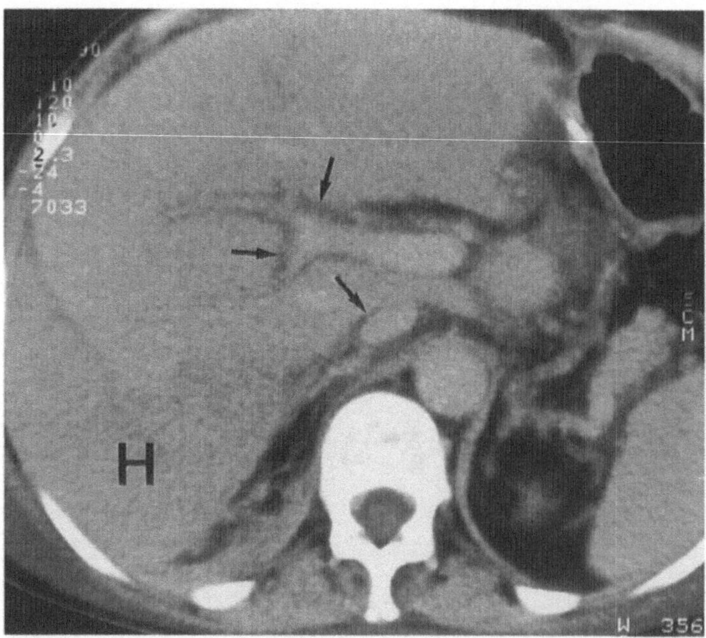

Abb. 1. CT nach i.v.-Kontrastmittelapplikation. Patient 7 Tage nach Lebertransplantation. Retrohepatisches Hämatom. (*H*). Periportale und perikavale Lymphstase (*Pfeile*)

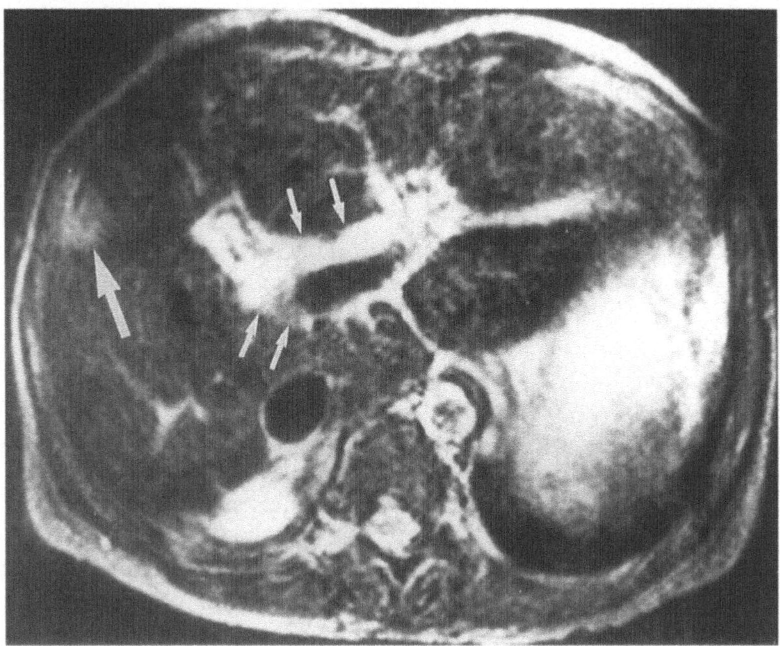

Abb. 2. MRT nativ T2-gewichtet (T_R/T_E 2000/80; T_R = Repititionszeit; T_E = Echozeit). Patient 3 Monate nach Lebertransplantation. Subkapsulärer dreieckförmiger Parenchymdefekt mit Signalintensität von Fett (*großer Pfeil*); in der vorangegangenen CT nachgewiesener Infarkt. Periportale Lymphstase (*kleine Pfeile*)

Hämatome. Kleine bis mittelgroße (2–5 cm) *Parenchymnekrosen* wurden in der CT als ischämische Infarkte aufgrund der subkapsulären Lage, der dreieckförmigen Konfiguration und dem fehlenden Kontrastmittelenhancement diagnostiziert. Eine weitgehende oder vollständige Restitution des Parenchyms wurde in einem Zeitraum von 2–7 Monaten beobachtet. In der MRT wurde im 3. postoperativen Monat bei 2 Patienten, bei welchen in der CT 3–4 Wochen zuvor ein subkapsulärer Infarkt diagnostiziert worden war, im T1- und im T2-gewichteten Bild in der gleichen Lokalisation die Signalintensität von Fett festgestellt (Abb. 2). Patienten mit ausgedehnten Parenchymnekrosen (3/25) und angiographischem Korrelat eines proximalen thrombotischen Verschlusses der A. hepatica überlebten maximal 2 Monate.

Spätveränderungen in Form feiner Wandverkalkungen im Bereich der proximalen oder distalen Anastomose der V. cava inferior waren in der CT bei 7/25 Patienten ab 7. postoperativen Monat nachweisbar. Zu Spätkomplikationen kam es bei 9/25 Patienten. Zwischen dem 4. und 12. postoperativen Monat fanden sich Obstruktion im Bereiche der Gallenwege (2), Thrombose der V. portae (1) und Spondylitis (1), nach dem 12. postoperativen Monat Metastasenrezidive im Transplantat (2) und Kaposi-Sarkome der Haut und des Gastrointestinaltrakts (2), dies als Folge der Immunsuppression.

Diskussion

Die häufigsten chirurgischen Komplikationen nach Lebertransplantation sind intraabdominale Blutung, vaskuläre Thrombose oder Stenose, biliäre Obstruktion oder Leckage, Infarkt und Abszess (Zajko et al. 1988). Sie treten hauptsächlich in der frühen postoperativen Phase auf, d.h. in den ersten 3 Monaten nach Transplantation. Die häufigsten Frühveränderungen in der CT und MRT bei unseren Patienten waren eine periportale und perikavale Lymphstase, perihepatische Flüssigkeitsansammlungen bzw. Hämatome, sowie Parenchymnekrosen.

Die periportale und perikavale Lymphstase ist als normaler postoperativer Befund zu betrachten (Dupuy et al. 1991). Sie ist Folge eine Unterbrechung des Lymphabflusses und entspricht dilatierten Lymphgefäßen und Lymphödem (Marincek et al. 1986 u. 1988). Innerhalb mehrerer Monate bildet sie sich zurück.

Bei perihepatischen Hämatomen handelt es sich meistens um diffuse Nachblutungen aus venösen Kollateralen. Sie treten verstärkt bei Gerinnungsstörungen auf. Hämatome können auch subkapsulär lokalisiert sein. Mittels CT ist im Vergleich zur MRT eine Differenzierung von älteren Hämatomen gegenüber anderen Flüssigkeiten, z. B. Galle oder Pus, häufig nicht möglich. Galliger Aszites entsteht infolge Gallengangsleckage im Bereich der T-Drain-Choledochotomie, der Gallengangsanastomose oder außerhalb der Anastomose bei Gallengangnekrose infolge Thrombose der A. hepatica. Leckagen der T-Drain-Insertionsstelle sind relativ häufig, meistens klein und heilen spontan (Zajko et al. 1988). Subkapsuläre Parenchymnekrosen entstehen unmittelbar postoperativ wahrscheinlich wegen Durchblutungsstörung bedingt durch Organkompression bei zu kleiner Bauchhöhle (Abécassis et al. 1991; Houssin et al. 1989). Im Gegensatz zu Lebernekrosen infolge Thrombose der A. hepatica besitzen sie eine gute Prognose und bilden sich spontan zurück. Im Bereich von computertomographisch festgestellten kleineren Parenchymnekrosen wurde in der MRT aufgrund des Signalverhaltens eine fettige Degeneration diagnostiziert; diese wurde histologisch nicht geprüft. Sie bildete sich auf Verlaufskontrollen zurück.

Die Spätveränderung von kleinen Wandverkalkungen im Anastomosenbereich der V. cava inferior ist ätiologisch unklar und ohne klinische Relevanz.

Zusammenfassend zeigt unsere Studie, daß bei einem unklaren Sonographiebefund nach Lebertransplantation die CT für die Beurteilung des Parenchyms und perihepatischer Flüssigkeitsansammlungen informativ ist. Sie ist sehr geeignet um bei chirurgischen Komplikationen die Indikation zu einer therapeutischen Intervention zu liefern oder um den Spontanverlauf zu dokumentieren. Die MRT ergab gegenüber der CT keinen entscheidenden diagnostischen Vorteil.

Literatur

Abécassis JP, Parienté D, Hazebroucq V, Houssin D, Chapuis Y, Bonnin A (1991) Subcapsular hepatic necrosis in liver transplantation: CT appearance. AJR 156:981–983

Dupuy D, Costello P, Lewis D, Jenkins R (1991) Abdominal CT findings after liver transplantation in 66 patients. AJR 156:1167–1170

Houssin D, Fratacci M, Dupuy P, Vigouroux C, Gatecel C, Payen D, Chapuis Y (1989) One week of monitoring of portal and hepatic arterial blood flow after liver transplantation using implantable pulsed Doppler microprobes. Transplant Proc 21:2277–2278

Marincek B, Barbier PA, Becker CD, Mettler D, Ruchti C (1986) CT appearance of impaired lymphatic drainage in liver transplants. AJR 147:519–523

Marincek B, Thurnher S, Decurtins M, von Schulthess GK, Largiadèr F (1988) CT and MRT nach Lebertransplantation. Radiologe 28:544–548

Zajko AB, Campbell WL, Bron KM, Schade RR, Koneru B, Van Thiel DH (1988) Diagnostic and interventional radiology in liver transplantation. Gastroenterol Clin North Am 17:105–143

2 Lebertransplantation

2.2 Chirurgische Aspekte

2.2.1 Liver Transplantation in Chronic Liver Failure

R. Pichlmayr, K.U. Willführ, K. Böker, and C. Gerstenkorn

The special problems in liver transplantation in chronic liver failure are described here based on historical developments to point out the present status.

Principal Indication

In the beginning of liver transplantation in the 1970s already nearly all types of endstage liver diseases were included in this new therapy (Scharschmidt 1984). Liver tumors were a major indication at that time. Liver transplantation for cirrhosis was highly complicated, bleeding was significant, and lethal outcome frequent. Dame Sheila Scherlock made the discouraging comment in those days: "Of course all tumors will recur, all patients with cirrhosis will develop new cirrhosis, and all patients with postalcoholic cirrhosis will continue to drink, and probably all patients with primary biliary cirrhosis will have a recurrence". Fortunately, this pessimistic view is not fully realised, although some of those fears are of course relevant and are mentioned below.

In the following years chronic liver failure became the main indication in liver grafting. All the numerous technical and immunological advances, such as bypass procedures, technical refinements, better immunosuppression, and specific anesthesiologic and intensive care knowledge contributed to this development (Starzl et al. 1985; Starzl and Demetris 1990; Pichlmayr 1989). The relative proportion of the different indications in the Hannover liver transplantation program (1972–30 June 1991) is: hepatocellular diseases 34%, cholestatic diseases 22%, hepatocellular tumors 20%, metabolic diseases 8%, biliary tumors 4%, metastatic tumors 2%, and others 10% ($n = 576$).

Time of Indication

For a long time there was the rule that liver transplantation should not be discussed before the disease had reached a status which would lead to death within 3–6 months. This rule may have been justified in the earlier days of liver

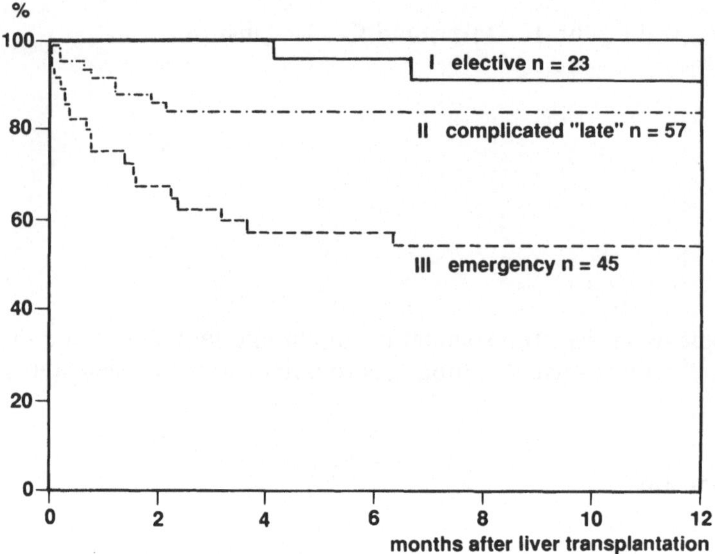

Fig. 1. Outcome of liver transplantation in patients with benign diseases according to preoperative status (1988–1989)

transplantation when letal complications frequently occurred. On the other hand, however, it significantly impaired development in the field and was the main cause of failures for two reasons: most of the patients are in a disastrous status when coming to transplantation, and intercurrent complications during the limited waiting time are frequent. There has been remarkable progress because hepatologists are able to predict the course of chronic liver diseases and that of the individual patient more precisely. The results of liver transplantation in elective situations has also improved dramatically; therefore the indication for the therapeutic maneuvre became widely accepted. These advances have allowed to discuss the indication earlier. No longer is the potential life span without transplantation the main criterion but the variety of diseases and the general consequences to other organs that must be watched carefully. The time of indication should be fixed at a period when the signs of disease became prominent, influencing the patient's quality of life and allowing not spontaneous recovery – still a late state of disease (Lautz and Pichlmayr 1989). Performing liver grafting at such a state of disease includes the "risk" in not considering the life span without a graft which may be more than 1 year but provides a high success rate of up to 90% (Fig. 1).

These results in elective situations compared to those in the complicated status justify this type of elective indication and are a strong obligation to the medical profession and the community to realize this chance, which is still frequently missed. Nevertheless, the less fortunate outcome in a complicated group of patients does not justify denying these patients their sole chance. In general, however, we must try to perform the operation at an earlier period.

The etiology of chronic liver disease is not important for the early outcome of grafting. The status of the disease is more relevant than its origin, which has been shown in primary biliary cirrhosis and biliary atresia (Markus et al. 1989; Gunson et al. 1990; Wood et al. 1990).

Criteria for an Elective Indication

What are the precise signs and the criteria for an elective indication? Although substantial research work has already been carried out answer remains difficult and depends on the type of the chronic liver disease. Three types of cirrhosis may serve as examples. In primary biliary cirrhosis (PBC) the level of bilirubin and the degree of increase are important parameters. Liver synthesis, determined by clotting factors, albumin, or pseudocholinesterases, is predominant in other kinds of cirrhosis such as posthepatitic and alcoholic cirrhosis. Elevation of bilirubin in alcoholic cirrhosis – except in alcoholic hepatitis – seems to be a very late sign. Apart from this general classification, individual characteristics in the patient seem to be at least as important. Thus, in PBC muscle wasting may be earlier and more prominent than elevation of bilirubin. In cirrhosis with autoimmune characteristics the age of the patient and the response to immunosuppression may be more important than the actual state of liver function (Lautz and Pichlmayr 1989). In addition to the conventional liver tests, new "dynamic" liver tests such as the lidocaine test (MEG X test) are used to enhance the precision of prediction (Oellerich et al. 1990).

Thus, there are no generally valid tests for determining the proper time of indication. However, the collaboration of an experienced hepatologist and a transplant surgeon is in most cases able to determine the proper period for grafting by carefully watching the individual course of the disease and paying attention to the subjective feeling of the patient. Of course, accidents such as esophageal bleeding or severe infection may alter the situation suddenly. Again, however, such complications may be largely avoidable by proper patient care.

Long-Term Results

An early indication for liver grafting can only be justified if the long-term results are good. It may be stated that the results are good in general. Of course, there may be and there are problems, generally and individually. First of all, survival is determined mainly by the postoperative course over the first few months. After surviving the first postoperative year patients have an excellent prognosis concerning the next few years, as far as our follow-up has shown until now (Fig. 2). As demonstrated above, the outcome during the first few months is determined mostly by the patient's preoperative condition (Fig. 1).

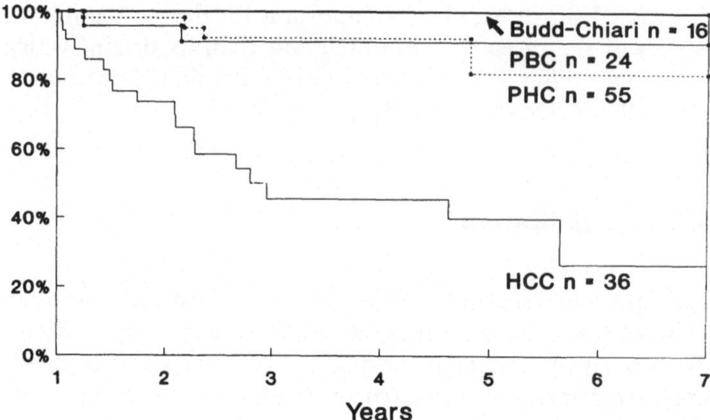

Fig. 2. Long-term survival in patients who survived the first year after liver transplantation. In benign diseases the prognosis is excellent from 12 months after transplantation onwards, whereas after transplantation for tumor many patients die due to tumor recurrence. *PBC*, Primary biliary cirrhosis; *PHC*, posthepatitic cirrhosis; *HCC*, hepatocellular carcinoma

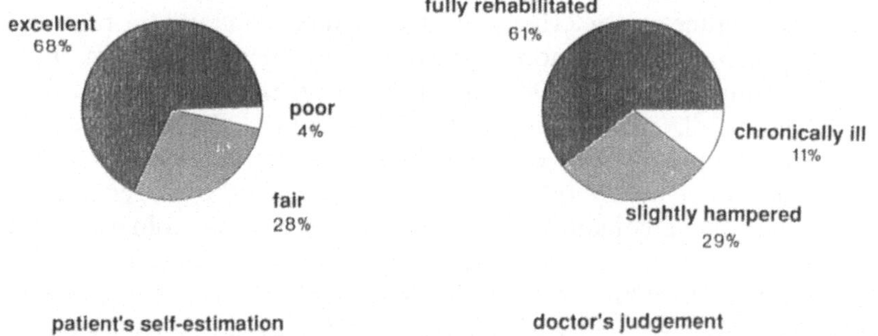

Fig. 3. Quality of life after liver transplantation ($n = 170$; 1–16 years postoperatively). The patient's self-estimation as determined by a psychological questionnaire reveals the good quality of life which can be obtained in the vast majority of patients

Survival rates do not reveal everything about the quality of life. Roughly 70%–80% of the patients followed in our outpatient clinics feel good to excellent (Fig. 3), and their liver enzymes are normal or nearly normal.

Nevertheless there are two main problems. The first is recurrence of the original disease, which is a major problem especially in viral hepatitis (Van Thiel and Gavaler 1987). Viral B hepatitis recurs almost regularly if there is no prophylaxis against it. Today long-term immunoglobulin therapy offers the sole chance of avoiding this risk, at least in the majority of patients (Müller et al. 1991). There is intensive investigation of hepatitis C recurrence at the present time. Fortunately, recurrence of hepatitis does not necessarily mean recurrence of an aggressive course resulting again in cirrhosis. In contrast, autoimmune diseases are, at least, less prone to recurrence. In PBC patients the transplanted liver may show signs of the disease histologically, but clear evidence for a clinical recurrence is not available up to now (Dietze et al. 1990). The recurrence of malignant diseases of the liver is, of course, a rather disappointing topic, but even here almost 30% of patients do survive in the long run, which is probably better than is commonly suspected (Ringe and Pichlmayr 1989).

The second major problem is that long-term immunosuppression results in side effects which are unavoidable at the present state (Thiel et al. 1990). In particular, immunosuppression may increase the rate of de novo malignancies. However, it seems unlikely that the earlier beginning of immunosuppression resulting from an elective instead of a late transplant indication reduces this risk significantly. The doses of the immunosuppressive drugs are probably more decisive.

Conclusion

Liver transplantation is a proper mode of therapy for endstage liver disease with chronic liver insufficiency. This therapy should be indicated, offered, and performed electively. New ways to prohibit recurrence of viral diseases and to avoid side effects of long-term immunosuppression are presently the most important fields of research.

References

Dietze O, Vogel W, Margreiter R, Mikuz G (1990) Early recurrence of primary biliary cirrhosis after liver transplantation. Gastroenterology 4:1106

Gunson BK, Buckels JA, Elias E, MacMaster P, Neuberger JM (1990) Liver transplantation for primary biliaty cirrhosis: the effect of disease stage at referral upon outcome after liver replacement. Transplant Proc 4:1503–1504

Lautz HU, Pichlmayr R (1989) Special aspects of timing of liver transplantation in patients with liver cirrhosis. In: Creutzfeld W, Pichlmayr R (eds) Liver and pancreas transplantation. Baillières Clin Gastroenterol 3:743–756

Markus BH, Dickson ER, Grambsch PM (1989) N Engl J Med 320:1709–1713

Müller R, Gubernatis G, Farle M, Niehoff G, Klein H, Wittekind C, Tusch G, Lautz HU, Böker K, Stangel W, Pichlmayr R (1991) Liver transplantation in HBs antigen (HBs-Ag) carriers: prevention of hepatitis B virus (HBV) recurrence by passive immunization. J Hepatol 13:90–96

Pichlmayr R (1989) Technical developments in liver transplantation. In: Creutzfeldt W, Pichlmayr R (eds) Liver and pancreas transplantation. Baillières Clin Gastroenterol 3:757–765

Oellerich M, Burdelski M, Lautz HU, Schulz M, Schmidt FW, Herrmann H (1990) Lidocain metabolite formation as a measure of liver function in patients with cirrhosis. Ther Drug Monit 12:219–226

Ringe B, Pichlmayr R (1989) Liver transplantation for malignant tumors. In: Creutzfeldt W, Pichlmayr R (eds) Liver and pancreas transplantation. Baillières Clin Gastroenterol 3:787–797

Scharschmidt BF (1984) Human liver transplantation: analysis of data on 819 patients from four centers. Hepatology 4:95–101

Starzl TE, Demetris AJ (1990) Liver transplantation: a 31-year perspective. Curr Probl Surg 4:180

Starzl TE, Iwatsuki S, Esquivel CO, Todo S, Kam I, Lynch S, Gordon RD, Shaw BW (1985) Refinements in the surgical technique of liver transplantation. Semin Liver Dis 5:349–356

Thiel G, Landmann J, Mihatsch M (1990) Probleme der Langzeitimmunsuppression nach Organtransplantation. Ther Umsch 47:138–146

Van Thiel DH, Gavaler JS (1987) Recurrent disease in patients with liver transplantation: when does it occur and how can we be sure? Hepatology 7:181–183

Wood RP, Langnas AN, Stratta RJ, Pillen TJ, Williams L, Lindsay S, Meiergerd D, Shaw BW (1990) Optimal therapy for patients with biliary atresia: portoenterostomy ("Kasai" procedures) versus primary transplantation. J. Pediatr Surg 25:153–162

2.2.2 Special Aspects of Pediatric Liver Transplantation

D.M. Lloyd, D. Henne-Bruns, M. Gundlach, F. Pieper, M. Burdelski, W. Knoefel, and C.E. Broelsch

Introduction

The improved results and wide acceptance of liver transplantation has enabled the spectrum of indications, particularly in children, to be gradually broadened. In addition to biliary atresia, cirrhosis and alpha-1 antitrypsin deficiency, other rate metabolic diseases as well as fulminant hepatic failure are now acceptable reasons for pediatric transplantation. Long-term survival reaching 70%–80% following orthotopic liver transplantation (OLT) can be obtained. The major problem is a significant mortality in children with liver failure due to a shortage of donors [1]. Between 25% and 30% of children on the waiting list die before a suitable liver becomes available [2]. Various surgical strategies have therefore been developed to increase the numbers of potentially usable organs in pediatric liver transplantation.

Generally, one of the restrictions for donation to a particular patient is the size ratio between donor and recipient, which for optimal matching should be between 1:1 and 2:1. Livers from large donors can be "cut-down" to match the size of the recipient. Several groups have now reported their results utilizing reduced-size livers (RLT), and in doing so they have increased the donor-recipient ratio to up to 4:1 or 6:1 [2, 3]. Furthermore, because the left lobe is small and capable of being transplanted alone as a viable independent segment, the right lobe can be utilized for another, larger patient. In this way the "split-liver" can be used for two transplantation recipients (SLT). Both RLT and SLT have allowed more children to receive transplantations, but there are still concerns regarding the numbers of suitably sized organs available at any particular time for a small infant requiring a liver transplant.

The success of RLT and SLT has led to the development of living-related liver transplant (LRLT) programs in specialized centers. Removing a lobe from a healthy relative and transplanting it into an infant as a presents unique technical and ethical challenges.

Biliary atresia remains the main indication for OLT in infants and accounts for nearly 50%–80% of all transplants [4, 5]. The indications for liver transplantations at the University of Chicago during the period 1985–1990 were: biliary atresia 62%, cholestasis 10%, fulminant hepatic failure 9%, cirrhosis

7%, alpha-1 antitrypsin deficiency 4%, tyrosinemia 3%, hepatoblastoma 1%, and others 4%. Rare indications for liver transplantation in children include the following:

Intrahepatic biliary atresia, Alagille's syndrome
Familial cholestatic syndromes, Bylers syndrome
Secondary biliary cirrhosis
Malignant and benign hepatic tumors
Alpha-1 antitrypsin deficiency
Tyrosinemia
Wilson's disease
Crigler-Najjar syndrome (type I)
Oxalosis
Hemophilia
Glycogen storage diseases (types I and IV)
Familial hypercholesterolemia (type II)
Urea cycle deficiencies
Gaucher's disease
Protein C deficiency
Cystinosis
Hemochromatosis

Reduced-Size Liver Transplants

Dissection of the liver, according to the principles described by Counaud and Bismuth [6] has provided transplant surgeons with improved knowledge of the intrahepatic anatomy such that performing RLT is now established in many centers. The first successful reports of orthotopic RLT were by Bismuth in 1983 (left lobe of the liver; [7]) and Broelsch (the left lateral segment; [8]). The success in utilizing RLT has been extremely encouraging. In 1990 Broelsch reported a 1-year survival rate of 74% in 36 children receiving RLT, which compared favorably to the results of OLT [9]. Similarly, other centers have reported encouraging results, with 1-year survival rates of 77%–81% with RLT [2, 10].

The results of RLT are comparable to those for OLT, but there are many small infants awaiting liver grafting without the concomitant numbers of size-matched organs being available. In the light of waiting-list deaths, the true mortality in children with liver failure should include both the mortality of OLT and that of waiting-list deaths. Using these figures, the option of a RLT becomes very attractive because it increases the donor pool by decreasing the donor weight restrictions and therefore allows children to be transplanted more electively.

Split-Liver Transplantation

With the progressive improvements using RLT, it was inevitable that a single liver would be divided and used for two recipients – SLT [11]. The liver is dissected along the principal plane dividing the organ into right and left lobes and, if necessary, the median left segment (segment 4) is removed ex vivo and discarded. The right lobe (segments 5–8), with the right portal structures, is used in a similar fashion to whole OLT. Emond reported the first series in North America [12], and recently the group in Chicago have reported results on 25 pairs of patients receiving SLT [9]. Infant survival at 1 year was 67%, although it was only 20% in adults because most of the adult recipients were in extremis. Biliary complications have remained the principle difficulty in SLT in children, but this technique remains an important option should a liver become available, and two recipients need a transplant. There are tremendous practical and logistic problems associated with SLT, as two full teams of surgeons, anesthetists, and theater staff need to be available. Therefore, it remains a technique that is confined to large units, but it should be part of the liver transplant repertoire.

Living-Related Liver Transplantation

The clinical application of OLT utilizing living donors has not emerged until recently because of ethical and perceived technical difficulties. The lack of available donors or appropriate size for infants and the continuing mortality in children on transplant waiting-lists have spurred surgeons to develop this innovative transplant procedure. Although there have been a couple of sporadic reports, the group in Chicago was the first to establish a fully structured LRLT program, with the ethical issues being considered extensively [13].

The first LRLT procedure was performed in November 1989 [14]. Since then, 34 LRLT have been performed in Chicago and two more in Hamburg (FRG). At the beginning of the program, the first three donors had a formal left lobectomy with full vascular exclusion of the liver. Each of these donors had surgical complications, and the technique has subsequently been modified so that only the left lateral segments 2 and 3 are transplanted. Vascular isolation of the liver is obviated, and in the subsequent 33 cases there has been no intra-abdominal complication. The only complications in the donor group have been two instances of lymphocele in the groin, associated with removal of the saphenous vein used for vascular reconstruction of the hepatic vessels.

Thirty-one of the recipients are alive and well, representing a 1-year actuarial patient survival of 86.3%. Graft survival is lower (74%) as several of the segments were retransplanted mainly for vascular problems associated with arterial thrombosis in the first few grafts, representing a learning curve. Rejection episodes were encountered less frequently (40%) compared with cadaver grafts

Table 1. World experience of living related liver transplantation

Center	Number of LRLT	Survival
Broelsch, Emod, Heffron: Universities of Chicago, Hamburg	36	86%
Tanaka, Ozawa: University of Kyoto, Japan	22	77%
Haberal: University of Ankara	7	14%
Makauchi: University of Shinshu	5	80%
Ota, Teraoka: Tokyo Women Medical Centre, Japan	3	67%
Strong, Raia, Hashimoto, Nagasue, Dohi: Universities of Brisbane, Sao Paulo, Japan	7	29%

NB. There has been no donor mortality reported

(80%), and only one graft has been lost to rejection 9 months after transplantation. More importantly, there have been no donor deaths. Several other centers have now commenced a LRLT program such that there have been 80 transplants performed world wide (see Table 1). Tanaka and Ozawa, at the University of Kyoto, have the second largest series with 17 of 22 recipients surviving 1 year (survival rate 77.3%).

Summary

During the latter half of the 1980s there has been a progressive development of innovative techniques involving liver transplantation to compensate for the shortage of appropriately sized organs. The establishment of RLT at several centers has provided the foundation for other procedures such as SLT and LRLT to join the repertoire of surgical techniques for liver transplantation. RLT offers an important alternative for pediatric liver transplantation such that, at the University of Chicago, 50% of all pediatric transplant recipients receive segmental grafts; 100 segmental grafts, including LRLT, have been performed at this institution.

It has been emphasized that waiting-list deaths can be almost eliminated [2, 3, 10]. The initial experiences with LRLT are extremely encouraging, as the 1-year survival rates are 77%–86%. Although the technical and practical issues relating to living donation are attractive because the procedures can be performed electively, the ethical issues continue to concern some [15]. Subjecting a healthy person to a liver resection for the use as a liver graft constitutes a significant ethical dilemma, but the risks of the procedure must be balanced against the favorable outcome of the recipient, and the altruistic ideals of the participating donor should not be ignored. Unless more donors become available we believe that LRLT is justified and should remain one of the several surgical alternatives available to the pediatric liver transplant surgeon. Such a procedure should only be performed in centers with extensive experience in segmental grafting and with expertise in hepatic resection.

References

1. Lilly JR, Hall RJ (1987) Liver transplantation and Kasai operation in the first year of life: therapeutic dilemma in biliary atresia. J Pediatrics 110:561–562
2. Otte JB, de Ville de Goyet J, Sokal E et al. (1990) Size reduction of the donor liver is a safe way to alleviate the shortage of size-matched organs in pediatric transplantation. Ann Surg 211:146–157
3. Broelsch CE, Emond JC, Thistlethwaite JR, Whitington PF, Zucker AR, Baker AL, Aran PF, Rouch DA, Lichtor JL (1988) Liver transplantation, including the concept of reduced size liver transplants in children. Ann Surg 208/4:410–419
4. Broyer M, Otte JB, Kachener, Goulet O (1989) Organ transplantation in children. Intensive Care Med 15:S76–S79
5. Heffron T, Broelsch CE (1991) The current status of liver transplantation. In: Sabiston D (ed) Sabiston's textbook of surgery. Saunders, Philadelphia (in press)
6. Bismuth H (1982) Surgical anatomy and anatomical surgery of the liver. World J Surg 6:3
7. Bismuth H, Houssin D (1984) Reduced-size orthotopic liver graft in hepatic transplantation in children. Surgery 95:376–370
8. Broelsch CE, Neuhaus P, Burdelski M et al. (1984) Orthotope Transplantation von Lebersegmenten bei Kleinkindern mit Gallengangsatresien. In: Koslowski L (ed) Chirurgisches Forum für experimentelle und klinische Forschung. Springer, Berlin Heidelberg New York, pp 105–109
9. Broelsch CE, Emond JE, Whitington PF, Thislethwaite JR et al. (1990) Application of reduced size liver transplants as split grafts, auxiliary orthotopic grafts and living related segmental transplants. Ann Surg 212/3:368–377
10. Ryckmann FC, Flake AW, Fisher RA, Tchervenkov JI, Pederson SH, Balistreri WF (1991) Segmental orthotopic hepatic transplantation as a means to improve patient survival and diminish waiting list mortality. J Pediatr Surg 26:422–428
11. Pichlmayr R, Ringe B, Gubernatis G et al. (1989) Transplantation einer Spenderleber auf zwei Empfänger (split liver transplantation): eine neue Methode in der Weiterentwicklung der Lebersegmenttransplantation. Langenbecks Archiv Chir 373:127–130
12. Emond JC, Whitington PF, Thistlethwaite JR et al. (1990) Transplantation of two patients with one liver: analysis of a preliminary experience with "split liver" grafting. Ann Surg (in press)
13. Singer PA, Siegler M, Whitington PF, Lantos J, Emond JC, Thistlethwaide JR, Broelsch CE (1989) Ethics of liver transplantation using living donors. N Engl J Med 321:620–622
14. Broelsch CE, Emond JE, Whitington PF, Thistlethwaite JR et al. (1991) Liver transplantation in children from living related donors – surgical techniques and results. Ann Surg (in press)
15. McMaster, Czerniak A (1990) Living related liver transplantation: a note of caution. In: Land W, Dossetor JB)eds) Organ replacement therapy: ethics – justice – commerce. Springer, Berlin Heidelberg New York

3 Portale Hypertension

3.1 Bildgebende Diagnostik

3.1.1 Radiological Diagnosis of Portal Hypertension

K. Mathias and H. Jäger

Pathophysiology

The portal venous system transports a blood volume of approximately 1,2 l/min and contributes 70%–80% to the hepatic blood and 60% to the hepatic oxygen supply. Portal hypertension is defined as an increase in the portal venous pressure exceeding 6–8 mmHg (8–12 cm H_2O). With increasing portal pressure the normal flow velocity of 10 cm/s in the portal vein diminishes, and finally reversal of flow direction occurs in the portal vein. There is reciprocity between the portal and hepatic arterial blood supplies. A fall in flow in one leads to an increase in flow in the other to compensate for the decrease of total hepatic blood flow. The greatest increase in hepatic artery inflow is observed in patients with complete reversal of portal blood flow and extrahepatic portal vein obstruction.

A large number of different diseases may cause portal hypertension:

- Prehepatic
  - Portal Vein Obstruction
    - Umbilical Cord Sepsis
    - Portal Vein Phlebitis
    - Thrombosis
    - Tumor Infiltration
    - Lymphoma
    - Trauma
    - Pancreatitis
    - Pseudocyst
  - Arterioportal Fistula
    - Trauma
    - Tumor
  - Splenic Vein Obstruction
    - Pancreatitis
    - Tumor
  - Mesenteric Vein Obstruction
    - Tumor

Intrahepatic
- Presinusoidal
  - Congenital Fibrosis
  - Idiopathic Fibrosis
  - Toxic Fibrosis (e.g. arsenic, copper, PVC)
  - Felty Syndrome
  - Myelofibrosis
  - Chronic Malaria
  - Reticuloendotheliosis
  - Sarcoidosis
  - Schistosomiasis
  - Wilson's Disease
- Sinusoidal
  - Cirrhosis
  - Sclerosing Cholangitis

Posthepatic
- Hepatic Vein Occlusion (Budd-Chiari-Syndrome)
- Inferior Caval Vein Occlusion
- Tricuspid Incompetence
- Obliterating Pericarditis

Depending on its location the pathologic process may effect the prehepatic, the intrahepatic presinusoidal and sinusoidal or the posthepatic vascular system. The prehepatic block may be due to an abnormality of the extra- or intrahepatic branches of the portal vein or a tributary of the portal system. The wedged hepatic pressure in these patients is normal or only slightly elevated. Splenic vein occlusion results in segmental portal hypertension with elevated splenic pulp pressure but normal wedged hepatic pressure [10]. In this case the blood flows to the gastric and omental veins. The patient develops gastric fundal varices. In splenic vein occlusion close to the junction with the superior mesenteric vein the inferior mesenteric vein also serves as a collateral. Spontaneous splenorenal and splenoretroperitoneal shunts may be present. Only half of the patients show splenomegaly. Segmental portal hypertension may also be due to mesenteric vein occlusion with development of mesenteric varices.

Congenital or acquired arteriovenous communications in the intra- or extrahepatic portal venous bed result in dynamic portal hypertension [12, 19]. On transhepatic portography or splenoportography, the venous limb of the fistula may not be opacified due to the higher arterial pressure transmitted through the arteriovenous communication. Cirrhosis is the most common cause of intrahepatic portal hypertension. Histologically, the disease involves the portal zones, sinusoids, and hepatic venules. The angiographic picture varies with the stage of fibrosis and obliteration of the venous outflow. In early cirrhosis imaging shows a liver size which is normal or slightly enlarged in fatty infiltration. Angiographically, the arterial filling may be somewhat delayed, but collaterals are absent. In moderate cirrhosis increased intrahepatic resistance results in some reversal of portal flow and development of portosystemic shunts.

Arterial flow increases, splenic and common hepatic arteries are enlarged, and the gastroduodenal artery is not opacified (hepatic steal). In advanced cirrhosis the liver is shrunken, and there is a typical corkscrew appearance of the intrahepatic arteries. Enlargment of a single intrahepatic artery may hint at a developing hepatoma. Portal flow is reserved, spontaneous portosystemic shunts are present, and sometimes arterioportal shunting is observed. Fewer than 1% of cirrhosis patients develop a portal vein thrombosis [16]. Esophagogastric varices are demonstrated in 78% of the patients with portal hypertension due to hepatic cirrhosis [1].

Imaging

Several imaging techniques are available to evaluate the portal circulation and to define the cause and location of the pathologic process. These include:

Noninvasive
- Ultrasound with color-coded Doppler
- Computed tomography
- Magnetic resonance imaging
- Conventional barium studies
  - Esophagus
  - Stomach and duodenum

Invasive
- Indirect portography
- Direct Splenoportography
- Transhepatic portography
- Transumbilical portography
- Hepatic phlebography
- Angiography of portosystemic shunts
- Pressure measurement
  - Free and wedged hepatic vein pressure
  - Splenic pulp pressure
  - Portal vein pressure

Today, the diagnosis of portal hypertension should be confirmed by noninvasive methods such as color-coded Doppler ultrasonography, dynamic computed tomography (CT), and magnetic resonance (MR) imaging [8, 9, 13, 15, 17, 18, 23].

Duplex pulsed-Doppler sonographic examinations provide useful information about portal venous hemodynamics; however, it remains a prodigious technical undertaking whose accuracy can be severely hampered by artifacts and inherent technical difficulties. Typical pitfalls are the "mirror-image" artifact, in which the Doppler signal is simultaneously and symmetrically contained on both sides of the zero baseline, and the "flip" artifact, in which the Doppler signal flips from one side of the zero baseline to the other [17]. Short-

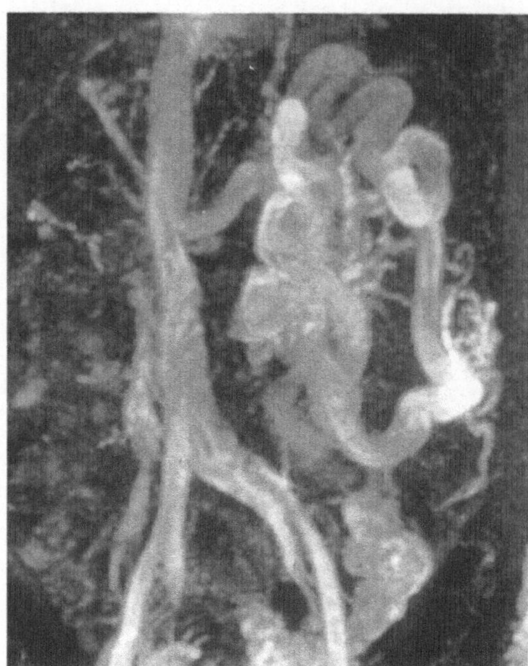

Fig. 1. MR angiogram showing portal vein occlusion and large collaterals to the hemorrhoid plexus via the inferior mesenteric vein. (Prof. Arlart, Stuttgart)

comings of the method are also small vessels, which are not detected reliably, and bowel gas, ascites, or the patient's body habitus, which may obscure important vascular channels including bleeding gastroesophageal varices [17]. Ultrasonography correctly assesses portal vein patency in 90% and occlusion in 70% of cases. The sonographic evaluation of portal vein patency is less reliable in children, in whom only 40% of portal vein occlusions were diagnosed [18]. Contrast enhanced CT examinations give more accurate information than ultrasonography in occlusion of the splenic and portal vein as well as in Budd-Chiari syndrome [3]. Calcifications of the portal venous system may be demonstrated which are not detected with other imaging techniques. MR images using spin-echo sequences show marked intraportal signals in patients with portal hypertension, dilated collateral vessels, and venous aneurysms [11, 23] (Fig. 1). MR angiography offers even better contrast of abdominal veins and demonstrates patency or occlusion of the portal or splenic vein as well as the type of collateral circulation (Fig. 1) [9]. Time-of-flight MR angiography is more accurate in detecting gastroesophageal varices than endoscopy. MR imaging is also useful in the study of portal-systemic shunts and may confirm the patency of intrahepatic portalhepatic venous, portalcaval, mesentericocaval, or splenorenal shunts.

Invasive angiographic procedures are indicated when additional pretherapeutic information is necessary which cannot be given by modern multiplanar imaging techniques. Therefore we restrict angiography to patients in whom pressure measurements are required, and a percutaneous intrahepatic or an

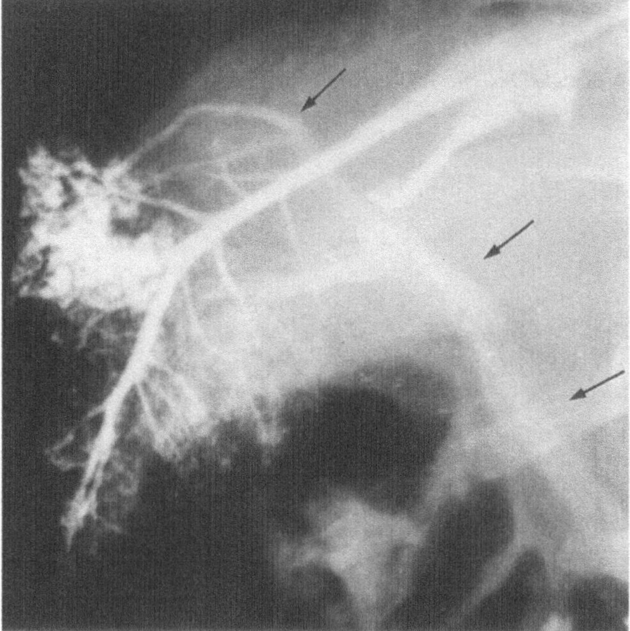

Fig. 2. Segmental hepatic phlebogram with reversed blood flow in the portal vein (*arrows*)

operative portalsystemic shunt procedure is planned. The portal pressure can be determined by measurement of the wedged and free hepatic vein pressure. The difference between these pressures gives a reliable value for the portal pressure. After determination of the portal pressure hepatic plebography may show hepatopetal or hepatofugal blood flow in the portal system (Fig. 2). The intrasplenic pressure is about 3 mmHg higher than the portal pressure and should always be measured before splenoportography to avoid a temporary artificial rise in pressure. In the course of time the portal pressure may spontaneously decline when the collateral circulation is well established. However, simultaneously the ammonia concentration in the blood increases, and the patient may develop hepatic encephalopathy. Therefore in patients with hepatic encephalopathy but without a surgically created shunt transhepatic portography is indicated, and this reveals the shunting collaterals. It is suggested that chronic portal-systemic encephalopathy is a result of a large collateral route from the superior mesenteric into the systemic circulation, and that development of such collaterals precludes formation of large esophageal varices [21].

Transarterial portography with digital subtraction angiography is the most frequently used angiographic method and reveals the arterial vascular bed as well as the portal venous system, with only few limitations for this procedure [4, 20]. In comparison with the usual anteroposterior views a right anterior craniocaudal oblique view improves the depiction of the portal venous system [22]. In spite of other imaging techniques splenoportography still has its signif-

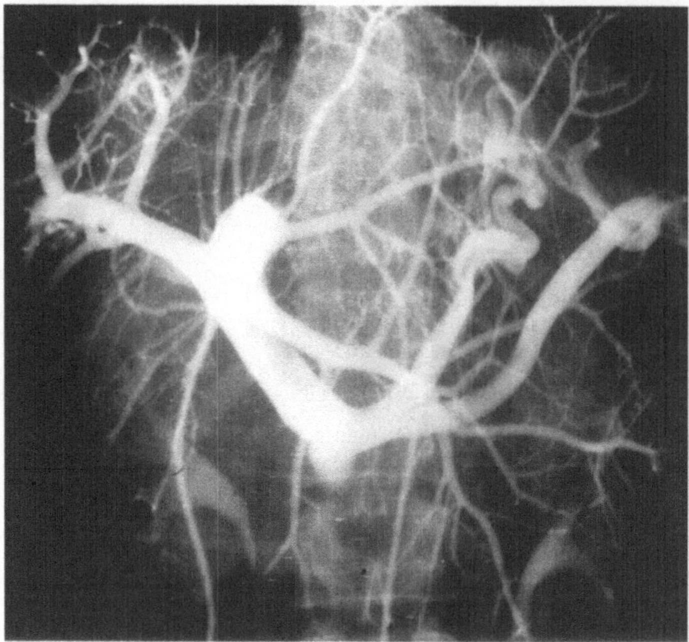

Fig. 3. Transumbilical portogram: enlarged vena coronaria and fundal varices

icance when digital subtraction angiography and thin needles are used [2, 3]. Less contrast material is necessary to perform well-opacified angiograms. In 28 patients we have seen no intraabdominal hemorrhage after this procedure. In patients with impaired coagulation the puncture tract in the spleen should be occluded with gelatin sponge plugs (Gelfoam) [5]. Indirect portography with contrast material injection into the celiac axis is not satisfying in patients with an enlarged spleen. Even with contrast material volumes of 100 ml or more the portal system often is only poorly delineated in splenomegaly.

Transumbilical and transhepatic portography is used mainly when angiography is combined with interventions, such as therapeutic embolization in variceal bleeding, intrahepatic shunting, or transumbilical port catheter implantation for regional chemotherapy (Fig. 3).

Radiographic Findings

A typical sign of portal hypertension is splenomegaly without or with splenic vein occlusions, the latter especially in patients with pancreatitis. The size of the spleen does not correlate well with the pressure in the portal system. In cirrhosis the liver is enlarged in the begining. With shrinkage of the organ the surface of the organ becomes undulated in ultrasound and CT examinations. The

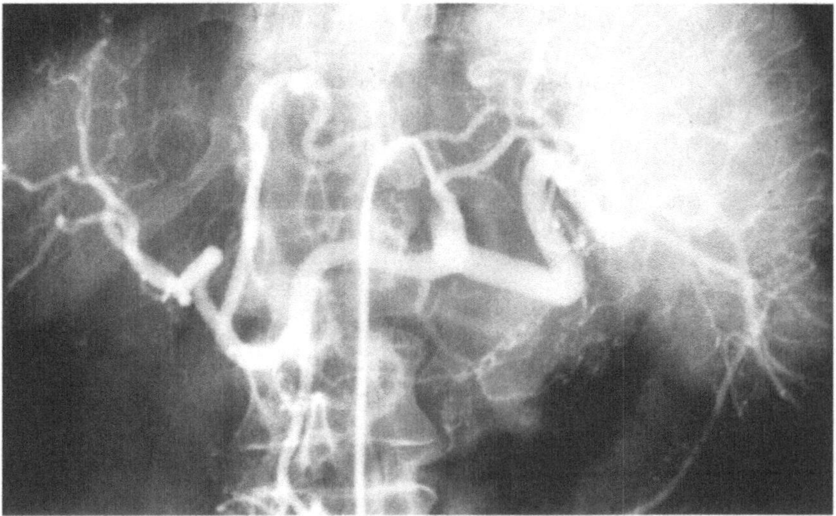

Fig. 4. Celiacogram: shrinkage of the liver with corkscrew appearance of hepatic arteries and splenomegaly

caudate lobe shows hyperplasia, and the normally sharp edge of the liver is rounded. Hepatic arteries present with a corkscrew pattern (Fig. 4). Angiographically, the picture of the "leafless arterial tree" is due to the rarefication of smaller hepatic arteries. Advanced cirrhosis is accompanied by ascites and sometimes hepatoma. Differentiation of hepatic regenerative nodules and hepatoma is possible with MR imaging and selective arteriography. The increased portal pressure results in distension of the portal vein, hepatofugal portal blood flow, and rarely portal vein thrombosis, aneurysm formation of splenic, mesenteric, or portal veins [11] (Fig. 5). Esophageal, gastric, duodenal, and rectal varices can be shown by various imaging techniques. In Budd-Chiari syndrome the liver may be enlarged, the contrast material persists in the intrahepatic portal branches unusually long, and the regional disturbances in portal flow cause heterogenous hepatic density in contrast enhanced CT [3] (Fig. 6).

Collaterals

With increasing portal pressure portal-systemic shunts open. There are several different pathways for collateral blood flow:

Cavernous transformation of the portal vein
Esophageal and gastric varices
Hemorrhoidal varices
Spontaneous splenorenal shunt

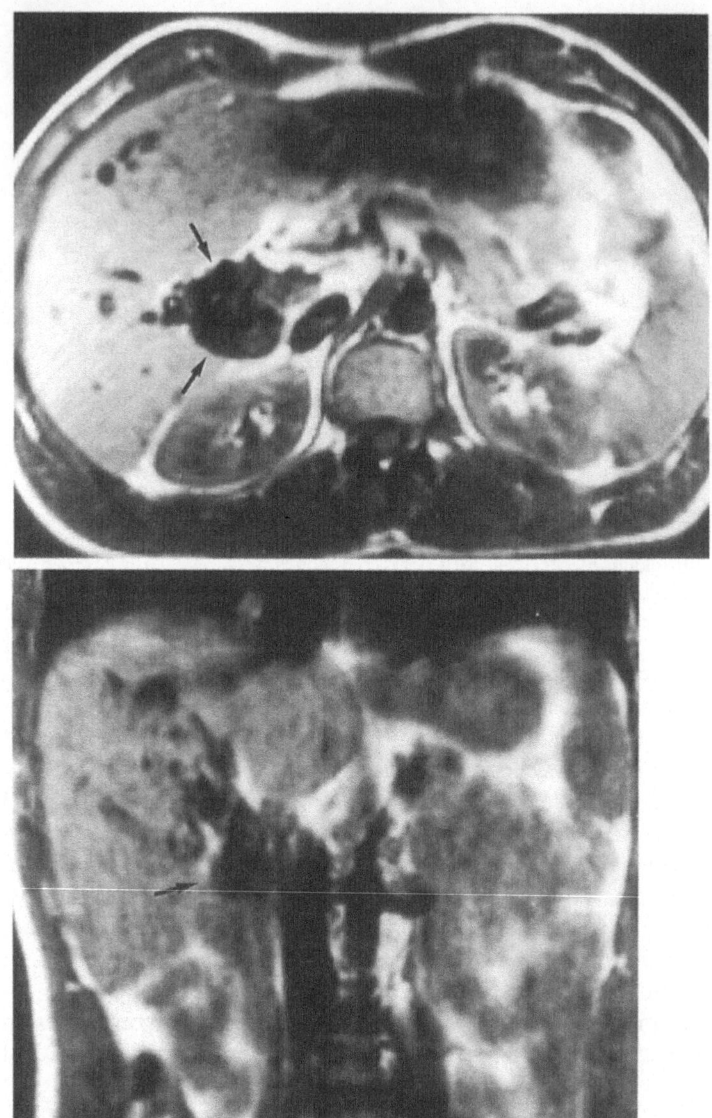

Fig. 5a, b. Portal vein aneurysm on axial and coronal MR scan (*arrows*)

Cruveilhier-von Baumgarten syndrome (caput Medusae)
Spontaneous inferior mesenteric-internal iliac vein shunt
Diaphragmatic, omental, and retroperitoneal varices
Intrahepatic anastomoses between portal and hepatic veins

The term "cavernous transformation of the portal vein" is misleading and refers to multiple tortuous veins that are seen in place of the occluded portal

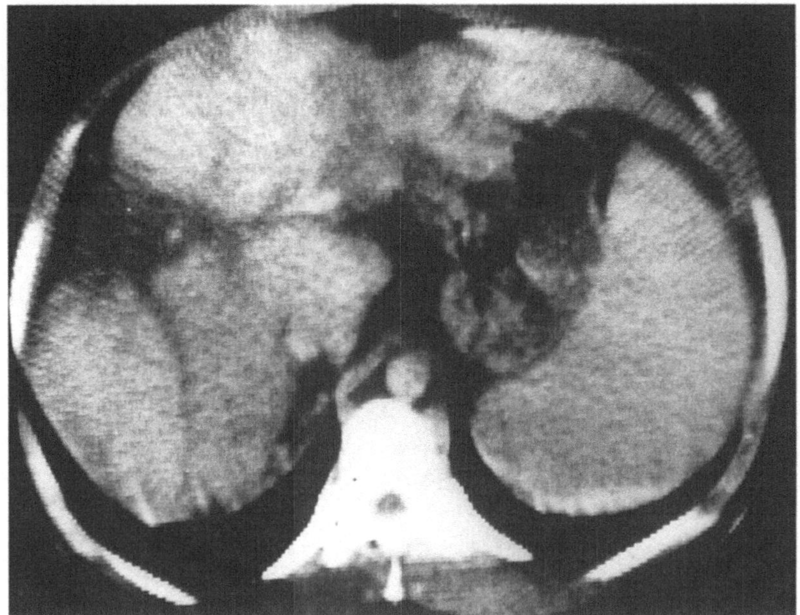

Fig. 6. Inhomogeneous liver density in a 17-year-old female with Budd-Chiari syndrome caused by congenital inferior caval atresia

vein. The term represents a combination of enlarged paraportal collateral channels in the hepatoduodenal ligament and a partially recanalized portal vein. The veins drain in portal branches at the porta hepatis. Direct or indirect portography are the classical methods to show cavernous transformation of the portal vein, but the diagnosis may also be made by color-coded ultrasonography, contrast-enhanced CT, and MR angiography [13].

Recanalization of the umbilical vein or dilatation of paraumbilical veins (Cruveilhier-von Baumgarten syndrome) is observed in 26% of patients with portal hypertension. Sometimes these collaterals develop after endoscopic obliteration of esophageal varices [7].

Intrahepatic shunts may be revealed as snail-like anechoic areas in the liver by Duplex ultrasonography. The finding is confirmed by transhepatic portography demonstrating anomalous anastomoses 1–2 mm in size between the right portal and the right hepatic vein [14].

Large spontaneous splenorenal shunts are seen in approximately 10% of patients (Fig. 7). These patients suffer less frequently from gastrointestinal bleeding than those without such shunts because portal blood is efficiently drained into systemic veins [6]. The incidence of spontaneous splenorenal shunts seems to be higher in children [2].

Patency of surgically created shunts may be assessed by MR angiography or indirect digital portography as well as by direct portography via the caval vein and the shunt. The direct approach allows pressure measurements in shunt

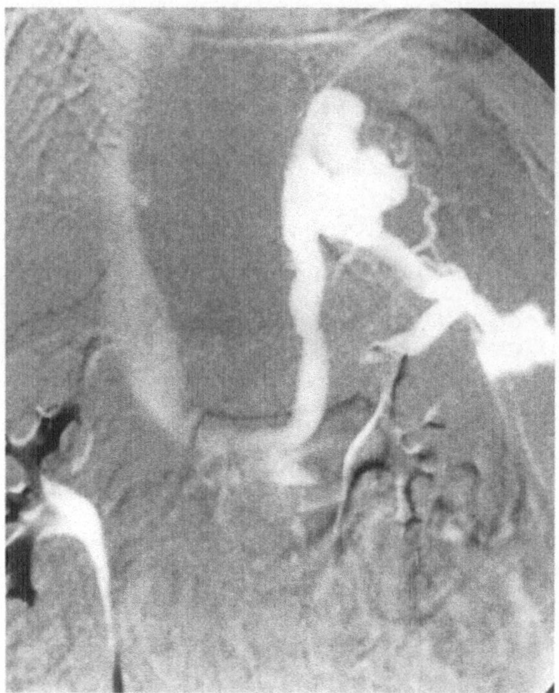

Fig. 7. Digital splenoportogram with opacification of a spontaneous splenorenal shunt

dysfunction and balloon dilatation of a stenotic anastomosis. Ultrasonography and CT examinations do not show the shunt in all patients and are therefore less reliable methods.

References

1. Aagaard J, Jensen LI, Soerensen TI, Christensen U, Burcharth F (1982) Recanalized umbilical vein in portal hypertension. Am J Roentgenol 139:1107–1109
2. Balkanci F, Farid N, Guran S, Senaati S, Atique MH, Yuce A (1991) A high incidence of spontaneous splenorenal shunting shown by digital splenoportography. Pediatr Radiol 21:145–147
3. van Beers B, Pringot J, Trigaux JP, Dautrebande J, Mathurin P (1988) Hepatic heterogeneity on CT in Budd-Chiari syndrome: correlation with regional disturbances in portal flow. Gastrointest Radiol 13:61–66
4. Braun SD, Newman GE, Dunnick NR (1985) Digital splenoportography. Am J Roentgenol 144:1003–1004
5. Brazzini A, Hunter DW, Darcy MD, Smith TP, Cragg AH, Castaneda-Zuniga WR, Amplatz KJ (1987) Safe splenoportography. Radiology 162:607–609
6. Dilawari JB, Chawla YK (1987) Spontaneous (natural) splenoadrenal shunts in extrahepatic portal venous obstruction: a series of 20 cases. Gut 28:1198–1200
7. Dilawari JB, Chawla YK, Kaur U (1989) Development of the Cruveilhier-Baumgarten syndrome after endoscopic obliteration of oesophageal varices. Report of a case. Acta Radiol 30:401–402

8. Hill MC, Dach JL, Shawaker TH (1985) Ultrasonography in portal hypertension. Clin Gastroenterol 14:83–104
9. Johnson CD, Ehman RL, Rakela J, Ilstrup DM (1991) MR angiography in portal hypertension: detection of varices and imaging techniques. J Comput Assist Tomogr 15:578–584
10. Madsen MS, Petersen TH, Sommer H (1986) Segmental portal hypertension Ann Surg 204:72–77
11. Mathias K, Hoffmann J, Krabb HJ, Polonius M (1987) Aneurysm of the superior mesenteric vein. Cardiovasc Intervent Radiol 10:269–271
12. Matsunaga N, Hayashi K, Mori H, Iwano F, Taniguchi T, Nakao S (1988) Mesenteric arteriovenous shunt associated with thrombosis of the portal venous system: case report. Cardiovasc Intervent Radiol 11:281–284
13. Nakao S, Miura K, Takahashi H, Miura T, Ashida H, Ishikawa Y, Utsonomiya J (1989) Hepatic perfusion in cavernous transformation of the portal vein: evaluation by using CT angiography. Am J Roentgenol 152:985–986
14. Ohnishi K, Chin N, Saito M, Tanaka H, Terabayashi H, Nakayama T, Iida S, Nomura F, Okuda K (1986) Portographic opacification of hepatic veins and anomalous anastomoses between the portal and hepatic veins in cirrhosis – indication of extensive intrahepatic shunts. Am J Gastroenterol 81:975–978
15. Ohtomo K, Itai Y, Makita K, Yashiro N, Yosikawa K, Kokubo T, Iio M (1986) Portosystemic collaterals on MR imaging. J Comput Assist Tomogr 10:751–755
16. Okuda K, Ohnishi K, Kimura K, Matsutani S, Sumida M, Goto N, Musha H, Takashi M, Suzuki N, Shinagawa T (1985) Incidence of portal vein thrombosis in liver cirrhosis. An angiographic study in 708 patients. Gastroenterology 89:279–286
17. Parvey HR, Eisenberg RL, Giyanani V, Krebs CA (1989) Duplex sonography of the portal venous system: pitfalls and limitations. Am J Roentgenol 152:765–770
18. Raby N, Karani J, Powell-Jackson P, Meire H, Williams R (1988) Assessment of portal vein patency: comparison of arterial portography and ultrasound scanning. Clin Radiol 39:381–385
19. Strodel WE, Eckhauser FE, Lemmer JH, Whitehouse WM, Williams DM (1987) Presentation and management of arterioportal fistulas. Arch Surg 122:563–571
20. Sussman SK, Braun SD, Perlmutt LM, Newman GE, Dunnick NR (1986) Digital indirect portography. Am J Roentgenol 147:39–43
21. Takashi M, Igarashi M, Hino S, Takayashu K, Goto N, Musha H, Ohnishi K, Okuda K (1985) Portal hemodynamics in chronic portal systemic encephalopathy. Angiographic study in several patients. J Hepatol 1:467–476
22. Tamura S, Kodama T, Samejima M, Yuki Y, Watanabe K (1989) New projection for portography. Radiology 173:279–281
23. Williams DM, Cho KJ, Aisen AM, Eckhauser FE (1985) Portal hypertension evaluated by MR imaging. Radiology 157:703–706

3.1.2 Portal Hypertension: Preoperative Aspects in Nuclear Medicine

H. J. Biersack, K. J. Paquet, U. Kania, B. Briele, and A. Hotze

The determination of total hepatic blood flow with delineation of its arterial and portal venous components is a major consideration in the surgical management of portal hypertension. Since the eventual success of the shunt operation is dependent on adequate liver circulation, such an evaluation should be an essential feature of the preoperative patient work-up. Scintigraphic studies using ^{99m}Tc-labeled sulfur colloid allow estimation of hepatic blood flow (EHBF) while quantitative sequential perfusion scintigraphy renders possible the determination of the portal contributation to the liver blood flow.

Methods and Patients

A total of 245 cases are included in this report: 40 normal subjects and 205 patients with verified hepatic pathology (cirrhosis) and portal hypertension. The group with portal hypertension had overt clinical evidence of liver cirrhosis and radiographic signs of esophageal varices. All patients had had bleeding from their varices. Likewise, all patients had a tissue diagnosis of hepatic cirrhosis on biopsy. In 55 patients who had shunt operations (mesocaval) follow-up hepatic perfusion scintigraphy was performed.

Sequential hepatosplenic scintigraphy was performed following an intravenous bolus injection of 15 mCi ^{99m}Tc-pertechnetate. The methods have been published elsewhere [1, 2]. For EHBF we used the sulfur colloid method clearance after injection of 2 mCi ^{99m}Tc-labeled sulfur colloid. The determination of the blood volume was performed using ^{51}Cr-labeled red blood cells [2].

Results

Portal circulation in healthy patients was calculated to be 70.8% ± 7.1% of the total hepatic blood flow, whereas patients with portal hypertension showed a clear reduction in portal perfusion to 20.9% ± 10.9%. Corresponding figures for arterial perfusion were 29.2% ± 7.1% and 79.1% ± 11.2%. Thirthy-one of

53 patients (58.5%) having mesocaval shunt surgery showed no portal perfusion postoperatively. The portal contribution to total hepatic blood flow ($n = 205$) was less than 10% in 32 (15.6%), 10% – 25% in 100 (48.8%), and greater than 25% in 73 (35.6%). Portal contribution was reduced after the shunt procedure from 26.5% ± 12.8% to 8.1% ± 7.2%. The EHBF showed the lowest values in patients with a portal perfusion of less than 10%. In these patients shunt surgery led to a further reduction in EHBF while this was not the case in patients with higher EHBF values and higher portal perfusion. The reduction in EHBF after surgery was as follows: portal contribution less than 10% ($n = 7$), from 580 ± 70 to 500 ± 85 ml/min; portal contribution 10% – 25% ($n = 13$), from 695 ± 75 to 665 ± 65 ml/min; portal contribution greater than 25% ($n = 5$), from 815 ± 95 to 805 ± 85 ml/min.

Discussion

Portal circulation is generally recognized to contribute about 60% – 70% of the total liver blood flow [1 – 3]. Our findings agree well with these published observations. In portal hypertension the portal contribution to liver blood flow was decreased to approximately 20%. From these data it is obvious that hepatic perfusion scintigraphy allows the estimation of the arterial and portal components of liver blood flow.

The therapeutic concept of portal shunt surgery must consider two aims: effective decrease in the portal hypertension and maintenance of portal liver perfusion. The latter can be reached only by mesocaval or Warren shunt.

The criteria to select patients for a shunt operation are compensated liver function, inactivity of the cirrhosis, and the absence of encephalopathy. In recent years liver volume estimation by sonography (not less than 1000 ml, not more than 2500 ml) has gained increasing importance for shunt surgery [4]. Nuclear medicine offers two procedures which may help to improve the results of shunt surgery, namely quantitative liver perfusion scintigraphy and EHBF. Our results have shown that in approximately only 40% of patients with mesocaval shunt surgery portal perfusion can be maintained. The most important result of our investigations is that the prognosis of shunt surgery is poor when the portal contribution to liver blood flow is less than 10%. The portal perfusion was correlated to EHBF. In patients with portal perfusion of less than 10% EHBF was significantly decreased after shunt, far more than could be explained by the loss of portal perfusion. On the other hand, in patients with a portal perfusion of more than 10% and a EHBF of above 650 ml, no significant reductions in liver blood flow were observed. These data make evident that patients who meet these criteria should be considered as candidates for shunt surgery.

References

1. Biersack HJ (1980) Die quantitative Leberperfusion-Szintigraphie – tierexperimentelle und klinische Untersuchungen bei normaler und pathologischer Leberdurchblutung. Langenbecks Arch Chir 351:23–37
2. Biersack HJ, Torres J, Thelen M, Monzon O, Winkler C (1981) Determination of liver and spleen perfusion by quantitative sequential scintigraphy: results in normal subjects and in patients with portal hypertension. Clin Nucl Med 6:218–221
3. Schenk WG, McDonald JC, McDonald K et al. (1962) Direct measurement of hepatic blood flow in surgical patients with related observations on hepatic flow dynamics in experimental animals. Ann Surg 156:463–471
4. Paquet KJ, Denck H, Berchtold R (1982) Portale Hypertension – Diagnostik und Therapie der Leberzirrhose mit Ösophagusvarizenblutung. Karger, Basel

3.1.3 Magnetic Resonance Angiography and Color Doppler Ultrasound in Portosystemic Shunts

C. von Itter, A. Steudel, G. Layer, K. Seelos, C. Reichel, and F. Träber

Repeated or massive hemorrhage from gastroesophageal varices is a life-threatening complication of portal hypertension and requires appropriate therapy. The therapeutic concept in treatment of symptomatic portal hypertension includes portosystemic shunting. Since portosystemic shunts may thrombose, resulting in acute blockage and the life-threatening recurrence of symptoms, noninvasive methods for the evaluation of portosystemic shunt patency are important, especially when they are available in intensive care units. The patency of portosystemic shunts has usually been assessed by angiography. However, angiography is an invasive procedure, and the anatomically isolated portal system be difficult to opacify. In addition, angiography involves a certain risk to patients who are debilitated by chronic liver disease. New and noninvasive techniques to assess shunt patency include magnetic resonance imaging (MRI), magnetic resonance angiography (MRA) and color Doppler sonography (CDS).

Materials and Methods

In 30 patients the portosystemic shunt was evaluated. Of these, 19 underwent a portocaval end-to-side shunt and 11 a distal splenorenal shunt (Warren). In three patients the Warren shunt was transformed into a portocaval shunt because of shunt occlusion and recurrent hemorrhage. In one patient revision of the portocaval shunt was required due to shunt stenosis.

Shunt evaluation was performed by MRI, MRA, CDS, digital subtraction angiography (DSA), and/or clinical methods, for example, endoscopy. In 18 patients 19 investigations using MRI were performed, including one control evaluation after shunt transformation. In 11 patients 12 MRA were conducted, including one investigation after shunt transformation. In 21 patients 28 CDs were performed; seven of these 28 examinations were repeated investigations 6–12 months after the first. In 10 patients 11 DSA were performed; in one of these 10 patients the second examination was required due to deterioration of the clinical situation.

MRI was performed using T1-weighted spin-echo sequence (TR/TE = 500/15 ms). For MRA the two-dimensional inflow method was used (time-of-flight) with 50/15/60 (TR/TE/rf pulse angle). Spatially selective presaturation pulses were applied, and 40–60 slices covered a region of 20–30 cm. With three-dimensional maximum intensity projections and surface reconstruction shunt patency could be evaluated. All CDS studies were performed using standard techniques of vessel insonation on a commercially available equipment (Quantum Angiodynograph, Philips) with a 3.0-MHz transducer. The patients were examined without preparation except for an overnight fast when possible. DSA, studies were performed as transarterial splenoportography using standard techniques of intraarterial DSA (Polytron, Siemens).

The investigators knew about the particular type of shunting procedure but were not informed about the results of other imaging modalities or clinical findings.

Results

The results of the examinations are summarized in Table 1. In 18 out of the 19 MRI studies shunt patency was found, and in one patient shunt occlusion was detected. These diagnoses correlated with the clinical findings and the results of the other diagnostic methods performed. In the 12 shunt evaluations by MRA shunt patency was considered in 10 cases, which corresponded with the other imaging procedures and the clinical aspects. In one patient with post-operative recurrent hemorrhage MRA showed shunt stenosis which was confirmed by DSA and led to the revision of the portocaval shunt. In another patient MRA showed shunt occlusion which was also confirmed by DAS and MRI as well as by clinical findings; in this patient no reliable evaluation by CDS was possible.

CDS showed shunt patency in 17 of the 21 patients examinated. In the remaining four patients the shunt could not be reliably visualized. In four patients the second CDS confirmed the initial diagnosis of shunt patency 6–12 months later. In one patient the second CDS revealed shunt patency while no adequate demonstration was possible at the first examination. Due to massive increase in body weight the shunt could not be visualized on CDS in two patients while the first examination clearly showed shunt patency.

In 11 DSA studies shunt patency was demonstrated in six cases, shunt stenosis in one, and shunt occlusion in four. MRA and MRI confirmed the

Table 1. Results: diagnosis/correct diagnosis, confirmed by clinical findings and/or DSA

	MRI	MRA	CDS
Patency	18/18	10/10	22/22
Stenosis	0/0	1/1	0/0
Thrombosis	1/1	1/1	0/0
Not reliably visible	0	0	6

diagnosis of shunt occlusion in one of these four patients made with DSA. The other three patients were not investigated by MRI or MRA. Reliable evaluation of the shunt by CDS was not possible in two of the four patients with angiographically proven thrombosis of the shunt. The other two patients were not investigated by CDS.

Discussion

Traditionally, portosystemic shunts were evaluated by angiography. Recently, however, MRI, MRA, and CDS have provided adequate information without using contrast agents or invasive procedures [1–4]. Our results demonstrate a good correlation among MRI, MRA, and CDS findings with DSA and clinical examination. However, slow or turbulent blood flow, rendering high-intensity signal or causing a lost of signal in MRI and MRA, can be interpreted as shunt thrombosis [2, 3]. In some cases, CDS may not reliably demonstrate portosystemic shunts due to the well-known limitations of sonography, such as adipositas, meteorism, and ascites. If the shunt cannot be visualized, another reason may be shunt thrombosis or high grade stenosis, because the walls of the native veins are not sufficiently echogenic to outline the shunt when a color signal is absent. This problem is effective in Warren shunts. However, if many collateral vessels are seen in the upper left quadrant of the abdomen, thrombosis or at least stenosis of the Warren shunt can be inferred, especially when no collaterals were imaged in a previous examination [1, 4].

In contrast to MRI, MRA, and DSA, CDS is available as a bedside modality even under circumstances of intensive care, and it causes less cost.

Conclusion

Evaluation of portosystemic shunts should start with CDS. If CDS does not provide definite information, if it is suggestive of stenosis or thrombosis, or if it is not compatible with clinical results, MRI and/or MRA should be performed. When MRI or MRA demonstrates shunt stenosis or thrombosis, the diagnosis should be confirmed by DSA. This should also be performed when MR findings do not corroborate the clinical findings.

References

1. Ackroyd N, Gill R, Griffiths K, Kossoff G, Reeve T (1986) Duplex scanning of the portal vein and portosystemic shunts. Surgery 99:591–597
2. Bernardino ME, Steinberg HV, Pearson TC, Gedgaudas-McClees RK, Torres WE, Henderson JM (1986) Shunts for portal hypertension: MR and angiography for determination of patency. Radiology 158:57–61
3. Edelman RR, Mattle HP, Atkinson DJ, Hoogewoud HM (1990) MR-angiography. Am J Roentgenol 154:937
4. Grant EG, Tessler FN, Gomes AS, Holmes CL, Perrella RR, Duerinckx AJ, Busuttil RW (1990) Color Doppler imaging of portosystemic shunts. Am J Roentgenol 154:393–397

3.1.4 Investigation of Portal Hypertension with Color Doppler Ultrasonography and CT-Portography

M. R. Killi, N. Maden, N. Elmas, E. Sevinç, A. Musoğlu, and H. Özer

Color Doppler sonography has opened a new window into the evaluation of the portal venous system. This modality allows flow direction and frequency to be depicted a real-time vascular image superimposed on a continuously updated gray scale tissue image [1, 2]. Color Doppler sonography permits prompt visualization of the major portal vessels and confirmation of their patency. Detection of the presence of collaterals, which frequently from following portal hypertension, is another application of color Doppler imaging [3]. In this study, patients with known portal hypertension due to various cause were examined by color Doppler ultrasonography and computed tomography (CT) portography. Patency of the portal system, flow direction, and portosystemic collaterals were studied by each method. The contribution of the modalities to the diagnosis and their advantages and limitations are evaluated.

Materials and Methods

During a 3-month period, 22 patients (10 men and 12 women) with known portal hypertension referred by the gastroenterological unit were examined by color Doppler sonography and CT portography. Color Doppler sonography was chosen as the main investigation modality and CT portographic examinations were used in the confirmation of Doppler findings. Color Doppler and CT portographic examinations were performed to visualize: (a) main, left and right portal veins, (b) superior mesenteric vein and splenic vein, (c) splenic hilar collateral veins (including short gastric veins), (d) left coronary collaterals or gastroesophageal varices, (e) dilated or recanalized paraumbilical vein, and (f) presence, localization, and direction of portal blood flow.

Sonographic examinations were carried out using commercially available equipment. Both gray-scale and color Doppler imaging were done on a Thoshiba Sonolayer SSA-270A with sector and convex transducers operating at 3.75 MHz. In color Doppler instruments, shades of red and blue are used to show the direction of flow approaching or receding from the transducer. The assignment of the color code is also changeable due to choice of the examiner. We used a common color-coding scheme, in which the direction of flow was represented by hue, with red shades identifying flow toward the transducer and blue that away from the transducer. Similarly, information about velocity was conveyed by color intensity, with deeper colors representing slower rates of flow.

Patients were placed in supine position during most of the sonographic examination; if necessary, the patient moved into an oblique or decubitis position to better demonstrate more lateral vessels. Studies were carried out after at least 12 h of fasting, and no special preparations were performed. Total examination time for each patient was approximately 30 min.

After the completion of the sonographic examination, the selected vessel was catheterized, and the catheter was fixed securely to the skin and the patient transferred to the CT table. All patients were examined with a Toshiba TCT-600S using a 3-s scanning time and 10-mm section thickness. CT portography was performed from the superior mesenteric vein to the porta hepatis, proceeding cephalad. A similar scanning protocol was used in the investigation of the esophageal varices.

Results

Our findings in the 22 patients with portal hypertension included the following: (a) portal venous thrombosis, (b) portosystemic and portoportal collaterals, and (c) abnormal flow patterns.

Portal venous thrombosis was identified in seven patients with color Doppler ultrasonography and CT portography. In two patients, occlusion was related to the previous surgical procedures (splenectomy and portocaval shunt operation). There were three cases with portal thrombosis due to inflammatory disease, and in two patients the causes were hepatic cirrhosis. In color Doppler diagnosis of the portal vein thrombosis: (a) an adequate Doppler scan angle must be obtained, (b) adequate Doppler insonation parameters must be performed, (c) blood flow in the smaller vessels must be shown at a comparable depth and angle of insonation, (d) no intraportal color-coded flow was seen, (e) the presence of intraluminal echoes on gray-scale images can be accepted as supportive but not diagnostic, and (f) the presence of the collateral vessels must alert the examiner. In CT portography, the thrombosed veins showed lack of enhancement of the lumen compared to the visualized adjacent vascular structures (Fig. 1).

Cavernous transformation of the portal vein, paraumbilical, splenoretroperitoneal, gastroesophageal, short gastric, and splenic hilar collaterals were demonstrated by color Doppler ultrasonography and CT portography, in all cases with portal hypertension (Figs. 2, 3). Coronary and lesser omental collaterals were identified by color Doppler sonography in eight patients; however, the same collaterals were detected only in six patients using CT portography. Color Doppler sonography detected splenorenal collaterals in seven patients, whereas CT portography was found successful in four patients (Table 1).

a

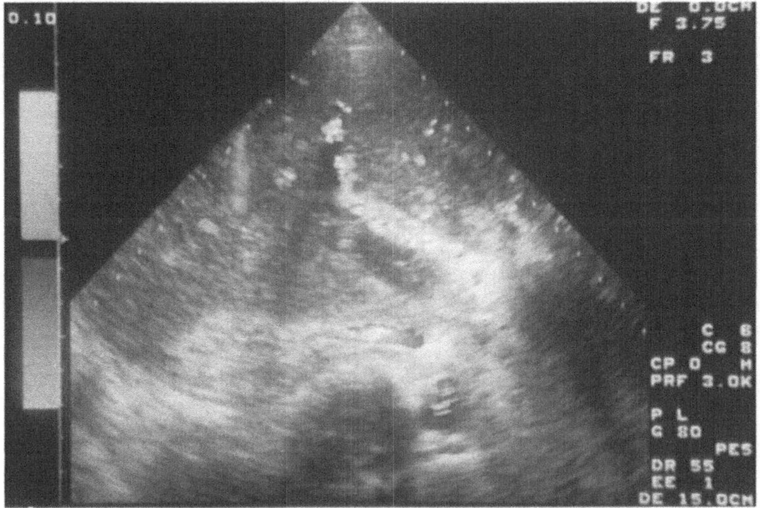

b

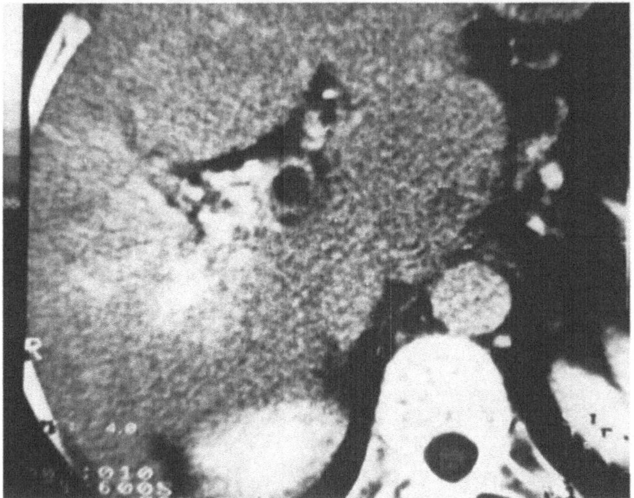

Fig. 1 a, b. Portal vein thrombosis and cavernous transformation. **a** In color Doppler ultrasonography, no color-coded flow is seen in the main portal vein. Vascular channels due to cavernous transformation also are demonstrated. **b** CT portogram shows mass of the vessels in the porta hepatis surrounding unopacified portal vein

Abnormal flow patterns were encountered in two patients with color Doppler ultrasonography. Reversed main portal vein blood flow was seen in one patient who had Budd-Chiari syndrome; hepatic veins were not detected in this patient (Fig. 4). In the other patient, helical flow in the main portal vein was identified. CT portography was found unable to demonstrate the abnormal flow patterns.

a

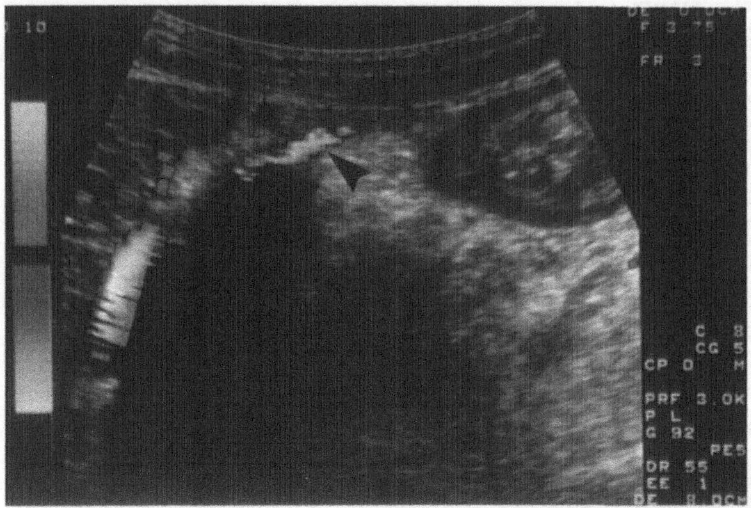

b

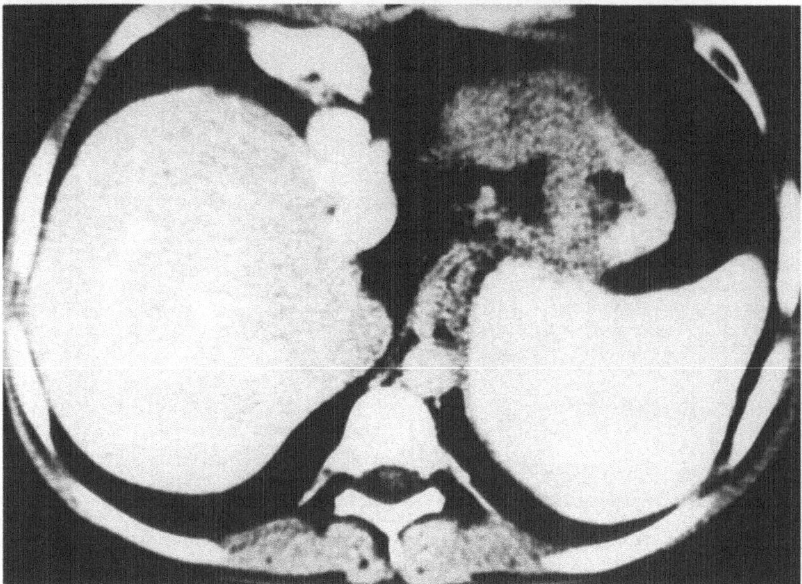

Fig. 2a, b. Paraumbilical collateral vein. **a** Color Doppler ultrasonography demonstrates a large paraumbilical vein (*arrowheads*) which is encoded *in red color* as it carries blood away from the liver. **b** CT portogram shows a large paraumbilical vein lying immediately deep to the anterior abdominal wall

Discussion

Until recently, splenoportography and arterioportography were the main investigation modalities to diagnose portal venous abnormalities, but because of the risk and discomfort to the patient, they are not suitable as a screening test

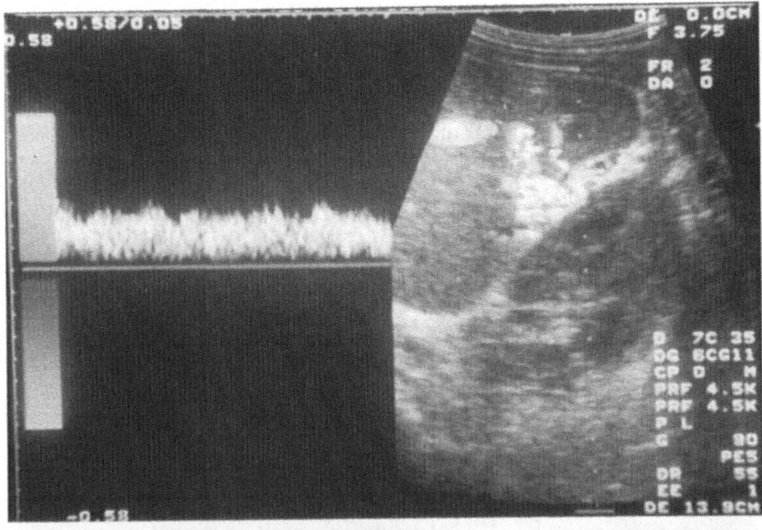

a

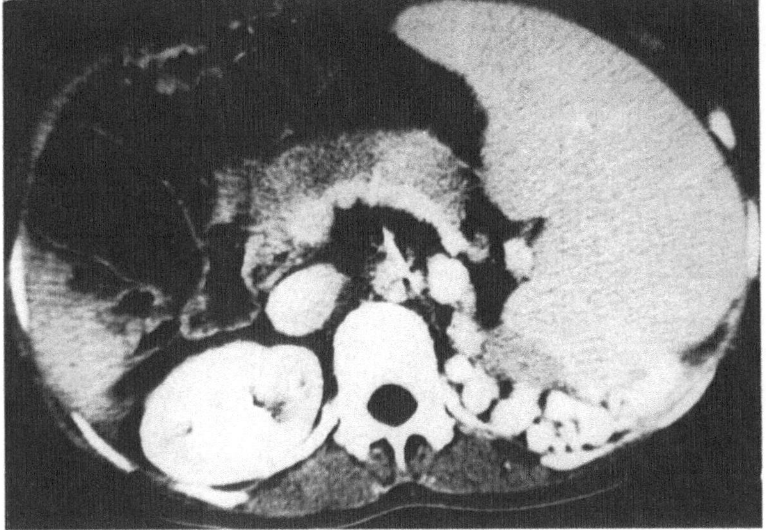

b

Fig. 3 a, b. Splenoretroperitoneal collateral veins. **a** Color Doppler ultrasonography shows numerous tortuous vessels lying between the spleen and the left kidney. **b** In CT portography, splenoretroperitoneal collaterals are clearly seen just behind the enlarged spleen

[4, 5]. Less invasive techniques such as contrast-enhanced CT and magnetic resonance imaging can demonstrate collaterals [6, 7] and portal venous thrombosis but provide little dynamic flow information [7, 8]. Although CT portography has been described as a means of detecting hepatic neoplasms [9, 10], it is not useful in evaluating the anatomy and hemodynamics of the portal venous system [11]. Angiography and CT also require injection of contrast material, which alters hemodynamics nonphysiologically [12].

Table 1. Evaluation of collaterals by color Doppler ultrasonography (CDU) in 22 patients with portal hypertension

Collaterals	CDU	CT portography
Coronary	8	6
Lesser omentum	8	6
Splenic hilum	11	11
Short gastric	12	12
Gastroesophageal	13	13
Splenoretroperitoneal	4	4
Splenorenal	7	4
Paraumbilical	4	4
Cavernous transformation	7	7

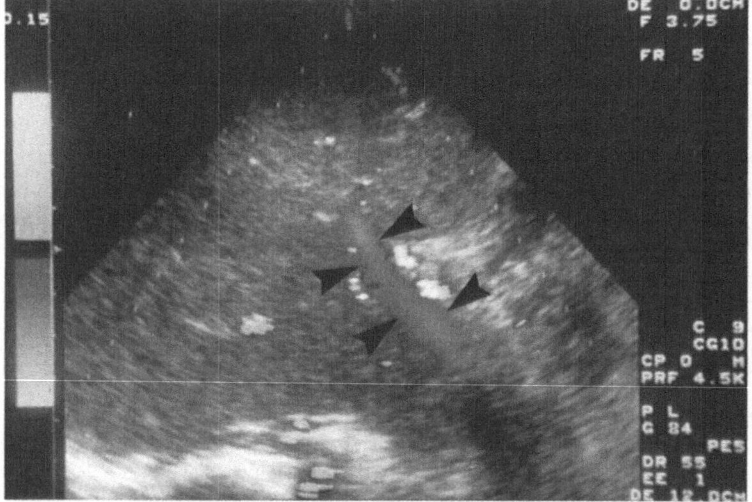

Fig. 4. Budd-Chiari syndrome. Color Doppler ultrasonography shows reversed blood flow in the main portal vein (*arrowheads*), encoded *in blue color*. Hepatic veins also are not seen in the liver

Color Doppler sonography can well demonstrate portal system abnormalities in patients with portal hypertension. Color Doppler ultrasonography offers important advantages: (a) estimation of the possible causes of the portal hypertension, (b) rapid determination of the presence, location, and direction of the portal flow, (c) detection of the portohepatic and portosystemic collaterals, (d) determination of the flow directions in the collaterals, (e) confirmation of the patency of surgical shunts, (f) ease of examination, (g) lower cost, (h) lack of need for X-ray and intravenous contrast material, and (i) easier availability for multiple follow-up examinations. However, this modality has some limitations: (a) difficulties in the examination of some regions due to gastrointestinal gas or extensive ascites, (b) in the presence of static flow, and (c) in cooperation problems between the patient and sonographist [2, 3, 12].

Portal venous thrombosis was noted in seven patients with color Doppler ultrasonography and CT portography. In the present study, there were no failures in demonstrating portal vein thrombosis by color Doppler ultrasonography and CT portography. However, in the demonstration of collateral vessels and abnormal flow patterns, color Doppler ultrasonography was found more valuable than CT portography.

In summary, in patients with portal hypertension color Doppler ultrasonography allows rapid determination of the presence of portal blood flow. Detection of the presence of collaterals and the direction of the portal blood flow are another application for which we have found color Doppler ultrasonography to be especially well suited.

References

1. Merrit CRB (1987) Doppler color flow imaging. JCU 15:591–597
2. Shapiro RS, Garten AJ (1991) Color Doppler sonography of the hepatic vasculature. Video Color Flow Imaging 1/3:105–112
3. Merrit CRB (1989) Practical aspects of deep abdominal and pelvic Doppler color flow imaging. Conventional and color-flow duplex ultrasound course, Syllabus, AIUM, Phoenix, AZ, 7–8 April 1989, pp 39–48
4. Merrit CRB (1979) Ultrasonographic demonstration of portal vein thrombosis. Radiology 133:425–427
5. Gansbeke DV, Avni EF, Delcour C, Engelholm L, Struyven J (1985) Sonographic features of portal vein thrombosis. Am J Roentgenol 144:749–752
6. Williams DM, Cho KJ, Aisen AM, Eckhauser FE (1985) Portal hypertension evaluated by MR imaging. Radiology 157:703–706
7. Vogelzang RL, Gore RM, Anschuetz SL, Blei AT (1988) Thrombosis of the splanchnic veins: CT diagnosis. Am J Roentgenol 150:93–96
8. Zirinsky K, Markisz JA, Rubenstein WA (1988) MR imaging of portal venous thrombosis: correlation with CT and sonography. Am J Roentgenol 150:283–288
9. Nakao N, Miura K, Takayasu Y, Wada Y, Miura T (1983) CT angiography in hepatocellular carcinoma. J Comput Assist Tomogr 7:780–787
10. Matsui O, Takashima T, Kadoya M, Ida M, Suzuki M et al. (1985) Dynamic computed tomography during arterial portography: the most sensitive examination for small hepatocellular carcinomas. J Comput Assist Tomogr 9:19–24
11. Reinig JW, Sanchez FW, Vujic I (1985) Hemodynamics of portal blood flow shown by CT-portography. Radiology 154:473–476
12. Ralls PW (1990) Color Doppler sonography of the hepatic artery and portal venous system. Am J Roentgenol 155:517–525

3.1.5 Collateral Circulation of the Splenoportal System in Portal Hypertension *

H.-J. Maurer

The main cause of portal hypertension is liver cirrhosis (LC) (Brick and Palmer; Gütgemann and Schreiber; Kalk 1958; Schreiber 1962; Zimmerman et al). In Western countries this is commonly due to alcohol (De la Hall); in India and southeastern Asia most cases are attributable to hepatitis B which is less common in Europe and North America; other, less frequent causes of LC are discussed by Zimmerman et al. and by Okuda and Benhamou (1991, part IV). Thrombosis in the splenoportal system may complicate LC or appear alone. Due to localization of the barrier in the splenoportal circulation Whipple (1945) proposed the concept of intra- and prehepatic block and Kalk (1953) that of posthepatic block, i. e., obstruction of the hepatic venous outflow, caused mostly by thrombosis (Budd-Chiari syndrome) and sometimes connected with thrombosis in the splenoportal system. The most important complication is bleeding of esophageal or/and stomach varices, entailing a high mortality rate (first bleeding, 50%; generally, 38.2%). In 10% of cases this bleeding is the first symptom of LC.

It is necessary to examine the splenoportal system regarding the clinical importance of hepatofugal efflux leading to collaterals, especially in the cranial direction, and to exclude thrombosis.

Material and Method

A total of 103 splenoportographies have been evaluated. Patient's ages ranged between 25 and 60 years, but most were between 35 and 55 years. Pressure measurements were performed according to Atkinson and Sherlock. In this series splenoportography was carried out directly under general anesthesia. After a test injection (5–10 ml c. m.) 30 ml meglumine diatrizoate (Urografin) was injected at 5 ml/s. Serial films were taken after a 2-s delay 10 1/1 s followed by

* Dedicated to the memory of the late Prof. Dr. Dr. h.c. Gütgemann, pioneer of portal surgery in Germany.

10 1/2 s. No side effects or adverse reactions were seen. In 76.8% of these patients, there was LC, in 11.6% a thrombosis alone, and in 11.6% a combination of pre- and intrahepatic block. In this series no case of Budd-Chiari syndrome (posthepatic block, Kalk) was seen.

Results

The participation of collateral veins shows a marked predominance of cranial efferent veins (Table 1): the vena coronaria ventriculi (91.3%; Figs. 1 a, c, 2 a) and venae gastricae breves (46.6%; Figs. 1 b, c, 2 b). These veins together constitute 47% of the hepatofugal efflux. We observed no hepatofugal caudal efflux on its own; this was always combined with cranial efflux (Figs. 1 d, 2 c). Most of operative shunts can be seen preformed spontaneously (Fig. 3); superior mesenteric, inferior mesenteric, umbilical, and splenorenal shunts to the caval system and spontaneous portacaval shunts are extremely rare. Thrombosis with or without LC (Fig. 4) leads to different collaterals due to localization and extension. Since liver perfusion in cases with combined intra- and extrahepatic block is often very small, the typical intrahepatic portal venous alterations due to LC cannot be seen. In portal thrombosis venous transformation may emerge (Fig. 5).

Sometimes difficulties in diagnosis of smaller parietal thrombosis, especially at the junction of the superior mesenteric vein and the portal vein, result from flow effects (Fig. 6). Splenoportographies performed with a Blakemore-Sengstaken tube in position (Fig. 7) show compression only of intramural esophageal and short gastric veins near the cardia. Controls of shunt function show no difference between end-to-end and side-to-side portacaval shunts (Fig. 8). In our series no relation was found between pressure in the splenoportal system and the extent or size of collaterals (Winneguth 1977).

Table 1. Collateral veins involved in portal hypertension (proportion of cases)

Vena coronaria ventriculi	91.3%
Venae gastricae breves	46.6%
Vena mesenterica caudalis	22.3%
Vena mesenterica cranialis	12.6%
Venae lumbales ascendentes	9.7%
Vena umbilicalis	5.8%
Veins from splenic hilus	5.8%
Veins from liver hilus	5.8%
Venae pancreaticae	3.9%
Venae phrenicae	3.9%
Vena renalis sinistra	1.9%
Vena ovarica sinistra	0.7%
Venae intercostales	0.7%

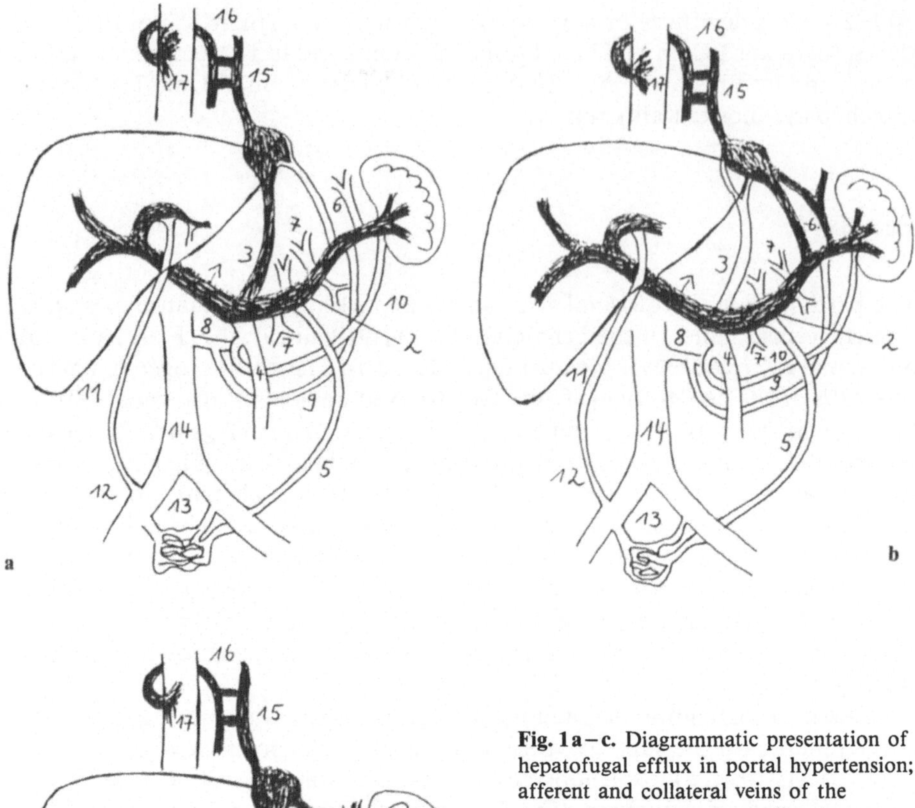

Fig. 1a–c. Diagrammatic presentation of hepatofugal efflux in portal hypertension; afferent and collateral veins of the splenoportal system (according to Anacker 1959). **a** Via coronary ventricular vein. **b** Via short ventricular veins. **c** Via cranial and caudal collaterals. *1*, vena portae; *2*, vena linealis; *3*, vena coronaria ventriculi; *4*, vena mesenterica superior; *5*, vena mesenterica inferior; *6*, venae gastricae breves; *7*, venae pancreaticae; *8*, vena renalis sinistra; *9*, embryonal collateral veins between, vena linealis and vena renalis sinistra; *10*, vena gastroepiploica; *11*, vena umbilicalis; *12*, vena epigastrica; *13*, plexus haemorrhoidalis; *14*, vena cava; *15*, venae oesophagi; *16*, vena azygos; *17*, vena cava superior

Discussion

Our results are of interest although we have used direct splenoportography for long. Except for two small injections of capsular contrast medium, which did not influence the procedure, we saw no side effects or adverse reactions. Non-

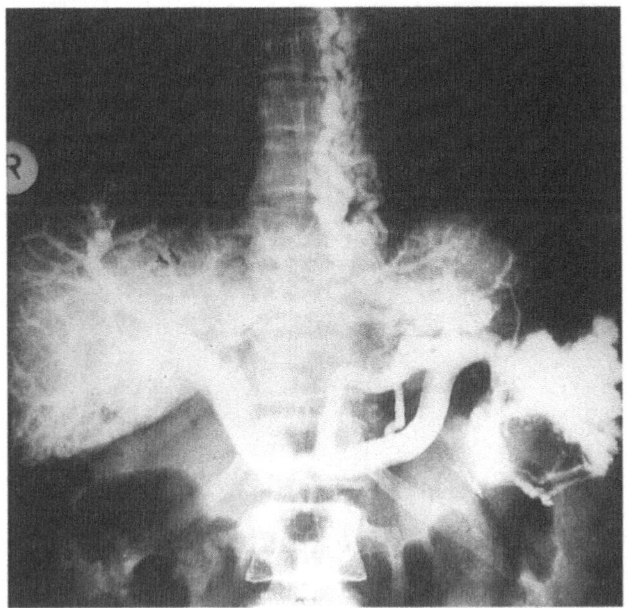

a

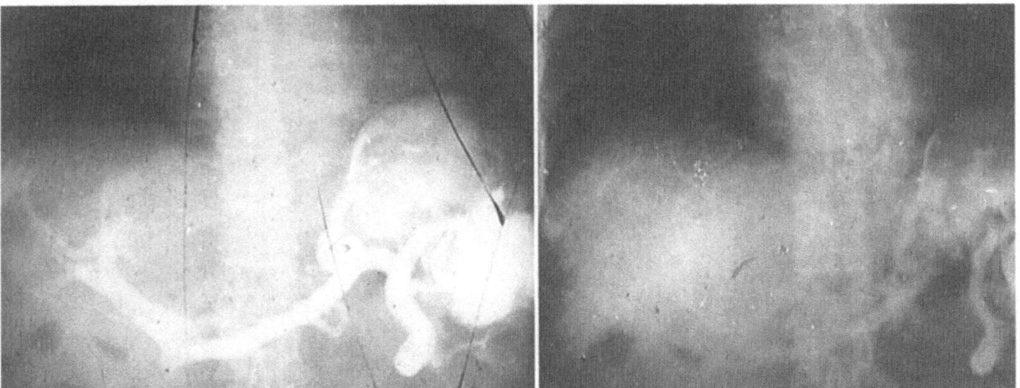

Fig. 2a–d. Collaterals in portal hypertension, hepatofugal efflux. **a** Vena coronaria ventriculi. **b** Venae gastricae breves. **c** Vena coronaria ventriculi and venae gastricae breves. **d** Vena umbilicalis and cranial efflux

ionic contrast media have further diminished the risk (Katayama et al. 1989; Maurer 1980; Taenzer and Wende 1989). In addition, arterial indirect splenoportography (e.g., Düx 1965; Bücheler and Thurn) shows the arterial pattern of the damaged liver (e.g., Maurer et al. 1973), but it does not allow pressure measurement. Transhepatic or transjugular porto- or splenoportography (Burchhardt 1991) permits pressure measurement as the direct procedure. The main aim of splenoportography is to confirm that veins are suitable for shunt and to exclude thrombosis. Computed tomography (Fig. 9) and magnetic resonance angiography are useful in verifying splenic and portal veins

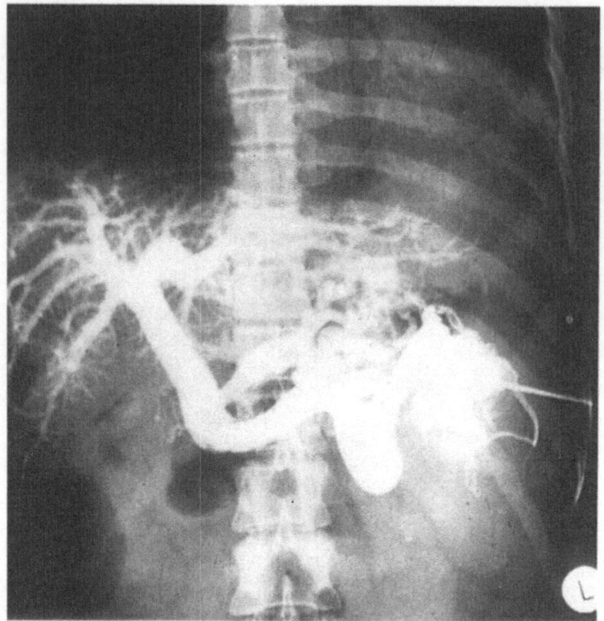

c

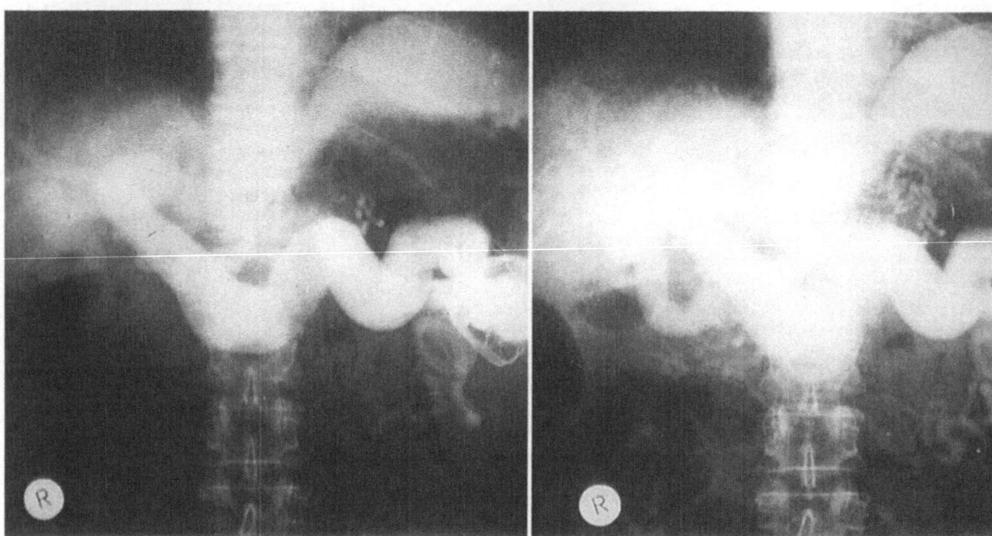

d

Fig. 2c, d

and their major branches. Magnetic resonance angiography will probably soon be improved to fulfill the necessary conditions, using contrast medium (e.g., Gd-DTPA); both flow rate and volume then will be measureable.

Although the total diameter of the unsealed collaterals generally exceeds that of the portal vein, no compensation of portal hypertension is seen (e.g.,

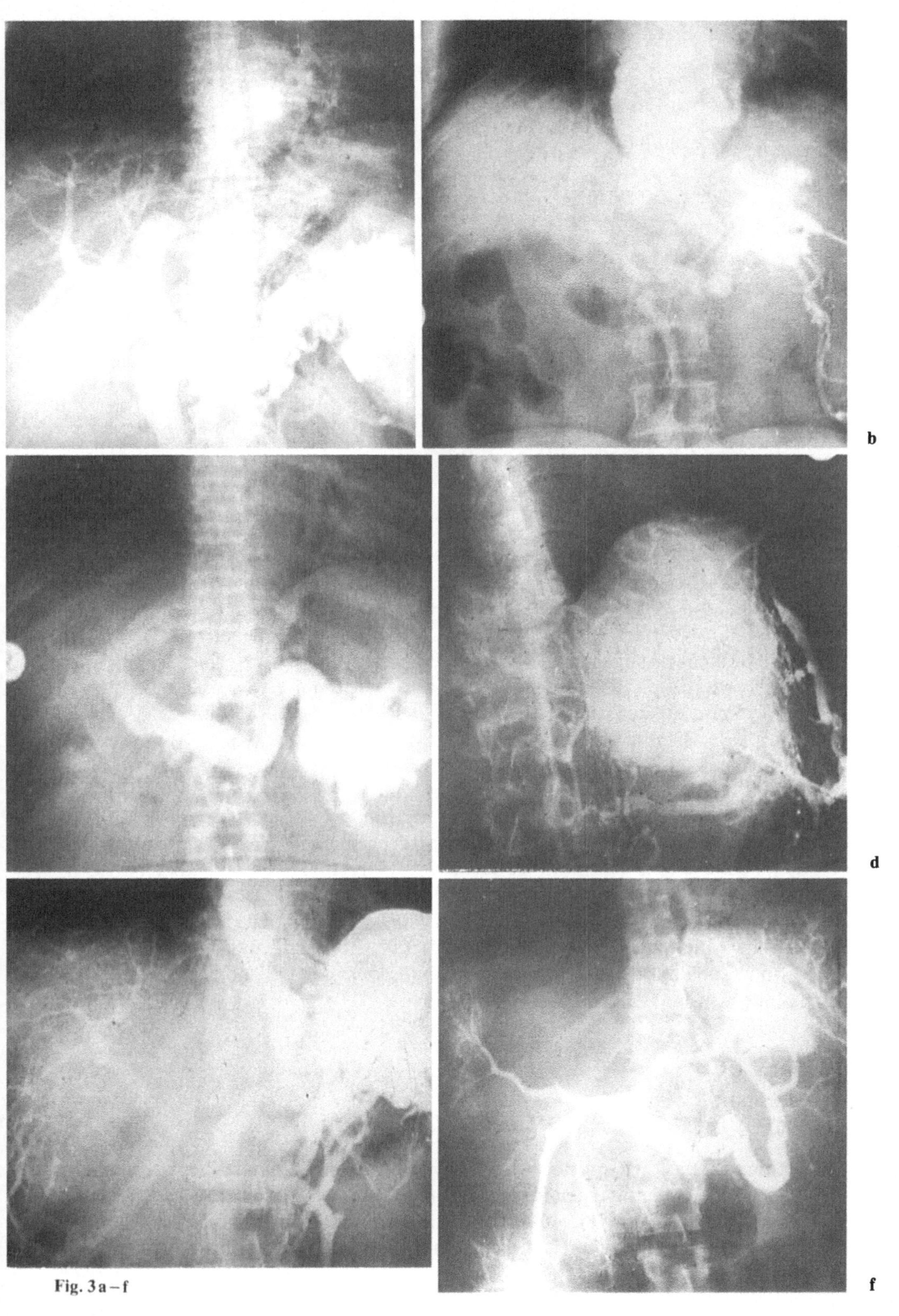

Fig. 3a–f

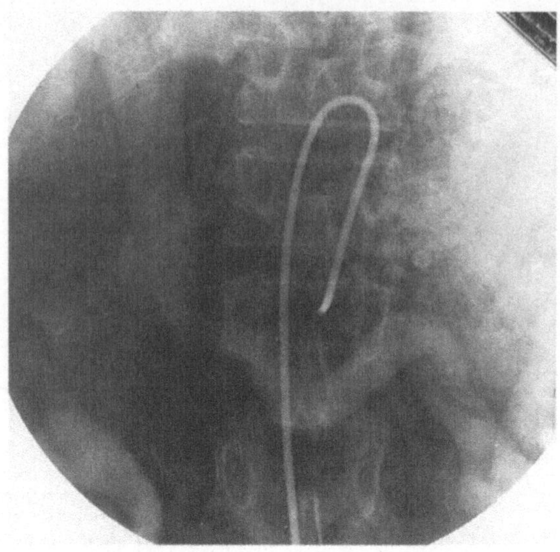

Fig. 3a–g. Collaterals, showing preformed shunts, always with cranial efflux. **a** Vena mesenterica superior. **b** Vena mesenterica inferior, splenic capsular vein. **c** Splenic capsular vein. **d** Hepatofugal efflux through venae lumbales ascendentes; splenic and portal vein shown in other panels. **e** splenorenal shunt. **f** Large hepatoma leading to portal hypertension. **g** Spontaneous portocaval shunt, no hepatofugal efflux

Gütgemann et al.; Schreiber 1962) except in cases with a spontaneous portacaval shunt (Fig. 3g). The Hagen-Poisseuille law can explain the formation of collaterals (Swart 1968) only within certain limits (Winneguth 1977), though the umbilical or superior mesenteric vein should be found primarily this was not noted above (Table 1) as the cranial hepatofugal efflux predominant. In our opinion the consistent embryological ability, not the anatomical localization, is decisive in unsealing collaterals. It is important that only intramural esophageal and ventricular varices can bleed. These bleedings can be controlled by various procedures (e.g., Burchhardt 1991; Gütgemann et al. 1955; Paquet 1991; Rikkers 1991), even if recurrent, but the portal hypertension is not affected. As long as confirmation of drug therapy (Fleig 1991) is lacking, a systemic shunt (Bismuth et al. 1991; Gütgemann et al.; Rikkers 1991; Schreiber 1962) has to be established, in certain cases replenished by arterialization (Matzander 1965). As shown, all splenoportal collaterals vanished due to a hemodynamically effective shunt (Fig. 6e). Further complications, such as pulmonary hypertension (Hadenge et al.) and right ventricular failure, will be avoided.

Summary

Examination of 103 splenoportographies shows only a cranial hepatofugal efflux in 47%. A caudal hepatofugal efflux on its own was not seen in this series, it was observed only in combination with cranial hepatofugal efflux. Thrombosis in the splenoportal system connected with liver cirrhosis was seen in

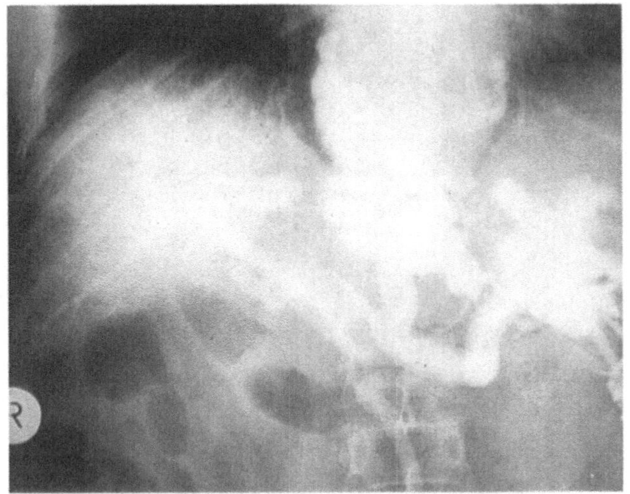
a

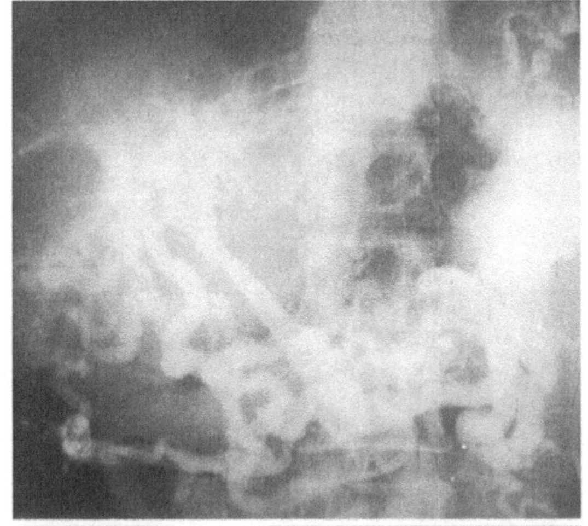
b

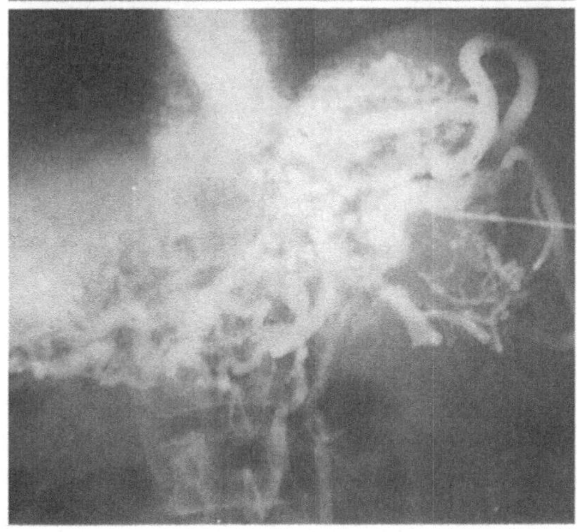
c

Fig. 4a–c. Thrombosis of the splenoportal system. **a** Thrombosis at portal vein wall. **b** Splenic vein and portal vein wall thrombosis. **c** Complete splenoportal thrombosis

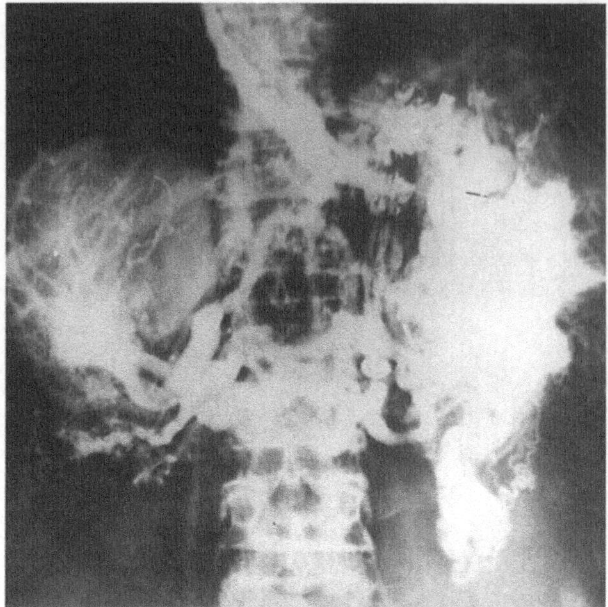

Fig. 5. Splenoportal thrombosis leading to venous transformation through the collaterals

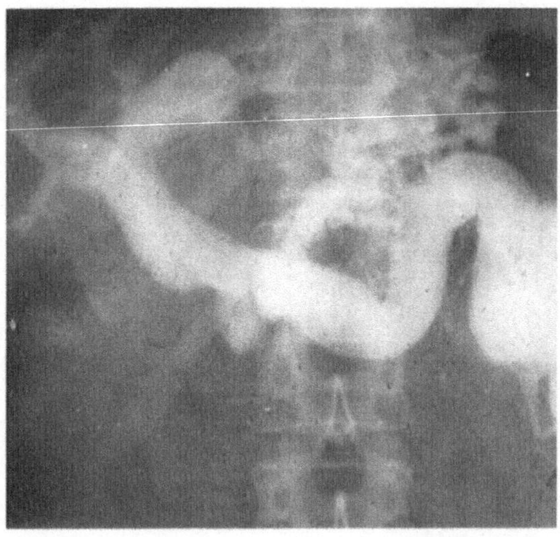

Fig. 6. No thrombosis at superior mesenteric and portal veins junction: confluence phenomenon (confirmed in surgery)

11.6% of cases and thrombosis of the splenorenal system on its own in a further 11.6%. Bleeding of intramural esophageal varices and the venae gastricae breves near the cardia can be stopped by a correctly positioned Blackmore-Sengstaken tube whereas the non bleeding extramural esophageal varices re-

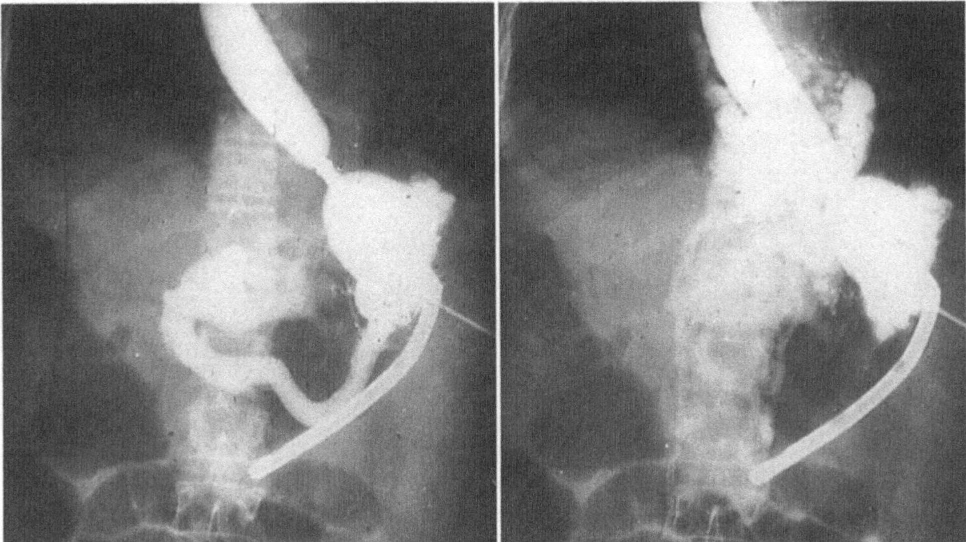

Fig. 7. Blackemore-Sengstaken tube in position, filled by contrast medium compressing the intramural esophageal veins only

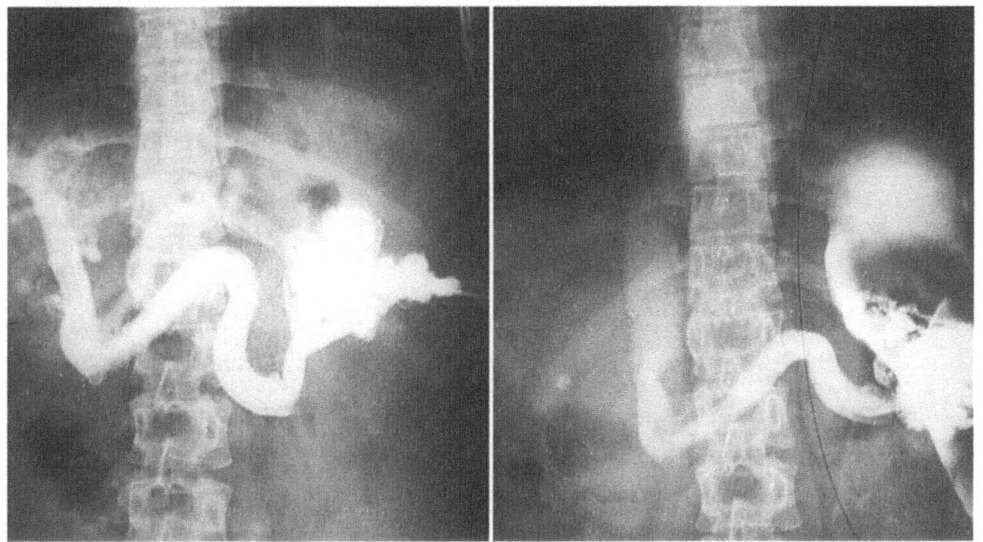

Fig. 8. End-to-side anastomosis without any collaterals filled (*left*) as shown before (*right*)

mained unaffected. The Hagen-Poisseuille law can explain the formation of collaterals and varices only with in certain limits. In our opinion the embryologically consistent ability of the veins plays a major role.

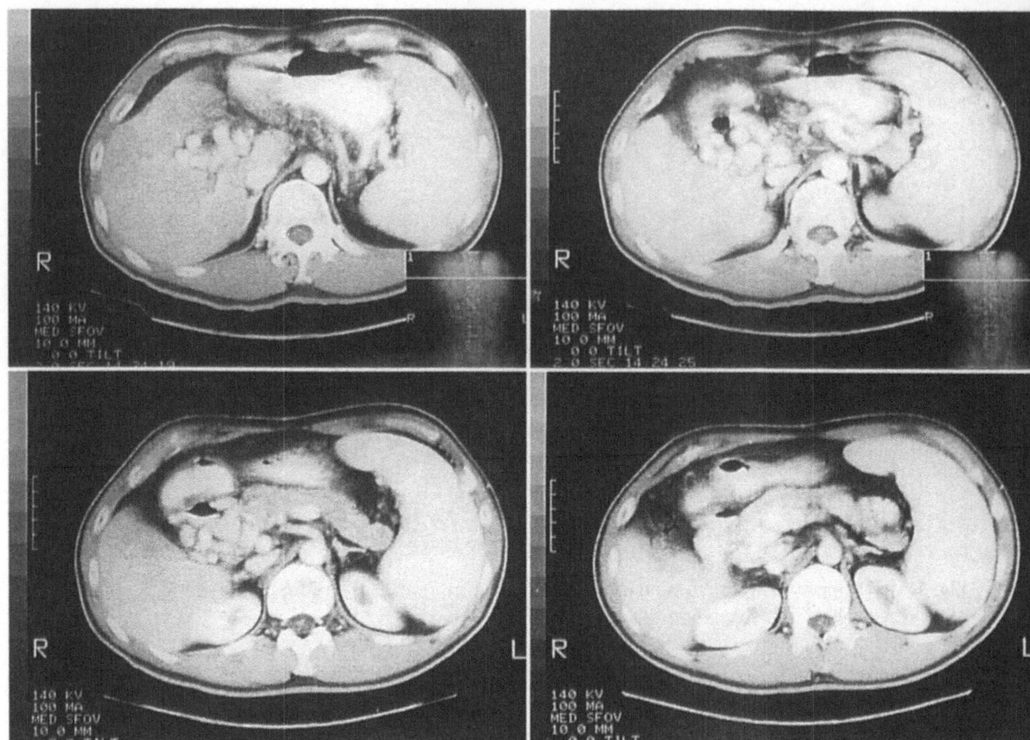

Fig. 9. CT after bolus injection (50 ml) + continuing injection of 50 ml Iopamiro at 3 ml/sec

Acknowledgements. I thank B. Maurer for technical assistance and Mrs. Latifah for preparation of the manuscript.

References

Anacker H (1959) Die Splenoportographie als Untersuchungsmethode in der Leberdiagnostik. In: Anacker H et al. (eds) Röntgendiagnostik der Leber. Springer, Berlin Göttingen Heidelberg

Atkinson M, Sherlock S (1954) Intrasplenic pressure as index of the portal venous pressure. Lancet I: 1325–1327

Bergstrand J, Ekman A (1947) Portal circulation in portal hypertension. Acta Radiol. 47:1–22

Bismuth H, Sherlock DJ, Adam R (1991) The present day usage of nonselective shunts. In: Okuda K, Benhamou J-P (eds) Liver cirrhosis

Burchardt F (1991) Percutaneous transhepatic catheterization of the portal venous system. In: Okuda K, Benhamou J-P (eds) Liver cirrhosis

Demling L, Wolf F, Wachsmann F (1956) Die Bestimmung des Capillardrucks an der Rektumschleimhaut für Beurteilung des Pfortaderdrucks. Dtsch. Med Wochenschr 81:1153–1156

Düx A (1965) Splenoportographie. In: Schinz HR et al. (eds) Lehrbuch Röntgendiagnostik, 6th edn. Thieme, Stuttgart

Düx A, Bücheler E, Thurn P (1967) Die indirekte Splenoportographie. Methodik, Indikationen und Ergebnisse. Fortschr Geb Röntgenstr 106:183–197

Fleig WE (1991) Prevention of recurrent bleeding: pharmacological procedures. In: Okuda K, Benhamou J-P (eds) Liver cirrhosis

Gütgemann A, Hennrich G, Nagel W (1955) Zur chirurgischen Behandlung des Pfortaderhochdrucks unter dem Gesichtspunkt der Varizenblutung. Dtsch Med Wochenschr 80:599–602

Gütgemann A, Schreiber HW, Schriefers KH, Penin H (1961) Porto-kavale Anastomose und sogenannte Encephalopathie. Dtsch Med Wochenschr 86:2370–2374

Hunt AH, Whitlard BR (1954) Thrombosis of the portal vein in cirrhosis hepatis. Lancet I:281–284

Itai YV (1991) CT and MRI in the diagnosis of portal hypertension. In: Okuda K, Benhamou J-P (eds) Liver cirrhosis

Kalk H (1953) Die portale Hypertension betrachtet. Muench Med Wochenschr 95:119–122

Katayama H et al. (1989) Adverse reactions to contrast media. Ionic versus Non-ionic CM. Japanese Committee on Safety of Contrast Media, Tokyo

Matsutani S et al. (1991) Ultrasonography in the diagnosis of portal hypertension. In: Okuda K, Benhamou J-P (eds) Liver cirrhosis

Matzander U (1965) Verbesserung der Leberdurchblutung nach portokavalen Anastomosen. Ann Univ Sarav 4

Maurer HJ (1964) Untersuchungen über Kollateralbahnen des lieno-portalen Systems. Röntgenblätter 17:509–522

Maurer H-J (1980) Risiken bei Kontrastmitteluntersuchungen. Dtsch Ärztebl 77:1555–1564

Maurer H-J, Körtge P, Schreiner M (1973) Angiographische Untersuchungen der Lebergefäße bei chronischen Hepatitiden. Fortschr Geb Röntgenstr 118:697–704

Morali GA Blendis LM (1991) Splenomegaly in portal hypertension: causes and effects. In: Okuda K, Benhamou JP (eds) Liver cirrhosis

Okuda K, Benhamou J-P (eds) (1991) Portal hypertension. Clinical and physiological aspects. Springer, Berlin Heidelberg New York

Okuda K, Matsutani S (1991) Portal systemic collaterals: anatomy and clinical implications. In: Okuda K, Benhamou J-P (eds) Liver cirrhosis

Okuda K, Takayasu K (1991) Angiography in the study of portal hypertension. In: Okuda K, Benhamou J-P (eds) Liver cirrhosis

Okudeira M (1991) Anatomy of portal vein system and hepatic vasculature. In: Okuda M, Benhamou J-P (eds) Liver cirrhosis

Paquet K-J (1991) Prevention of reccurent bleeding: sclerotherapy. In: Okuda K, Benhamou J-P (eds) Liver cirrhosis

Popper H (1931) Über Drosselvorrichtungen an Lebervenen. Klin Wochenschr 10:2129–2131

Rikkers LF (1991) Prevention of recurrent bleeding: selective shunt operation. In: Okuda K, Benhamou J-P (eds) Liver cirrhosis

Schreiber HW (1962) Pathophysiologie und Chirurgie des Pfortaderhochdrucks. Langenbecks Arch Klin Chir 300:187–270

Swart B (1968) Überlegungen zur Genese typischer Kollateralkreislaufe beim portalen Hochdruck und deren röntgenologisch–klinische Symptomatologie. Radiologe 8:73–83

Taenzer V, Wende S (eds) (1989) Recent developments in nonionic contrast media. Thieme, Stuttgart

Wilson JB (1951) Vascular patterns in the cirrhotic liver. Edinburgh Med J 58:537–548

Winneguth W (1977) Untersuchungen zum Kollateralsystem beim Pfortaderhochdruck. Inaugural dissertation, Faculty of Medicine, Friedrich Wilhelm University, Bonn

3 Portale Hypertension

3.2 Konservative Therapie

3.2.1 Sklerosierungstherapie von Ösophagusvarizen bei der Behandlung der Ösophagusvarizenblutung

H. Kolvenbach und A. Hirner

Kontroverse Diskussionen sind das „Salz im Eintopf medizinischer Kongresse". Darf die Sklerosierungstherapie der Ösophagusvarizen nach jüngsten Literaturmitteilungen (Binmoeller u. Soehendra 1991; Sauerbruch 1991; Soehendra et al. 1991) überhaupt noch kontrovers diskutiert werden? Unsere eigenen Ergebnisse regen zumindest dazu an.

Patienten und Methodik

Binnen der letzten 10 Jahre wurden in der Chirurgischen Universitätsklinik Bonn insgesamt 1052 Patienten (Tabelle 1) mit Ösophagusvarizen behandelt. In 676 Fällen war eine Blutung der Grund für die aktuelle Zuweisung. Die übrigen Patienten kamen elektiv zur therapeutischen (n = 260) und prophylaktischen (n = 116) Sklerosierung. Nach Sicherung der Vitalfunktionen und ausgiebiger Magenspülung erfolgte die Notfallendoskopie zur Diagnosesicherung. Ösophagusvarizen als Blutungsursache wurden durch Sofortsklerosierung mit 0.5%igem Polidocanol (Aethoxysklerol) oder 5%iger Phenolerdnußöllösung bis zum Sistieren der Blutung behandelt. Dabei kamen in den letzten Jahren überwiegend flexible Endoskope zum Einsatz. Die Injektionstechnik war gemischt intra- und paravasal. Eine Prämedikation ist für die flexible Endoskopie und Sklerotherapie nach unserer Erfahrung auch bei der akuten Blutung *nicht* erforderlich, während die starre Ösophagoskopie nur in Intubationsnarkose durchgeführt wird. In Abständen von 4–7 Tagen wurde die Wandsklerosierung bis zur Rückbildung der Varizen oder einer deutlichen Narbenbildung

Tabelle 1. Endoskopische Sklerosierungstherapie, demographische Daten

Beobachtungszeitraum	1. 1. 1980–31. 12. 1990
Patientenzahl (n)	1052
– Weiblich	35.5%
– Männlich	64,5%
Durchschnittsalter (Jahre)	52 (1–84)
Durchschnittsdauer der Nachbeobachtung (Monate)	24,5

wiederholt. Die medikamentöse Leberkomaprophylaxe war standardisiert. Die Patientendaten wurden, zum größten Teil im Rahmen einer Dissertation (Dommack 1991), retrospektiv analysiert.

Ergebnisse

Als Ursache des Pfortaderhochdrucks konnte in über 90% der Fälle ein intrahepatischer Block diagnostiziert werden. Dabei machen die alkoholische und posthepatitische Zirrhose zusammen ca. zwei Drittel der Grunderkrankungen aus. Bei Einlieferung fanden wir bei 44% der Patienten eine aktive Blutung, entsprechend einem Stadium I nach der Forrest-Klassifikation (Forrest et al. 1974). Die Ausprägung der Varizen wurde endoskopisch in Anlehnung an Paquet (Paquet u. Koussouris 1986) in 3 Grade unterteilt. Sie beeinflußte auch in unserem Kollektiv eindeutig die Rate der frühen Rezidivblutungen (26,3% bei drittgradigen gegenüber 0% bei erstgradigen Varizen). Die Beurteilung der Leberfunktion bei Aufnahme anhand eines modifizierten Child-Scores (Pugh et al. 1973) teilte das Kollektiv etwa in 3 gleiche Teile für die Klassen A (33%), B (35%) und C (32%).

Eine initiale Blutstillung war in allen Forrest-Stadien bei *94,1%* der Patienten zu erzielen. Die Behandlung mit Ballonsonden führte nur in knapp 65% der Fälle zum Erfolg. Dies verdient besondere Beachtung, da fast 40% der Patienten vor Verlegung in unsere Klinik außerhalb mit Ballonsonden vorbehandelt wurden.

Die Gesamtkliniksletalität betrug 16,5%, wobei die Forrest-I-Blutung mit 35,8% deutlich über diesem Durchschnitt lag. Als Todesursache muß in über der Hälfte der Fälle (51,1%) ein Leberversagen angeschuldigt werden. Ungefähr ein Viertel (24,1%) unserer Patienten verstarb infolge anhaltender oder rezidivierter Blutung. Ein weiteres Viertel kam infolge eines Multiorganversagens

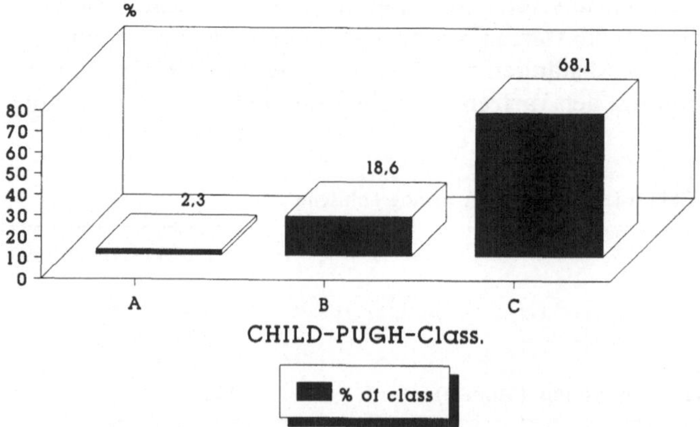

Abb. 1. Krankenhausletalität in Abhängigkeit vom Child-Score

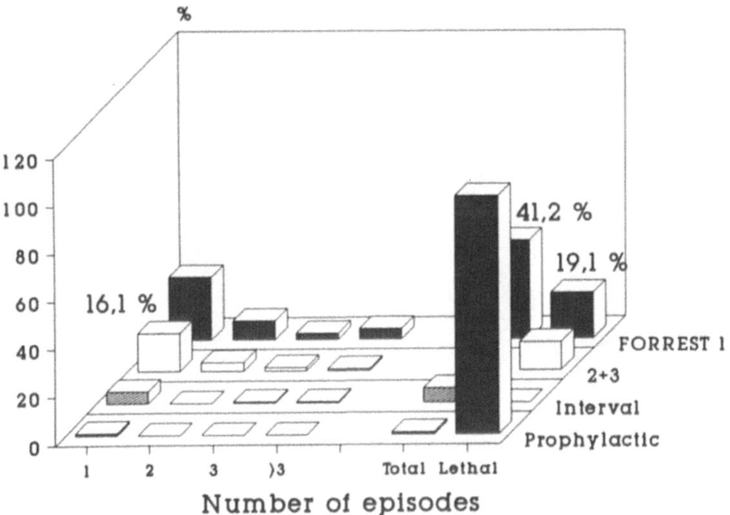

Abb. 2. Frühe Rezidivblutungen

(10,3%) oder durch andere Umstände (14,5%), wie z. B. Myokardinfarkt oder Leberzellkarzinom zu Tode. Setzt man die Todesfälle in Relation zum Child-Stadium bei Aufnahme (Abb. 1), so bestätigt sich die aus der Literatur hinreichend bekannte, absolut limitierende Bedeutung der Restleberfunktion.

Insgesamt 29,3% der Patienten erlebten mindestens eine Rezidivblutung vor Abschluß der Sklerosierungstherapie (Abb. 2). Auch diese Ereignisse konnten in 84% der Fälle durch erneute endoskopische Sklerosierung beherrscht werden. Erwartungsgemäß überwog hier das Blutungsstadium I nach Forrest.

Im weiteren Verlauf trat bei über der Hälfte unseres Kollektivs (Abb. 3) zumindest eine weitere Blutung auf, bei 40% der Patienten innerhalb des ersten Jahres nach Manifestation. In 17% der Fälle verliefen diese späten Rezidivblutungen tödlich. Auf die mittlere Überlebenszeit nach der ersten stationären Behandlung scheint die späte Rezidivblutung keinen Einfluß auszuüben (Abb. 4). Viel gewichtiger war hier das initiale Child-Stadium. So sank die Lebenserwartung der im Stadium C aufgenommenen gegenüber den Child-A-Patienten *auf fast die Hälfte* ab.

Bei der Analyse der Überlebenszeiten ist außerdem festzuhalten, daß nach einem Jahr ungefähr ein Viertel, nach 4 Jahren fast die Hälfte unserer Patienten verstorben war. Die 5-Jahres-Überlebensrate betrug im Bonner Kollektiv *36,9%*! Dies entspricht etwa der Prognose verschiedener, maligner Tumoren.

Es wäre unredlich, über ein so wirksames Therapeutikum wie die endoskopische Varizensklerosierung zu reden, ohne ein Wort über die Nebenwirkungen zu verlieren. Hier sind überwiegend pulmonale und lokal entzündliche Effekte (Abb. 5) zu nennen. Eine methodisch bedingte Letalität von 0,5% erscheint, bezogen auf ca. 3800 Sklerosierungen, vertretbar. Nach unserer Erfahrung steigt die Komplikationsrate bei Einsatz des starren Ösophagoskops in fast al-

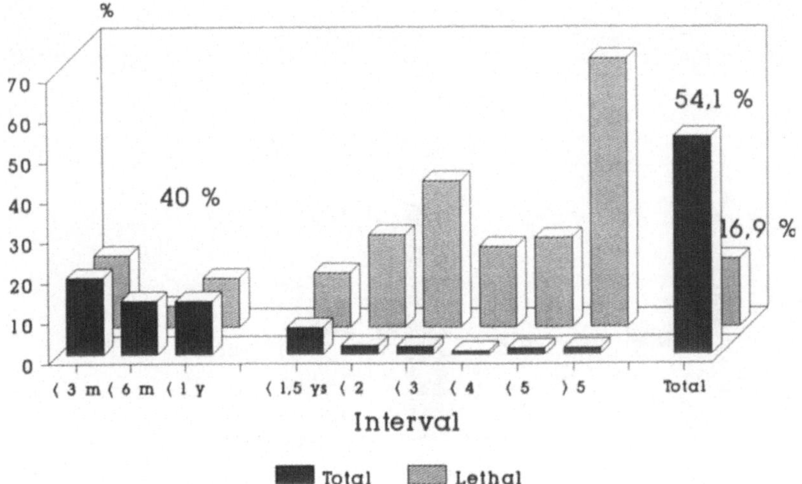

Abb. 3. Späte Rezidivblutungen

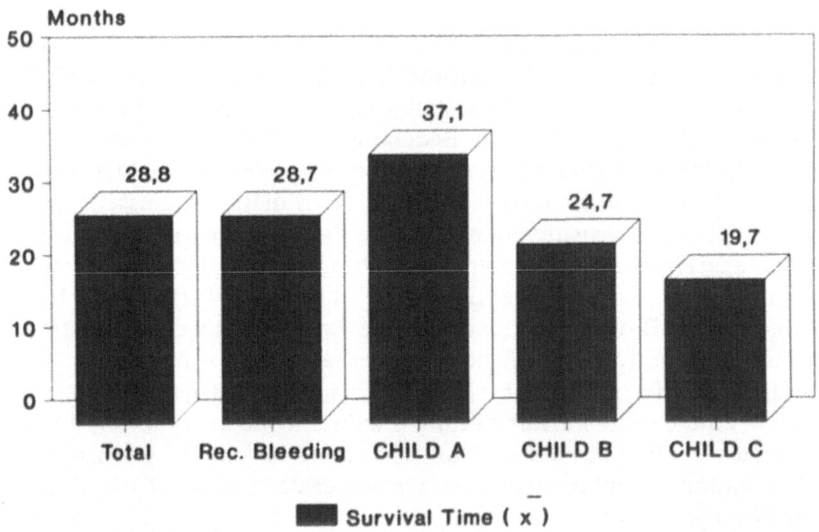

Abb. 4. Überlebenszeiten

len Bereichen um ca. 20% an. Konsequenterweise kam es in den letzten Jahren nur noch sporadisch zum Einsatz. Es hat sich, aufgrund der technischen Voraussetzungen mit Varizenkompression und leistungsfähiger Dauersaugung, bei Massivblutungen bewährt.

Komplikationsträchtig ist auch die Vorbehandlung (Abb. 6) mit Ballonsonden. Wir konnten einen signifikanten Anstieg aller Einzelkomplikationen beobachten. Auch die Überschreitung eines gewissen Gesamtvolumens an Sklero-

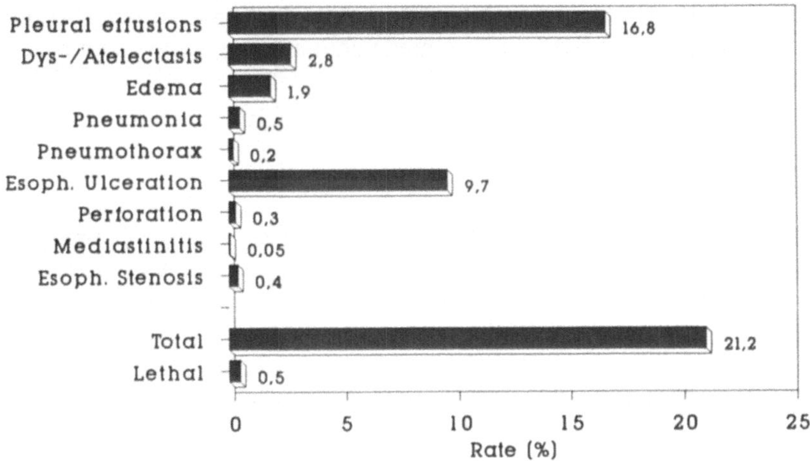

Abb. 5. Komplikationen der Sklerotherapie

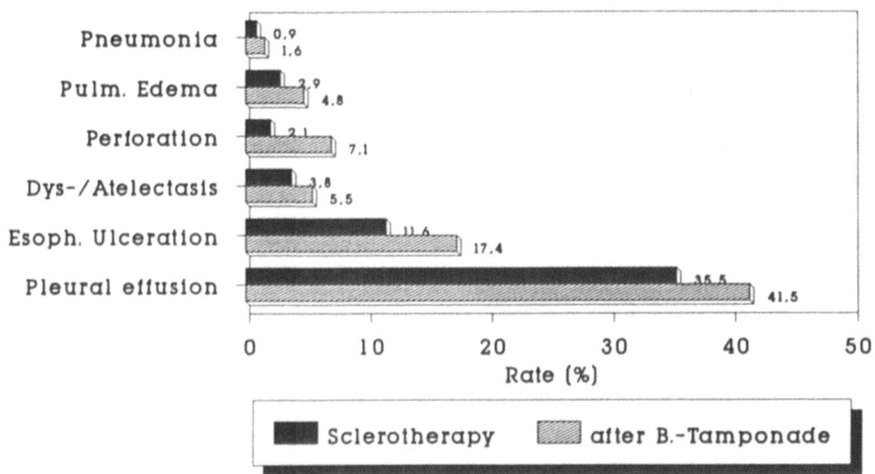

Abb. 6. Komplikationen nach vorheriger Ballontamponade

sierungsmittel erwies sich in unserem Kollektiv als gefährlich. Wenn eine Menge von 30 ml pro Sitzung überschritten wurde, nahm die Zahl der Rezidivblutungen und der Ulkus- bzw. Nekrosenbildung um das 2- bis 3fache zu. Die Rate der pulmonalen Komplikationen überschritt 50%. Die angegebene Menge von 30 ml sollte in der Hand des Erfahrenen jedenfalls zur Blutstillung ausreichen. Wir waren binnen der letzten 3 Jahre nur noch sporadisch gezwungen, diese Vorgabe zu überschreiten.

Jüngere Literaturmitteilungen (Chaudhary et al. 1990) über systemische Nebenwirkungen des Polidocanols, insbesondere auf die feingewebliche Struktur des venösen Systems, lassen weitere Untersuchungen angezeigt erscheinen.

Diskussion

Die überzeugend hohe, primäre Blutstillungsrate in Verbindung mit einer niedrigen, methodisch bedingten Letalität berechtigt wohl zu der Aussage, *daß die endoskopische Sofortsklerosierung der akuten Ösophagusvarizenblutung konkurrenzlos als therapeutisches Mittel der ersten Wahl anzusehen ist!*

Wo sind also die Ansatzpunkte für eine kontroverse Diskussion? In diesem Zusammenhang fällt die Rate früher Rezidivblutungen von nicht weniger als *29%* in unserem Kollektiv auf. Sie korrelliert durchaus mit Literaturangaben (Burroughs u. McCormick 1988; Paquet et al. 1986; Sauerbruch 1990). Mangelnde Erfahrung kann wohl angesichts einer hausinternen „Sklerosierungstradition" von ca. 20 Jahren bei mehr als 1000 Patienten sowie annähernd 4000 Sklerosierungen in 10 Jahren ausgeschlossen werden.

Stößt die Methode hier an ihre Grenzen?

Kann man wirklich von anderen Injektionsmitteln, z. B. Histoacryl, entscheidende Fortschritte erwarten? Die bisher publizierten Patientenzahlen (Soehendra et al. 1991) sind vergleichsweise klein, das Verfahren ist technisch aufwendiger als die „konventinelle" Sklerosierung. Hier erhebt sich die Frage nach der Verfügbarkeit einer Methode, nach ihrer Anwendbarkeit und Sicherheit.

Sollte jeder Endoskopiker sklerosieren?

Unsere Komplikationsraten sprechen diesbezüglich eine deutliche Sprache. Ballontamponaden und erhebliche Überschreitungen der „verträglichen" Sklerosierungsmittelmenge waren in den letzten Jahren nicht selten Ausdruck der Überforderung zuweisender Kollegen mit dem Problem der massiven Varizenblutung. Erinnern wir uns außerdem an die Tatsache, daß die Langzeitprognose der Varizenbluter entscheidend durch die Funktion der Restleber bestimmt wird. Jede anhaltende oder früh rezidivierende Blutung verschlechtert diese Restfunktion, treibt den Patienten in wenigen Stunden oder Tagen von einem Child-Stadium A in ein Stadium C und besiegelt damit sein Schicksal!

Bei der Therapie dieses höchst sensiblen Patientenguts ist therapeutischer Nihilismus fehl am Platz. Im Gegenteil muß die Blutstillung so rasch und sicher wie möglich erfolgen. Die Ergebnisse einer Umfrage (Steegmüller et al. 1991) in chirurgischen und internistischen Abteilungen der alten Bundesländer über das gängige, therapeutische Konzept bei Ösophagusvarizenblutung sind recht aufschlußreich. Die Ballontamponade ist auch im Jahre 1990 noch in etwa *40%* der Abteilungen *einzige* gebräuchliche Hämostasemaßnahme. Dies kann nicht akzeptiert werden. Unseres Erachtens ist sie nur noch als Primär-maßnahme zum Weitertransport in ein spezialisiertes Zentrum angezeigt. Dies sollte, nicht zuletzt angesichts der hohen Komplikationsrate einer längeren Sondenbehandlung, innerhalb weniger Stunden geschehen. Steht nach initialer Diagnosesicherung durch Endoskopie kein erfahrenes Team zur Sklerosierung zur Verfügung, sollte ebenfalls die schnellstmögliche Weiterverlegung angestrebt werden. Jeder erfolglose Versuch der Blutstillung verschlechtert die Chancen des nachfolgenden Therapeuten und damit die des Patienten.

Folgerichtig beinhaltet das derzeitige therapeutische Konzept unserer Klinik sowohl endoskopische (Sklerosierung) als auch operative (Shunt) Maßnahmen. Bezüglich der Ergebnisse dieses Gesamtkonzepts sei hier auf einen nachfolgenden Beitrag (Müller u. Hirner, dieser Band) verwiesen. *Zentrale* Bedeutung hat jedoch bei der primären Blutstillung auch hier die endoskopische Sofortsklerosierung. In dieser Frage gibt es keine Kontroversen.

Literatur

Binmoeller KF, Soehendra N (1991) Endoscopic sclerotherapy in 1991: still evolving. Endoscopy 23:286–288

Burroughs AK, McCormick PA (1988) Randomised controlled trials for variceal bleeding. Z Gastroenterologie [Suppl 2] 26:24–35

Chaudhary A, Tatke M, Aranya RC (1990) Endoscopic sclerotherapy: the far and the near effects. Br J Surg 77:963

Dommack A (1991) Die Sklerosierungstherapie unter besonderer Berücksichtigung der akuten Ösophagusvarizenblutung. Inauguraldissertation, Medizinische Fakultät der Universität Bonn

Forrest JAH, Finlayson NDC, Shearman DJC (1974) Endoscopy in gastrointestinal bleeding. Lancet ii:394–397

Paquet KJ, Koussouris P (1986) Is there an indication for prophylactic paravariceal injection sclerotherapy in patients with liver cirrhosis and portal hypertension? Endoscopy 18:32–35

Paquet KJ, Kalk JF, Koussouris P (1986) Sofortsklerosierung der akuten Ösophagusvarizenblutung während der Notfallendoskopie. Dtsch Med Wochenschr 111:668–671

Pugh RNH, Marray-Lyon IM, Dawson JL, Pietroni MC, Williams R (1973) Transsection of the oesophagus for bleeding oesophageal varices. Br J Surg 60:646–649

Sauerbruch T (1990) Therapie der Ösophagusvarizenblutung. Leber-Magen-Darm 1/90:11–19

Sauerbruch T (1991) Akute Varizenblutung. Ergeb Gastroenterol Verh 26:18–20

Soehendra N, Grimm H, Maydeo A, Nam VCh, Eckmann B, Brückner M (1991) Endoscopic sclerotherapy – personal experience. Hepatogastroenterology 38:220–223

Steegmüller KW, Schmidt D, Junginger T (1991) Zur Therapie der Ösophagusvarizenblutung in der Bundesrepublik Deutschland (West) – Ergebnisse einer Umfrage. Langenbecks Arch Chir 376:273–279

3.2.2 Endoscopic Features of Esophageal Varices According to the Japanese Description in Cirrhosis

V. Göral, H. Değertekin, F. Çanoruç, K. Yıldız, and E. Colakoğlu

Liver cirrhosis is the most important cause of portal hypertension. Esophageal varices (EV) and variceal hemorrhage are very important clinical findings. Nowadays, gastroesophageal endoscopic features of portal hypertension are the recognized predictive factors for bleeding and consequently allow the selection of patients for prophylactic therapies. The association between the endoscopic feature in cirrhosis has not been systematically studied as yet. The classic description of EV seems unrealistic to us; the Japanese description of EV appears a preferable and realistic description of the endoscopic features of EV. The aim of this prospective study was to investigate the associations of these features among themselves, the agreement on them among different observers, and the relationship of these features to the hemorrhage of EV.

Materials and Methods

During a 6-month period all consecutive patients with cirrhosis were considered for the study. The diagnosis of 40 cirrhotic patients (26 men, 14 women; mean age 36.8 years) was made by physical examination, laboratory findings, ultrasonography (Toshiba model SSA-90 A with 3.75-MHz linear probe and a 3.75-MHz convex probe), and liver biopsy (in eight patients). The endoscopic examination was carried out by Pentax FG 32X equipment. Endoscopic features of EV were classified according to the Japanese description [7].

Results

Findings on endoscopic appearance of EV are presented in Table 1. In our study group 28 patients had white varices and 12 blue varices. The red color sign was seen in 10 of the 40 patients, and all of them had history of variceal hemorrhage in the past month. The form of varices was: F_1 in 12, F_2 in 20, and F_3 in 8. The location was inferior in 10, medial in 29, and superior in 1. Seven patients had esophagitis; only three had gastric varices. A history of

Table 1. Findings of endoscopic examination of EV

	n	%
Color		
White	28	70
Blue	12	30
Red color sign	10	
Red wheal markings	1	
Cherry-red spot	7	
Hematocystic spot	1	
Diffuse redness	1	
Form		
F_1	12	30
F_2	20	50
F_3	8	20
Locus		
Inferior	10	25
Medial	29	72.5
Superior	1	2.5
Gastric Varices	3	7.5
Esophagitis	7	17.5

bleeding was more common in those with F_2 than those with F_1, i.e., F_2 entail has much higher bleeding risk than F_1. There was no relationship between EV and gastric varices.

Discussion

EV are result of portal hypertension in liver cirrhosis. Endoscopic features and the relationship between hemorrhage and prognosis have been investigated by different investigators [2–4, 8], but association between endoscopic features in cirrhosis has never seen systematically studied. The classic description of EV seems unrealistic to us because of the increasing range of primary prophylactic therapies (e.g., sclerosing variceal therapy, beta-blocker administration, percutaneous transhepatic esophageal varices obliteration, etc.) [5, 10–12]. A new, practical, and accurate description of the endoscopic appearance of EV is needed. In our view, the Japanese description [7] of EV seems realistic and practical.

Three features were found to be associated significantly: the size, extent, and red sign of EV. Generally the size of EV is important as a predictive factor for bleeding. However, in a retrospective study [1] red signs were suggested to have a better predictive value for bleeding than the size or the extent of EV. A recent prospective study [9] reported the presence of red signs (red wheal markings) and the size of varices to be independent predictive factors for first bleeding;

however, the prevalance of red wheal markings doubled when the grade of variceal size increased [6, 9]. In another study only the presence of the red sign or of concomitant fundic varices was an independent prognostic factor for first bleeding [12]. In our study, the red color sign belonged to the positive history of variceal hemorrhage. This result is in agreement with other studies that have found this sign to be very important predictive factor in cirrhosis patients. A history of bleeding was more common in the F_2 group than in the F_1. On the other hand, medial location had higher history of bleeding than locus inferior or locus superior in EV. There was no relationship between EV and gastric varices. It has been suggested that in cirrhosis gastric varices occur only when EV, especially of large size, are present.

In conclusion, the agreement among observers was high regarding the main endoscopic features encountered in the esophagus and stomach of patients with cirrhosis. This was particularly true for the aspects known to relevant for the prediction of bleeding risk, the size of EV and red signs. Therefore, the Japanese description of EV appears preferable for endoscopic features of EV.

References

1. Beppu K et al. (1981) Prediction of variceal hemorrhage by esophageal endoscopy. Gastrointest Endosc 27:213–218
2. Conn HO et al. (1967) Fiberoptic and conventional esophagoscopy in the diagnosis of esophageal varices. A comparison of techniques and observers. Gastroenterology 52:810–818
3. Dagradi AE (1972) The natural history of esophageal varices in patients with alcoholic liver cirrhosis: an endoscopic and clinical study. Am J Gastroenterol 56:520–540
4. Dagradi AE et al. (1971) Endoscopic diagnosis of esophageal varices. Am J Gastroenterol 56:371–377
5. L'Henmine C et al. (1989) Percutaneous transhepatic embolization of gastroesophageal varices. Result in 400 patients. Am J Roentgenol 152:755–760
6. Italian liver cirrhosis project (1987) Reliability of endoscopic in the assessment of variceal features. J Hepatol 4:93–98
7. Japanese Research Society for Portal Hypertension (1980) The general rules for recording endoscopic findings on esophageal varices. Jpn J Surg 20/1:84–87
8. Lebrec D et al. (1980) Portal hypertension, size of esophageal varices, and risk of gastrointestinal bleeding in alcoholic cirrhosis. Gastroenterology 79:1139–1144
9. The North Italian Endoscopic Club for the Study and treatment of Esophageal Varices (1988) Prediction of the first variceal hemorrhage in patients with cirrhosis of the liver and esophageal varices. A prospective multicenter study. N Engl J Med 319:983–989
10. Ohnishi K et al. (1985) Transhepatic obliteration of esophageal varices using stainless coils combined with hypertonic glucose and Gelfoam. J Clin Gastroenterol 7/3:200–207
11. Pascal JP, Cales P, Multicenter Group (1987) Propranolol in the prevention of first upper gastrointestinal tract hemorrhage in patients with cirrhosis of the liver and esophageal varices. N Engl J Med 317:856–861
12. Sauerbruch T et al. (1987) Prophylactic sclerotherapy before the first episode of variceal hemorrhage in patients with cirrhosis. N Engl J Med 319:8–15

3.2.3 Sklerosierungsbehandlung von Ösophagusvarizen im Kindesalter

G. Stuhldreier, K. Manncke, C. Leriche und K.E. Grund

Ösophagusvarizen sind im Kindesalter seltene Befunde, meist hervorgerufen durch Pfortaderthrombosen oder -fehlbildungen sowie Fibrosen bei Gallengangsmißbildungen oder Stoffwechselkrankheiten. Deshalb existiert nur an Zentren, die sich speziell mit diesen Krankheitsbildern befassen, eine größere Erfahrung in der Behandlung der Speiseröhrenvarikosis bei Kindern; entsprechende Mitteilungen in der Literatur sind gegenüber Berichten über Erwachsene selten.

Da in der kinderchirurgischen Abteilung der Universität Tübingen ein größeres Kollektiv von Kindern mit Lebererkrankungen, insbesondere mit extrahepatischer Gallengangsatresie, betreut wird, haben wir auch Ösophagusvarizenblutungen bei Kindern häufiger gesehen und endoskopisch therapiert.

Wir möchten im folgenden unsere Ergebnisse aus den letzten fünf Jahren zusammenfassend mitteilen.

Patienten

Wir betreuen seit 1987 97 Kinder mit Lebererkrankungen, davon 67 mit extrahepatischer Gallengangsatresie (EHGA). Aus diesem Patientenkollektiv wurden 11 Patienten wegen oberer gastro-intestinaler Blutung bei uns endoskopiert und sklerosiert. Von diesen Patienten hatten 4 einen Pfortaderverschluß, 7 eine biliäre Zirrhose bei Gallengangsatresie. Die Altersverteilung ist in Tabelle 1 zusammengestellt; auffällig ist hier der frühe Blutungsbeginn der Kinder mit EHGA bereits ab dem 2. Lebensjahr, während die Kinder mit prähepatischem Block bei der ersten Blutung 10 Jahre und älter sind.

Bei allen in der Nachsorge von Lebererkrankungen erfaßten Kindern wurden im Verlauf dopplersonographische Untersuchungen der Pfortader durchgeführt. Bei 9 Patienten ergaben sich dabei deutliche Hinweise auf eine Ösophagusvarikosis; davon hatten 5 eine EHGA, 3 einen Pfortaderverschluß und einer ein Alagille-Syndrom. Zur Klärung der Varizenausdehnung und Blutungsgefährdung erfolgte bei diesen Kindern eine Ösophagogastroskopie, an die bei Nachweis von drittgradigen Varizen bei 3 Patienten (2 mit EHGA, 1 mit Alagille-Syndrom) eine prophylaktische Sklerosierung angeschlossen wurde.

Tabelle 1. Altersverteilung der Patienten

	<1 Jahr n	1–6 Jahre n	>6 Jahre n	Median
Akute Blutung				
EHGA	0	6	1	2 J.
Pfortaderverschluß	0	0	4	12 J.
Diagn. Endoskopien				
EHGA	0	4	1	5 J.
Pfortaderverschluß	0	1	2	10 J.
Alagille-Syndrom	0	0	1	8 J.
Davon *Prophyl. Sklerosierung*				
EHGA	0	2	0	3 J.
Alagille-Syndrom	0	0	1	8 J.

Technik der endoskopischen Sklerosierung

Alle Endoskopien des oberen GI-Trakts bei Kindern erfolgen bei uns grundsätzlich in Intubationsnarkose im Operationssaal oder in der Endoskopieeinheit. Bei kleinen Kindern und Säuglingen verwenden wir meist dünne flexible Gastroskope mit 9 mm oder 9,8 mm Außendurchmesser, um Wandverletzungen beim Vorschub möglichst zu vermeiden; allerdings sind auch größere Geräte bei entsprechender Vorsicht mit Vorteil bei der Sklerosierung verwendbar, da sich dadurch eine gute Kompression der Einstichstellen ergibt und so Nachblutungen vermindert werden können.

Zunächst erfolgt eine endoskopische Befunderhebung unter Beurteilung des Magenfundus in Inversion; die Varizen werden dabei nach Vorschlag von Paquet in 4 Grade eingeteilt. Eine Sklerosierung erfolgt bei jeder bestehenden Blutung und allen dritt- und viertgradigen Varizen durch paravasale subepitheliale Depots von 0,5–1 ml 0,5% Polidocanol (Äthoxysklerol). Diese werden mit einer dünnen Endokanüle in mehreren Ringen von distal nach oral injiziert. Bei sehr prominenten Varizenknoten oder -strängen und frischen oder älteren Blutungsstellen werden diese gezielt paravasal umspritzt; hierfür verwenden wir in den letzten Jahren vor allem Fibrinkleber. Intravasal wurde nur ausnahmsweise Polidocanol injiziert, wenn die Blutung sonst nicht zu stillen war.

Bei unkompliziertem Verlauf erfolgte bei den sklerosierten Patienten in der Regel nach 5–7 Tagen eine endoskopische Kontrolle, bei Blutung sofort; in Abhängigkeit von dem dabei erhobenem Befund wurde ggf. eine weitere Sklerosierungsserie durchgeführt.

Die Indikation zu weiteren Kontrollendoskopien im Intervall haben wir wegen der Belastung der vorgeschädigten Leber durch die Narkosemittel streng gestellt und vom klinischen Verlauf und den Befunden der Dopplersonographie abhängig gemacht.

Ergebnisse

Bei 6 der untersuchten Kinder wurden Ösophagusvarizen 1. oder 2. Grades nachgewiesen; hier wurde bei fehlender Blutungsanamnese von einer Sklerosierung abgesehen, ohne daß es bis jetzt bei diesen Patienten zu einer Blutung gekommen wäre.

Bei den 11 wegen akuter Blutung endoskopierten Kindern ließ sich in 10 Fällen zunächst eine anhaltende Blutstillung erreichen, bei einem jedoch erst nach intravasaler Sklerosierung. Lediglich bei einer 5jährigen Patientin mit ausgeprägter portaler Hypertonie bei Pfortaderfehlbildung zwang eine massive, endoskopisch nicht zu beherrschende Nachblutung aus einer Fundusvarize am 2. Tag nach der ersten Sklerosierung zur Magenquerdurchtrennung und direkten Varizenligatur, da eine splenorenale Shuntoperation bei Milzvenenthrombose nicht möglich war. Dies führte zur sofortigen Blutstillung; innerhalb von 2 Jahren rezidivierten die Varizen jedoch mit erneuter Blutung, welche dann aber problemlos endoskopisch zu stillen war.

Von den anderen 10 wegen akuter Blutung sklerosierten Patienten hatten 6 eine bis maximal 3 Rezidivblutungen, die jeweils ohne Probleme endoskopisch zu therapieren waren; von diesen Kindern waren 4 vorher im Intervall endoskopiert und nachsklerosiert worden. Von den verbleibenden 4 Kindern wurden 2 kurz darauf lebertransplantiert und haben nicht mehr geblutet. Die beiden anderen zeigten nach weiteren Sklerosierungen gut geschützte Varizen, die mehr als ein Jahr bis zur definitiven Therapie bzw. bis jetzt nicht geblutet haben.

Von den 3 prophylaktisch sklerosierten Kindern hat eines nach 2 Jahren eine Blutungsepisode gezeigt, ein weiteres zeigte neugebildete Varizen bei Kontrollendoskopie, bis zur Transplantation nach 2 Jahren jedoch ohne Blutung. Das dritte Kind zeigt endoskopisch gut geschützte Varizen und hat keine Probleme seitens der Speiseröhre.

Bei den insgesamt 7 Patienten mit Pfortaderverschluß erfolgte als definitive Therapie 4mal ein distaler splenorenaler Shunt nach Warren. Zwei Kinder wurden bei Milzvenenthrombose und Zeichen des Hypersplenismus milzextirpiert und haben seitdem nicht mehr geblutet. Das letzte Kind dieser Gruppe hat lediglich erst- bis zweitgradige Varizen, welche bisher stabil blieben und keine Probleme bereiteten.

Von den 12 Patienten mit extrahepatischer Gallengangsatresie, welche trotz Kasai-Operation eine Zirrhose mit Ösophagusvarizen entwickelten, wurden 5 zwischenzeitlich erfolgreich lebertransplantiert. Ein Mädchen verstarb kürzlich mit 8 Jahren an der Dekompensation ihrer Leberzirrhose, nachdem eine Ösophagusvarizenblutung endoskopisch ohne Probleme hatte gestillt werden können. Die anderen 6 Kinder werden regelmäßig klinisch und endoskopisch kontrolliert, ggf. nachsklerosiert und zeigen sich zur Zeit gut kompensiert. Als Komplikation haben wir bei 2 Patienten Sklerosierungsulzera mit vorübergehenden Beschwerden nachgewiesen. Ein weiterer Patient entwickelte eine Striktur mit Schluckbeschwerden, die aber nach einer Bougierungssitzung keine Probleme mehr bereitete.

Diskussion

Für die Prognose und Therapie der Ösophagusvarizen beim Kind ist die Blockform entscheidend.

Beim prähepatischen Block sollen bis zu 70% der erkrankten Kinder Varizen entwickeln (Alvarez et al. 1983); die Letalität der Blutung ist bei meist intakter Leberfunktion auch gegenüber der durch eine Leberzirrhose komplizierten Form sehr gering. Da in der Regel keine Indikation zur Lebertransplantation besteht und das Risiko der hepatischen Enzephalopathie bei intakter Leberdurchblutung klein ist, erscheint uns bei diesen Patienten der portosystemische Shunt als Therapie der Wahl; wir bevorzugen den distalen splenorenalen Shunt nach Warren. Gelegentlich ist als Ausnahme auch eine Splenektomie indiziert. Die endoskopische Varizensklerosierung kommt aber in den folgenden Fällen in Betracht:

1. Bei akuter Blutung zur Blutstillung, um nach Stabilisierung des Allgemeinzustands und der erforderlichen Diagnostik den Shunt elektiv mit besserer Prognose durchführen zu können.
2. Bei kleinen Kindern, um durch prophylaktische oder therapeutische Sklerosierung einen Zeitaufschub zu erzielen, bis die Kinder etwa im Alter ab 4 Jahren mit besserer Aussicht auf Erfolg einer Shuntoperation zugeführt werden können (Alvarez et al. 1983).
3. Bei älteren Kindern vor der Pubertät, da ein deutlicher Rückgang der Blutungsgefährdung durch die Bildung von spontanen portosystemischen Shunts im Pubertätsalter beschrieben wurde (Paquet 1989). Hier kann versucht werden, durch die endoskopische Sklerosierung die Zeit bis zu dieser „Spontanheilung" zu überbrücken.

Bei intrahepatischer Pfortaderobstruktion sind die Therapiemöglichkeiten grundsätzlich anders zu bewerten. Während die intrahepatische Gallengangsatresie nur durch Lebertransplantation zu behandeln ist, kann bei der extrahepatischen Form durch Hepatoportoenterostomie nach Kasai-Schweizer in ca. 30% ein Übergang in die Zirrhose verhindert werden; bei den übrigen 70% kommt als definitive Therapie ebenfalls nur eine Lebertransplantation in Frage. Tritt ein zirrhotischer Umbau der Leber ein, bilden etwa 60% der Betroffenen symptomatische Ösophagusvarizen aus, häufig schon im 1. oder 2. Lebensjahr (Todani et al. 1981). Da ein portosystemischer Shunt nicht nur die bereits meist reduzierte Leberdurchblutung weiter verschlechtert, sondern auch die Lebertransplantation technisch erschwert, kommt dieses Verfahren bei der Leberzirrhose des Kindes in der Regel nicht in Betracht. Hier ist also die endoskopische Sklerosierung zur Blutstillung und Blutungsprophylaxe die Therapie der Wahl, um die Zeit bis zur Lebertransplantation zu überbrücken oder um palliativ zu behandeln, wenn keine Transplantation geplant wird. Hierbei zeigt sowohl unsere Erfahrung als auch die Literatur (Spence et al. 1984; Tam u. Saing 1989; Maksoud et al. 1991), daß eine „Heilung" der Ösophagusvarikose durch die Sklerosierung nicht zu erreichen ist, sondern nur mehr bis minder lange blutungsfreie Intervalle erwartet werden können. Die prophylaktische Sklerosierung ist u. E. besonders bei Kindern unter etwa 3 Jahren angezeigt, da in dieser Altersgruppe die Empfindlichkeit gegen Volumenverluste besonders groß ist und die Therapiemöglichkeiten beschränkter sind als bei größeren Kindern.

Die technischen Details der endoskopischen Sklerosierung differieren in den Literaturberichten z. T. erheblich. Im angloamerikanischen Sprachraum wird eine intravasale Sklerosierung mit kompletter Verödung der Varizen bevorzugt; dies erscheint uns jedoch der Pathophysiologie des Pfortaderhochdrucks beim Kind nicht angemessen, da hierbei durch den Verschluß der spontanen Shunts eine weitere Druckerhöhung im Pfortadersystem mit Milzvergrößerung und Verminderung der Leberdurchblutung zu erwarten ist. Außerdem kommt es bei dem hohen Druck zur raschen Rekanalisierung bzw. Neubildung der Varizen. Wir bevorzugen deshalb die von Paquet beschriebene Methode der subepithelialen, paravasalen Sklerosierung, die durch Bildung einer widerstandsfähigen Narbenplatte lumenseitig der Varizen eine spontane Perforation verhindert, dabei aber die Gefäße als spontanen portosystemischen Shunt beläßt. Eine intravasale Sklerosierung wurde von uns nur einmal als Notmaßnahme bei anderweitig nicht zu stillender Blutung angewandt.

Die Literaturangaben über verwendete Sklerosierungsmittel sind vielfältig: Im angloamerikanischen Raum kommen neben Na-Morrhuat Ethanolaminoleat und Na-Tetradecylsulfat zum Einsatz. Wir haben aufgrund des guten Erfolgs von Paquet bei Kindern Polidocanol (Äthoxysklerol) in 0,5%iger Lösung verwandt. Die bei uns mit diesem Sklerosierungsregime dokumentierte Rate an Komplikationen mit 2 Sklerosierungsulzera, die spontan abheilten, und 1 Stenose, die nach einer Bougierungssitzung dauerhaft verschwand, liegt im unteren Bereich der in der Literatur angegebenen Raten von 4% – 44% für Ulzerationen und 2% – 20% für Stenosen (Stray u. Fausa 1985; Stringer et al. 1989; Paquet 1989; Rose et al. 1983; Hill u. Malcolm 1991). Schwerwiegendere Komplikationen wie sie als Wandnekrosen, Mediastinitis, pulmonale Veränderungen, Gerinnungsstörungen oder neurologische Komplikationen beschrieben wurden, waren bei unseren Patienten nicht zu beobachten. Über den Stellenwert des von uns in den letzten Jahren zunehmend eingesetzten Fibrinklebers in der Sklerosierungsbehandlung kann noch nicht abschließend entschieden werden; die bisher erzielten Ergebnisse sind ermutigend, auf den Kleber zurückzuführende Komplikationen haben wir bisher nicht gesehen.

Eingeschränkt wird die Sklerosierungstherapie im Kindesalter durch die Notwendigkeit einer Narkose für jede Sklerosierung und endoskopische Kontrolle. Die Indikation für jede Untersuchung muß deshalb mit Rücksicht auf die meist vorgeschädigte Leber streng gestellt werden, außerdem sollten Anzahl und Länge der notwendigen Krankenhausaufenthalte bei den bereits häufig hospitalisierten Kindern so gering wie möglich gehalten werden. Von dem bei Erwachsenen gewohnten Regime der regelmäßigen Kontrollen und Nachsklerosierungen müssen deshalb bei Kindern Abstriche gemacht werden und das Vorgehen individuell in Absprache mit Eltern und anderen Fachdisziplinen festgelegt werden. Hierbei sind regelmäßige dopplersonographische Untersuchungen hilfreich.

Abschließend möchten wir unsere Erfahrungen wie folgt zusammenfassen: Die endoskopische Varizensklerosierung sollte im Kindesalter zur Anwendung kommen:

- bei strenger Indikationsstellung,
- in Form einer subepithelialen paravasalen Injektion von 0,5% Polidocanol und/oder Fibrinkleber,
- ohne Anspruch auf eine kurative oder definitive Therapie,
- bei jeder Varizenblutung als erster Behandlungsversuch,
- bei Kleinkindern evtl. prophylaktisch,
- kurz vor der Pubertät bei prähepatischem Block prophylaktisch,
- als Überbrückungsmaßnahme bis zum Shunt oder bis zur Transplantation,
- zur palliativen Therapie bei Leberzirrhose.

Literatur

Alvarez F, Bernard O, Brunelle F, Hadchouel P, Odièvre M, Alagille D (1983) Portal obstruction in children. J Pediatr 103:696–707

Atkinson JB, Woolley MM (1983) Treatment of esophageal varices by sclerotherapy in children. Am J Surg 146:103–106

Chawla YK, Dilawari JB, Ramesh GN, Kaur U, Mitra SK, Walia BNS (1990) Sclerotherapy in extrahepatic portal venous obstruction. Gut 31:213–216

Fonkalsrud EW, Myers NA, Robinson MJ (1974) Management of extrahepatic portal hypertension in children. Ann Surg 180:487–493

Hassall E, Berquist WE, Ament ME, Vargas J, Dorney S (1989) Sclerotherapy for extrahepatic portal hypertension in childhood. J Pediatr 115:69–74

Hill ID, Malcolm DB (1991) Endoscopic sclerotherapy for control of bleeding varices in children. Am J Gastroenterol 86:472–476

Howard ER, Stringer MD, Mowat AP (1988) Assessment of injection sclerotherapy in the management of 152 children with oesophageal varices. Br J Surg 75:404–408

Lorenz C, Wack R, Mau H (1990) Veränderungen der Ösophagusfunktion durch Sklerotherapie von Ösophagusvarizen bei Kindern und Jugendlichen mit portaler Hypertension – eine manometrische Studie. Z Kinderchir 45:92–97

Maksoud JG, Gonçalves MEP, Porta G, Miura I, Velhote MCP (1991) The endoscopic and surgical management of portal hypertension in children: analysis of 123 cases. J Pediatr Surg 26:178–181

Mannčke K, Kerremans I, Grund KE, Grunert D, Schweizer P (1991) Erfahrungen mit der endoskopischen Ösophagusvarizensklerosierung im Kindesalter und der Dopplersonographie als Screeningmethode. Chir Gastroenterol 1:7–14

Paquet KJ (1989) Wandsklerosierung der Speiseröhre bei blutenden Ösophagusvarizen im Säuglings- und Kindesalter – Indikationen, Früh- und Spätergebnisse. Bull Soc Sci Méd Grand-Duché Luxembourg 126:227–243

Proujansky R, Orenstein SR, Kocoshis SA (1991) Patient and procedure variables associated with complications following variceal sclerotherapy in children. J Pediatr Gastroenterol Nutr 12:33–38

Rose JDR, Crane MD, Smith PM (1983) Factors affecting successful endoscopic sclerotherapy for oesophageal varices. Gut 24:946–949

Santangelo WC, Dueno MI, Estes BL, Krejs GJ (1988) Prophylactic sclerotherapy of large esophageal varices. N Engl J Med 318:814–818

Schuman BM, Beckman JW, Tedesco FJ, Griffin JW, Assad RT (1987) Complications of endoscopic injection sclerotherapy: a review. Am J Gastroenterol 82:823–830

Schweizer P (1985) Portale Hypertension im Kindesalter – Ein Therapiekonzept. Monatsschr Kinderheilkd 133:117–119

Spence RAJ, Johnston GW, Odling-Smee GW, Rodgers HW (1984) Bleeding oesophageal varices with long term follow up. Arch Dis Child 59:336–340

Stellen GP, Lilly JR (1985) Esophageal endosclerosis in children. Surgery 98:970–975

Stray N, Fausa O (1985) Injection sclerotherapy of bleeding oesophageal and gastric varices in children. Scand J Gastroenterol 20 [Suppl 107]:36–39

Stringer MD, Howard ER, Mowat AP (1989) Endoscopic sclerotherapy in the management of esophageal varices in 61 children with biliary atresia. J Pediatr Surg 24:438–442

Tam PKH, Saing H (1989) Pediatric upper gastrointestinal endoscopy: a 13-year experience. J Pediatr Surg 24:443–447

Terblanche J, Bornman PC, Kahn D, Jonker MAT, Campbell JAH, Wright J, Kirsch R (1983) Failure of repeated injection sclerotherapy to improve long-term survival after oesophageal variceal bleeding. Lancet I:1328–1332

Todani T, Watanabe Y, Mizuguchi T, Fuji T, Toki A (1981) Portal hypertension after successful Kasai's operation for biliary atresia – special reference to esophageal varices. Z Kinderchir 34:240–248

Vane DW, Boles ET, Clatworthy HW (1985) Esophageal sclerotherapy: an effective modality in children. J Pediatr Surg 20:703–707

Van Stiegman G, Stellin GP (1985) Emergent and therapeutic upper gastrointestinal endoscopy in children. World J Surg 9:294–299

3.2.4 Der seltene Fall: Portale Hypertension bei Pfortaderaneurysma

M. Kaminski, M. Ziegler und A. Hirner

Charakteristika

Die aneurysmatische Erweiterung der Pfortader ist eine seltene Erkrankung: bislang wurden weniger als 15 Fälle in der internationalen Fachliteratur mitgeteilt (Thompson 1986). Bei einem normalen Durchmesser der Pfortader von durchschnittlich 1,2 cm in der Sonographie (Ohnishi et al. 1984), betrug der Durchmesser der beschriebenen Aneurysmen 2–6 cm (Barzilai u. Kleckner 1956; Hermann u. Shafer 1965; Thomas 1967; Dühmke 1975; Vine u. Sequeira 1979; Ohnishi et al. 1985; Takayasu et al. 1984; Thompson 1986).

Die Erstbeschreibung erfolgte im Jahre 1956 durch Barzilai u. Kleckner. Man rechnet damit, daß das Pfortaderaneurysma bei 2 von 3000 Patienten, die wegen einer hepatobiliären Erkrankung stationär behandelt werden, auftritt (Ohnishi et al. 1984).

Ätiopathogenese

Kongenitale und/oder erworbene Faktoren werden ursächlich diskutiert: Einerseits muß eine kongenitale Venenwandschwäche vorhanden sein (Thomas 1967), andererseits bedarf es einer portalen Hypertension zur Ausbildung des Aneurysmas (Barzilai u. Kleckner 1956).

Bei zwei Dritteln der mitgeteilten Fälle wurden auch parenchymatöse Veränderungen der Leber, wie Leberzirrhose, -fibrose oder Leberzellkarzinom, diagnostiziert.

Klinik

Die meisten mitgeteilten Fälle manifestierten sich durch eine Ösophagusvarizenblutung, die eine entsprechende Diagnostik mit Angiographie bzw. Sonographie veranlaßte.

Weitere beschriebene Komplikationen waren:

1. Kompression des Ductus choledochus mit Ikterus (Hermann u. Shafer 1965),
2. Aneurysmaruptur mit intraabdomineller Blutung (Thomas 1967),
3. Aneurysmaruptur in das Gallenwegssystem (Barzilai u. Kleckner 1956).

Letal verliefen die 2 letztgenannten Komplikationen.

Kasuistik

M. B., 44 Jahre, weiblich.
Aufnahmegründe waren eine Hämatemesis, Übelkeit und Schmerzen im rechten Oberbauch.
Vorgeschichte: 4 Jahre währender Alkohol- und Medikamentenabusus. Rezidivierende Hämatemesisepisoden.
Körperlicher Befund: Bis auf die unter dem Rippenbogen tastbare Milz unauffällig, insbesondere keine klinischen Zeichen einer Leberzirrhose.
Laborchemie: unauffällig, keine für Leberzirrhose charakteristische Elektrophorese, normale Transaminasen und Cholinesterase.
Obere Endoskopie: Ösophagusvarizen Grad II, Zeichen der stattgehabten Blutung.
Sonographie (Abb. 1): Aneurysmatische Erweiterung des linken Asts der Pfortader.
Indirekte Splenoportographie (Abb. 2): 3,5 · 6 cm große aneurysmatische Aussackung im Bereich der intrahepatischen Pfortaderaufzweigung, Strömungsverlangsamung im Aneurysma. Keine Stenose der Pfortader. Verdacht auf Verschluß der intrahepatischen Pfortaderäste. Leberperfusionsszintigraphie mit Tc-99m-Pechtechnetat: portalvenöser Anteil der Leberdurchblutung unter 10%.
Diagnose: Portale Hypertension bei Pfortaderaneurysma. Verdacht auf alkoholtoxischen Leberparenchymschaden.

Operation

Anlage einer portokavalen End-zu-Seit-Anastomose.
Intraoperative Befunde:

1. Aneurysma im Leberhilus nicht sichtbar;
2. Reduktion des Drucks in der Pfortader von 24 cm Wassersäule auf 19 cm nach Anlage der portokavalen Anastomose bei einem Druck in der V. Cava von 12 cm;
3. Makroskopisch: keine Leberzirrhose, sondern -fibrose.

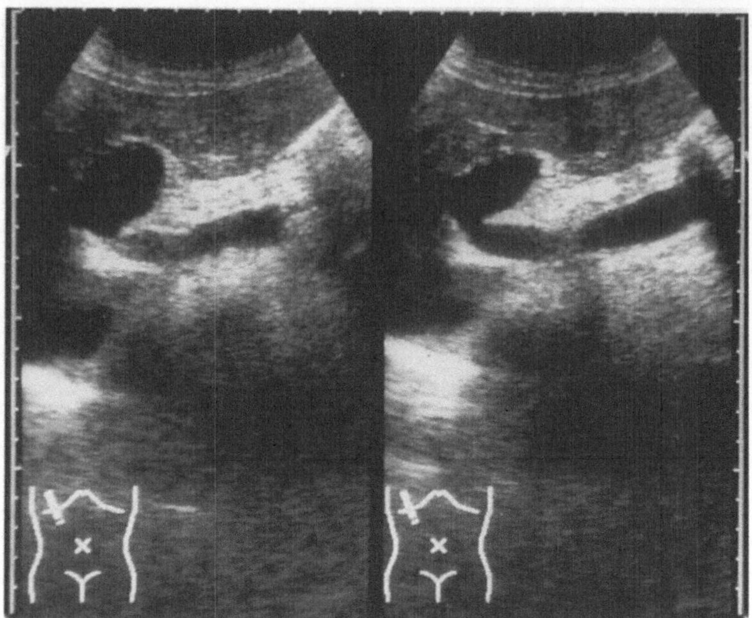

Abb. 1. 44jährige Patientin. Sonogramm der Pfortader

Verlauf

Komplikationslos. Bei Entlassung Serumammoniak von 50 µmol/l.

Endgültige Histologie der Leberbiopsie: Nichtzirrhotische portale Fibrose des Lebergewebes. Abschließende Endoskopie: Nur noch ein Varizenstrang Grad I.

Diskussion

Bei dieser Patientin ist die Pathogenese des Pfortaderhochdrucks durch 2 Faktoren erklärbar:

1. Prähepatischer Block durch die Abflußbehinderung des Pfortaderbluts durch das Aneurysma;
2. Intrahepatischer Block durch die portale Fibrose.

Die Anlage einer portokavalen End-zu-Seit-Anastomose unter Ausschluß des Aneurysmas war somit das adäquate Vorgehen.

Die operative Therapie dieser Erkrankung durch einen portosystemischen Shunt wurde von Dühmke (1976), Hermann und Shafer (1965), Thomas (1967), und Vine et al. (1979) angegeben.

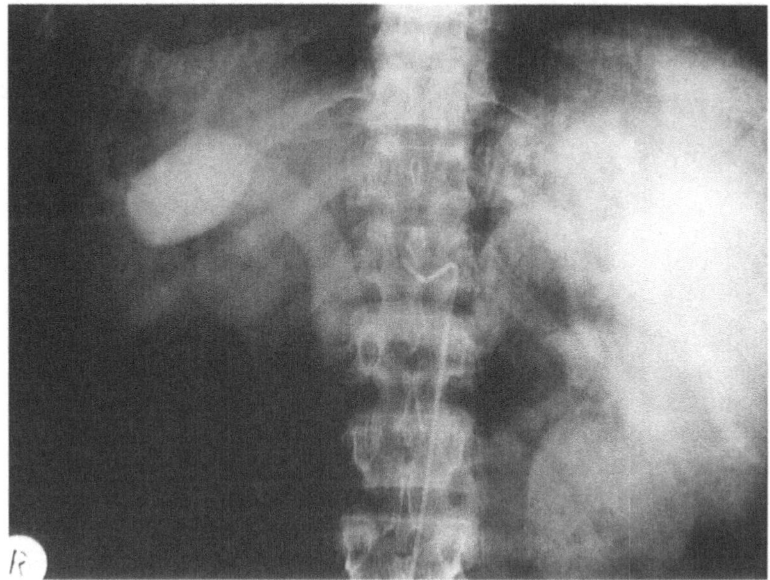

Abb. 2. 44jährige Patientin. Indirektes Splenoportogramm

Es ist damit zu rechnen, daß durch den breitflächigen Einsatz der abdominellen Sonographie die Diagnose eines Pfortaderaneurysmas häufiger gestellt wird.

In Anbetracht des potentiell letalen Spontanverlaufs dieser Erkrankung ist die Indikation zum operativen Vorgehen auch ohne Vorliegen eines Pfortaderhochdrucks gegeben: Anlage einer portokavalen End-zu-Seit-Anastomose beim hilusnahen bzw. einer portokavalen Seit-zu-Seit-Anastomose beim hilusfernen Pfortaderaneurysma.

Literatur

Barzilai R, Kleckner MS (1956) Hemocholecyst following ruptured aneurysm of a portal vein. Arch Surg 72:725–727

Dühmke VE (1976) Aneurysma der Vena portae. Fortschr Röntgenstr 125:473–474

Hermann RE, Shafer WH (1965) Aneurysm of the portal vein and portal hypertension. Ann Surg 162:1101–1104

Ohnishi K, Nakayama T, Saito M, Nomura F (1984) Aneurysm of the intrahepatic branch of the portal vein. Gastroenterology 86:169–173

Takayasu K, Moriyama N, Shima Y, Muramatsu Y, Goto H (1984) Spontaneous portal-hepatic venous shunt via an intrahepatic portal vein aneurysm. Gastroenterology 96:945–948

Thomas VT (1967) Aneurysm of the portal vein: report of two cases, one resulting in thrombosis and spontaneous rupture. Surgery 61:550–555

Thompson PB (1986) Aneurysmal malformation of the extrahepatic portal vein. Am J Gastroenterol 81:695–697

Vine HS, Sequeira JC (1979) Portal vein aneurysm. Am J Radiol 132:557–560

3.2.5 Sclerotherapy of Esophageal and Gastric Varices: Its Value in the Therapeutic Concept of Portal Hypertension

T. Sauerbruch

Injection sclerotherapy was first described more than 50 years ago [3]. It acts in various ways. Acute hemostasis is achieved by compression and/or obstruction of the ruptured vessel after injection of the sclerosant. In addition, intravariceal thrombosis occurs. As concerns the long-term effect, the sclerosant leads to inflammation of the perivascular tissue, with subsequent fibrosis [7, 22]. It is mainly this secondary fibrosis which causes complete obliteration of the variceal channels or thickening of the esophageal mucosa, reducing the bleeding risk. Although the technique of sclerotherapy differs considerably, its effect appears to be rather similar [21]. Slcerotherapy is used in three different clinical settings: prophylaxis of the first bleeding event, management of acute variceal bleeding, and prophylaxis of recurrent variceal bleeding after acute hemostasis. For all three of these situations prospective uncontrolled and controlled trials have been performed. Therefore, it is possible to define the current role of sclerotherapy in the management of variceal bleeding.

Acute Variceal Hemorrhage

Acute variceal hemorrhage can be managed by emergency shunt operation, injection sclerotherapy, transection, balloon tamponade, or vasoactive drugs. Due to its high operative mortality the emergency shunt operation, defined as surgery within 8 h of bleeding, has been abandoned by most centers. Transection may have a role for acute hemostasis [2]. However, it is performed only in a limited number of hospitals. By contrast, sclerotherapy is an effective method to arrest bleeding and is available in almost every department. Furthermore, it can be combined with the initial endoscopy performed to localize the bleeding source. Balloon tamponade may be useful in the case of severe hemorrhage, presence of varices, and no exact localization of the bleeding source. Vasoactive treatment (somatostatin or vasopressin in combination with nitroglycerin) is probably the least effective method; however, it may be advantageous in some patients with suspicion of variceal bleeding on their way to the hospital or to endoscopy.

According to controlled trials, variceal bleeding stops spontaneously in only 20%–30% of patients [17]. Vasoactive sclerotherapy using somatostatin of vasopressin in combination with nitroglycerin has a hemostasis rate around 70%, and balloon tamponade arrests acute bleeding in 80% – 90% patients [20]. There are three controlled trials comparing somatostatin [4], vasopressin in combination with nitroglycerin [26], and balloon tamponade [11] with acute injection sclerotherapy. Initial sclerotherapy was found superior or equivalent to all the alternative treatments with respect to acute hemostasis or rebleeding within the first weeks following the index bleed (Fig. 1). Therefore each patient with the signs of upper intestinal bleeding should receive an endoscopy as early as possible, especially when bleeding varices are suspected. If esophageal varices can be defined as the bleeding source, acute injection via the endoscope should be performed. This guarantees acute arrest of bleeding in nearly every patient, provided the site of hemorrhage has been exactly localized. Management of bleeding from isolated fundic varices by local injection was disappointing because postsclerotherapy ulcerations led to a high rate of severe rebleeding events. Therefore, most patients received local transection or shunt surgery after acute hemostasis with balloon tamponade (Linton probe). This situation has changed since introduction of the tissue adhesive butyl cyanoacrylate (Histoacryl Blau [6]). This substance acts as a glue and differs from conventional sclerosants. If injected correctly into the lumen, it obturates the vessel immediately since it hardens in contact with blood. After several weeks or months, the cyanoacrylate casts are extruded. In some centers it has become the primary method to arrest acute bleeding from fundic varices [15, 23]. Controlled trials, however, are lacking.

Injection Sclerotherapy for the Prevention of Rebleeding

After hemostasis of the acute bleeding event, rebleeding occurs in at least every second patient with esophageal varices. Therefore a rebleeding prophylaxis must be considered in most patients. We found that rebleeding depends strongly on the Child's status [16, 18]. Child's A patients receiving long-term sclerotherapy have an excellent prognosis after variceal hemorrhage, with regard to both bleeding and survival [18]. In these patients the 5-year survival rate is in the range of 80% – 90%. A considerable number of randomized controlled trials have now been published comparing injection sclerotherapy with other therapeutic approaches such as conservative treatment (Fig. 1), beta-blockers (Fig. 2), portacaval shunt operation (Fig. 3), or transection (Fig. 3), as well as no treatment (Fig. 4). Randomized studies comparing medical portal decompressive therapy (beta-adrenergic blockade with propranolol) showed that death and recurrent gastrointestinal hemorrhage occurred with about equal frequency in the beta-blocker group and in the long-term sclerotherapy group (Fig. 2). Some authors found that the risk of rebleeding from esophageal varices was lower after repeated sclerotherapy compared with the chronic intake of propranolol [1]. However, propranolol probably has an additional beneficial effect on bleeding from a hypertensive gastropathy which is not be

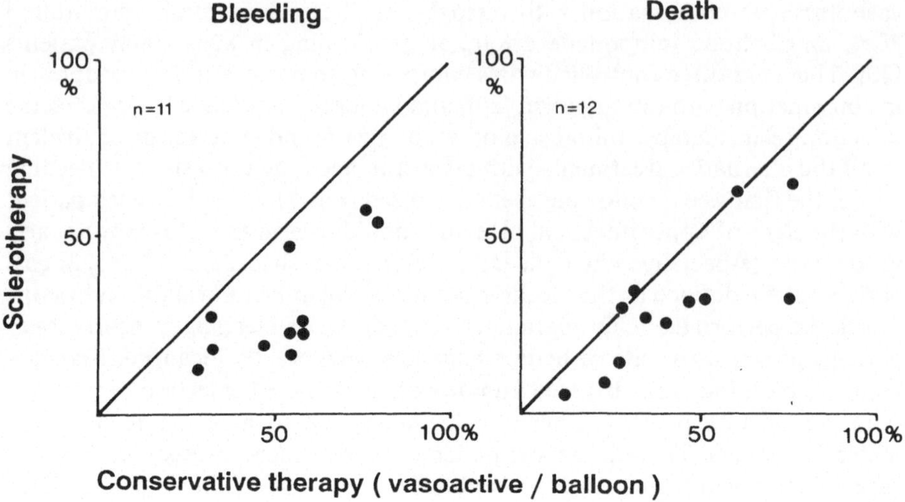

Fig. 1. Randomized controlled trials on sclerotherapy versus conservative therapy of variceal bleeding. *Horizontal axis*, outcome of the conservative group with respect to bleeding and death; *vertical axis*, outcome of the sclerotherapy group. Each value represents one trial. *Diagonal line*, shows equal rates (identity line). Values below the identity line indicate a better result of sclerotherapy. (From [21])

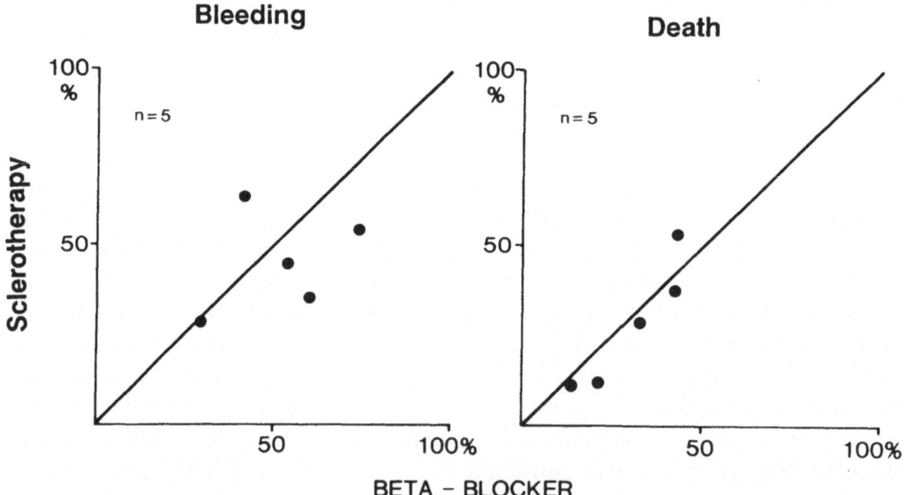

Fig. 2. Randomized controlled trials comparing sclerotherapy with beta-blockers for the prevention of rebleeding. Further explanation, see Fig. 1. (From [21])

achieved by injection sclerotherapy. The combination of beta-blockers and sclerotherapy may have some effect in preventing rebleeding prior to obliteration of the varices [9, 12], although this has been questioned by others [25].

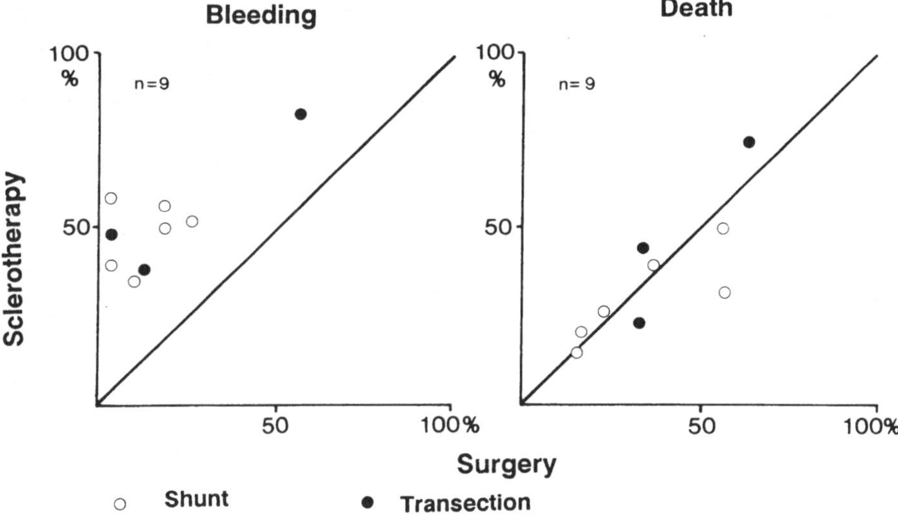

Fig. 3. Randomized controlled trials comparing sclerotherapy with shunt operation or transection for the prevention of rebleeding. Further explanation, see Fig. 1. (From [13, 21])

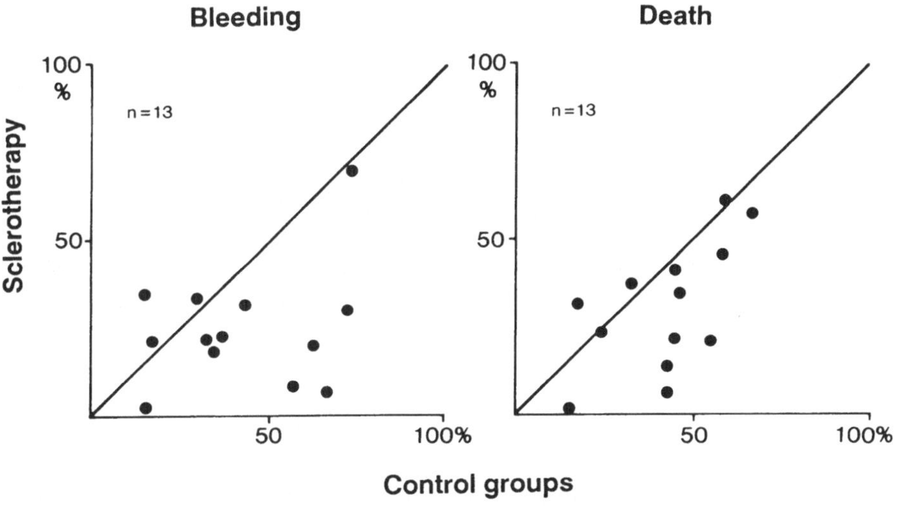

Fig. 4. Randomized controlled trials comparing sclerotherapy with no treatment for the prophylaxis of the first bleeding episode. Further explanation, see Fig. 1. (From [10])

Randomized studies comparing sclerotherapy with shunt operations did not reveal any difference in the survival rate, although the portacaval shunt reduced the risk of recurrent gastrointestinal bleeding significantly in comparison to sclerotherapy (Fig. 3). It may well be that the high risk of perioperative mortality, liver failure, and encephalopathy in the shunt group is outweighed by more rebleeding episodes in the sclerotherapy group. However, combined or sequential treatments should be considered. For example, the trial by the Atlanta group [8] revealed that sclerotherapy as first-line treatment with shunt rescue only in cases of recurrent hemorrhage may prolong survival compared with shunt surgery as primary treatment. Similar to shunt surgery, transection is more effective than sclerotherapy for the prevention of recurrent bleeding (Fig. 2). However, it was not superior with respect to survival.

Certainly the available facilities in each individual hospital and the situation of each individual patient must be included in selecting a long-term therapy for the prevention of recurrent bleeding. It is probably appropriate to begin with a less invasive treatment such as long-term sclerotherapy or beta-blockers and to restrict portacaval surgery in qualified centers to those patients with compensated liver function in whom recurrent bleeding occurs. Liver function remains the most important factor for the patient's prognosis and appears to be independent of treatment or prophylaxis of bleeding. Therefore, patients with advanced disease may qualify for transplantation after stabilization with sclerotherapy [5].

Prophylaxis of the First Bleeding Event

It has not been convincingly demonstrated that injection sclerotherapy for prophylaxis of first variceal hemorrhage is really superior to a wait-and-see attitude (Fig. 4). Most European trials found some beneficial effects, while the American trials found the opposite [10]. At present, prophylactic sclerotherapy should be performed only in controlled trials. It may be beneficial in patients with a very high bleeding risk (large varices with a positive red color sign) and those with alcoholic cirrhosis [14, 19, 24]. In these patients, however, the positive influences on drinking habits could be more important factors than sclerotherapy for prophylaxis of bleeding.

Summary

Sclerotherapy is the best available treatment for hemostasis of acute variceal bleeding. However, it is less effective in prevention of recurrent gastrointestinal bleeding events since obliteration of all varices often takes several months. Furthermore, extra-esophageal bleeding from hypertensive gastropathy or gastric varices is not amenable to sclerotherapy with conventional sclerosants. In these patients injection with cyanoacrylate (fundic varices) or beta-blockers (hypertensive gastropathy) must be considered. In addition, shunt surgery, transection, or chronic medical portal decompression with beta-blockers are a worthwhile alternative to sclerotherapy for prophylaxis of rebleeding according to the needs of the individual patient. Sclerotherapy for the prophylaxis of first variceal hemorrhage cannot be generally recommended. It should be confined to controlled trials.

Acknowledgement. I am indebted to Mrs. M. Bäurer for secretarial help.

References

1. Alexandrino PT, Alves MM, Correia JP (1988) Propranolol or endoscopic sclerotherapy on the prevention of recurrence of variceal bleeding. A prospective, randomized controlled trial. J Hepatol 7:175–185
2. Burroughs AK, Hamilton G, Phillips A et al. (1989) A comparison of sclerotherapy with staple transection of the esophagus for the emergency control of bleeding from esophageal varices. N Engl J Med 321:857–862
3. Crafoord C, Frenckner P (1939) New surgical treatment of varicose veins of the oesophagus. Acta Otolaryngol (Stockh) 27:421–429
4. Di Febo G, Siringo M, Vacirca M et al. (1990) Somatostatin (SMS) and urgent scerotherapy (US) in active oesophageal variceal bleeding. Gastroenterology 98:A583 (abstr)
5. Garrett KO, Reilly JJ, Schade RR, van Thiel DH (1988) Bleeding esophageal varices: treatment by sclerotherapy and liver transplantation. Surgery 104:819–823
6. Gotlib JP, Demma I, Fonsecca A et al. (1984) Résultats à 1 an du varices oesophagiennes chez le cirrhotique. Gastroenterol Clin Biol 8:A133 (abstr)
7. Helpap B, Bollweg L (1981) Morphological changes in the terminal oesophagus with varices, following sclerosis of the wall. Endoscopy 13:229–233
8. Henderson JM, Kutner MH, Millikan WJ et al. (1990) Endoscopic variceal sclerosis compared with distal splenorenal shunt to prevent recurrent variceal bleeding in cirrhosis. A prospective randomized trial. Ann Intern Med 112:262–269
9. Jensen LS, Krarup N (1989) Propranolol in prevention of rebleeding from oesophageal varices during the course of endoscopic sclerotherapy. Scand J Gastroenterol 24:339–345
10. Kleber G, Ansari H, Sauerbruch T (1992) Prophylaxis of first variceal bleeding. Baillières Clin Gastroenterol 6:563
11. Moretó M, Zaballa M, Bernal A et al. (1988) A randomized trial of tamponade or sclerotherapy as immediate treatment for bleeding esophageal varices. Surg Gynecol Obstet 167:331–334
12. O'Connor KW, Lehman G, Yune H et al. (1989) Comparison of three nonsurgical treatments for bleeding esophageal varices. Gastroenterology 96:899–906
13. Planas R, Boix J, Broggi M et al. (1991) Portacaval shunt versus endoscopic sclerotherapy in the elective treatment of variceal hemorrhage. Gastroenterology 100:1078–1086
14. Pötzi R, Bauer P, Reichel W et al. (1989) Prophylactic endoscopic sclerotherapy of oesophageal varices in liver cirrhosis. A multicentre prospective controlled randomised trial in Vienna. Gut 30:873–879
15. Ramond MJ, Valla D, Mosnier JF et al. (1989) Successful endoscopic obturation of gastric varices with butyl cyanoacrylate. Hepatology 10:488–493
16. Sauerbruch T, Weinzierl M, Köpcke W, Paumgartner G (1985) Long-term sclerotherapy of bleeding esophageal varices in patients with liver cirrhosis. An evaluation of mortality and rebleeding risk factors. Scand J Gastroenterol 20:51–58
17. Sauerbruch T, Kleber G (1987) Die Therapie blutender Ösophagusvarizen. Internist Welt 6:160–167
18. Sauerbruch T, Weinzierl M, Ansari H, Paumgartner G (1987) Injection sclerotherapy of oesophageal variceal haemorrhage. A prospective long-term follow-up study. Endoscopy 19:181–184
19. Sauerbruch T, Wotzka R, Köpcke W et al. (1988) Prophylactic sclerotherapy before the first episode of variceal hemorrhage in patients with cirrhosis. N Engl J Med 319:8–15

20. Sauerbruch T (1991) Akute Varizenblutung. Ergeb Gastroenterol 26:18–20
21. Sauerbruch T, Fischer G, Ansari H (1991) Variceal injection sclerotherapy. Baillières Clin Gastroenterol 5:131–153
22. Soehendra N, de Heer K, Kempeneers I et al. (1983) Sclerotherapy of esophageal varices: acute arrest of gastrointestinal hemorrhage or long-term therapy? Endoscopy 15:136–140
23. Soehendra N, Grimm H, Nam VC, Berger B (1987) N-Butyl-2-cyanoacrylate: a supplement to endoscopic sclerotherapy. Endoscopy 19:221–224
24. Triger DR, Hosking SW (1989) The gastric mucosa in portal hypertension. J Hepatol 8:267–272
25. Westaby D, Melia W, Hegarty J et al. (1986) Use of propranolol to reduce the rebleeding rate during injection sclerotherapy prior to variceal obliteration. Hepatology 6:673–675
26. Westaby D, Hayes PC, Gimson AES et al. (1989) Controlled clinical trial of injection sclerotherapy for active variceal bleeding. Hepatology 9:274–277

3 Portale Hypertension
3.3 Interventionelle Radiologie

3.3.1 Der transjuguläre intrahepatische portosystemische Stent-Shunt (TIPSS): Methodologische und klinische Aspekte nach 5jähriger Anwendungszeit

G. M. Richter, T. Roeren, G. Nöldge, M. Rössle, B. Kommerell und G. W. Kauffmann

Historischer Hintergrund

Mit einer 1967 von Hanafee vorgestellten Methode eines transjugulären Zugangs zum Gallewegssystem erwachte das Interesse für einen nichtchirurgischen Zugang auch zu den Pfortaderästen über die Lebervenen [14]. Zwei Jahre später beschrieben Rösch und Hanafee erstmals eine nichtchirurgisch hergestellte Verbindung zwischen der V. cava inferior und dem Pfortaderkreislauf [34]. Im nachfolgenden Jahrzehnt wurden mehrere vergleichbare experimentelle Modelle eines transjugulär über die Lebervene erzielten Shunts vorgestellt, von denen jedoch keines einer möglichen klinischen Anwendbarkeit zur Behandlung des Pfortaderhochdruckes nahekam [3, 16, 28]. Das Konzept eines transjugulären Zugangswegs zum Pfortadersystem zur Behandlung der portalen Hypertension beim Menschen wurde dann erstmals in den frühen 80er Jahren von Colapinto realisiert, der die erste erfolgreiche intrahepatische portosystemische Kurzschlußverbindung beim Menschen transjugulär erzielen konnte [5]. Seine Methode basierte auf einer Langzeit-Ballondilatation eines Parenchymtrakts, der Lebervenen mit Pfortaderästen verband. Allerdings war das klinische Ergebnis in einer größeren Patientenserie dann unbefriedigend; die Shuntoffenheitsrate war viel zu gering für eine endgültige klinische Umsetzung [1, 13]. Erst mit der Erfindung der perkutan einsetzbaren Metallgitterprothesen, und hier v. a. durch die Vorstellung des Palmaz-Stents (Johnson & Johnson, Warren, NJ), konnten ausreichend große und dauerhafte Gefäßkanäle geschaffen werden. In experimentellen Grundlagenarbeiten stellte Palmaz die Gültigkeit eines solchen Konzepts mit Schienung eines intrahepatischen portosystemischen Shunttrakts mit dem von ihm entwickelten Stent eindeutig unter Beweis, dies v. a. auch in experimentellen Modellen zur portalen Hypertension [24, 25]. Auch Rösch versuchte mit einer modifizierten Version des selbstexpandierenden Gianturco-Stents eine experimentelle Umsetzung [35]. Die Langzeitergebnisse waren jedoch relativ schlecht, v. a. limitiert durch eine progressive Shuntokklusion, hervorgerufen durch Überwachsen des Stentkanals durch neointimale und parenchymale Gewebe. Zu diesem Zeitpunkt konnte nicht geklärt werden, ob die Ursache der unterschiedlichen experimentellen Erfolgsquoten im Stentdesign oder in der anderen Tierspezies, die untersucht wurde, zu suchen war [35]. In den ersten Versuchen von Palmaz war nur eine

50%-Langzeitoffenheitsrate in einem Hundemodell mit normalem Pfortaderdruck, dagegen eine 100%-Offenheitsrate in einem Modell mit Pfortaderhochdruck nachgewiesen worden [24, 25]. Aus der Sicht dieser Ergebnisse erschien es gerechtfertigt, eine verläßliche und reproduzierbare Technik der klinischen Anwendung eines transjugulären, intrahepatischen, portosystemischen Stent-Shunts zu entwickeln, um damit Patienten mit schwerer portaler Hypertension zu behandeln. 1987 legten wir einen Antrag auf eine Pilotstudie zur ersten klinischen Anwendung von TIPSS vor. Die erste erfolgreiche TIPSS-Behandlung konnte im Januar 1988 abgeschlossen werden [30]. Seit dieser Zeit entwickelten und verbesserten wir die Technik von TIPSS auf der Basis einer Erfahrung von nunmehr über 100 Patienten [31–33]. Ursprünglich schränkte das Pilotstudienprotokoll TIPSS auf die Anwendung bei Patienten ein, bei denen eine konservative Behandlung mit mehrfacher Sklerotherapie und blutdrucksenkenden Medikamenten erfolglos geblieben war und die gleichzeitig ein zu hohes chirurgisches Shuntrisiko aufwiesen. Im weiteren Verlauf der Anwendung und mit zunehmender Langzeiterfahrung ließ sich das Indikationsspektrum für TIPSS allmählich erweitern und schärfer definieren. Dies wird im folgenden ausführlich dargestellt.

Hämodynamischer und rheologischer Hintergrund des TIPSS-Konzepts

Die Blutversorgung einer normalen Leber beträgt etwa 1500 ml/min. Zwei Drittel davon kommen von der Pfortader, das restliche Drittel über die arterielle Versorgung. Bei der Leberzirrhose tritt typischerweise eine signifikante Blutflußminderung v. a. des Pfortaderkreislaufs auf, vergesellschaftet mit einem bis zu 10fachen Anstieg des portalen Gefäßwiderstands [4, 12, 36]. Damit reduziert sich die Gesamtleberperfusion bei gleichzeitig steigendem Pfortaderdruck. Ein Blutfluß von 500 ml/min gilt als Minimalwert für die portale Perfusion. Bis zu 20% aller Patienten mit Pfortaderhochdruck weisen geringere Blutflußwerte auf [4, 12, 36]. Vor allem bei Patienten im Endstadium einer zirrhotischen Lebererkrankung kann die portale Perfusion sogar vollständig zum Erliegen kommen, wobei sich dann entweder Stase oder gar ein umgekehrter (portofugaler) Blutfluß entwickelt. Blutflußumkehr in der Pfortader (von portopetal nach portofugal) wird immerhin in bis zu 10% aller Patienten gefunden, bei denen eine Leberzirrhose histologisch gesichert ist.

Entsprechend ihres hämodynamischen Konzepts können chirurgisch etablierte portosystemische Shunts in 2 Gruppen unterteilt werden, nämlich in nichtselektive und in selektive Shunts. Selektivität bedeutet hierbei die gesonderte Ableitung des gastroepiploischen Venenbluts zu einer großen Vene des großen Kreislaufs (v. a. der linken Nierenvene). Gleichzeitig wird die antegrade portale Leberperfusion aus dem mesenterialen Stromgebiet erhalten.

Beim nichtselektiven Shunt wird das gesamte Pfortaderblut in eine große Vene des großen Kreislaufs, fast ausschließlich in die V. cava inferior, umgeleitet. So existieren eine Vielzahl von chirurgischen Techniken mit End-zu-End-, Seit-zu-Seit und verschiedenen H-Interpositions-Shunts. Bei „End-zu-End“-Shunts wird die Pfortader distal unterbunden, um einen Umkehrfluß zu verhindern. Ursprünglich basierte die Idee eines H-Shunts, ebenso wie beim selektiven Shunt, auf der Vorstellung, die antegrade Blutflußrichtung in der Pfortader zu erhalten und gleichzeitig den portalen Druck über die Kommunikation mit dem Niederdrucksystem zu senken. Viele Forschungsgruppen konnten jedoch zeigen, daß nach Seit-zu-Seit-Shunt eine Blutflußumkehr entsteht mit der Folge eines vermehrten arterioportalen Blutflusses: Redeker berichtete z.B., daß sich bei Interpositionsshunts ein arterioportaler Fluß mit einem Volumen zwischen 40 und 1100 ml/min entwickeln kann [27]. Es ist allgemein akzeptiert, daß eine solche arterioportale Flußmenge mit der Größe des etablierten Shunts direkt korreliert. Rypins [37] und Sarfeh [38, 39] konnten zeigen, daß sich ein arterioportaler Blutfluß entwickelt, sobald der Shuntdurchmesser mindestens 50% des Durchmessers der Pfortader erreicht. Murray wies nach, daß 70% des Arterienblutflusses zur Leber durch retrograden Pfortaderfluß verloren wurden, sobald großkalibrige portokavale Seit-zu-Seit-Shunts in einem Hundemodell etabliert worden waren [21]. Ein solcher portofugaler Steal-Effekt kann vermieden werden, wenn, wie oben schon angesprochen, bei portokavalen Shunts eine hiläre Ligatur der Pfortader durchgeführt wird. Dann scheint der Verlust an Pfortaderperfusion durch den Nettozuwachs an arterieller Leberperfusion kompensiert zu werden [26, 36].

Der typische Vertreter der sog. selektiven Shunts ist der distale, splenorenale Shunt, der erstmals von Warren beschrieben wurde [42]. Bei diesem Shunttyp wird der variköse Druck dadurch reduziert, daß die Milzvene mit der linken Nierenvene anastomosiert wird. Gleichzeitig muß bei dieser Technik eine sorgfältige Ligatur aller retropankreatischen Venenstämme zur Pfortaderzirkulation und auch eine Ligatur der gastroepiploischen Venenäste zusammen mit dem Hauptstamm der V. coronaria ventriculi durchgeführt werden [20]. Mit dieser Technik soll gleichzeitig eine suffiziente Pfortaderdruckminderung garantiert werden, während die antegrade portale Blutflußrichtung eine adäquate portale Perfusion aufrechterhalten soll. Allerdings ist in neueren dopplersonographischen Untersuchungen oft eine Flußumkehr auch bei splenorenalen Shunts gezeigt worden. Die Autoren postulieren dies auf der Basis neugebildeter portosystemischer Kollateralen [2, 9, 19, 22]. Aus funktioneller Sicht kann eine portale Flußumkehr nach Shuntverfahren auch zu einer deutlichen Verschlechterung der Leberfunktion führen. Dies wurde in vielen neueren Publikationen immer wieder eindeutig betont [9, 11, 22, 36, 41]. In 3 von 4 randomisierten Studien zum distalen splenorenalen Shunt vs. Seit-zu-Seit-Shunt wurde über eine signifikant erhöhte Inzidenz der hepatischen Enzephalopathie nach den Interpositionsshunts berichtet [10, 23, 29, 41]. Die Erklärung dafür wurde in der Entwicklung arterioportalen Blutflusses gesehen. Die Seit-zu-Seit-Shunttechnik gewann aber eine neue Bedeutung, nachdem erste erfolgreiche Berichte zu kleinkalibrigen H-Shunts unter Verwendung von prothetischem Bypassmaterial erschienen. Mit einer solchen Technik soll der portale Druck genügend gesenkt werden, dieser jedoch andererseits auch so hoch gehalten werden, daß arterioportaler Blutfluß sich nicht entwickeln kann. Die Schlüssigkeit einer solchen Idee wurde erstmals an einer größeren Serie eindrucksvoll von Johansen demonstriert [15]. Aus dieser Sicht kann das TIPSS-Verfahren hämodynamisch als ein kleinkalibriger Interpositionsshunt charakterisiert werden, wobei die Position intrahepatisch liegt. Gegenüber dem Konzept von Johansen scheinen theoretisch jedoch 2 Vorteile zu bestehen:

1. Die Interposition ist vollständig innerhalb des Leberparenchyms, zentral und ergibt zusammen mit einem möglichst geradlinigen Verlauf einen Blutfluß, der so ungestört wie möglich ist.
2. Unser TIPSS-Konzept basiert ganz wesentlich auf der Anwendung von metallischen Gefäßendoprothesen. Damit können beliebig verschiedene Shuntdurchmesser erzielt werden, insbesondere bei Anwendung des sog. Palmaz-Stents. Dieser läßt sich mit verschiedenen Ballongrößen optimal für den einzelnen Patienten adaptiert aufdehnen. Weiterhin kann, sollte dies notwendig werden, in einem beliebigen Zeitintervall eine Vergrößerung des Shuntdurchmessers durchgeführt werden. Das ist derzeit allein mit dem Palmaz-Stent möglich.

Technische und methodologische Aspekte von TIPSS

Anfängliche technische Probleme

Die Prämisse der technischen Realisation des TIPSS-Konzepts aus unserer Sicht ist die Schaffung eines weiten, zentralen und möglichst geradlinigen Verlaufs eines intrahepatischen Shunttrakts, um einerseits frühe Shuntverschlüsse, die hämodynamisch korrekte Anpassung an die individuelle Situation jedes Patienten andererseits jedoch zu garantieren. Anatomisch bedeutet dies, daß der Punktionstrakt zentral bzw. proximal am Leberveneneinmündungsbereich beginnen muß, ca. 1–2 cm vor der Einmündung der Lebervenen. Die portale Zirkulation sollte möglichst im kranialen Abschnitt der Pfortaderbifurkation bzw. in den Pfortaderhauptästen bis maximal 2 cm jenseits der Bifurkation erreicht werden. Eine solche Präzision in der Etablierung des Shunttrakts kann nur verwirklicht werden, wenn bei jedem Patienten die anatomische Beziehung zwischen der Pfortaderbifurkation und den hepatischen Venenstämmen bekannt ist. Bei den ersten 13 Patienten versuchten wir, die Punktionsgenauigkeit zu verbessern, indem wir einen zusätzlichen transhepatischen Zugang zur Pfortaderbifurkation etablierten [30, 32, 35]. Ein kleines Dormia-Körbchen wurde dabei innerhalb der Pfortaderbifurkation aufgefaltet, um als Zielhilfe für die transjuguläre Punktion zu dienen. Die transjuguläre Punktion erfolgte mit einer 22G-Brockenbrough-Nadel, durch die ein 0,014" großer Koronardraht geführt wurde, sobald ein erfolgreicher Pfortaderzugang bestand. Dabei hatten wir einen Primärerfolg von 70%. Allerdings betrug die mittlere Behandlungszeit 7 h, ein Resultat der vielfältigen technischen Probleme. Diese umfaßten v. a. das relativ schlecht geeignete Nadelmaterial (ungenügende Steuerung, zu kleines Innenkaliber). Weiterhin erwies sich der zusätzliche transhepatischen Zugang zur Pfortaderzirkulation als äußerst komplikationsträchtig. Immerhin führte dieser Zugang zu 2 letalen Komplikationen. Diese frühen technische Probleme sind in unseren ersten Publikationen dargelegt [30, 31, 32, 35].

Entwicklung eines geeigneten Punktionsbestecks

Leider existiert kein „Schlüsselelement", das die Sicherheit und Effektivität des Verfahrens verbessern könnte. Eher ist eine detaillierte Verbesserung vieler technischer Einzelaspekte erforderlich, und dies hat schließlich zu einer sicheren und standardisierten Technik geführt. Hierzu gehört die Entwicklung und erfolgreiche Anwendung von besserem Nadelmaterial. Eine geeignete Punktionsnadel muß eine gute Drehstabilität, ein großes Innenlumen (0,035") und eine gute Röntgendichte aufweisen. Die von verschiedenen anderen Arbeitsgruppen zwischenzeitlich benutzte sog. Colapinto-Nadel ist unserer Ansicht nach aufgrund ihrer Nadelkonfiguration, Dicke und Weichheit im Schaft nicht geeignet und auch zu gefährlich. Deshalb entwickelten wir ein völlig neues Punktionsset mit einer etwa 500 mm langen und mit ca. 30 ° vorgebogenen Metallnadel (4401 medical grade), die eine Schaftstärke von 15 G aufweist. Die Nadelspitze ist konisch auf 18,7 G ausgezogen. Diese Punktionsnadel wird über einen 8 F Führungskatheter („multipurpose"-Form) in die für die Punktion ausgewählte Lebervene eingebracht. Die Nadel hat ein 0,035"-Innenlumen. Zum Set gehört ein stumpfer Obturator für die Nadel, um damit die Passage durch den Führungskatheter zu erleichtern, und ein Innenmandrin mit scharfer Rundspitze, der dann in Kombination mit der Nadel ein äußerst scharfes Punktieren erlaubt. Sowohl der Obturator als auch der scharfe Innenmandrin sind aus hochflexiblem Nitinol gefertigt, um eine Veränderung der Nadelkonfiguration zu vermeiden (Fa. Angiomed, Karlsruhe).

Festlegung des Shunttraktverlaufs

Die technisch methodische Vorgabe eines so zentral und gerade wie möglich verlaufenden Shunts erfordert neben der Kenntnis der Lebergefäßanatomie auch eine individuelle Berücksichtigung der Gefäßsituation bei jedem einzelnen Patienten. Hierzu gehört zunächst die Dokumentation einer offenen V. jugularis interna rechts sowie einer offenen V. cava superior. Der Zugang zum Lebervenensystem über eine linksseitige V. jugularis ist technisch zwar möglich, jedoch aufgrund der dann starken Vorbiegung der Punktionsnadel ungleich schwieriger. Der kavale Mündungsbereich der Lebervenen weist eine erhebliche anatomische Vielfalt auf. Es sind sowohl die 3 typischen einzelnen Gefäßstämme mit rechter, mittlerer und linker Lebervene möglich, als auch z. T. vollkommen isolierte Einmündungen verschiedener Lebersegmente mit unterschiedlich großen Lebervenen, die zudem auch in unterschiedlicher Höhe in die V. cava einmünden können. Auch die Pfortader zeigt einige anatomische Variationen, teils mit einem bifiden, teils mit einem 3- oder mehrfach geteilten Stammbereich. Bei schwerer Leberzirrhose liegen in beiden venösen Systemen schwere pathologisch-anatomische Veränderungen vor, einerseits durch die Regeneratknoten, andererseits durch Hypo- und Hypertrophie verschiedener Lebersegmente. Häufig tritt eine ausgeprägte Hypertrophie des Lobus caudatus

(Segment 1) auf, die zu einer Anhebung und Kompression sämtlicher Lebervenen führen kann. Eine geeignete Diagnostik dieser verschiedenen Gefäßsituationen ist vor der Durchführung von TIPSS anzustreben und zwar unter Durchführung von indirekten Splenoportographien, Ultraschall und CT-Untersuchungen bzw. MRI. Durch zusätzliche dopplersonographische Untersuchungen kann weiterhin die Flußrichtung in der Pfortader bestimmt werden. In diesem Zusammenhang ist zu erwähnen, daß bei Vorbestehen einer Pfortaderthrombose mit kavernöser Transformation die Durchführung von TIPSS nicht mehr sinnvoll erscheint. Während unserer 5jährigen Anwendungszeit von TIPSS haben wir insgesamt 3 verschiedene Verfahren zur Identifikation eines geeigneten Shuntverlaufs durchgeführt (s. auch oben). Am Anfang stand die simultane Darstellung der Lebervenen und des Pfortadersystems durch die zusätzliche transhepatische Pfortaderpunktion. Dann haben wir bei einigen Patienten die Pfortaderbifurkation durch Ultraschallmarkierung in anterioposteriorer Richtung mit verschiedenen Metallelementen markiert. Bei den letzten etwa 80 Patienten haben wir jedoch konstant eine dritte Technik angewandt, die aus einer Kombination von Durchleuchtung und direkter Ultraschallkontrolle des Punktionsvorgangs besteht. Dazu wird von einer midaxillären Schallrichtung die Lebervenenanatomie identifiziert und die größtmögliche Lebervene herausgesucht, die möglichst nahe bzw. in einer koronaren Ebene zur

a

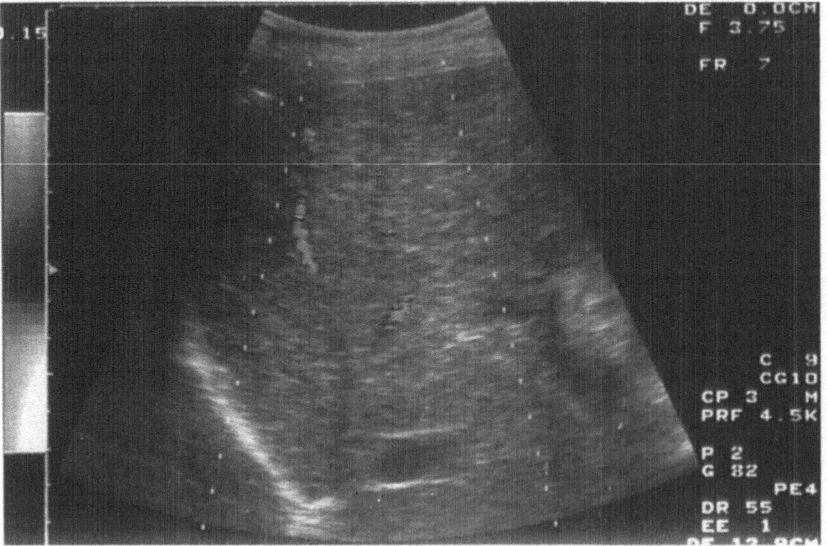

Abb. 1. a Farbdopplerdarstellung der Lebergefäßanatomie vor transjugulärer Punktion aus einem midaxillären Schallfenster in einer annähernd koronaren Schnittführung. Erkennbar ist die relativ große rechte Lebervene, am unteren Bildrand teilweise die V. cava inferior sowie am rechten Bildrand die Pfortader mit der Bifurkation. **b** Selektive Darstellung der mittleren Lebervene. Für die transjuguläre Punktion eher ungeeignet, da der Abgang aus der V. cava bereits zu tief zum Anvisieren der Pfortader ist. **c** Selektive Darstellung der rechten Lebervene: großkalibriges Gefäß am Abgang, der relativ hoch und damit gut für die transjuguläre Punktion geeignet ist

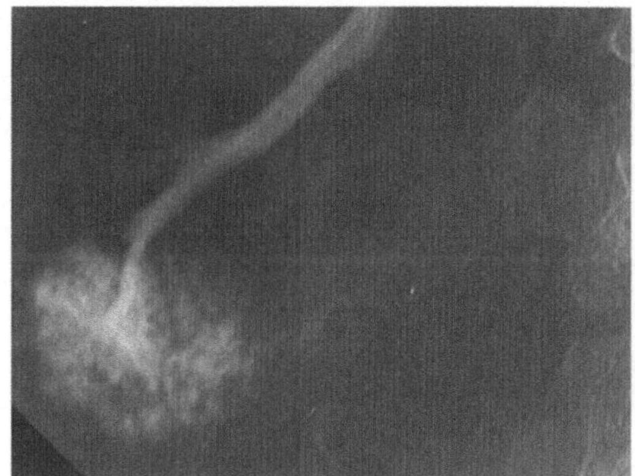
b

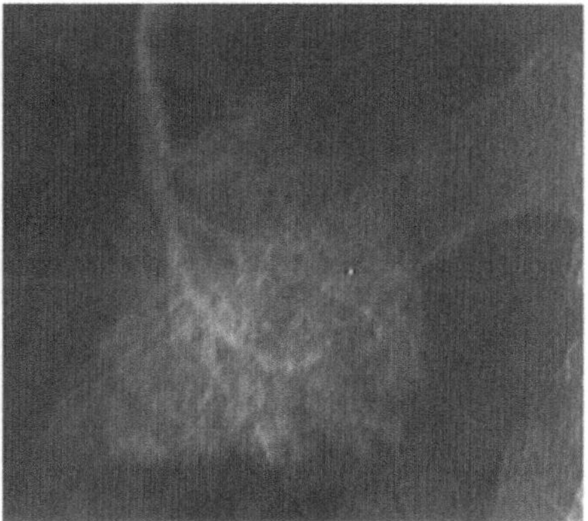
c

Abb. 1b, c

Pfortaderbifurkation verläuft (Abb. 1a–c). Im Idealfall ist diese Vene im Mündungsbereich noch über 1 cm groß (Abb. 1b, c). Durch die sonographisch kontrollierte Punktion kann dann die Nadelspitze einigermaßen sicher bis zur Pfortaderbifurkation bzw. zu den Pfortaderhauptstämmen geführt werden. Diese Technik erlaubt meist auch, stärker nach ventral oder dorsal verlagerte Pfortaderbifurkationen zu treffen, wenn der Nadel verschiedene Biegungen gegeben werden. Es kann sogar eine langgezogene Nadelbiegung von bis zu 90° erforderlich werden. Die Grenze des technisch Machbaren ist dann erreicht, wenn die Nadel eine so starke Vorbiegung benötigt, daß sie nicht mehr gefahrlos über den Führungskatheter in die Lebervene einzubringen ist, d.h. den Führungskatheter perforieren könnte. Das von uns entwickelte Punktionsset erlaubt hier noch die Nadelpassage über besonders steife Führungsdrähte, jedoch ist auch hier jenseits einer Vorbiegung von 90° die technische Grenze erreicht.

Vordilatation des Shunttrakts

Sobald, wie oben geschildert, ein stabiler Pfortaderzugang vorliegt und ein steifer Führungsdraht bis in die Mesenterial- oder Milzvene vorgeschoben ist, können andere, entscheidende technische Schritte vorgenommen werden. Der wichtigste ist eine ausreichende Vordilatation des Shunttrakts. Am sinnvollsten ist die Verwendung eines Low-Profile-Katheters mit 8 mm Ballonstärke, der so weit und so lange aufgeblasen werden muß, bis der gesamte Shunttrakt auf 8 mm aufgedehnt ist. Zum Teil entsteht am Eintrittspunkt des Shunttrakts in die Pfortader eine hartnäckige Ballontaille, die teilweise mit Drücken über 10 Atmosphären überwunden werden muß (Abb. 2a, b). Dies ist gleichzeitig auch der schmerzhafteste Teil von TIPSS und sollte durch eine geeignete Analgosedierung unter Kontrolle gehalten werden. Hierfür ist eine Pulsoxymetrie unbedingt erforderlich.

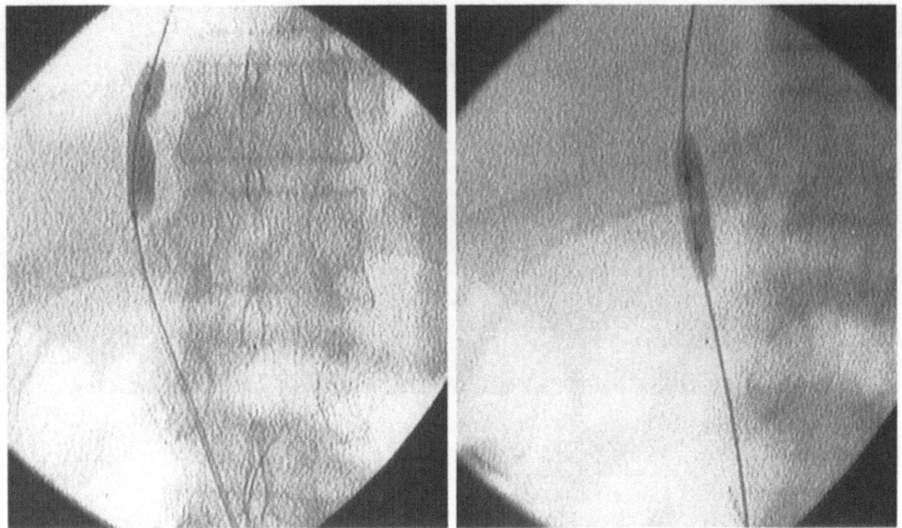

Abb. 2. a Vordilatation des Shunttraktes mittels 5F-Ballonkatheter mit einem Durchmesser von 8 mm: Die ausgeprägte Taille markiert die Stelle, an der die Punktionsnadel die Lebervene verlassen hat. **b** Weitere Vordilatation des Shunttrakts etwas weiter distal im Bereich der Eintrittstelle der Punktionsnadel in die Pfortader. Nach etwa 5minütiger Dilatation ist der Trakt vollständig aufgedehnt

Die Stentschienung

Seit der ersten klinischen Anwendung von TIPSS, die von uns mit einem Palmaz-Iliaca-Stent durchgeführt wurde, ist auch noch der sogenannte Wall-Stent (Schneider, Zürich), ein selbstexpandierender Stent, in relativ großer Zahl eingesetzt worden [17, 18]. Anfang 1992 wurde auch, allerdings in zahlenmäßig sehr viel geringerem Umfang, über die Verwendung des sogenannten Strecker-Stents berichtet (Strecker EP, persönliche Mitteilungen). Autoren, die den Wall-Stent anwendeten, gaben als Grund die Möglichkeit eines stärker gekrümmten und auch mehr peripher gelegenen Shuntverlaufs an, so daß eine Vereinfachung des Punktionsvorgangs resultiert, die im amerikanischen Schrifttum auch als sog. „take-what-you-can-get-policy" bezeichnet wird [17, 18]. Der Palmaz-Stent erfordert einen viel zentraleren und gerader verlaufenden intrahepatischen Shunttrakt und damit auch eine eindeutig auf die Pfortaderbifurkation zielende Punktion. Aus unserer Sicht ist dies keinesfalls ein entscheidender technischer Nachteil, sondern geradezu eine absolute Notwendigkeit für ein dauerhaftes Offenbleiben des Shunts. Nur durch gerade und zentrale Verläufe ist ein unbehinderter Blutdurchfluß möglich. Insbesondere bei peripher gelegenen Shunts mit stark gekrümmten oder gewundenen Verläufen sind durch Turbulenzen und Flußbehinderung Shuntverschlüsse zu erwarten. Zwei weitere technische Details des Palmaz-Stents sprechen für dessen Verwendung für TIPSS: Erstens die millimetergenaue Plazierung im Shunttrakt,

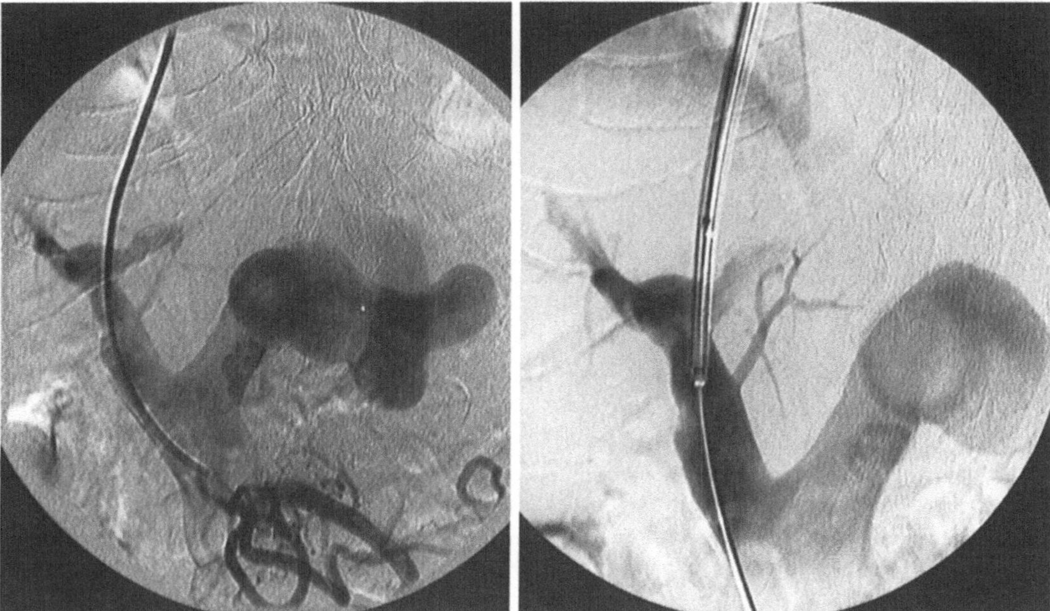

a b

Abb. 3. a Direkte Portographie nach erfolgreicher transjugulärer Punktion: relativ geringer Pfortaderfluß, massive Füllung und Erweiterung der V. coronaria ventriculi. Die Punktion hat zentral die Pfortaderbifurkation getroffen. **b** Kontrastdarstellung über die in Pfortader hineingeschobene lange 10F-Schleuse, in deren Spitze gut der auf den Ballonkatheter aufmontierte Palmaz-Stent zu erkennen ist. Die Stentposition erscheint regelrecht zur Implantation, zu der die Schleuse dann etwas zurückgezogen werden muß. **c** Kontrastmitteldarstellung nach Entfaltung des ersten Stents: im nicht geschienten Parenchymtrakt noch völlig unregelmäßige Wandverhältnisse. **d** Kontrastmitteldarstellung der rechten Lebervene nach Entfaltung eines 2. Stents. Dadurch wird die rechte Lebervene immer noch nicht korrekt erreicht. **e** Darstellung der Situation nach Vorschieben eines 3. Stents noch vor dessen Entfaltung. Das proximale Stentende soll vollständig und bündig mit der Lebervene überlappen. **f** Übersichtsportographie nach vollständiger Entfaltung auch des 3. Stents und Aufdehnung des gesamten Shunttrakts auf 10 mm Weite. Der portosystemische Druckgradient beträgt zum Abschluß 12 mmHg. Die periphere Pfortaderperfusion ist gegenüber der Situation vor Shunt deutlich reduziert (vgl. **a**)

so daß immer eine ausreichende Überlappung mit den venösen Strukturen möglich ist, ohne dabei jedoch eine übermäßige Einbringung von Metall zu erzwingen (Abb. 3a–f). Letzteres ist mit dem Wall-Stent nie zu vermeiden, da dessen unvorhersehbarer Verkürzungsbereich oft zu einer übermäßigen Schienung mit bis zu 12 cm langen Shuntverläufen führt. Zweitens erlaubt nur der Palmaz-Stent eine frei adaptierbare Lumenweite des Shuntverlaufs; es sind Shuntweiten zwischen 7 und 14 mm problemlos zu realisieren, indem der Shunt rein abhängig vom verwendeten Ballonkatheter in seinem endgültigen Lumen definiert wird.

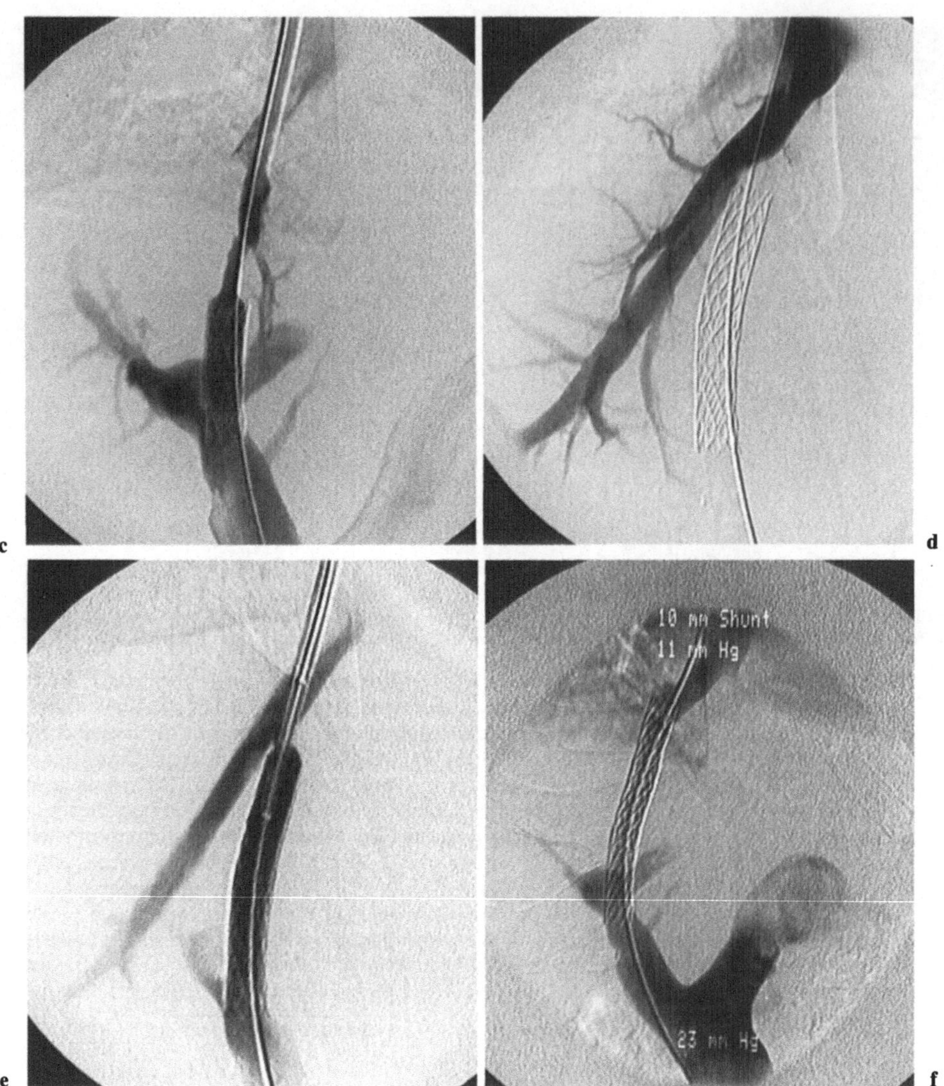

Abb. 3c–f

Die Bedeutung des portosystemischen Gradienten

Allgemein gilt, daß ein absoluter Pfortaderdruck von mehr als 20 mmHg oder ein portosystemischer Gradient von mehr als 15 mmHg Schwellenwerte einer möglichen Varizenblutung sind. Dies gilt gleichermaßen für spontane Blutungen als auch für Nachblutungen nach chirurgischen Shunts. Umgekehrt gilt allerdings auch, daß ein sehr niedriger portosystemischer Gradient bei hohem Shuntvolumen das Risiko einer hepatischen Enzephalopathie signifikant erhöht, wenn entsprechende chirurgische Shuntverfahren zur Anwendung

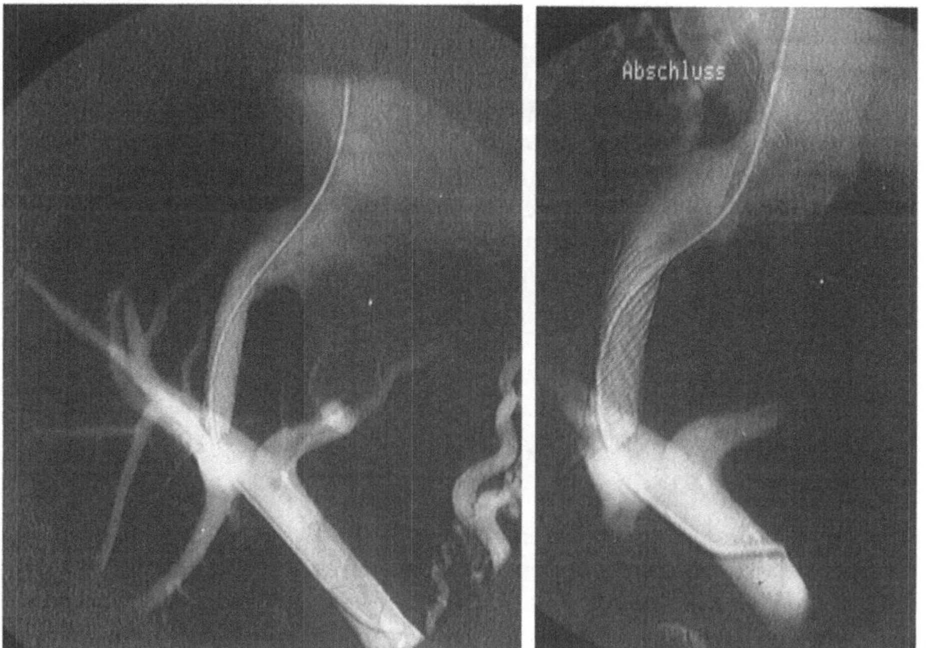

Abb. 4. a Portographie nach Etablierung eines 8 mm weiten Shunts. Der Gradient beträgt 19 mmHg, am rechten Bildrand sind Äste der V. coronaria ventriculi noch kräftig gefüllt, ebenso wie periphere Pfortaderäste. **b** Nach Erweiterung auf 10 mm durch Nachdilatation keine Füllung der V. coronaria ventriculi mehr, Zeichen des gut funktionierenden Shunts. Dementsprechend auch Reduktion der peripheren Pfortaderperfusion. Der portosystemische Gradient beträgt jetzt 13 mmHg

kamen. Mit unserer Technik versuchen wir, den portosystemischen Gradienten primär in einen Bereich von 10–15 mmHg nach Shuntetablierung zu halten (Abb. 4a, b). Zur Vermeidung eines Enzephalopathierisikos versuchen wir grundsätzlich, eher im oberen Bereich dieser Drücke zu bleiben, und sind sogar eher bereit, ein gewisses Nachblutungsrisiko in Kauf zu nehmen. Denn sobald in der frühen oder späteren „post-TIPSS-Phase“ noch eine übermäßige Füllung von Varizen oder gar eine Varizenblutung beobachtet wird, kann durch einfache transjuguläre Nachdilatation des Shunttrakts der Gradient weiter gesenkt werden. Deshalb wird grundsätzlich jeder Patient in der Frühphase nach TIPSS endoskopiert, um den Ausgangszustand nach Etablierung des Shunts festzuhalten. Eine Nachdilatation innerhalb der ersten 30 Tage war beispielsweise bei 3 unserer Patienten erforderlich.

Varizenembolisation

Durch den direkten Zugang zur V. coronaria ventriculi, aber auch zu den gastroepiploischen Ästen der Milzvene, kann im Rahmen des TIPSS-Verfahrens prinzipiell auch eine Varizenembolisation problemlos durchgeführt werden. Unserer Meinung nach ist dies selten erforderlich. Eine adäquate Senkung des Pfortaderdrucks führt auch zu einem Sistieren des Blutungsrisikos. Wir führen eine Varizenembolisation zusammen mit TIPSS nur als Notfallmaßnahme beim schwerst akut blutenden Patienten durch. Hier dient die Varizenembolisation vor allem zur Verminderung des intestinalen Blutverlusts und zur Verminderung des hepatischen Enzephalopathierisikos im Rahmen übermäßiger Eiweißrückresorption. Bei diesen Patienten ist zusätzlich auch eine Vasopressingabe und die Blutungskontrolle durch aufblasbare Magen- und Ösophagussonden erforderlich.

Klinische Ergebnisse

Kontinuierliche Veränderung der Erfolgsraten und der Zusammensetzung der Patientengruppen

Ursprünglich wurde das Verfahren unter einem Pilotstudienprotokoll durchgeführt, das die Feststellung von Inoperabilität hinsichtlich eines chirurgischen Shunts durch ein Gremium aus Gastroenterologen und Chirurgen forderte, weiterhin eine fehlgeschlagene medikamentöse Behandlung einschließlich mehrfach wiederholter Sklerotherapie für die chronisch rezidivierende Varizenblutung. Dies führte zu einer extrem einseitigen Patientenselektion, so daß bei den ersten 10 erfolgreichen Fällen fast ausschließlich Patienten im Stadium Child C und mit aktiver Blutung behandelt wurden. Dennoch waren unsere klinischen Anfangsergebnisse äußerst vielversprechend [30, 32]. Entsprechend konnte das Indikationsspektrum auch auf Patienten ausgedehnt werden, bei denen lediglich aufgrund ihres Alters eine höhere prospektive OP-Morbidität oder Mortalität etwartet wurde, und weiterhin auf Patienten, die als Kandidaten für eine Lebertransplantation ein zu großes Blutungsrisiko aufwiesen. Das wichtigste Einschlußkriterium, das weiterhin bei allen Patienten unverändert streng beachtet wird, ist eine austherapierte Varikose im Ösophagus, gegebenenfalls kombiniert mit großen Fundusvarizen.

Durch die in den vorigen Kapiteln geschilderte Verbesserung des Katheter- und Nadelmaterials sowie die bessere Erfahrung mit der Punktionsrichtung resultierte ein Anstieg des technischen Erfolgs von anfänglich 75% auf jetzt mehr als 95%.

Frühmortalität

Anfänglich lag die 30-Tages-Mortalitätsrate bei 15%. Die Todesfälle traten vor allem im Rahmen der zusätzlichen transhepatischen Pfortaderpunktion mit nachfolgender oberflächlicher Leberblutung ins Peritoneum auf. Nachdem die technischen Vorgehensweisen geändert waren, trat eine solche Komplikation nicht mehr auf. Derzeit beträgt die 30-Tages-Mortalität 5% einschließlich der geschilderten 2 Patienten mit Exsanguination, dann einem Patienten mit Multiorganversagen bei schwerster vorbestehender Pneumonie und 2 weiteren, ursächlich letztlich unklaren septischen Komplikationen in der Nachfolgezeit. Zum Vergleich: die Mortalität von Notshuntoperationen für Patienten im Stadium Child C liegt bei 40% – 100% [4, 8, 12, 20, 42], die Mortalität eines elektiven Warren-Shunts beträgt zwischen 5% und 10%. Die Mortalität unserer Patienten im Stadium Child C beträgt 12%. Damit ergeben sich erheblich günstigere Verhältnisse als bei den chirurgischen Verfahren.

Kontrolle der Varizenblutung

Die Gesamtnachblutungsrate beträgt derzeit 6%. Endoskopisch eindeutige Varizenblutungen waren allerdings nur bei 2 Patienten nachweisbar, bei den anderen bestand entweder ein Hypokoagulabilitätszustand bei schweren erosiven Mukositiden oder es war ein größeres Magenulkus nachweisbar. Lediglich ein Patient wies einen Shuntspätverschluß mit der Folge einer akuten oberen GI-Blutung auf. Insbesondere bei den Patienten, bei denen TIPSS notfallmäßig zur Anwendung kam und gleichzeitig eine z. T. bis zu 48 h dauernde Blockade der Sengstaken-Sonde vorlag, ist die Feststellung eines Blutungsstillstandes durch die schweren entzündlichen Veränderungen der Schleimhaut äußerst problematisch.

Enzephalopathie

Auftreten und Beherrschung der hepatischen Enzephalopathie sind zusätzlich zu Mortalität und Shuntverschluß Hauptprobleme der Shuntchirurgie [4, 7, 11, 12, 20, 42] und demnach ebenfalls von größter Bedeutung bei der Durchführung von TIPPS. Die postoperative Rate einer hepatischen Enzephalopathie wird bei nichtselektiven Shunts mit bis zu 50% angegeben [12, 20, 41]. Selbst bei den selektiven Shuntformen wird eine Inzidenz der hepatischen Enzephalopathie bis zu 20% berichtet [20, 41]. In unserer Serie wiesen 4 Patienten eine sog. De-novo-Enzephalopathie auf, die sich durch Flüssigkeitssubstitution und adäquate konservativ-medikamentöse Therapie problemlos beherrschen ließ. Der Terminus „de novo" trägt der Tatsache Rechnung, daß Child's-C-Patienten grundsätzlich zumindest eine milde Form einer hepatischen Enzephalopathie bereits vor der Behandlung aufweisen. Bei dieser Untergruppe unserer Patienten ergab sich nach Durchführung von TIPSS keine Verschlechterung der Symptomatik. Umgekehrt fanden wir jedoch auch, daß bei den Patienten, bei denen die hepatische Enzephalopathie auf dem Boden schwerer Blutungen und einer substantiellen Proteinrückresorption entstanden war, diese zurückging, sobald der Shunt funktionierte. Dementsprechend bestehen vor und nach TIPSS bei unseren Patienten mehr oder weniger uncharakteristische Veränderungen auch des Ammoniakspiegels. Die Patienten mit normalen Ammoniakwerten vor TIPSS zeigten im wesentlichen auch keinen kritischen Anstieg. Bei den Patienten mit erhöhten Ammoniakwerten vor TIPSS gingen diese Werte fast immer nach funktionierendem Shunt zurück. Allerdings erscheinen uns die Größe unserer Studiengruppe sowie die Nachbeobachtungszeit insgesamt noch zu gering, um endgültige Schlußfolgerungen für eine stadienabhängige Enzephalopathierate vor und nach TIPSS sicher angeben zu können.

Schlußfolgerung

Hämodynamisch entspricht TIPSS einem kleinkalibrigen H-Interpositionsshunt mit partieller portaler Dekompression. Kürzlich berichteten Rypins [37] und Johansen [15] sehr günstige Ergebnisse der chirurgischen Durchführung eines solchen Shunttyps. Das TIPSS-Konzept bietet jedoch gegenüber der chirurgischen Vorgehensweise einige entscheidende Vorteile, z. B. den perkutanen Charakter mit beträchtlicher Senkung von Morbidität und Mortalität, weiterhin v. a. die Möglichkeit einer individuellen Planung des Shuntverlaufs und der Shuntgröße. Damit ist eine individuelle Anpassung an die hämodynamische Situation bei jedem Patienten möglich. Die Interposition erfolgt beim TIPSS-Konzept ausschließlich intrahepatisch. Die extrahepatischen Gefäßstämme bleiben vollständig unberührt. Damit ist auch keine Verschlechterung der Operationsmöglichkeiten hinsichtlich einer Lebertransplantation zu erwarten. Sowohl die individuelle Anpassung der Shuntgröße als auch die präzise Plazierungstechnik resultieren aus der Verwendung des ballonexpandierbaren Palmez-Stents und können derzeit mit anderen metallischen Prothesen nicht in gleicher Form verwirklicht werden. Während unserer nunmehr fast 5jährigen Anwendungszeit hat sich unsere technische Vorgehensweise beträchtlich verfeinert; die Folge sind eine sichere Technik und kürzere Durchführungszeiten.

Literatur

1. Abecassis M, Gordon JD, Colapinto RF et al. (1985) The transjugular intrahepatic portosystemic shunt (TIPS): an alternative for the management of life-threatening variceal hemorrhage. Hepatology 5:1032A
2. Bolondi L, Gaiani S, Mazzioti A et al. (1988) Morphological and hemodynamic changes in the portal venous system after distal splenorenal shunt: an ultrasound and pulsed Doppler study. Hepatology 8:652–857
3. Burgener FA, Gutierrez OH (1979) Non-surgical production of intrahepatic portosystemic venous shunts in portal hypertension with the double lumen balloon catheter. Fortschr Roentgenstr 130:686–688
4. Child CG, Turcott JG (1964) Surgery and portal hypertension. In: Child CG (ed) The liver and portal hypertension. Saunders, Philadelphia
5. Colapinto RF, Stronell RD, Birch SJ et al. (1982) Creation of an intrahepatic portosystemic shunt with a Grüntzig balloon catheter. Can Med Assoc J 126:267–271
6. Coldwell DM, Moore ADA, Ben-Menachem Y, Johansen KH (1991) Bleeding gastroesophageal varices: gastric vein embolization after partial decompression. Radiology 178: 249–251
7. Conn HO (1977) Trailmaking and number-connection test in die assessment of mental state in portal systemic encephalopathy. Am J Dig Dis 22:541–550
8. Conn HO (1981) A peek at the Child-Turcotte classification. Hepatology 1:673–676
9. DeLacy AM, Nevasa M, Garcia-Pagan JC et al. (1989) Reversal of portal flow after distal splenorenal shunt (DSRS). Relationship to hepatic encephalopathy and impaired liver function. J Hepatol 9 (Suppl):S 142
10. Fischer JE, McCinley J (1985) Comparative randomized study: proximal versus distal splenorenal shunt. Policlinico Sez Chir 92:592–596

11. Foster JH, Ellison LH, Donovan Th, Anderson A (1971) Quantity and quality of survival after portosystemic shunts. Am J Surg 12:490–501
12. Galambos JT (1985) Portal hypertension. Seminars in Liver Disease 5:277–290
13. Gordon JD, Colapinto RF, Abecassis M et al. (1987) Transjugular intrahepatic portosystemic shunt: A nonoperative approach to life-threatening variceal bleeding. Can J Surg 30:45–49
14. Hanafee W, Weier M (1967) Transjugular percutaneous cholangiography. Radiology 88:35–39
15. Johansen K (1989) Partial portal decompression for variceal hemorrhage. Am J Surg 157:479–482
16. Koch G, Rigler B, Tentzeris M et al. (1973) Der intrahepatische porto-cavale Shunt. Langenbecks Arch Chir 333:237–244
17. Laberge JM, Ferrel LD, Ring EJ et al. (1991) Histopathologic study of transjugular intrahepatic portosystemic shunts JVIR 2:549–556
18. Laberge JM, Ring EJ, Gordon RL (1991) Percutaneous intrahepatic portosystemic shunt created via a femoral vein approach. Radiology 181:679–681
19. Lafortune M, Patriquin H, Pomier G et al. (1987) Heomdynamic changes in portal circulation after portosystemic shunts: use of duplex sonography in 43 patients. AJR 149:701–706
20. Millikan WJ, Warren WD, Henderson JM et al. (1985) The Emory prospective randomized trial: selective versus non-selective shunt to control variceal bleeding. Ann Surg 201:712–722
21. Murray JF, Mulder DG, Nebel L (1961) The effect of retrograde portal venous flow following side-to-side portocaval anastomosis. J Clin Invest 40:1413–1420
22. Ohnishi K, Saito M, Sato S et al. (1985) Direction of splenic venous flow assessed by pulsed Doppler flowmetry in patients with large splenorenal shunts. Relation to spontaneous hepatic encephalopathy. Gastroenterology 89:180–189
23. Pagliaro L, Burroughs AK, sorensen TIA et al. (1989) Therapeutic controversies and randomised controlled trials (RCTs): prevention of bleeding and rebleeding in cirrhosis. Gastroenterol Int 2:71.84
24. Palmaz JC, Garcia F, Sibbit SR, Chang P et al. (1986) Expandable intrahepatic portacaval shunt stents in dogs with chronic portal hypertension. AJR 147:1251–1254
25. Palmaz JC, Sibbitt RR, Reuter SR, Garcia F, Tio FO (1985) Expandable intrahepatic portacaval shunt stents: eraly experience in the dog. AJR 145:821–825
26. Rector WG, Hoefs JC, Hossack KF, Everson GT (1988) Hepatofugal portal flow in cirrhosis: observation of hepatic hemodynamics and the nature of the arterioportal communications. Hepatology 8:16–20
27. Redeker AG, Geller HM, Reynolds TB (1958) Hepatic wedge pressure, blood flow, vascular resistance and oxygen consumption in cirrhosis before and after end-to-side portocaval shunt. J Clin Invest 37:606–618
28. Reich M, Olumide F, Jorgensen E, Eiseman B (1977) Experimental cryoprobe production of intrahepatic portacaval shunt. J Surg Res 23:14–18
29. Reichle FA, Fahmy WF, Golsorkhi M (1979) Prospective comparative clinical trial with distal splenorenal and mesocaval shunts. Am J Surg 137:12–21
30. Richter GM, Palmaz JC, Nöldge G et al. (1989) Der transjuguläre intrahepatische portosystemische Stent-Shunt (FIPSS). Radiologe 29:406–411
31. Richter GM, Noeldge G. Palmaz JC, Roessle M (1990) The transjugular intrahepatic portosystemic stent-shunt (TIPSS): results of a pilot study. Cardiovasc Intervent Radiol 13:200–207
32. Richter GM, Noeldge G, Palmaz JC et al. (1990) Transjugular intrahepatic portacaval stent shunt: preliminary clinical results. Radiology 174:1027–1030
33. Richter GM, Noeldge G, Palmaz JC, Roessle M (1991) Evolution and clinical introduction of TIPSS, the transjugular intrahepatic portosystemic stent-shunt. Semin Intervent Radiol 8:331–340
34. Rösch J, Hanafee WN, Snow H (1969) Transjugular portal venography and radiologic portocaval shunt: an experimental study. Radiology 92:1112–1114
35. Rösch J, Uchida BT, Putnam JS et al. (1987) Experimental intrahepatic portocaval anastomosis: use of expandable Gianturco stents. Radiology 162:481–485
36. Rössle M, Haag K, Noeldge G et al. (1990) Hämodynamische Konsequenzen der portalen Decompression: Welches ist der optimale Shunt? Z Gastroenterol 28:630–634

37. Rypins EB, Mason GR, Conroy RM, Sarfeh IJ (1984) Predictability and maintenance of portal flow patterns after small-diameter portocaval H-grafts in man. Ann Surg 200:706–710
38. Sarfeh IJ, Rypins EB, Conroy RM, Mason GR (1983) Portocaval H-graft: relationships of shunt diameter, portal flow patterns and encephalopathy. Ann Surg 197:422–426
39. Sarfeh IJ, Rypins EB, Raiszadeh M, Milne N, Conroy RM, Lyons KP (1986) Serial measurement of portal hemodynamics after partial portal decompression. Surgery 100:52–58
40. Schomerus H, Hamster W, Reinhard U, Mayer K, Dölle W (1981) Latent Portosystemic Encephalopathy. Dig Dis Sci 26:622–630
41. Spina GP, Galeotti F, Opocher E et al. (1988) Selective distal splenorenal shunt versus side-to-side portocaval. Clinical results of a prospective controlled study. Am J Surg 155:564–571
42. Warren WD, Millikan WJ Jr, Henderson JM et al. (1982) Ten years portal hypertensive surgery at Emory: results and new perspectives. Ann Surg 195:530–542

3 Portale Hypertension
3.4 Shuntchirurgie

3.4.1 Indikationen und Ergebnisse portosystemischer Shunts

A. Müller und U. Kania

Die portale Hypertension bei Leberzirrhose mit ihrer Hauptkomplikation der Varizenblutung bedarf einer differenzierten Therapie. In unserem Konzept spielen sowohl der Shunt als auch die Sklerosierungsbehandlung eine wichtige Rolle. Die durchschnittliche Krankenhausletalität beim Not- und Frühshunt liegt heute bei 30% [8, 14, 24]. Die Letalität bei alleiniger konsequenter Sklerosierungsbehandlung beträgt ebenfalls 30%, wie 12 kontrollierte Studien zeigen konnten [1, 3, 10, 12, 15, 17, 20–23, 25, 27], so daß keine Unterschiede zum Notshuntvorgehen bestehen.

Abb. 1 erläutert unser Vorgehen. Jeder Patient wird unmittelbar endoskopiert und wenn immer möglich sofort sklerosiert. Ein Blutungsstillstand läßt sich so in 90% erzielen. Nach primärer Stabilisierung wird er dann rasch angiographiert, um Hinweise auf Blockform und Anastomosierungsfähigkeit der Pfortaderstämme zu erhalten. Besteht beispielsweise ein prähepatischer Block bei Pfortaderaneurysma mit Verschluß der intrahepatischen Pfortaderäste und Varizenblutung, so ist eine portokavale End-zu-Seit-Anastomose die Therapie der Wahl.

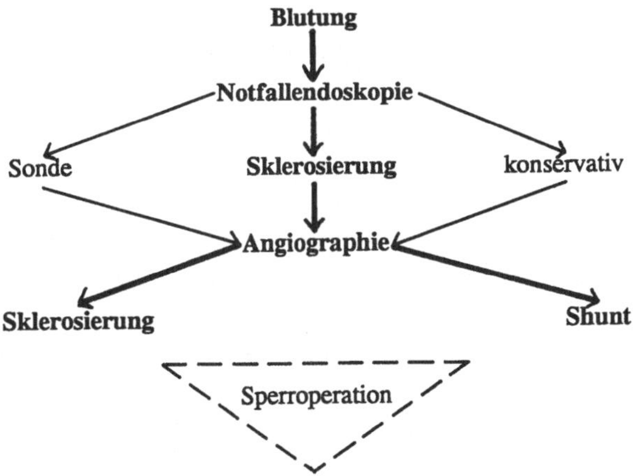

Abb. 1. Vorgehen bei Blutung wegen portaler Hypertension

Indikation für einen portosystemischen Shunt

Welcher Patient soll nun einer weiteren Sklerosierungsbehandlung und welcher frühzeitig einem portosystemischen Shunt zugeführt werden? Wir sehen folgende Indikationen für einen Shunt, wobei wir zwischen Not-, Früh- und Elektivshunt unterscheiden:

Einen *Notshunt* führen wir durch:
- bei konservativ nicht beherrschbarer Blutung. 10% – 15% aller Varizenblutungen, insbesondere der massiven Blutung, sind mit Sklerosierung, Ballontamponade oder medikamentösen Maßnahmen nicht beherrschbar.

Den *Frühshunt* sehen wir indiziert bei:
- starker initialer Blutung mit einem Verbrauch von über 4 Konserven,
- frührezidivierender Blutung trotz suffizienter Sklerosierung,
- Fundusvarizenblutung und
- erosiv blutender Gastritis im Sinne der Gastropathia hypertensiva.

Die *elektive* Shuntoperation kann indiziert sein bei nicht zu alten Patienten, guter Leberfunktion und vor allem Rezidivblutungen trotz Dauersklerosierung.

Auswahl der Shunttyps

Aus der Vielzahl von Shuntformen favorisieren wir 2 Varianten. Zum einen die portokavale End-zu-Seit-Anastomose (PCA) als Prototyp des kompletten Shunts und zum anderen den distalen splenorenalen Warren-Shunt als selektiven, inkompletten Shunt. Für die PCA sprechen die massive Blutung, eine nur noch geringe portalvenöse Leberdurchblutung und eine dünne Milzvene. Alter über 70 – 75 Jahre, schlechte Leberfunktion oder vorausgegangene Oberbauchoperationen sprechen für einen Warren-Shunt (Abb. 2).

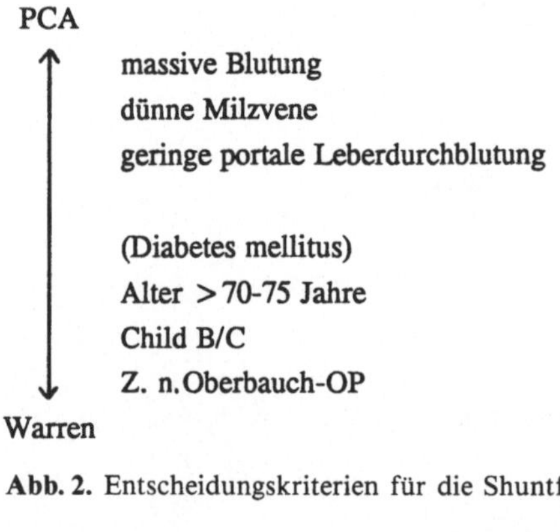

PCA

↑

massive Blutung
dünne Milzvene
geringe portale Leberdurchblutung

(Diabetes mellitus)
Alter >70-75 Jahre
Child B/C
Z. n. Oberbauch-OP

↓

Warren

Abb. 2. Entscheidungskriterien für die Shuntform

Gegen einen Shunt entscheiden wir uns bei pulmonaler Insuffizienz, Niereninsuffizienz, Leberversagen sowie verschlossenen Pfortaderstämmen.

Eigene Ergebnisse

Von Februar 1989–Oktober 1991 haben wir 87 Patienten wegen einer Varizenblutung stationär aufgenommen und 54 (62%) portosystemisch operiert. Die restlichen 38% wurden entweder dauersklerosiert oder einer Sperroperation zugeführt.

Abb. 3 zeigt die Überlebensrate aller unserer Patienten nach Anlage eines portosystemischen Shunts. Fassen wir Not-, Früh- und Elektivshunts zusammen, so beträgt die Krankenhausletalität 12 von 54, d. h. 22% (Tabelle 1). Nach

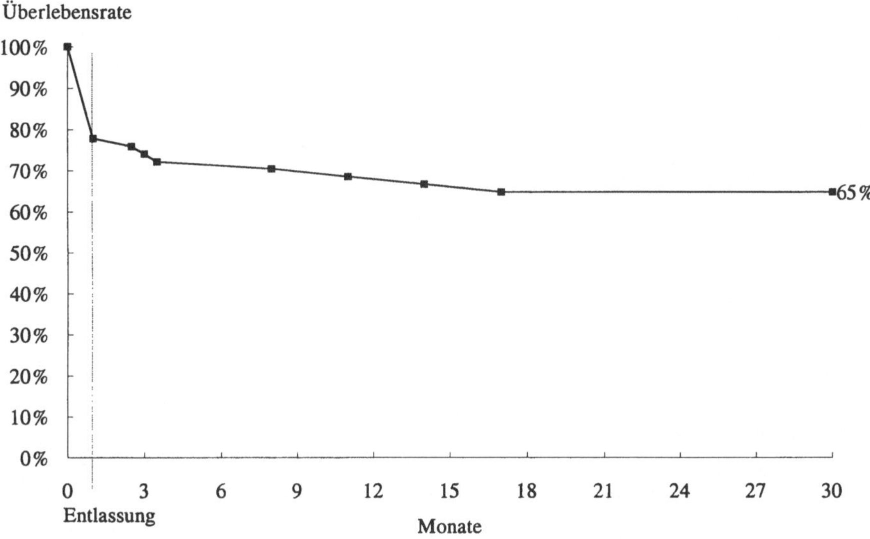

Abb. 3. Überlebensrate nach Anlage eines portosystemischen Shunts (portokaval Anastomose und Warren-Shunt)

Tabelle 1. Shunt: Letalität im Krankenhaus (n = 54)

	Portokavale Anastomose	Warren-Shunt	Summe
Not	7/9	0/2	7/11
Früh	3/7	0/0	3/7
Elektiv	1/22	1/14	2/36
Summe	11/38 (29%)	1/16 (6%)	12/54 (22%)

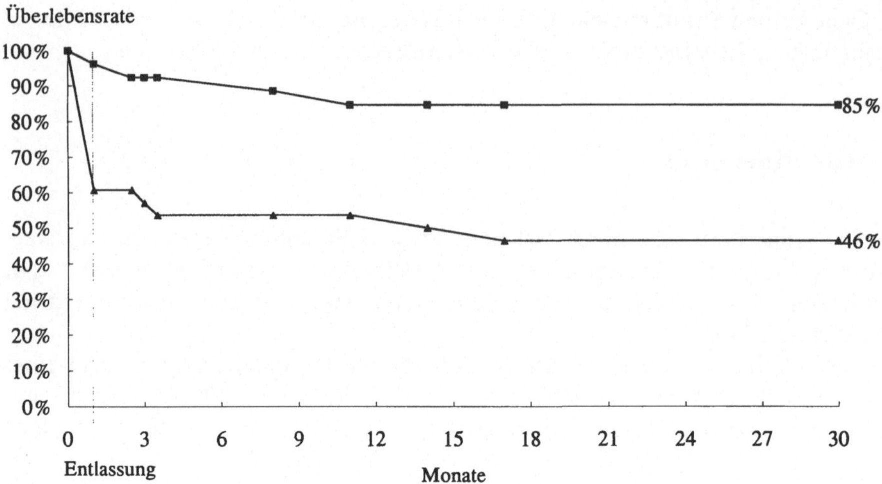

Abb. 4. Überlebensrate nach Anlage eines portosystemischen Shunts (portokavale Anastomose und Warren-Shunt) nach Child A (■) und Child B/C (▲) unterteilt

Entlassung besteht dann nur noch eine geringe Sterberate, die Überlebensrate aller Patienten nach 2,5 Jahren beträgt 65%.

Zirrhosepatienten als solche – laut einigen kontrollierten Studien – weisen eine 3- bis 5-Jahres-Überlebensrate von 26% auf [19]. Patienten nach Sklerosierung wegen stattgehabter Blutung eine solche von 45%.

7 kontrollierte Studien [2, 4, 6, 11, 13, 16, 18] haben den inkompletten mit dem kompletten Shunt verglichen. Es ergab sich eine mittlere Überlebensrate von 60 bzw. 54%. Wir liegen also mit unseren Ergebnissen zumindest genauso gut wie nach ausschließlicher Sklerotherapie und im identischen Bereich der erwähnten Studien.

Betrachten wir nun unsere Patienten hinsichtlich des initialen Child-Stadiums (Abb. 4), so ist die bessere Langzeitüberlebensrate von 85% der Patienten mit einem Stadium A gegenüber 46% unserer Patienten im Stadium B und C sicher verständlich. Dieser Unterschied ist allerdings allein auf die höhere Krankenhaussterblichkeit und nicht auf eine erhöhte Sterberate im Follow-up zurückzuführen.

Differenzieren wir unsere Patienten in jene mit einer portokavalen Anastomose und in jene mit einem Warren-Shunt (Abb. 5), so ergibt sich eine deutlich höhere Krankenhausletalität für die PCA. Der Grund hierfür liegt sicher darin, daß man bei schwerer Blutung in der Notsituation meist zur PCA gezwungen ist. Die etwas höhere Letalität im weiteren Verlauf mag auch darin begründet sein, daß nach Warren-Shunt initial noch eine prograde Leberperfusion erhalten ist. Nach einem Jahr kehrt sich aber bei ca. 75% aller Patienten die Flußrichtung um [13], so daß der anfängliche Vorteil dann verlorengeht.

Wir sahen bei 2 Patienten nach PCA und bei 4 Patienten nach Warren-Shunt einen Shuntverschluß. Das entspricht einer Thromboserate von 5% bzw. 25%.

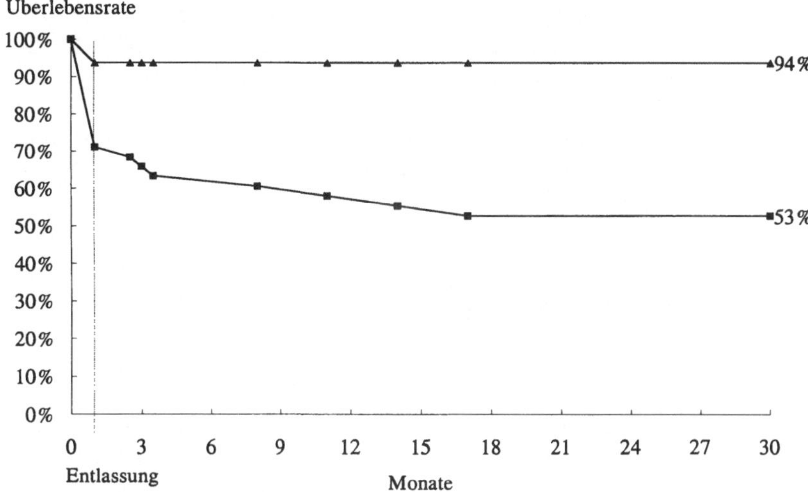

Abb. 5. Überlebensrate nach Anlage eines portosystemischen Shunts; portokavale Anastomose (■) und Warren-Shunt (▲)

Mit Hilfe der Kernspintomographie, vor allem der Magnetresonanzangiographie (MRA) gelingt es mit gutem Erfolg, rechtzeitig eine Stenose oder Thrombose des Shunts zu erfassen. Diese den Patienten nicht belastende Untersuchung haben wir deshalb jetzt als Standardverfahren in unser Nachsorgeprogramm für Shuntpatienten aufgenommen.

Wie steht es nun um die allzeit zitierten negativen Folgen eines Shunts hinsichtlich der Lebenserwartung unserer Patienten?

Ein Drittel unserer 35 nachuntersuchten Patienten hatten Unterschenkelödeme (Tabelle 2). Diese sind harmlos und bedürfen kaum einer gezielten Therapie. Eine Enzephalopathie fanden wir in 15%, zumeist in einer leichteren Form. Bei 29% unserer Patienten beobachteten wir eine Leberinsuffizienz,

Tabelle 2. Klinische Symptome und Lebensbedingungen nach Shuntoperationen (35 langzeitbeobachtete Patienten)

Periphere Ödeme	34%	
Enzephalopathie	15%	
– gering		– 12%
– schwer		– 3%
Leberinsuffizienz	29%	
– gering		– 23%
– schwer		– 6%
Arbeitsfähig	57%	
Urlaubsreisen	80%	
Alkohlabstinent (von 21)	62%	
Zufrieden	88%	

auch hier meist leichterer Ausprägung. 80% unserer Patienten unternahmen Urlaubsreisen, 57% arbeiteten wieder in ihrem früheren Beruf und 2 Drittel der zuvor alkoholabhängigen Patienten waren nunmehr abstinent. Insgesamt waren 88% unserer Shuntpatienten mit dem Ergebnis zufrieden.

Im Mittelpunkt der Diskussion steht immer wieder die hepatische Enzephalopathie, insbesondere nach einem kompletten Shunt [2, 4, 6, 9, 11, 13, 16]. Ursachen hierfür sind in erster Linie bakterielle Infekte, die übermäßige Diuretikatherapie, eine unkontrollierte Eiweißzufuhr, die Einnahme von Sedativa – insbesondere Benzodiazepinen – der fortgesetzte Alkoholgenuß und vermutlich eine Verminderung verzweigtkettiger Aminosäuren und somit ein gestörtes Aminosäurenmuster.

Die Therapie gestaltet sich entsprechend. Wichtig ist die Ausschaltung der Ursachen, ein Elektrolytausgleich, die konsequente Gabe von Laktulose und eine kontrollierte Eiweißzufuhr unter besonderer Berücksichtigung von pflanzlichen Proteinen. Bisweilen ist eine stationäre Aufnahme notwendig, vor allem zur Reduktion des Ammoniaks durch Keimverminderung im Kolon durch Gabe von Neomycin.

Eine konsequente Führung ist vor allem für Patienten mit nutritiv-toxischer Leberzirrhose wichtig, da weiter alkoholabhängige Patienten besonders stark von der hepatischen Enzephalopathie betroffen sind. Deren Überlebensrate ist signifikant schlechter [9]. Abschließend seien 3 Einzelfaktoren genannt, die für die guten Ergebnisse bei der Behandlung von Ösophagusvarizenblutungen entscheidend sind:

1. Ein klares Therapieschema bei der primären Blutung. Oberstes Ziel muß eine initial sichere Blutstillung sein.
2. Die Beschränkung auf maximal 2 Shuntformen innerhalb einer Klinik. Hierdurch läßt sich die technisch einwandfreie Durchführung der Shuntoperation gewährleisten.
3. Eine konsequente Nachsorge in einer speziellen Sondersprechstunde im Sinne einer engmaschigen Anbindung des Patienten an ein vertrautes Ärzteteam.

Schlußbemerkung

Oberstes Ziel bei der Varizenblutung muß die sichere Blutstillung sein. Sklerosierung und Shunt stellen dabei keine konkurrierenden Maßnahmen dar, sondern ergänzen sich. Der portosystemische Shunt hat in diesem gemischt semiinvasiv-operativen Konzept – gerade in der Notsituation – seine klar definierte Stellung [5, 7]. Das operative Trauma, oft nur mit geringem Blutverlust, und die Tatsache des Shunts als solchem sind für die Prognose nicht entscheidend. Vielmehr kommt eine herausragende Bedeutung der intensivmedizinischen Versorgung jeder akuten Blutung sowie einer engmaschigen ambulanten Betreuung [9] unserer Patienten in einer speziellen Sprechstunde zu.

Literatur

1. Barsoum MS, Bolous FI, El-Rooby AA, Rizk-Allah MA, Ibrahim AS (1982) Tamponade and injection sclerotherapy in the management of bleeding oesophageal varices. Br J Surg 69:76–78
2. Conn HO, Resnick RH, Grace ND et al. (1981) Distal splenorenal shunt vs. portal-systemic shunt: current status of a controlled trial. Hepatology 1:151–160
3. Copenhagen Esophageal Varices Sclerotherapy Project (1984) Sclerotherapy after first variceal hemorrhage in cirrhosis: a randomized multicenter trial. N Engl J Med 311:1594–1600
4. Fischer JE, Bower RH, Atamian S, Welling R (1981) Comparison of distal and proximal splenorenal shunts: a randomized prospective trial. Ann Surg 194:531–544
5. Häring R, Hirner A, Karavias TH (1985) Portale Hypertension: Stellenwert der portosystemischen Shunt-Operation und der Notfalleingriffe. Chirurg 56:425–431
6. Harley HAJ, Morgan T, Redeker AG, Reynolds TB, Villamil F, Weiner JM, Yellin A (1986) Results of a randomized trial of end-to-side portacaval shunt and distal splenorenal shunt in alcoholic liver disease and variceal bleeding. Gastroenterology 91:802–809
7. Hirner A, Häring R (1990) Sklerosierung oder portosystemischer Shunt bei Ösophagusvarizen. In: Bünte H, Junginger T (Hrsg) Jahrbuch der Chirurgie. Biermann, Zülpich, S 63–78
8. Hirner A, Häring R, Vosberg W (1984) Therapie der Ösophagusvarizenblutung: Abgrenzung der semiinvasiven (endoskopischen) zu den chirurgischen (Notshunt-) Maßnahmen. In: Paquet K-J, Denck H, Zöckler CE (Hrsg). TM-Verlag, Bad Oeynhausen, S 173–180
9. Karavias TH, Häring R, Weber D (1982) Postoperative Syndrome nach portokavaler Anastomose bei Leberzirrhose. Leber Magen Darm 12:85–89
10. Kraas E, Soehendra N, Henke M, Henne-Bruns D (1984) Ösophagusvarizen, endoskopische Sklerosierung oder operative Shunttherapie? Therapiewoche 34:3986–3997
11. Langer B, Taylor BR, Mackenzie DR, Gilas ST, Stone RM, Blendis L (1985) Further report of a prospective randomized trial comparing distal splenorenal shunt with end-to-side portacaval shunt. An analysis of endephalopathy, survival, and quality of life. Gastroenterology 88:424–429
12. Manegold BC, Weber JC (1982) Paravaricöse Sklerosierungstherapie bei blutenden Ösophagusvarizen. In: Siewert JR (Hrsg) Notfalltherapie. Springer, Berlin Heidelberg New York, S 139–148
13. Millikan WJ, Warren WD, Henderson JM et al. (1985) The Emory prospective randomized trial: selectiv versus nonselective shunt to control variceal bleeding: ten year follow-up. Ann Surg 201:712–722
14. Orloff MJ (1982) Emergency portacaval shunt for bleeding oesophageal varices. In: Paquet K-J, Denck H, Berchtold R (Hrsg) Portale Hypertension. Karger, Basel, S 171
15. Paquet K-J, Kalk J-F (1983) Zur Wahl des Behandlungsverfahrens bei Zirrhosekranken mit Pfortaderhochdruck. Chir Prax 31:45–56
16. Reichle FA, Fahmy WF, Golsorkhi M (1979) Prospective comparative clinical trial with distal splenorenal and meso-caval shunts. Am J Surg 137:13–21
17. Rhodes JM, Dawson J, Cockel R, Hawker P, Dykes P, Bradby GVH, Hillenbrand P, Elias E (1986) A randomized controlled trial of variceal compression as an adjunct to endoscopic variceal sclerosis. Scand J Gastroenterol 21:1217–1220
18. Rikkers LF, Rudman D, Galambos JT, Fulenwider JT, Millikan WJ, Kutner M, Smith RB, Salamn AA, Jones PJ Jr, Warren WD (1978) A randomized, controlled trial of the distal splenorenal shunt. Ann Surg 188:271–276
19. Sauerbruch TH (1990) Therapie der Ösophagusvarizenblutung. Leber Magen Darm 20:11–19
20. Sauerbruch T, Weinzierl M, Köpcke W, Pfahler M, Paumgartner G (1984) Langzeit-Sklerosierungstherapie blutender Ösophagusvarizen: Eine prospektive Verkaufsstudie. Dtsch Med Wochenschr 109:709–713
21. Schulthess HK, Häcki WH (1985) Sklerotherapie der Ösophagusvarizen. Indikation und Resultate. Schweiz Med Wochenschr 115:582–586

22. Söderlund C, Ihre T (1985) Endoscopic sclerotherapy vs. conservative management of bleeding oesophageal varices. Acta Chir Scand 151:449–456
23. Soehendra N (1985) Sklerosierung und ihre Spätergebnisse. Chirug 56:432–435
24. Steegmüller KW (1983) Vorbereitung und postoperative Behandlung von Patienten mit portokavalem Shunt. Chir Prax 31:87
25. Terblanche JChM (1984) Sclerotherapy for emergency variceal hemorrhage World J Surg 8:653–659
26. Terblanche JChM, Burroughs AK, Hobbs KEF (1989) Controversies in the management of bleeding oesophageal varices (First of two parts). N Engl J Med 320:1393–1398
27. Thon K (1986) Therapeutische Maßnahmen bei akuter Ösophagusvarizenblutung. Therapiewoche 36:985–998

3.4.2 Indikation und Ergebnisse von Sperroperationen bei portaler Hypertension

H. Lippert

Die akute Ösophagusvarizenblutung wird heute mit der endoskopischen Sklerosierung behandelt.

Venensperroperationen erscheinen eher als veraltet. Das Operationsrisiko einerseits und die nicht in jedem Krankenhaus vorhandene Erfahrung mit der Sklerosierungstherapie verlangen jedoch eine neue Bewertung der Sperroperation.

Eine Umfrage zur Behandlung der Ösophagusvarizenblutung ergab, daß die abdominelle Sperroperation in 56% bei konservativ nicht stillbarer Blutung eingesetzt wird. Thorakale Verfahren werden nur vereinzelt empfohlen (Steegmüller et al. 1991). In Abhängigkeit vom Child-Stadium ist eine perioperative Letalität von 10–30% zu verzeichnen. Die apparative Sperroperation mit dem EEA-Stapler ist heute die bevorzugte Technik. Besonders gute Ergebnisse erzielten Sugiura u. Futagawa (1977) mit einer sehr ausgedehnten Devaskularisierung. Die Methode ist in Abbildung 1 dargestellt. Die perioperative Letalität betrug 10%.

Die Beherrschung der Sklerosierungstechnik im Stadium der massiven Blutung, meist auch aus Fundusvarizen, verlangt einen erfahrenen Endoskopiker rund um die Uhr. Dies ist nicht in allen Einrichtungen gewährleistet. Somit ist es ratsam, sich der Sperroperation als chirurgische Notfallmaßnahme zu erinnern. Zahlreiche Modifikationen der Sperroperation sind entwickelt worden (Tabelle 1).

Mit einer retrospektiven Analyse wollten wir die Sperroperation bewerten.

Eigene Ergebnisse

Von 107 Patienten, die mit einer Ösophagusvarizenblutung zur stationären Aufnahme kamen, behandelten wir 19 Patienten mit einer Sperroperation. Diese Sperroperationen wurden zwischen 1982 und 1986 ausgeführt. Die Operation erfolgte 11mal unter Verwendung der Vosschulte-Prothese, und 8mal wurde eine thorakale Transsektionsligatur durchgeführt.

Die Ursachen der portalen Hypertension waren die Leberzirrhose (n = 11), eine Pfortaderthrombose (n = 6), eine Gallengangsatresie und 1mal war die

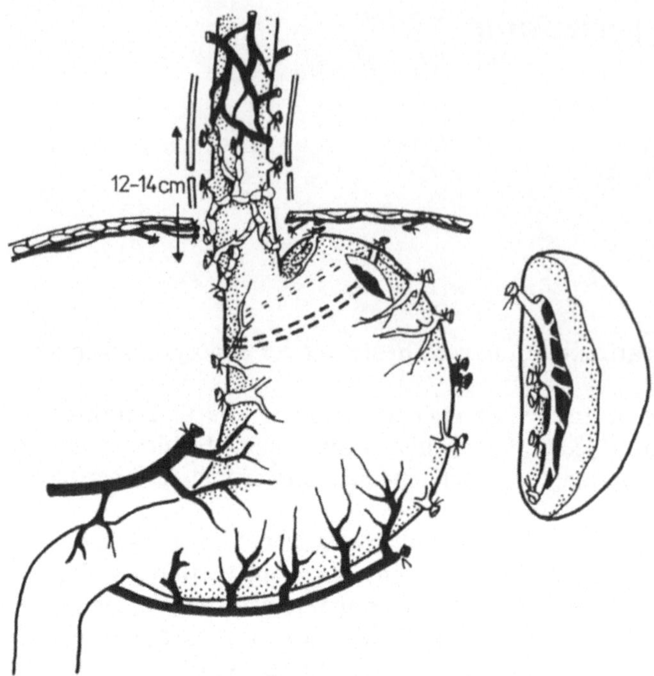

Abb. 1. Modifizierte thorakoabdominale Sperroperation zur Behandlung der Ösophagus- und Fundusvarizenblutung (nach Sugiura)

Tabelle 1. Modifikation der Venensperroperation bei Ösophagusvarizenblutung

- Subdiaphragmale Venenligatur (Schreiber 1969; Vosschulte 1957)
- Zirkuläre Magendissketion (Tanner 1950)
- Apparative Sperrverfahren (EEA-Stapler)
- Transthorakale Ösophagusdissektion (Stelzner 1967)
- Kombinierte thorakale und abdominale Verfahren (Sugiura u. Futagawa 1977)
- Varizenumstechung und Fundoplikation (Siewert u. Becker 1979)
- Azygoportale Unterbrechung und Fundoplikation (Rossetti et al. 1977)
- Kardiaumpflanzung
- Magenresektion
- Magendissektion

Ursache unklar. 7 Patienten (30%) verstarben perioperativ. 8 Patienten lebten länger als 1 Jahr. Die längste Beobachtungszeit betrug 8 Jahre (Tabelle 2). Nach einem erneuten Blutungsrezidiv war 4mal eine Shuntoperation notwendig. Eine Ösophagusstenose hatten 3 Patienten.

Tabelle 2. Todesursachen nach Sperroperation (n = 19)

	Periop. Letalität	Nach 3 Monaten	Nach 12 Monaten
Coma hepaticum	4	1	1
Irreversibler Schock	1	–	–
Pneumonie	–	–	1
Ulkusperforation (Peritonitis)	1	–	–
Apoplexie	–	1	–
Pankreatitis	1	–	–

Bewertung der Sperroperation

Die Vielzahl der Verfahren demonstriert die Unzulänglichkeit der einzelnen Methoden (März et al. 1982).

Die relativ hohe Letalität ist sicher mehr auf das fortgeschrittene Stadium der portalen Hypertension zurückzuführen, als auf die Operationsart.

Die häufigste perioperative Todesursache nach Sperroperation war bei unseren Patienten das Leberkoma. Die Indikation zur Sperroperation sollte deshalb die aktuelle Schwere der Lebererkrankung berücksichtigen.

Im Stadium Child C ist die Letalität unvertretbar hoch, so daß die Indikation zur Sperroperation deshalb nur im Stadium Child A und B angezeigt ist. Bei Rezidivblutungen nach Shuntoperation und nach Sklerosierung ist in Notsituationen die Sperroperation indiziert. Im technisch und personell schlechter ausgestatteten kleinen Versorgungskrankenhäusern wird die Sperroperation eher zum Einsatz kommen. Dies wird durch die aktuelle Umfrage bestätigt (Steegmüller et al. 1991; Tabelle 3).

Der Vorteil der Sperroperation besteht in der direkten Blutstillung. Eine Elektivshuntoperation bleibt später möglich. Die Enzephalopathie wird durch eine Sperroperation nicht verstärkt.

Die Nachteile sind ein unverändert hoher Pfortaderdruck und das hohe Operationsrisiko. Eine erneute Blutung ist nicht ausgeschlossen.

Die Indikation zur Sperroperation ist heute eine Ausnahme, wenn andere Methoden der Blutstillung versagten oder unmöglich sind (Abb. 2).

Tabelle 3. Pro und Contra der Sperroperation

Pro	Contra
Bei schlechter Leberfunktion	Pfortaderdruck bleibt hoch (Hypersplenismus)
Direkte Blutstillung (Fundusvarizen)	Belastender Eingriff
Vermeiden der portosystemischen Enzphgalopathie (?)	Nahtinsuffizienz
Elektivshunt bleibt möglich	

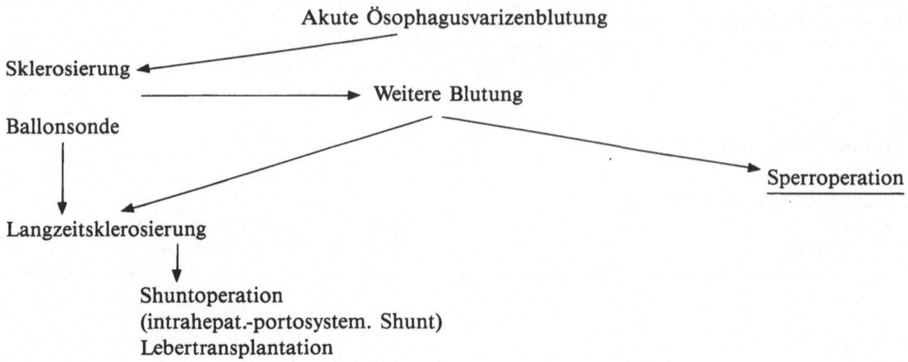

Abb. 2. Chirurgische Therapiemöglichkeit der akuten Ösophagusvarizenblutung mit Einbeziehung der Sperroperation

Literatur

März E, Ungeheuer E, Berckhoff W (1982) Therapie der Ösophagusvarizenblutung durch Venensperroperation. In: Paquet J, Denck H, Berchthold R (Hrsg) Portale Hypertension. Karger, Basel, S 164–170

Rossetti M, Allgöwer D, Hell K (1977) Azygoportale Unterbrechung, Fundoplicatio und Vagotomie gegen Ösophagusvarizenblutung. Helv Chir Acta 44:481–484

Schreiber HW (1969) Portale Hypertension und Chirugie der Milz. In: Baumgarthel F, Kremer K, Schreiber HW (Hrsg) Spezielle Chirurgie für die Praxis, Bd II/1. Thieme, Stuttgart

Siewert R, Becker H D (1979) Transmurale Varizenumstechung und Fundoplicatio als Notoperation bei der akuten Ösophagusvarizenblutung. Chirurg 50:82–86

Steegmüller KW, Schmidt D, Junginger T (1991) Zur Therapie der Ösophagusvarizenblutung in der Bundesrepublik Deutschland (West). Ergebnisse einer Umfrage. Langenbecks Arch Chir 376:273–279

Stelzner F (1967) Über die individuelle chirurgische Therapie der Blutung beim portalen Hochdruck unter Berücksichtigung der Ösophagusvarizenligatur. Bruns Beitr Klin Chir 241:86

Sugiura M, Futagawa S (1977) Further evaluation of the Sugiura procedure in the treatment of esophageal varices. Arch Surg 112:1317

Tanner NC (1950) Discussion on portal hypertension. Proc R Soc Med 43:147

Vosschulte K (1957) Dissektionsligatur des Ösophagus bei Varizen der Speiseröhre infolge Pfortaderhypertrophie. Chirurg 28:186–189

3.4.3 Langzeitergebnisse nach portokavalem Shunt mit Arterialisation der Leber

H. Wolff, P. Müller und H. Lippert

Die Indikation zur portosystemischen Shuntoperation hat in den letzten Jahren eine wesentliche Änderung erfahren. Deshalb ist eine Bewertung der Langzeitergebnisse hinsichtlich Nebenwirkungen und Spätfolgen notwendig. Die portokavale Anastomose ermöglicht eine effiziente Blutstillung. Diese wird mit der Sklerosierung auch erreicht. Nebenwirkungen, wie eine postoperative Enzephalopathie und eine progrediente Verschlechterung der Leberfunktion kommen bei den verschiedenen Shuntformen nicht in gleichem Maße vor. Die von Matzander (1968) empfohlene Methode, mittels Arterialisation des Pfortaderstumpfes nach einem portokavalen End-zu-Seit-Shunt schien die Enzephalopathie zu mildern (Mailard et al. 1974).

Eigene Ergebnisse

An der Chirurgischen Klinik der Charité wurden von 1978 bis 1984 270 Shuntoperationen bei portaler Hypertension ausgeführt. Bei 49 Patienten erfolgte zusätzlich zu der portokavalen Anastomose die Arterialisation des zentralen Pfortaderstumpfes (V.-saphena-Transplantat, portoiliakaler arterieller Bypass).

In einer retrospektiven Studie wurden die Verläufe der Patienten nach folgenden Kriterien ausgewertet: Operationsletalität, Überlebenszeit, Rezidivblutung, Aszites, Shuntverschluß, Verschluß der Veneninterponate, Leberfunktion.

Wir verglichen diese Patientengruppen mit einer Arterialisation (n = 49) und portokavalen Anastomosen (Gruppe I) mit einer Gruppe mit portokavalen Anastomosen ohne Arterialisation (Gruppe II) (n = 47).

Das Durchschnittsalter der Patienten betrug 43,7 Jahre. Dem Schweregrad Child A gehörten 27 (Gruppe I) und 24 Patienten (Gruppe II) an, dem Schweregrad Child B ließen sich 22 (Gruppe I) und 23 Patienten (Gruppe II) zuordnen.

Die Zuordnung zur jeweiligen Gruppe erfolgte nach intraoperativen hämodynamischen Kriterien. Eine Arterialisation wurde durchgeführt, wenn der Flow in der Pfortader zwischen 200 und 500 ml/min lag und der Venendruck 15–20 Torr betrug. Lag der Flow darunter, erfolgte die Anlage des portokava-

Tabelle 1. Ergebnisse 5 Jahre nach portokavaler Anastomose mit und ohne Arterialisation

	Arterialisation	
	Mit	Ohne
Operationsletalität	10,2%	10,7%
Überlebende	61%	57%
Rezidivblutung	4%	4%
Aszites	30%	10%
Shuntverschluß	0%	0%
Verschluß der Veneninterponate	30	–
EEG Stad. II n. Condon	4/30	11/27
Lebermorphologie	(↗)	–
Thrombozyten	↗	–
NH_3-Spiegel µg/100 ml	62	95

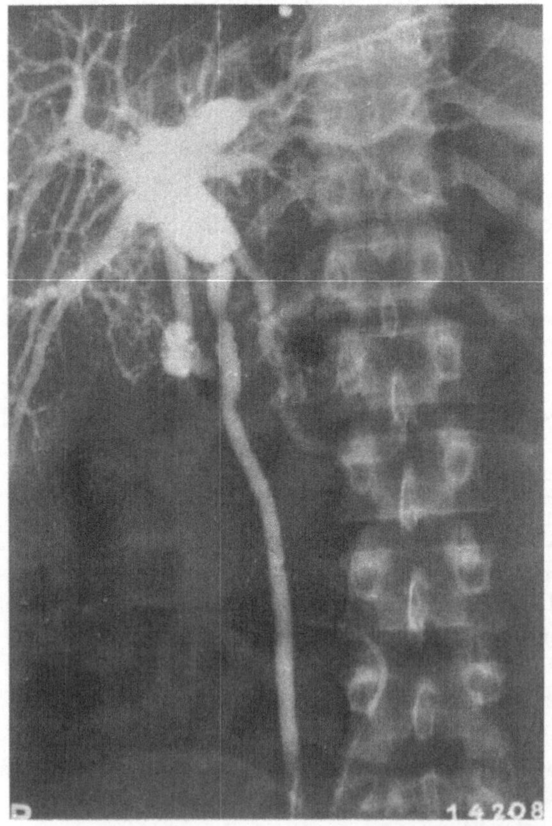

Abb. 1. Angiogramm: Arterialisation des Pfortaderstumpfes unmittelbar postoperativ

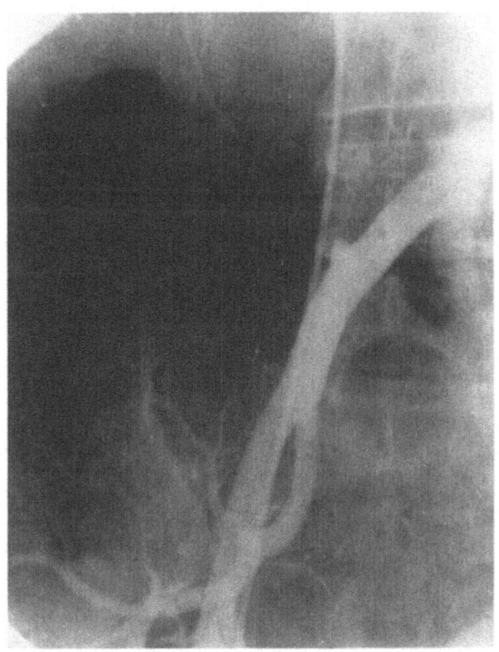

Abb. 2. Angiogramm: Verschluß des ilikoportalen Bypass unmittelbar am Abgang, 5 Jahre nach ilikoportalem Shunt

len Shunts ohne Arterialisation, lag er darüber, wurde auf einen Warren-Shunt ausgewichen.

Die Ergebnisse 5 Jahre nach der Shuntoperation sind in der Tabelle 1 wiedergegeben.

Grundsätzlich konnten nach der Operation zwischen beiden Gruppen keine signifikanten Unterschiede nachgewiesen werden. Die Differenz bei der EEG-Untersuchung und den morphologischen Veränderungen der Leber lassen sich durch die nicht einheitlichen Ausgangssituationen erklären.

Kontrollen in den ersten beiden Jahren nach der Arterialisation zeigten jedoch eine Besserung des EEG-Befunds. Der Aktivitätsgrad der Grundkrankheit und Lebenshaltung des Patienten nach der Operation beeinflussen bei der geringen Zahl die Aussagekraft der Ergebnisse.

10 Jahre nach der Shuntoperation untersuchten wir 8 Patienten. Bei allen war der arterielle ilikoportale Bypass funktionell unwirksam. Wir konnten angiographisch einen Verschluß (n = 5), aneurysmatische Veränderungen der Pfortader (n = 1) prähepatisch oder einen Blutfluß ausschließlich über die Kapselvenen (n = 2) der Leber nachweisen (Abb. 1–4).

Diskussion

Die Manifestation einer portosystemischen Enzephalopathie bis hin zum Coma hepaticum wird postoperativ nach portosystemischen Anastomosen wegen

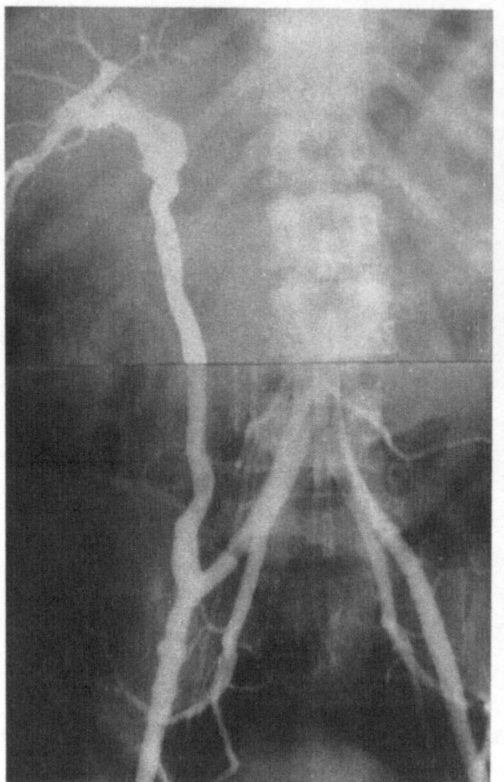
3

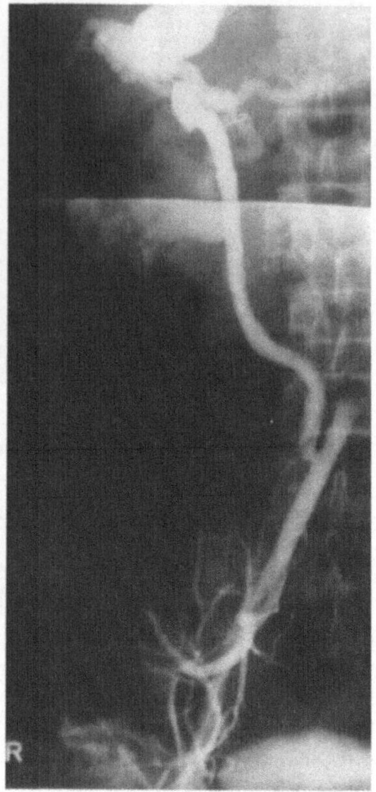

4

Abb. 3. Portogramm 10 Jahre nach Anlage des ilikoportalen Shunts, Blutfluß aus dem ilikoportalen Shunt vorwiegend über Kapselvenen der Leber

Abb. 4. Portogramm 13 Jahre nach ilikoportalem Shunt mit aneurysmatischer prähepatischer Gefäßauffüllung

portaler Hypertension befürchtet. Mit einer druckadaptierten Leberarterialisation, wie sie Matzander (1968) empfahl, beträgt die Flowrate in der Pfortader wieder bis 50% des Ausgangswerts vor der Shuntoperation. Damit soll die Verminderung der Gesamtleberdurchblutung kompensiert und der sinusoidale Druck konstant gehalten werden. Die unmittelbare Verschlechterung der Leberfunktion nach vollständiger Unterbrechung des portalen Flow, die mit einer Enzephalopathie, Eiweißstoffwechselstörungen oder sogar mit einem Coma hepaticum einhergehen kann, sollte mit der Arterialisation verhindert werden.

Otte et al. (1987) wiesen in einer Studie auf eine Senkung der postoperativen Letalität nach einer Arterialisation hin. Wir hatten bei unseren Untersuchungen 2 Jahre nach der Operation eine geringe Enzephalopathierate nachweisen können (Wolff 1984).

Ein Nachteil der portosystemischen Shuntoperation mit Arterialisation ist die erhebliche postoperative Aszitesbildung. Wir registrierten diese bei 30%,

4mal war ein Le-Veen-Shunt innerhalb des 1. postoperativen Jahres erforderlich. Ein wesentliches technisches Problem ist die Überarterialisierung.

Eventuell ist eine druckadaptierte Bändelung der Arterie bei exakter Flowkontrolle notwendig. Zu bedenken ist allerdings, daß sich diese Druckwerte postoperativ beim nichtnarkotisierten Patienten wieder ändern können. Die verlängerte Operationszeit durch den Bypass und Messungen sind nicht so problematisch, jedoch ist eine relativ hohe Verschlußrate des ilikoportalen Bypasses zu verzeichnen. Begünstigt wird dies durch die Veränderungen in der Leber. Nach 10 Jahren ist praktisch keine Leberparenchymdurchblutung aus dem arterialisierten Bypass nachweisbar, das Blut fließt über erweiterte Kapselgefäße ab.

Ist eine portosystemische Anastomose erforderlich, wird sie meistens als peripherer Shunt angelegt. Damit wird die Leberdurchblutung teilweise aufrechterhalten bei gleichzeitigen Dekompressionen der portalen Hypertension.

Eine Dekompression mittels portosystemischer Anastomose kommt nur im Stadium Child A und B in Betracht. Bei den heutigen Möglichkeiten der Behandlung der portalen Hypertension, wie Sklerosierung, periphere Shuntformen, transjugulärer, intrahepatischer, portosystemischer Shunt, besteht für den portokavalen Shunt mit Arterialisierung kaum noch eine Indikation.

Literatur

Maillard J N, Rueff B, Prandi D, Sicot C (1974) Hepatic arterialization and porto-caval shunt in cirrhosis. Arch Surg 108:315–320

Matzander U (1968) Probleme bei der Arterialisation des intrahepatischen Pfortaderdrucks nach porto-cavalen Anastomosen. Langenbecks Arch Klin Chir 322:1155

Otte J B, Gigot J F, Reynaert M (1987) Arterialisation der Pfortader in Kombination mit einem therapeutischen porto-cavalen Shunt – Gibt es noch einen Platz für dieses Verfahren? Vorläufige Ergebnisse einer prospektiven, kontrollierten, randomisierten Studie. Chir Gastroenterol 3:75–89

Wolff H (1984) Spätergebnisse nach portocavaler Anastomose mit Arterialisation des intrahepatischen Pfortadersystems. Langenbecks Arch Klin Chir 365:455

3.4.4 Portosystemischer Shunt – Indikation, Ergebnisse und Nachsorge

Th. Karavias und R. Häring

Die portosystemischen Anastomosen sind die einzigen Operationsverfahren, die bei der Behandlung der Ösophagusvarizenblutung den Pfortaderhochdruck als pathophysiologische Grundlage der Ösophagusvarizenblutung beseitigen. Die wichtigste Vertreterin dieser Operationen, die terminolaterale portokavale Anastomose (PCA), wurde 1945 durch Whipple in die Therapie der Ösophagusvarizenblutung eingeführt [7]. Die klinische Effektivität der PCA hinsichtlich der Blutstillung und Verhütung einer Redizidivblutung wurde durch randomisierte kontrollierte Studien bereits vor 30 Jahren gesichert. Inzwischen wurde das Therapiespektrum dieser problematischen Blutung mit der Einführung der selektiven splenorenalen Anastomose (DSRA, Warren 1967 [6]), der endoskopischen Sklerotherapie und schließlich der Lebertransplantation wesentlich erweitert.

Unter diesem Aspekt ist das Ziel der vorliegenden Studie, die derzeitigen Indikationen zur portosystemischen Shuntoperation und deren Ergebnisse darzustellen. Hierbei wurden weitgehend gesicherte und aktuelle Daten aus der Literatur und die eigene Erfahrung (Tabelle 1) berücksichtigt.

Tabelle 1. Chirurgie der portalen Hypertension (1969 – 1991)[a]

	n
Portosystemische Anastomosen (PCA, ART, DSRA, SRA)	663
Portokavaler Shunt	538
– Notfall	349
– Elektiv	189
Warren-Shunt	60
– Notfall	18
– Elektiv	42
Sperroperationen	69

[a] An der Chir. Klinik des Universitätsklinikums Steglitz.

Klinische Epidemiologie der Varizenblutung

Aus der Metaanalyse von Daten moderner randomisierter Therapie- bzw. Prophylaxestudien [1] und aus prospektiven klinischen Untersuchungen [2] ergeben sich folgende wichtige Gesichtspunkte zum Spontanverlauf und zur nichtoperativen Therapie der Varizenblutung.

Häufigkeit der ersten Blutung

Das Risiko der ersten Blutung bei nicht behandelten Zirrhosekranken mit portaler Hypertension beträgt etwa 20% pro Jahr. Als Risikofaktoren für eine drohende Blutung gelten klinische, anamnestische und labortechnische Daten und vor allem endoskopisch-morphologische Merkmale der Varizen.

Verlauf und Rezidivneigung

Eine Varizenblutung kann bei 40–50% der Kranken bei der Klinikaufnahme spontan zum Stillstand kommen [3]. Andererseits ist bei einer massiven Varizenblutung eine Blutstillung ohne zusätzliche Maßnahmen (Ballontamponade, Vasopressin usw.) fast nie zu erreichen.

Etwa 56% der Zirrhosekranken erleiden innerhalb von 6 Wochen mindestens eine Rezidivblutung wenn die Initialblutung nur durch konservative Maßnahmen behandelt wurde. Die Wahrscheinlichkeit einer Rezidivblutung ist innerhalb der ersten 6 Tage nach der Aufnahme mit 75% am höchsten. Besonders gefährdet sind Patienten mit einer schlechten Leberfunktion (Child-Stadium C) und mit aktiver, massiver bzw. bereits rezidivierender Blutung bei der Aufnahme.

Auch nach überstandener, nur konservativ bzw. durch chronische Sklerotherapie behandelter Ösophagusvarizenblutung, ist das Risiko einer Rezidivblutung mit 55–75% bzw. 48% beträchtlich.

Letalität

Der Zirrhosekranke ist in der Phase der akuten Ösophagusvarizenblutung von einer unstillbaren Hämorrhagie bzw. von einer frühen Rezidivblutung vital gefährdet! Die Krankenhausletalität wird in erster Linie von diesen Faktoren entscheidend bestimmt und beträgt 35–70%. Ohne eine vorausgegangene Blutung bzw. 6–8 Wochen nach dem Überstehen einer Varizenblutung ist das vitale Risiko von der Leberfunktion abhängig: Kranke mit dekompensierter Leberinsuffizienz sind eher von einem Leberversagen bedroht als von einer Varizenblutung.

Operationsindikationen

Unter Berücksichtigung des o.g. Spontanverlaufs bzw. der Möglichkeiten der nichtoperativen Behandlung ergeben sich heute bei der Behandlung der Öso-

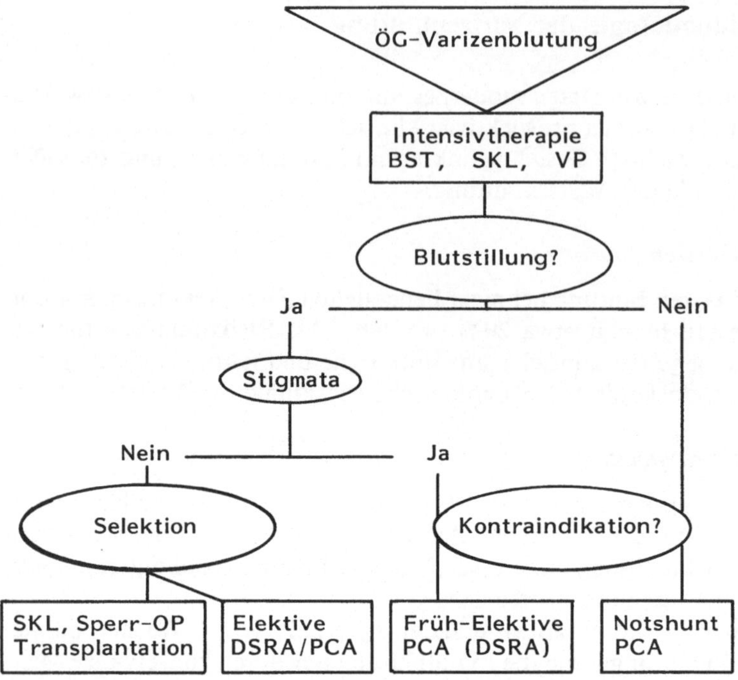

Abb. 1. Klinisches Vorgehen bei der Behandlung der Ösophagusvarizenblutung

phagusvarizenblutung folgende Indikationen für die portosystemischen Anastomosen (Abb. 1), die hinsichtlich des Operationszeitpunkts in folgende Kategorien eingeteilt werden [3].

Notoperation

Sie ist indiziert während der akuten Blutung, wenn konservative Maßnahme (Ballonsondentamponade, Sklerotherapie, Vasopressin) erfolglos bleiben. Ziel des Notshunts ist Beseitigung der Verblutungsgefahr. Ausgenommen sind deshalb nur moribunde Patienten, Kranke im Coma hepaticum, bzw. mit schwerer Koagulopathie, und solche mit einem nicht beherrschbaren Alkoholdelir sowie mit allgemeinen Kontraindikationen.

Frühelektive Notoperation

Sie ist indiziert bei Kranken nach spontaner oder konservativ/endoskopischer Blutstillung, wenn sie von einer (frühen innerhalb 24–48 h) Rezidivblutung bedroht sind. Eine solche oft tödliche Rezidivblutung ist sehr wahrscheinlich wenn die Initialblutung massiv oder wenn sie bereits eine Rezidivblutung war. Ebenfalls rezidivträchtig sind Blutungen nach oder während der chronischen Sklerotherapie und solche bei kongestiver Gastropathie. Ziel dieser Operationstrategie ist es die Verblutungsgefahr zu beseitigen. Es gelten daher die gleichen Kontraindikationen wie beim Notshunt.

Elektive Operation

Sie wird im blutungsfreien Intervall etwa 2–3 Wochen nach einer Blutung vorgenommen. In Frage kommen heute überwiegend Kranke mit rezidivierenden Blutungen nach (oder während) einer langzeitigen Sklerotherapie. Ziel der Elektivoperation ist die Beseitigung der Gefahr einer späteren Rezidivblutung. Es gelten deshalb strenge Selektionskriterien, die vor allem das Ausmaß der Leberfunktionsstörung berücksichtigen. Von der elektiven portosystemischen Shuntoperation ausgeschlossen werden die Patienten mit dekompensierter Leberinsuffizienz (Aszites, Quick-Wert <50%, Cholinesterase <1500 IE/l), mit schwerer Enzephalopathie, Leberzellkarzinom und aktive Potatoren.

Ist die Durchführung einer portosystemischen Anastomose aus hepatologischen, allgemeinen bzw. operationstechnischen Gründen kontraindiziert bzw. nicht möglich, so wird die Indikation zur Lebertransplantation bzw. chronischer Sklerotherapie sowie Sperroperation geprüft.

Wahl des Operationsverfahrens

Bei der Wahl des Operationsverfahrens werden berücksichtigt: die Blutungsaktivität, die Leber- und Zerebralfunktion und der angiographische Befund.

Verfahren bei der Notoperation

Als Notshunt hat sich die End-zu-Seit portokavale Anastomose bewährt. Unserer Erfahrung nach ist sie in 45–90 min durchführbar. Bei verschlossener Pfortader oder technisch schwierigem Situs infolge stark vaskularisierter Adhäsionen (z.B. nach vorausgegangener Cholezystektomie, Magenoperation etc.) ist die distale splenorenale Anastomose indiziert.

Verfahren bei der Elektivoperation

Bei der elektiven Operation stehen uns die PCA und die DSRA nach Warren zu Verfügung. Vorteil des Warren-Shunts ist die geringere Häufigkeit einer schweren postoperativen Enzephalopathie [3]. Aus diesen Gründen haben wir für die technisch aufwendige und als Notoperation weniger geeignete distale splenorenale Anastomose folgende Kriterien erarbeitet:

- Stenose oder Verschluß der A.hepatica, bzw. des Truncus coeliacus;
- Präoperative hepatoportale Enzephalopathie;
- Verminderte Leberfunktion (Child B) bei hohem (>40%) portalen Durchblutungsanteil (Leberperfusionsszintigraphie);
- Posthepatitische Leberzirrhose.

Nachsorge

Zirrhosekranke nach portosystemischer Anastomose bedürfen regelmäßiger Betreuung, weil diese Operationen eine schwere und im Zusammenhang mit der Grunderkrankung u. U. eine folgenreiche Veränderung der splanchnischen Zirkulation darstellen. Sinn dieser Nachsorge ist die Beratung der Patienten einschließlich der Motivation zu Alkoholabstinenz und die Diagnostik sowie Behandlung postoperativer Syndrome [4] vor allem der Enzephalopathie und die Früherkennung eines hepatozellulären Karzinoms.

Ergebnisse

Die Operationsletalität beim portokavalen Notshunt konnte durch die intensiven perioperativen Maßnahmen und das klare Therapiekonzept [3, 5] von über 55 auf 32% reduziert werden (Abb. 2). Die Letalität bei der Elektivoperation konnte in den letzten 3 Jahren bis auf 0% gesenkt werden. Nach wie vor hoch (55 bzw. 43%) ist die Sterblichkeit nach Notshunt bei Patienten im Child-C-Stadium bzw. bei anhaltender sowie bei Rezidivblutung (Abb. 3). Im eigenen Krankengut handelt es sich hier um eine sehr problematische Gruppe von Kranken, die häufig nach vergeblicher tagelanger Ballonsondentamponade, wiederholter Sklerotherapie und Massentransfusion wegen mehrfachen Blutungsrezidiven zur Operation vorgestellt werden. Dagegen geht die geplante frühelektive Notoperation vor einer Rezidivblutung mit einer Operationsletalität von 6% einher.

Auch nach Warren-Shunt ging die Letalität von 14/32 (45%) in den Jahren 1980–1985 auf 5/33 (15%) in den Jahren 1986–1991 zurück. Besonders hoch war die Letalität bei der notfallmäßigen DSRA: 12/18.

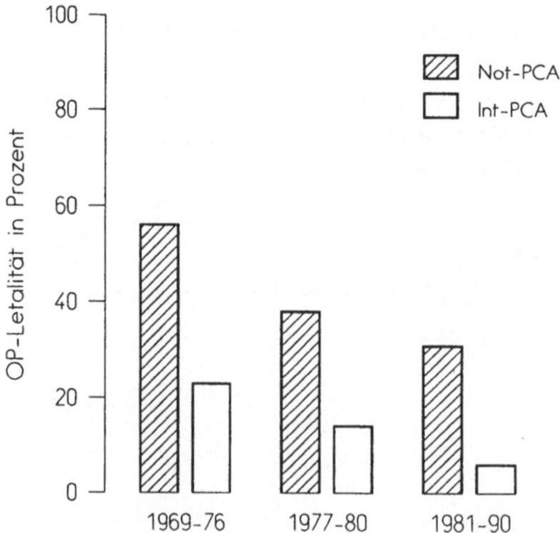

Abb. 2. Operationsletalität nach PCA im Wandel der Zeit

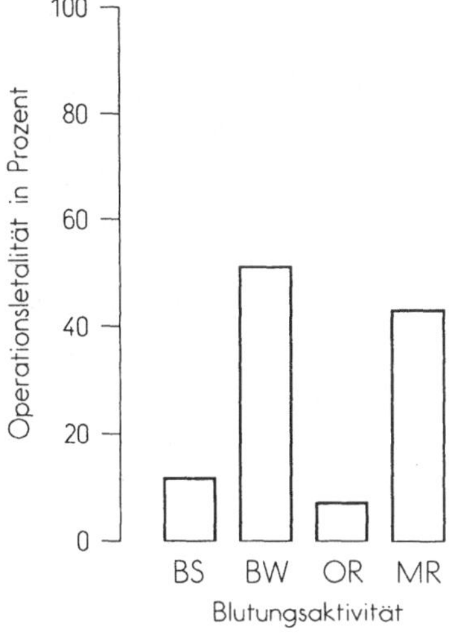

Abb. 3. Operationsletalität nach Not-PCA in Abhängigkeit von der Blutungsaktivität (*BS* Blutung steht, *BW* blutet weiter, *OR* ohne Rezidivblutung; *MR* mit Rezidivblutung)

Tabelle 2. Häufigkeit postoperativer Syndrome nach portosystemischen Anastomosen bei Leberzirrhose (n = 156)

Diagnose	Häufigkeit %
Ödeme	48
Aszites	8
Leberinsuffizienz	26
Leberzellkarzinom	5
Enzephalopathie	27
– chronische	15
– episodische	12
GD-Ulcus	10

Von den Langzeitergebnissen (Tabelle 2) interessiert vor allem das Ausmaß der Leberfunktionsstörung, weil sie Überlebenszeit, Enzephalopathie und Lebensqualität bestimmt.

Die Überlebenswahrscheinlichkeit der Patienten, die nach einer notfallmäßigen bzw. elektiven PCA aus dem Krankenhaus entlassen wurden (Life-table, $n_0 = 327$), Zeitraum 1970–1988) betrug für das 1. Jahr 91%, für das 5. 53%, für das 10. 28%. Prognostisch günstige Faktoren waren eine kurze Erkrankungsdauer an Leberzirrhose und die postoperative Alkoholabstinenz: Alkoholabstinente Patienten hatten eine 5- bzw. 10-Jahres-Überlebenswahrscheinlichkeit von 72 bzw. 39% gegenüber 36 bzw. 0% der weitertrinkenden Patienten.

Eine klinisch manifeste Enzephalopathie wurde bei 27% (32/120) der nach einer PCA untersuchten Kranken beobachtet. Sie war bei 14/32 Patienten episodisch und reversibel. Eine schwere progrediente Enzephalopathie hatten 11

Patienten. Nach DSRA trat eine schwere aber nur episodische Enzephalopathie bei 4 der 18 mehrfach untersuchten Patienten auf.

Die effektive Verhütung der Rezidivblutungen nach portosystemischen Anastomosen vermittelt den Patienten Sicherheit und ist ein wichtiger Faktor der Verbesserung der Lebensqualität [4, 5]. Bei der Untersuchung der Lebensqualität von 146 Patienten nach PCA bzw. DSRA stellten wir fest, daß 85% der Kranken mehrere Urlaubsreisen auch im Ausland unternommen hatten. Bei 76% blieb postoperativ die Leistungsfähigkeit in Beruf, Haushalt und Freizeit unverändert und 62% hatten den Alkoholabusus eingestellt.

Literatur

1. Burroughs AK (ed) (1987) Methodology and reviews of clinical trials in portal hypertension. Excerpta Medica, Amsterdam
2. Graham DY, Smith JL (1981) The course of patients after variceal hemorrhage. Gastroenterology 80:800
3. Häring R, Karavias T (1990) Oesophagusvarizenblutung: Therapiekonzepte und Ergebnissse. Chirurg 61:213–221
4. Karavias T, Weber D, Hopfenmüller W, Häring R (1990) Folgeerscheinungen und Langzeitergebnisse nach portosystemischen Anastomosen und Bedeutung der ambulanten Nachsorge. Langenbecks Arch Chir [Suppl. II] (Kongreßbericht 1990):391–396
5. Orloff JM (1989) Emergency surgical treatment of bleeding esophagogastric varices in cirrhosis. In: McDermott WV (ed) Surgery of the liver. Blackwell, Oxford, p 327
6. Warren WD, Zeppa R, Fomon JJ (1967) Selective trans-splenic decompression of gastroesophageal varices by distal splenorenal shunt. Ann Surg 166:437–455
7. Whipple AO (1945) The problem of portal hypertension in relation to the hepatosplenopathies Ann Surg 122:449–467

3.4.5 The Direct Mesocaval Shunt

W. Niebel, M. Schax, M.A. Brand, and F.W. Eigler

In the past 10–15 years portacaval shunt surgery has found decreasing popularity in the treatment of acute and chronic bleeding of esophageal varices because injection sclerotherapy, transection procedures, and liver transplantation now offer convincing therapeutic alternatives (Häring and Karavias 1990; Siewert and Feussner 1990). This may explain why a very astonishing operative procedure of shunt surgery developed in China – the *direct* mesocaval shunt – has not yet found wide acceptance. The Medline System does not contain single publication about this special operative technique before 1975. We describe here our experiences with the direct mesocaval shunt.

Technique

The abdomen is opened through a long midline incision extending from the xiphoid process to well below the umbilicus. After revision of the peritoneal cavity the lateral reflection of the ascending colon is then incised along its entire length to permit medial displacement of the transverse and ascending colon and the medial reflection of the ascending mesocolon. This exposes the inferior vena cava, which is mobilized from its origin over a distance of about 3–4 cm up to the entrance of the right renal vein and surrounded with an umbilical tape. Paired lumbar veins are legated and transected. The uplifted small bowel mesentery is incised, thus creating a small window between the ileocolic vessels and origin of main ileal trunk. Here the superior mesenteric vein is transected over an equal distance.

The Chang double-vessel clamp (Fig. 1) is placed in such a manner that both inferior vena cava and superior mesenteric vein are partially excluded and brought into opposition. By construction of this special vascular clamp the distance between the two vessels is minimized, allowing side-to-side superior mesentieric-inferior vena cava anastomosis without traction. The anastomosis is started with a posterior continuous over-and-over suture of 5/O or 6/O vascular suture material. After the anterior row of sutures is placed, the direct mesocaval shunt is completed (Fig. 2). It may be advisable to place retraction sutures in order to bring the vessels into optimal position before starting the

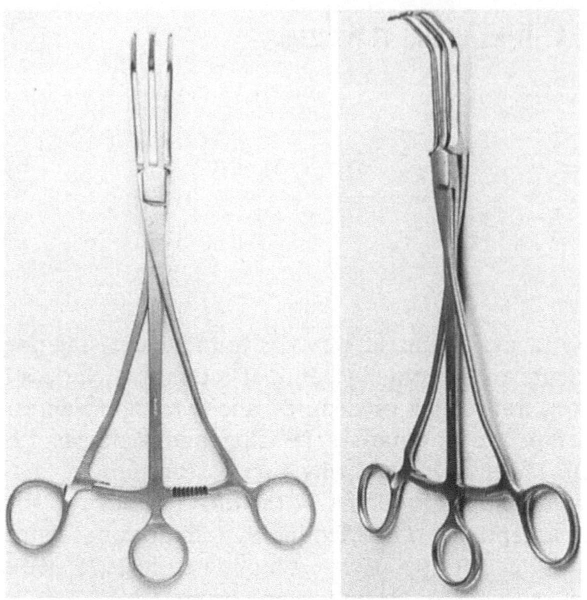

a b

Fig. 1 a, b. The Chang double-vessel clamp

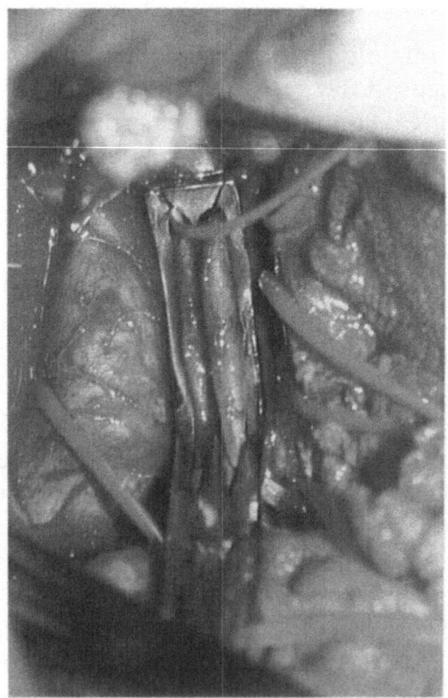

Fig. 2. Superior mesenteric vein and inferior vena cava are brought into position by means of the Chang double-vessel clamp

anastomosis. Pressures in the portal vein and inferior vena cava may be measured before and after completion of the anastomosis. The operation is finished by placing back everted viscera and closure of the incision.

Patients

Between 1984 and 1991 we performed the direct mesocaval shunt in six patients (Table 1). In four cases there was recurrent bleeding of esophageal or fundus varices (esophagogastric varices) after intensive sclerosant injection therapy in underlying chronic alcoholism or postnecrotic cirrhosis. Three patients (1, 2, 4) showed a favorable course. In one female patient (6) with Childstage C the shunt procedure was performed as a last effort because of her deteriorating condition; 2 weeks later she died of recurrent bleeding of varices in the course of liver failure. In two patients (3, 5) the shunt was established in the face of acute and chronic portal vein thrombosis, respectively. As acute portal vein thrombosis associated with massive gastrointestinal hemorrhage and shock is a rare complication; this should be further delineated.

Case Report

A previously healthy 18-year-old man (patient 5, Table 1) showed strong abdominal pain and bloody stool. When admitted to hospital, hemorrhagic shock existed. After stabilizing the vital signs an exploratory laparotomy was performed, revealing a profound venous congestion in the whole abdomen including splenomegaly. Supposing portal vein thrombosis, the patient was transferred to our department after splenectomy. Angiography including indirect splenic venography confirmed the diagnosis. As gastrointestinal bleeding continued relaparotomy was performed: the livid color of bowel meant impending hemorrhagic infarction. The direct mesocaval shunt was established for relief of portal hypertension. Gastrointestinal bleeding ceased at once. At the second-look operation, performed after 36 h because of the massive venous congestion, there was a complete recovery of the bowels. The shunt was functioning, and there were some periprocteal congested veins which could still be demonstrated on computed tomography some time later. The patient was discharged 18 days later without any further complications. After 9 months he is still asymptomatic and practicing his occupation. A reasonably good flow is demonstrated by Doppler sonography.

Table 1. Experience with patients receiving direct mesocaval shunt (1984 – 1991)

Patient no.	Year	Age (years)	Sex			
1	1984	55	M	Recurrent bleeding varices, sclerotherapy, alcoholic cirrhosis, Child B	Elective, 44→22 mmHg	Died 1990, hepatic failure, recurrent hemorrhage
2	1985	44	M	Bleeding from fundus varices, alcoholic cirrhosis, Child B	Elective, 30→10 mmHg	Course unknown
3	1990	32	M	Bleeding esophagogastric varices, portal vein occlusion, Child 0	Elective, 28→21 mmHg, CVP 18 mmHg	No recurrent bleeding, working
4	1991	55	M	Recurrent bleeding esophageal varices, alcoholic cirrhosis, Child B	Urgent, 35→20 mmHg	No recurrent bleeding, pensioner
5	1991	18	M	Massive GI bleeding, acute portal vein thrombosis, laparatomy, splenectomy, Child 0	Emergency	Uneventful course, working
6	1991	59	F	Recurrent bleeding from esophagogastric varices, shortened esophagus, postnecrotic cirrhosis, Child C	Urgent, 44→20 mmHg	Exitus, liver failure bleeding varices

Discussion

Mesocaval shunts are indicated mainly in prehepatic portal obstruction, for example, if the splenic vein is not available for the shunt procedure (Häring 1990; Wolff 1990). In general, the side-to-side anastomosis between inferior vena cava and superior mesenteric vein is only seldom technically feasable because of topographic factors, and a vein graft or prosthesis interposition is therefore generally preferred. In children the anastomosis of Auvert et al. may be used.

Our experience with this kind of shunt does not support this opinion. We want to stress that the anastomosis could be performed without any problems in each case by using the Chang double-vessel clamp.

The advantages of the direct mesocaval shunt are: (a) access to the portal system exterior to the porta hepatis; (b) no graft interposition necessary, the procedure is simplified, no danger of kinking; (c) the anastomosis is kept open because of the natural distance between the vessels; (d) defined cross-sectional area of the shunt; and (e) applicable if the portal vein is obstructed.

If a mesocaval shunt is indicated, the technically easy to perform direct mesocaval shunt should be employed, for example, in thrombosis of the portal vein or after a previous operation in the liver hilum.

References

Häring R (1990) Notfallmäßige portosystemische Anastomosen bei der massiven Oesophagusvarizenblutung. In: Siewert JR, Harder F, Allgöwer M et al. (eds) Chirurgische Gastroenterologie, vd 3. Springer, Berlin Heidelberg New York, pp 1550–1563

Häring R, Karavius T (1990) Oesophagusvarizenblutung: Therapiekonzepte und Ergebnisse. Chirurg 61:213–221

Siewert JR, Feussner H (1990) Notfalltherapie: Lokale chirurgische Maßnahmen. In: Siewert JR, Harder F, Allgöwer M et al. (eds) Chirurgische Gastroenterologie, vol 3. Springer, Berlin Heidelberg New York, pp 1543–1549

Wolff H (1990) Operative therapie. In: Siewert JR, Harder F, Allgöwer M et al. (eds) Chirurgische Gastroenterologie, vol 3. Springer, Berlin Heidelberg New York, pp 1564–1573

3.4.6 Der distale splenorenale Shunt als Elektiveingriff bei portaler Hypertension

G. Kieninger und T. Böhm

Die operative Behandlung der Ösophagusvarizenblutung hat sich heute mit den Ergebnissen der endoskopischen Sklerosierungstherapie zu messen. Die Situation hatte sich dadurch hinsichtlich der Indikationsstellung zur Operation im letzten Jahrzehnt erheblich geändert. Die Shuntoperationen erleben neuerdings jedoch eine gewisse Renaissance [2–4, 9, 11], da sich gezeigt hat, daß es bei etwa der Hälfte der Patienten auch nach mehrfacher Sklerotherapie zu Rezidivblutungen kommt [1]. Vielfach handelt es sich dabei um endoskopisch nicht angehbare Fundusvarizenblutungen, d.h. der Blutungsort verlagert sich nach Verödung der Ösophagusvarizen eine Etage tiefer. Wie eine prospektive, randomisierte Studie „Shuntoperation versus Sklerotherapie" von Warren et al. [10, 14] gezeigt hat, mußten 20–30% der Patienten der Sklerotherapiegruppe wegen rezidivierender Blutungen dennoch operiert werden.

Der distale splenorenale Shunt

Der 1967 von Warren und Zeppa [12] angegebene distale splenorenale Shunt (Abb. 1) hat der Chirurgie der portalen Hypertension einen wesentlichen neuen Impuls gegeben. Er unterscheidet sich von den portosystemischen Shunts dahingehend, daß er keine abrupte Unterbrechung der portalen Leberperfusion bewirkt, wodurch das Risiko der operationsbedingten portosystemischen Enzephalopathie minimiert wird [5, 8].

Eigene Behandlungsstrategie bei der Ösophagusvarizenblutung

Wir selbst verfolgen seit 1978 bei der Ösophagusvarizenblutung – so konsequent wie möglich – eine dreistufige Behandlungsstrategie (Abb. 2; [7]). An unserem damals entworfenen Behandlungskonzept hat sich in der Zwischenzeit allerdings einiges geändert: Methode der ersten Wahl ist heute natürlich die Akutsklerosierung, die Sondentamponade kommt nur noch in Ausnahmefällen, z. B. überbrückend für den Patiententransport, zum Einsatz.

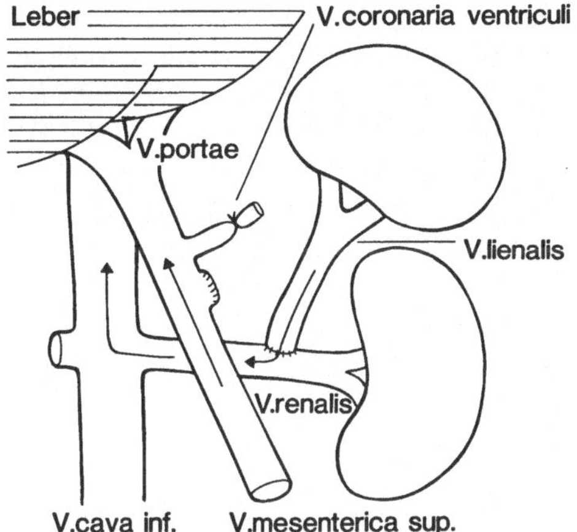

Abb. 1. Schematische Darstellung des Shuntprinzips nach Warren

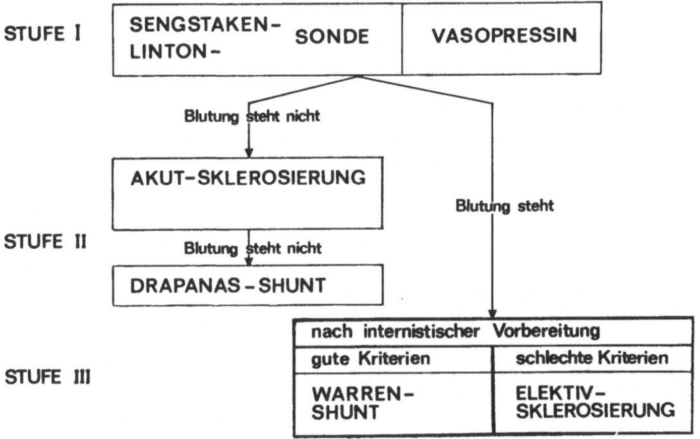

Abb. 2. Behandlungsstrategie bei der Ösophagusvarizenblutung

Wir führen nach Möglichkeit keinen primären Notshunt und keine Sperroperationen mehr durch, da die Letalität dieser Notfalleingriffe meines Erachtens unvertretbar hoch ist; sie liegt für den Notshunt bei etwa 50% und für die Sperroperationen bei 50–70%.

Als verzögerten Notshunt oder Frühshunt, wie er von der Bonner Arbeitsgruppe genannt wird, benutzen wir seit 1983 wieder den portokavalen Shunt, da sich uns der technisch aufwendigere und stärker thrombosegefährdete mesenterikokavale H-Shunt nach Drapanas, der in diesem Schema noch aufgeführt ist, nicht bewährt hat. Wir haben diesen Shunt zwischen 1978 und 1983 bei 18 Patienten angewandt.

Als Elektivshunt verwenden wir bei Patienten der guten Risikogruppen den distalen splenorenalen Shunt, wenn adäquate Gefäßverhältnisse vorliegen. Voraussetzung ist ein Milzvenendurchmesser von mindestens 10 mm beim Erwachsenen – je ausgeprägter die Splenomegalie ist, desto besser sind die Bedingungen für diesen Shunttyp. Kontraindikationen sind das Vorliegen eines ausgeprägten Aszites und eine chronische Pankreatitis mit dadurch bedingter Verschwielung der Milzvene -zeigt sich dies erst intraoperativ, so steigen wir sofort auf einen portokavalen Shunt um.

Patienten und Methodik

Tabelle 1 zeigt die zahlenmäßige Relation der seit 1983 von uns durchgeführten 139 Shuntoperationen. Beim portokavalen Shunt betrug die postoperative Letalität 31%, mit eindeutiger Abhängigkeit vom Child-Stadium.

Von November 1978 – November 1991 haben wir, einschließlich der 24 bis 1983 in Tübingen angelegten Shunts, bei 82 Patienten einen distalen splenorenalen Shunt durchgeführt (Tabelle 2). Die männlichen Patienten überwogen deutlich, das Durchschnittsalter betrug 45 Jahre, mit einer Streuung von 6–69 Jahren. 40mal lag eine alkoholische, 35mal eine posthepatitische Zirrhose vor, bei 7 Patienten bestanden andere Grunderkrankungen, die zu einer portalen Hypertension geführt hatten. 70 Patienten gehörten der Risikogruppe Child A an.

Tabelle 3 informiert über die Indikationsstellung und das operative Vorgehen. Bei 72 Patienten war die Operationsindikation eine Varizenblutung mit oder ohne Hyperspleniesyndrom, bei 10 Patienten erfolgte die prophylaktische Shuntanlage wegen eines ausgeprägten Hyperspleniesyndroms allein. Bei 75 Patienten wurde der Eingriff als Elektivshunt, bei 7 Patienten als verzögerter Notshunt durchgeführt. Die Mehrzahl der Patienten war präoperativ sklerosiert worden, bis maximal 17 mal. Der durchschnittliche Milzvenendurchmesser betrug 13 mm. 77mal erfolgte die Shuntanlage in typischer Weise terminolateral; bei 5 Patienten mußten aus anatomischen Gründen andere Shuntformen gewählt werden, wobei sich auch bei uns gezeigt hat, daß die Nierenvene für die Anlage eines terminoterminalen Shunts gefahrlos durchtrennt werden

Tabelle 1. Shuntoperationen (Juni 1983 – November 1991)[a]

	n
Portokavaler Shunt	80
Distaler splenorenaler Shunt	57
Linton-Shunt	2
Gesamt	139

[a] An der Chirurgischen Klinik Stuttgart Bad Cannstatt.

Tabelle 2. Distaler splenorenaler Shunt. Patienten (n = 82)[a]

Anzahl und Geschlecht	82 (60 männlich, 22 weiblich)
Alter	Median 45 (6 – 69) Jahre
Grundkrankheit	
– Alkoholische Zirrhose	40
– Posthepatische Zirrhose	35
– Pfortaderthrombose	3
– M. Wilson	1
– Clonorchis sin. Infektion	1
– Leberfibrose	1
– Mukoviszidose	1
Child-Klassifikation	
– Child A	70
– Child B	11
– Child C	1

[a] Chirurgische Universitätsklinik Tübingen (November 1978 – Juni 1983) und Chirurgische Klinik Stuttgart Bad Cannstatt (Juni 1983 – November 1991).

Tabelle 3. Distaler splenorenaler Shunt. Operation (n = 82)[a]

	n
Operationsindikation	
– Varizenblutung und Hyperspleniesyndrom	52
– Varizenblutung	20
– Hyperspleniesyndrom	10
Operationszeitpunkt	
– Elektivshunt	75
– Notshunt	7
Milzvenendurchmesser	Median 13 (8 – 20) mm
Shunttyp	
– Terminolateral	77
– Terminoterminal	2
– Lateroterminal	1
– Laterolateral	1
– Goretexinterponat	1
Intraoperativer Blutverlust	Median 580 (50 – 2500) ml

[a] Chirurgische Universitätsklinik Tübingen (November 1978 – Juni 1983) und Chirurgische Klinik Stuttgart Bad Cannstatt (Juni 1983 – November 1991).

kann, wenn die V. suprarenalis und die V. ovarica bzw. spermatica für den venösen Abfluß der Niere erhalten werden. Der durchschnittliche intraoperative Blutverlust betrug knapp 600 ml, die durchschnittliche Operationszeit 3 – 3,5 h.

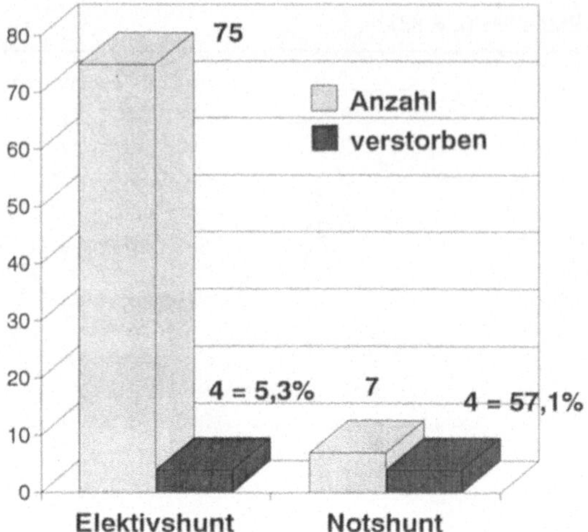

Abb. 3. Distaler splenorenaler Shunt, Operationsletalität. (Chirurgische Universitätsklinik Tübingen, Nov. 1978–Juni 1983, Chirurgische Klinik Stuttgart Bad Cannstadt, Juni 1983–Nov. 1991)

Ergebnisse

Die postoperative Letalität nach den 75 Elektivshunts betrug 5,3% (Abb. 3), den letzten Todesfall hatten wir 1987 zu beklagen. Als Notshunt hat sich der technisch aufwendige distale splenorenale Shunt nicht bewährt, was in der hohen Letalität zum Ausdruck kommt; wir führen ihn deshalb seit 1987 nicht mehr als Notfalleingriff durch. Unsere postoperative Letalität nach distalem splenorenalen Elektivshunt nähert sich allmählich der von Warren et al. [13] bei 348 derartigen Operationen angegebenen Letalitätsrate von 4,1%.

Spätergebnisse

Bislang haben wir in der Elektivshuntgruppe nur eine einzige Shuntthrombose beobachtet, wobei sämtliche Patienten sonographisch und zum kleineren Teil auch angiographisch nachuntersucht wurden. Eine Rezidivvarizenblutung trat bislang ebenfalls nur bei einem Patienten auf. Bei Vorliegen eines Hyperspleniesyndroms besserte sich dieses in sämtlichen Fällen, mit einem durchschnittlichen Thrombozytenanstieg um 100000.

Unsere eigenen Spätergebnisse mit dem distalen splenorenalen Shunt decken sich weitgehend mit denen von Warren et al. aus Atlanta [13]. Die Enzephalopathierate lag dort 3 Jahre postoperativ mit 12% signifikant niedriger als beim portosystemischen Shunt mit 52%. Nach 7 Jahren war bei sämtlichen Patienten mit portosystemischem Shunt eine Enzephalopathie nachweisbar, gegenüber nur 30% nach distalem splenorenalem Shunt. Die 5-Jahres-Überlebensrate nach distalem splenorenalem Shunt betrug 58% gegenüber 45% nach portosystemischem Shunt.

Schlußfolgerung

Aufgrund dieser sehr umfangreichen und sorgfältig dokumentierten Studie von Warren et al. [13], deren Ergebnisse sich mit einer Sammelstatistik aus den USA über rund 1000 distale splenorenale Shunts decken, und aufgrund unserer eigenen Erfahrungen mit diesem Shunttyp lassen sich folgende Schlußfolgerungen ziehen:

- Der distale splenorenale Shunt läßt sich als Elektiveingriff mit niedriger Operationsletalität durchführen.
- Die Langzeitfunktion des Shunts ist klar bewiesen.
- Die portale Leberperfusion kann beim distalen splenorenalen Shunt über 10 Jahre erhalten bleiben, was sich in der konkurrenzlos niedrigen Enzephalopathierate dokumentiert.
- Die Langzeitüberlebensrate ist nach den Untersuchungen von Warren et al. [13] höher als bei jeder bislang publizierten Behandlungsserie mit portosystemischen Shunts.
- Der distale splenorenale Shunt stellt somit heute u. E. die Methode der Wahl für die elektive chirurgische Behandlung der Ösophagusvarizenblutung dar. Portosystemische Shunts sollten als Elektiveingriff nur bei fehlenden Voraussetzungen für den distalen splenorenalen Shunt durchgeführt werden.
- Last not least: der distale splenorenale Shunt stellt kein Hindernis für eine spätere Lebertransplantation dar.

Lassen Sie mich mit der Feststellung schließen, daß Sklerosierung und Shunt nicht miteinander konkurrieren, sondern sich im Sinne einer engen interdisziplinären Stufentherapie ergänzen sollten. Darüber gilt es m. E. einen Konsens herzustellen und – wie es Henderson [6] überzeugend formuliert hat – den *richtigen* Patienten zum *richtigen* Zeitpunkt mit dem für ihn *richtigen* Shunt zu versorgen oder ihn der *Transplantation* zuzuführen.

Zusammenfassung

Die Erfolge der Sklerosierungstherapie bei der Ösophagusvarizenblutung haben dazu geführt, daß eine primär-chirurgische Behandlung der Blutung nur noch in Ausnahmefällen erforderlich ist. Wir selbst wenden seit 1978 eine 3gleisige Behandlungsstrategie an, deren Stufen die Sondentamponade, die Sklerosierung und die Shuntanlage umfassen. Wir führen nach Möglichkeit keinen primären Notshunt und keine Sperroperationen mehr durch, als Elektivshunt bei günstigen Voraussetzungen, d.h. überwiegend bei Patienten der Risikogruppe Child A und adäquaten Gefäßverhältnissen, den distalen splenorenalen Shunt nach Warren.

Von 1978–1991 haben wir bei insgesamt 82 Patienten einen distalen splenorenalen Shunt angelegt, davon 75mal einen Elektivshunt, mit einer postoperativen Letalität von 5,3%. Als Notshunt hat sich uns dieser operationstechnisch aufwendige Shunt nicht bewährt; in dieser Situation führen wir den portokavalen Shunt durch (von 1983–1991 bei 80 Patienten).

Aufgrund unserer eigenen Behandlungsergebnisse, die sich mit den Erfahrungen anderer Autoren decken, läßt sich die Feststellung treffen, daß der distale splenorenale Shunt heute die Methode der Wahl für die elektive chirurgische Behandlung der Ösophagusvarizenblutung darstellt. Portosystemische Shunts sollten u. E. als Elektiveingriff nur noch bei fehlenden Voraussetzungen für diesen Shunttyp durchgeführt werden.

Literatur

1. Burroughs AK, McCormick PA, Siringo S, Phillips A, Sprengers D, McIntyre N (1989) Prospective randomized trial of long-term sclerotherapy for variceal rebleeding using the same protocol to treat rebleeding in all patients. Final report. Hepatology 10:579
2. Cello JP, Grendell JH, Crass RA, Weber TE, Truncey DD (1987) Endoscopic sclerotherapy versus portocaval shunt in patients with severe cirrhosis and acute variceal hemorrhage. Long-term follow-up. N Engl J Med 316:11–15
3. Häring R (1988) Renaissance der Shuntoperation? Meinung aus chirurgischer Sicht. In: Schopohl J, Draese K (Hrsg) Aktueller Stand in der Magen-Darm- und Gefäßchirurgie. TM-Verlag, Hameln, S 57
4. Häring R, Karavias T (1990) Ösophagusvarizenblutung: Therapiekonzepte und Ergebnisse. Chirurg 61:213–221
5. Henderson JM, Millikan WJ, Warren WD (1984) The distal splenorenal shunt: an update. World J Surg 8:722–732
6. Henderson JM (1989) A perspective for the management of variceal bleeding. Br J Surg 76:323–324
7. Kieninger G (1981) Der distale splenorenale Shunt. Chirurg 52:717–721
8. Nagasue N, Kohno H, Ogawa Y, Yukaya H, Tamada R, Sasaki Y, Chang YC, Nakamura T (1989) Appraisal of distal splenorenal shunt in the treatment of esophageal varices: an analysis of prophylactic, emergency, and elective shunts. World J Surg 13:92–99
9. Paquet K-J, Mercado MA, Kossouris P, Kalk J-F, Siemens F, Orozco FC (1989) Improved results with selective distal splenorenal shunt in a highly selected population. A prospective study. Ann Surg 210:184
10. Rikkers LF, Burnett DA, Buchi KN, Cornier RA (1989) Shunt surgery versus endoscopic sclerotherapy for variceal hemorrhage: late results of a controlled trial. Hepatology 10:577
11. Terblanche J (1989) The surgeon's role in the management of portal hypertension. Ann Surg 209:381
12. Warren WD, Zeppa R, Fomon JJ (1967) Selective transsplenic decompression of gastroesophageal varices by distal splenorenal shunt. Arch Surg 166:437–455
13. Warren WD, Millikan WJ, Henderson JM (1982) Ten years of portal hypertensive surgery at Emory. Results and new perspectives. Ann Surg 195:530–542
14. Warren WD, Henderson JM, Millikan WJ, Galambos JT, Brooks SW, Riepe SP, Salam AA, Kutner HM (1986) Distal splenorenal shunt versus endoscopic sclerotherapy for long-term management of variceal bleeding. Ann Surg 203:454

Springer-Verlag und Umwelt

Als internationaler wissenschaftlicher Verlag sind wir uns unserer besonderen Verpflichtung der Umwelt gegenüber bewußt und beziehen umweltorientierte Grundsätze in Unternehmensentscheidungen mit ein.

Von unseren Geschäftspartnern (Druckereien, Papierfabriken, Verpackungsherstellern usw.) verlangen wir, daß sie sowohl beim Herstellungsprozeß selbst als auch beim Einsatz der zur Verwendung kommenden Materialien ökologische Gesichtspunkte berücksichtigen.

Das für dieses Buch verwendete Papier ist aus chlorfrei bzw. chlorarm hergestelltem Zellstoff gefertigt und im ph-Wert neutral.